❦ 本 书 获 ❦

2019年贵州省出版传媒事业发展专项资金

贵州出版集团有限公司出版专项资金

资　助

古籍整理之本草彩色药图系列·第二辑

汤液本草彩色药图

原　　著 —— 元·王好古

主　　编 —— 云雪林　杨碧仙

贵州出版集团
贵州科技出版社

图书在版编目(CIP)数据

汤液本草彩色药图／云雪林，冯泳主编. -- 贵阳：
贵州科技出版社，2019. 12（2025.1重印）
（古籍整理之本草彩色药图系列. 第二辑）
ISBN 978 - 7 -5532 -0809 -1

Ⅰ. ①汤… Ⅱ. ①云… ②冯… Ⅲ. ①本草 - 中国 -
元代 - 图谱 Ⅳ. ①R281. 3 - 64

中国版本图书馆 CIP 数据核字（2019）第 239507 号

汤液本草彩色药图

TANGYEBENCAO CAISE YAOTU

出版发行	贵州出版集团　贵州科技出版社	
地　　址	贵阳市中天会展城会展东路 A 座（邮政编码：550081）	
网　　址	http：//www. Gzstph. com	
出 版 人	熊兴平	
经　　销	全国各地新华书店	
印　　刷	北京兰星球彩色印刷有限公司	
版　　次	2019 年 12 月第 1 版	
印　　次	2025 年 1 月第 2 次	
字　　数	460 千字	
印　　张	15. 25	
开　　本	889 mm×1194 mm　　1/16	
书　　号	ISBN 978 - 7 -5532 - 0809 - 1	
定　　价	128.00元	

天猫旗舰店：http：//gzkjcbs. tmall. com

古籍整理之本草彩色药图系列·第二辑
编委会

《汤液本草彩色药图》
编委会

主　编　云雪林　杨碧仙

副主编　蒋志斌　杨卫平

编　委　（按姓氏笔画排序）

云雪林　尹武燕　刘　冬　刘顶鼎

孙越臣　杨卫平　杨碧仙　宋胜武

袁维真　夏同珩　蒋志斌　覃海龙

前言

FOREWORD

以药治病，历史悠久，我国人民使用中药防病治病的历史已绵延上千年。历代医家经过无数实践和努力，积累了大量的用药经验，为我们的防病治病提供了大量的原始资料。中华中医药学会曾经在华夏出版社的密切配合下，在全国范围内发起了"学经典，读名著"大型读书活动，希望通过对大量中医药经典文献的整理出版，达到传播我国悠久的传统文化和中医药知识的目的，以培养更多的优秀中医药人才，更好地促进中医药的发展和进步，为人类的健康事业做出贡献。

我国历代中医药典籍中，前人留下了大量的宝贵的文字材料。历史证明，要认真继承、应用和发扬中医药的理论知识，理应认真阅读"经典"。但是，由于历史原因，很多经典文献难免文字艰涩，且有些描述粗略，以致难窥中医药理论的全貌和细节，今人使用时颇有不便。

我们曾经在2015年对在中医药发展史上具有代表性的5本本草古籍著作进行过整理，并补充了现代相关研究成果和药物原植物的识别等内容，该丛书出版后产生了良好的社会效益。今年，我们再次选择5本具有较高临床实用价值的本草典籍进行整理，分别是《汤液本草》《食疗本草》《本草经解》《神农本草经读》和《本草备要》。内容设置有【古籍原文】【药物来源】【形态特征】【性味功效】【古方选录】【用法用量】【使用注意】【现代研究】等，并在每本书后设有中文药名索引、方剂名索引和药用植物、动物学名索引等，方便读者阅读和查询。

本丛书文字部分的编写以贵州中医药大学药学院的教师杨卫平、冯泳、陈芳、云雪林、周静、蒲翔、梅颖为主，同时还有"全国名老中医药专家邱德文传承工作室"的工作人员及其他中医药院校的教师、研究生、本科生等参与。彩色图片的筛选参考了大量的医药文献，具体的拍摄工作主要由杨卫平、刘绍欢、夏同珩、宋胜武、尹武燕等人完成。

古籍原文中涉及的部分药材如犀角、虎骨等，来源于国家珍稀保护动物，按照国家现行法律规定不能再使用，其中部分药材我们已在文中给出了可替代的药材名称。

本丛书立足于保留古代本草典籍的原貌,选择有价值的古代用方,并力求符合现代药物使用规范,具有内容丰富翔实、层次分明与文字通俗易懂、图文并茂等特点,可供中医药专业人士、学生及中医药爱好者使用。

本丛书在编写过程中,参考了国内外大量的医药文献,在此向所有参考文献的原作者表示谢意。

由于编者的学识水平有限,书中疏漏、不足之处在所难免,敬请广大读者批评和指正。

编　者

2019 年 11 月

目 录

卷之四

草 部

卷之五

木　部

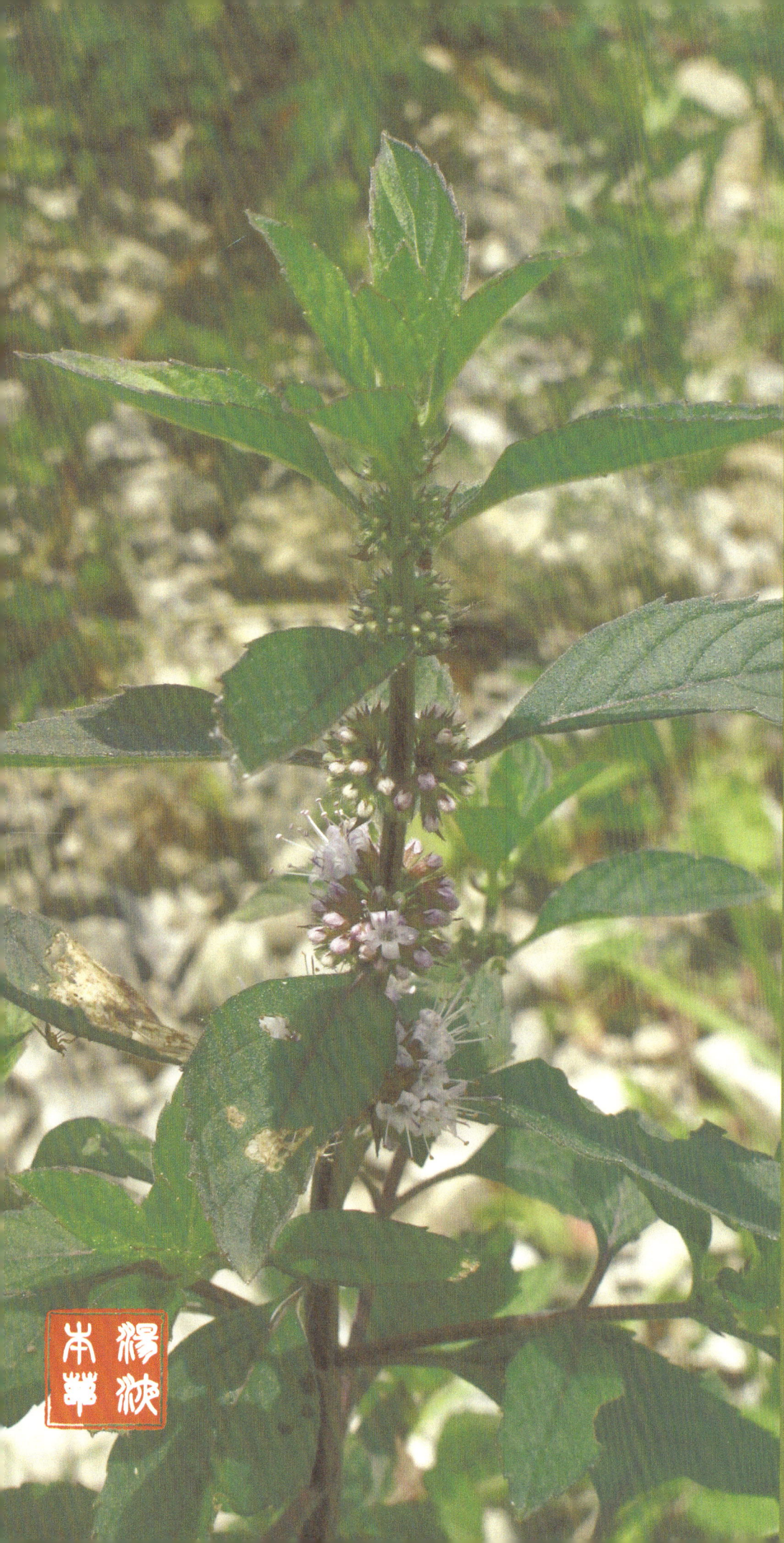

卷之一

五脏苦欲补泻药味[1]

【古籍原文】肝苦急,急食甘以缓之,甘草;欲散,急食辛以散之,川芎。以辛补之,细辛;以酸泻之,芍药。虚,以生姜、陈皮之类补之。《经》曰:虚则补其母。水能生木,肾乃肝之母。肾,水也,苦以补肾,熟地黄、黄柏是也。如无他证,钱氏地黄丸主之。实,则白芍药泻之。如无他证,钱氏泻青丸主之。实则泻其子,心乃肝之子,以甘草泻心。

心苦缓,急食酸以收之,五味子;欲软,急食咸以软之,芒硝。以咸补之,泽泻;以甘泻之,人参、黄芪、甘草。虚,以炒盐补之。虚则补其母,木能生火,肝乃心之母。肝,木也,以生姜补肝。如无他证,钱氏安神丸主之。实,则甘草泻之。如无他证,钱氏方中重则泻心汤,轻则导赤散。

脾苦湿,急食苦以燥之,白术;欲缓,急食甘以缓之,甘草。以甘补之,人参;以苦泻之,黄连。虚,则以甘草、大枣之类补之。如无他证,钱氏益黄散主之。心乃脾之母,以炒盐补心。实,则以枳实泻之。如无他证,以泻黄散泻之。肺乃脾之子,以桑白皮泻肺。

肺苦气上逆,急食苦以泻之,诃子皮,一作黄芩;欲收,急食酸以收之,白芍药。以辛泻之,桑白皮;以酸补之,五味子。虚,则五味子补之。如无他证,钱氏阿胶散补之。脾乃肺之母,以甘草补脾。实,则桑白皮泻之。如无他证,以泻白散泻之。肾乃肺之子,以泽泻泻肾。

肾苦燥,急食辛以润之,知母、黄柏;欲坚,急食苦以坚之,知母。以苦补之,黄柏;以咸泻之,泽泻。虚,则熟地黄、黄柏补之。肾本无实,不可泻,钱氏止有补肾地黄丸,无泻肾之药。肺乃肾之母,以五味子补肺。

以上五脏补泻,《内经·脏气法时论》中备言之,欲究其精,详看本论。

脏腑泻火药

【古籍原文】黄连泻心火

木通泻小肠火

黄芩泻肺火 栀子佐之

黄芩泻大肠火

柴胡泻肝火 黄连佐之

柴胡泻胆火 亦以黄连佐之

---

[1] 本书中《汤液本草》之原文参考借鉴人民卫生出版社 1987 年出版的点校版及中国中医药出版社 2008 年出版的校注版。

白芍药泻脾火

石膏泻胃火

知母泻肾火

黄柏泻膀胱火

柴胡泻三焦火黄芩佐之

以上诸药,各泻其火,不惟止能如此,更有治病,合为君、合为臣处,详其所宜而用,勿执一也。

东垣先生药类法象

用药法象

【古籍原文】天有阴阳,风寒暑湿燥火,三阴、三阳上奉之。

温凉寒热,四气是也,皆象于天。温、热者,天之阳也;凉、寒者,天之阴也。此乃天之阴阳也。

地有阴阳,金木水火土,生长化收藏下应之。

辛甘淡酸苦咸,五味是也,皆象于地。辛甘淡者,地之阳也;酸苦咸者,地之阴也。此乃地之阴阳也。

味之薄者,为阴中之阳,味薄则通,酸、苦、咸、平是也;味之厚者,为阴中之阴,味厚则泄,酸、苦、咸、寒是也。气之厚者,为阳中之阳,气厚则发热,辛、甘、温、热是也;气之薄者,为阳中之阴,气薄则发泄,辛、甘、淡、平、凉、寒是也。

轻清成象味薄,茶之类本乎天者亲上。

重浊成形味厚,大黄之类本乎地者亲下。

气味辛甘发散为阳,酸苦涌泄为阴。

清阳发腠理,清之清者也。

清阳实四肢,清之浊者也。

浊阴归六腑,浊之浊者也。

浊阴走五脏,浊之清者也。

药性要旨

【古籍原文】苦药平升,微寒平亦升。

甘辛药平降,甘寒泻火。

苦寒泻湿热,苦甘寒泻血热。

气味厚薄寒热阴阳升降图[①]

【古籍原文】

桂枝之甘

附子
阳中之阳
心
厚
之
气
气
夏至阴生
卯　酉
冬至阳生
味　味
之　之
薄　厚
肝　肾
阴中之阳　阴中之阴
麻黄　大黄

白虎之甘

茯苓
阳中之阴
肺
薄
之
气

柴胡之甘

调胃之甘

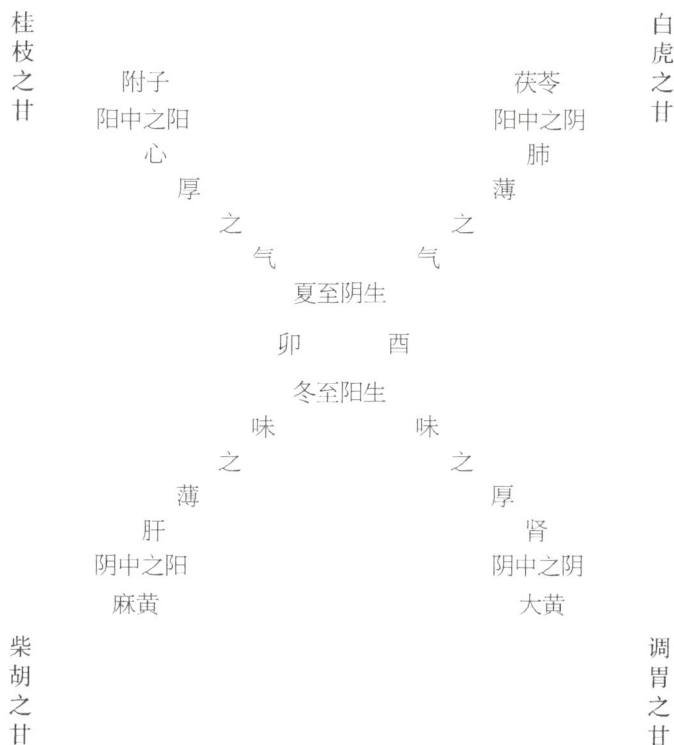

升降者天地之气交

【古籍原文】茯苓　淡,为在天之阳也。阳当上行,何谓利水而泄下?《经》云:气之薄者,乃阳中之阴,所以茯苓利水而泄下。然而泄下亦不利乎阳之体,故入手太阳。

麻黄　苦,为在地之阴也。阴当下行,何谓发汗而升上?《经》云:味之薄者,乃阴中之阳,所以麻黄升上而发汗。然而,升上亦不利乎阴之体,故入手太阴。

附子　气之厚者,乃阳中之阳,故《经》云:发热。

大黄　味之厚者,乃阴中之阴,故《经》云:泄下。

粥　淡,为阳中之阴,所以利小便。

茶　苦,为阴中之阳,所以清头目。

用药升降浮沉补泻法

【古籍原文】肝、胆　味辛补酸泻,气温补凉泻。肝胆之经,前后寒热不同,逆顺互换,入求责法。

心、小肠　味咸补甘泻,气热补寒泻。三焦命门补泻同。

脾、胃　味甘补苦泻,气温凉寒热补泻各从其宜。逆从互换,入求责法。

肺、大肠　味酸补辛泻,气凉补温泻。

肾、膀胱　味苦补咸泻,气寒补热泻。

---

① 为便于读者阅读、理解,调整了《汤液本草》原文所载图中字的方向与起排顺序,然意不变。

五脏更相平也,一脏不平,所胜平之,此之谓也。故云:安谷则昌,绝谷则亡。水去则荣散,谷消则卫亡,荣散卫亡,神无所居。又,仲景云:水入于经,其血乃成;谷入于胃,脉道乃行。故血不可不养,卫不可不温,血温卫和,荣卫将行,常有天命矣。

五味所用

【古籍原文】苦泄,甘缓,酸收,咸软,淡渗泄,辛散。

药类法象

【古籍原文】风升生味之薄者,阴中之阳,味薄则通,酸苦咸平是也。

防风纯阳,性温,味甘辛。　升麻气平,味微苦。　柴胡气平,味苦辛。　羌活气微温,味苦甘平。　威灵仙气温,味苦。　葛根气平,味甘。　独活气微温,味苦甘平。　细辛气温,味大辛。　桔梗气微温,味甘辛。　白芷气温,味大辛。　藁本气温,味大辛。　鼠黏子气平,味辛。　蔓荆子气清,味辛。　川芎气温,味辛。　天麻气平,味苦。　秦艽气微温,辛平。　荆芥气温,味苦辛。　麻黄气温,味甘苦。　前胡气微寒,味苦。　薄荷气温,味苦辛。

热浮长气之厚者,阳中之阳。气厚则发热,辛甘温热是也。

黑附子气热,味大辛。　乌头气热,味大辛。　干姜气热,味大辛。　干生姜气温,味辛。　良姜气热,味辛,本味甘辛。　肉桂气热,味大辛。　桂枝气热,味甘辛。　草豆蔻气热,味大辛。　丁香气温,味辛。　厚朴气温,味苦辛。　木香气热,味苦辛。　益智气热,味大辛。　白豆蔻气热,味大辛。　川椒气热温,味大辛。　吴茱萸气热,味苦辛。　茴香气平,味辛。　延胡索气温,味辛。　缩砂气温,味辛。　红蓝花气温,味辛。　神曲气大暖,味甘。

湿化成戊,湿,其本气平,其兼气温凉寒热,在人以胃应之;己,土,其本味咸,其兼味辛甘咸苦,在人以脾应之。

黄芪气温平,味甘。　人参气温,味甘。　甘草气平,味甘。　当归气温,味辛。一作味甘。　熟地黄气寒,味苦。　半夏气微寒,味辛平。　白术气温,味甘。　苍术气温,味甘。　陈皮气温,味微苦。　青皮气温,味苦。　藿香气微温,味甘苦。　槟榔气温,味辛。　蓬莪术气平,味苦辛。　京三棱气平,味苦。　阿胶气微温,味甘平。　诃子气温,味苦。　杏仁气温,味甘苦。　大麦蘖气温,味咸。　桃仁气温,味甘苦。　紫草气寒,味苦。　苏木气平,味甘咸。一作味酸。

燥降收气之薄者,阳中之阴,气薄则发泄,辛甘淡平寒凉是也。

茯苓气平,味甘也。　泽泻气平,味甘。　猪苓气寒,味甘。　滑石气寒,味甘。　瞿麦气寒,味苦甘。　车前子气寒,味甘。　灯心草气平,味甘。　五味子气温,味酸。　桑白皮气寒,味苦酸。　天门冬气寒,味微苦。　白芍药气微寒,味酸。　麦门冬气寒,味微苦。　犀角气寒,味苦酸。　乌梅气平,味酸。　牡丹皮气寒,味苦。　地骨皮气寒,味苦。　枳壳气寒,味苦。　琥珀气平,味甘。　连翘气平,味苦。　枳实气寒,味苦酸。　木通气平,味甘。

寒沉藏味之厚者,阴中之阴。味厚则泄,酸苦咸气寒是也。

大黄气寒,味苦。　黄柏气寒,味苦。　黄芩气寒,味苦。　黄连气寒,味苦。　石膏气寒,味辛。　草龙胆气寒,味大苦。　生地黄气寒,味苦。　知母气寒,味大辛。　防己气寒,味大苦。　茵陈气微寒,味苦平。　朴硝气寒,味苦辛。　瓜蒌根气寒,味苦。　牡蛎气微寒,味咸平。　玄参气寒,味微苦。　山栀子气寒,味微苦。　川楝子气寒,味苦平。　香豉气寒,味苦。　地榆气微寒,味甘咸。

标本阴阳论

【古籍原文】天　阳,无,圆。气,上,外,升,生,浮,昼,动,轻,燥,六腑。

地　阴,有,方。血,下,内,降,杀,沉,夜,静,重,湿,五脏。

夫治病者,当知标本。以身论之,则外为标、内为本,阳为标、阴为本,故六腑属阳为标,五脏属阴为本,此脏腑之标本也。又,脏腑在内为本,各脏腑之经络在外为标,此脏腑经络之标本也。更,人身之脏腑阴阳、气血经络,各有标本也。以病论之,先受病为本,后传流病为标。凡治病者,必先治其本,后治其标。若先治其标,后治其本,邪气滋甚,其病益畜;若先治其本,后治其标,虽病有十数证皆去矣。谓如先生轻病,后滋生重病,亦先治轻病,后治重病,如是则邪气乃。盖先治本故也。若有中满,无问标本,先治中满,谓其急也。若中满后有大小便不利,亦无问标本,先利大小便,次治中满,谓尤急也。除大小便不利及中满三者之外,皆治其本,不可不慎也。

从前来者为实邪,从后来者为虚邪,此子能令母实,母能令子虚是也。《治法》云:虚则补其母,实则泻其子。假令肝受心火之邪,是从前来者为实邪,当泻其子,火也。然非真泻其火,十二经中各有金木水火土,当木之分①,泻其火也。故《标本论》②云:本而标之,先治其本,后治其标。既肝受火邪,先于肝经五穴中泻荥心③,行间穴是也。后治其标者,于心经五穴内泻荥火,少府穴是也。以药论之,入肝经药为之引,用泻心火药为君,是治实邪之病也。假令肝受肾邪,是从后来者,为虚邪,虚则当补其母。故《标本论》云:标而本之,先治其标,后治其本。既受水邪,当先于肾经涌泉穴,补本④,是先治其标;后于肝经曲泉穴中泻水,是后治其本。此先治其标者,推其至理,亦是先治其本也。以药论之,入肾经药为引用,补肝经药为君是也。

五方之正气味**制方用药附**

【古籍原文】东方　甲风、乙木,其气温,其味甘,在人以肝胆应之。

南方　丙热、丁火,其气热,其味辛,在人以心、小肠、三焦、包络应之。

中央　戊湿,其本气平,其兼气温凉寒热,在人以胃应之。

中央　己土,其本味咸,其兼味辛甘酸苦,在人以脾应之。

西方　庚燥、辛金,其气凉,其味酸,在人以肺、大肠应之。

北方　壬寒、癸水,其气寒,其味苦,在人以肾、膀胱应之。

人乃万物中之一也,独阳不生,独阴不长,须禀两仪之气而生化也。圣人垂世立教,不能浑说,必当分析,以至理而言,则阴阳相附不相离,其实一也。呼则因阳出,吸则随阴入。天以阳生阴长,地以阳杀阴藏,此上说止明补泻用药君之一也。故曰,主病者为君。用药之机会,要明轻清成象,重浊成形,本乎天者亲上,本乎地者亲下,则各从其类。清中清者,清肺以助其天真;清中浊者,荣华腠理;浊中清者,荣养于神;浊中浊者,坚强骨髓。故《至真要大论》云:五味阴阳之用,辛甘发散为阳,酸苦涌泄为阴,淡味渗泄为阳,咸味涌泄为阴,六者或收或散,或缓或急,或燥或润,或软或坚,各以所利而行之,调其气使之平也。详见本论。

---

① 分,此处当读 fèn,"部分"之义。
② 《标本论》,指《素问》第六十五篇《标本病传论》。下不赘述。
③ 荥心,疑为原作者笔误,据医理宜为"荥火"。
④ 补本,疑为原作者笔误,据医理宜为"补木"。

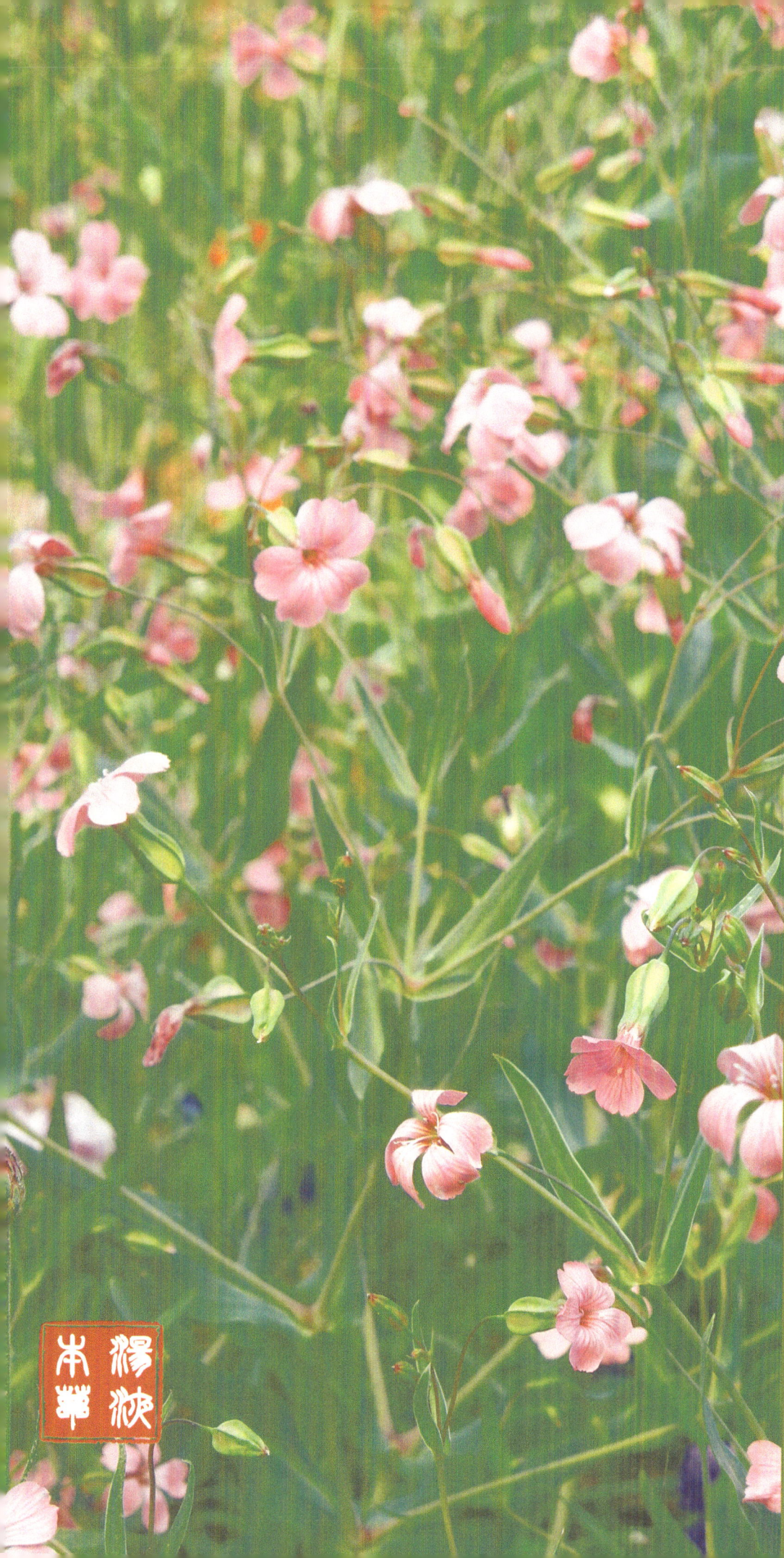

卷之二

楊漵本草

东垣先生用药心法

随证治病药品

【古籍原文】如头痛,须用川芎,如不愈,各加引经药:太阳川芎,阳明白芷,少阳柴胡,太阴苍术,少阴细辛,厥阴吴茱萸。

如顶巅痛,须用藁本,去川芎。

如肢节痛,须用羌活,去风湿亦宜用之。

如腹痛,须用芍药。恶寒而痛加桂,恶热而痛加黄柏。

如心下痞,须用枳实、黄连。

如肌热及去痰者,须用黄芩,肌热亦用黄芪。

如腹胀,用姜制厚朴。一本有芍药。

如虚热,须用黄芪。止虚汗亦用。

如胁下痛,往来潮热,日晡潮热,须用柴胡。

如脾胃受湿,沉困无力,怠惰好卧,去痰,用白术。

如破滞气,用枳壳,高者用之。夫枳壳者,损胸中至高之气,二三服而已。

如破滞血,用桃仁、苏木。

如补血不足,须用甘草。

如去痰,须用半夏。热痰加黄芩,风痰加南星。胸中寒痰痞塞用陈皮、白术,多用则泻脾胃。

如腹中窄狭,须用苍术。

如调气,须用木香。

如补气,须用人参。

如和血,须用当归。凡血受病者,皆当用当归也。

如去下焦湿肿及痛,并膀胱有火邪者,必须酒洗防己、草龙胆、黄柏、知母。

如去上焦湿及热,须用黄芩,泻肺火故也。

如去中焦湿与痛热,用黄连,能泻心火故也。

如去滞气,用青皮,勿多服,多则泻人真气。

如渴者,用干葛、茯苓,禁半夏。

如嗽者,用五味子。

如喘者,用阿胶。

如宿食不消,须用黄连、枳实。

如胸中烦热,须用栀子仁。

如水泻,须用白术、茯苓、芍药。

如气刺痛,用枳壳,看何部分,以引经药导使之行则可。

如血刺痛,用当归,详上下,用根梢。

如疮痛不可忍者,用寒苦药,如黄柏、黄芩,详上下,用根梢,及引经药则可。

如眼痛不可忍者,用黄连、当归身,以酒浸煎。

如小便黄者,用黄柏;数者、涩者,或加泽泻。

如腹中实热,用大黄、芒硝。

如小腹痛,用青皮。

如茎中痛,用生甘草梢。

如惊悸恍惚,用茯神。

如饮水多,致伤脾,用白术、茯苓、猪苓。

如胃脘痛,用草豆蔻。

凡用纯寒纯热药,必用甘草,以缓其力也。寒热相杂,亦用甘草,调和其性也。中满者禁用,《经》云:中满者勿食甘。

用药凡例

【古籍原文】凡解利伤风,以防风为君,甘草、白术为佐。《经》云:辛甘发散为阳。风宜辛散,防风味辛及治风通用,故防风为君,甘草、白术为佐。

凡解利伤寒,以甘草为君,防风、白术为佐,是寒宜甘发也。或有别证,于前随证治病药内选用,分两以君臣论。

凡眼暴发赤肿,以防风、黄芩为君以泻火,以黄连、当归身和血为佐,兼以各经药用之。

凡眼久病昏暗,以熟地黄、当归身为君,以羌活、防风为臣,甘草、甘菊之类为佐。

凡痢疾腹痛,以白芍药、甘草为君,当归、白术为佐。下血先后,以三焦热论。

凡水泻,以茯苓、白术为君,芍药、甘草为佐。

凡诸风,以防风为君,随治病为佐。

凡嗽,以五味子为君,有痰者以半夏为佐,喘者以阿胶为佐,有热、无热,以黄芩为佐,但分两多寡不同耳。

凡小便不利,黄柏、知母为君,茯苓、泽泻为佐。

凡下焦有湿,草龙胆、防己为君,甘草、黄柏为佐。

凡痔漏,以苍术、防风为君,甘草、芍药为佐,详别证加减。

凡诸疮,以黄连、当归为君,甘草、黄芩为佐。

凡疟,以柴胡为君,随所发时所属经,分用引经药佐之。

已上,皆用药之大要,更详别证于前随证治病内,药逐旋①加减用之。

东垣报使

【古籍原文】**太阳** 羌活,下黄柏。

阳明 白芷、升麻,下石膏。

少阳 上柴胡,下青皮。

太阴 白芍药。

少阴 知母。

厥阴 青皮,上柴胡。

小腹膀胱属太阳,藁本羌活是本方。

三焦胆与肝包络,少阳厥阴柴胡强。

---

① 逐旋,"逐渐""陆续"之义。

阳明大腹①兼足胃，葛根白芷升麻当。

太阴肺脉中焦起，白芷升麻葱白乡。

脾经少与肺经异，升麻芍药白者详。

少阴心经独活主，肾经独活加桂良。

通经用此药为使，更有何病到膏肓。

诸经向导②

【古籍原文】

太阴经向导图

巳足脾	寅手肺
代赭　益智　草豆蔻　防风 赤茯苓　黄芪　茱萸　当归 麻仁　苍术　缩砂（人参益智为使） 甘草　白术 半夏　胶饴	缩砂（檀香草蔻为使）　麻黄　阿胶　山药　南星 丁香　麦冬　粳米　款冬　升麻 栀子　桑皮　白茯苓　桔梗 益智　杏仁　檀香 黄芩　白豆蔻　五味　天冬 石膏　知母　葱白
缩砂　延胡索　白芍药（酒浸）	藿香　木瓜　升麻　芍药

阳明经向导图

辰足胃	卯手大肠
半夏　知母　丁香　草蔻 苍术　白术　草蔻　缩砂 升麻　神曲　缩砂　防风 白芷　葛根 葱白　乌药　石膏	升麻　白石脂 缩砂（白石脂为使） 白芷　麻仁 肉蔻　秦艽　薤白 石膏
白芷　升麻　下石膏　檀香佐以他药	石膏　升麻　连翘　大黄　麻黄 白术　白芷　葛根

厥阴经向导图

丑肝足	戌心胞手
青皮　山茱萸　胆草 羌活　代赭　蔓荆 吴茱萸　阿胶　紫石英 白术　当归　瞿麦 甘草　桃仁	败酱　沙参 白术 柴胡 熟地黄 牡丹皮
茗苦茶　桃仁　皂角　川芎　柴胡　熟地黄	骨皮　熟地黄　柴胡　柴胡

少阳经向导图

子胆足	亥三焦手
半夏 胆草 柴胡	黄芪　川芎 青皮　柴胡 石膏　青皮 细辛　白术　熟地黄 附子
柴胡　连翘　下青皮	柴胡　川芎　青皮　柴胡　下青皮

---

① 腹，疑为原作者笔误，据医理宜为"肠"。

② 本节内容下之六图，竖排药物依照《汤液本草》原文中所载图的排列顺序，从右至左，不做更改，以免妄改产生错误，误导读者。

太阳经向导图

申膀胱足	未小肠手
泽泻 蔓荆 桂枝 滑石 黄柏 茵陈 羌活 白茯苓 麻黄 猪苓	缩砂赤石脂为使 白术 生地 赤茯苓 羌活 赤石脂

羌活 藁本	防己 白术	茴香 藁本	防风
下黄柏 羌活	大黄酒浸 泽泻	黄柏 蔓荆	羌活

少阴经向导图

右肾酉肾足附	午心手
附子 丁香 檀香 山茱萸 丹皮 知母 / 沉香 独活或用桂 甘草 天冬 玄参 黄柏 / 益智 桔梗或用梢 五味 猪苓 败酱 骨皮 / 黄芪 豉 茱萸 泽泻 牡蛎 阿胶 / 缩砂 益智 白茯苓 乌药 猪肤	代赭 麻黄 桂心 紫石英 当归 栀子 独活 生地 黄连 赤茯苓

白术	知母	附子	地榆	泽泻	五味子	熟地黄	细辛

制方之法

【古籍原文】夫药有寒热温凉之性,酸苦辛咸甘淡之味,各有所能,不可不通也。药之气味,不比同时之物,味皆咸,其气皆寒之类是也。凡同气之物必有诸味,同味之物必有诸气,互相气味,各有厚薄,性用不等,制其方者,必且明其为用。《经》曰:味为阴,味厚为纯阴,味薄为阴中之阳;气为阳,气厚为纯阳,气薄为阳中之阴。然,味厚则泄,薄则通,气薄则发泄,厚则发热。又曰:辛甘发散为阳,酸苦涌泄为阴,咸味涌泄为阴,淡味渗泄为阳,凡此之味各有所能。然,辛能散结润燥,苦能燥湿软坚,咸能软坚,酸能收缓收散,甘能缓急,淡能利窍。故《经》曰:肝苦急,急食甘以缓之;心苦缓,急食酸以收之;脾苦湿,急食苦以燥之;肺苦气上逆,急食苦以泄之;肾苦燥,急食辛以润之,开腠理、致津液、通其气也。肝欲散,急食辛以散之;心欲软,急食咸以软之;脾欲缓,急食甘以缓之;肺欲收,急食酸以收之;肾欲坚,急食苦以坚之。凡此者,是明其气味之用也。若用其味,必明其气之可否;用其气,必明其味之所宜。识其病之标本脏腑,寒热虚实,微甚缓急而用其药之气味,随其证而制其方也。是故方有君臣佐使、轻重缓急、君臣大小[①]反正逆从之制也。

主治病者为君,佐君者为臣,应臣者为使,用此随病之所宜,而又赞成方而用之。君一臣二,奇[②]之制也;君二臣四,耦[③]之制也。君二臣三,奇之制也;君二臣六,耦之制也。去咽嗌近者奇之,远者耦之;汗者不奇,下者不耦。补上治上制之以缓,补下治下制之以急。急者气味厚也,缓者气味薄也,薄者少服而频食,厚者多服而顿食。

又当明五气之郁:木郁达之,谓吐,令条达也;火郁发之,谓汗,令疏散也;土郁夺之,谓下,无壅滞也;金郁泄之,谓解表泄小便也;水郁折之,谓制其冲逆也。通此五法,乃治病之大要也。

---

① 君臣大小,"君臣"二字疑衍(据《医学启源·制方法》)。
② 奇,音jī。单数,"偶"之对。
③ 耦,同"偶",双数。

用药各定分两

【古籍原文】为君者最多,为臣者次之,佐者又次之。药之于证,所主同者则等分。

用药酒洗曝干

【古籍原文】黄芩、黄连、黄柏、知母,病在头面及手梢皮肤者,须用酒炒之,借酒力以上腾也。咽之下、脐之上,须酒洗之,在下生用。大凡生升熟降,大黄须煨,恐寒则损胃气。至于川乌、附子,须炮,以制毒也。黄柏、知母,下部药也,久弱之人,须合用之者,酒浸曝干,恐寒伤胃气也。熟地黄酒洗亦然。当归酒浸曝,发散之意也。

用药根梢身例

【古籍原文】凡根之在土者,中半已上气脉之上行也,以生苗者为根;中半已下,气脉之下行也,入土以为梢。病在中焦与上焦者用根,在下焦者用梢,根升而梢降。大凡药根有上中下,人身半已上,天之阳也,用头;在中焦用身;在身半已下,地之阴也,用梢,述类象形者也。

用圆散药例

【古籍原文】仲景言:锉①如麻豆大,与咬咀同意。夫咬咀,古之制也。古者无铁刃,以口咬细,令如麻豆,为粗药,煎之,使药水清,饮于腹中则易升易散也,此所谓咬咀也。今人以刀器锉如麻豆大,此咬咀之易成也。若一概为细末,不分清浊矣。《经》云:清阳发腠理,浊阴走五脏,果何谓也? 又曰:清阳实四肢,浊阴归六腑。咬咀之药,取汁易行经络也。若治至高之病,加酒煎。去湿以生姜,补元气以大枣,发散风寒以葱白,去膈上痰以蜜。细末者,不循经络,止去胃中及脏腑之积,气味厚者白汤调,气味薄者煎之,和粗②服。去下部之疾,其圆极大而光且圆,治中焦者次之,治上焦者极小。稠面糊取其迟化,直至下焦。或酒、或醋,取其收、其散之意也。犯半夏、南星欲去湿者,以生姜汁。稀糊为圆,取其易化也。水浸宿炊饼,又易化;滴水圆,又易化。炼蜜圆者,取其迟化而气循经络也;蜡圆者,取其难化,而旋旋③取效也。大抵汤者"荡"也,去大病用之;散者"散"也,去急病用之;圆者"缓"也,不能速去之,其用药之舒缓而治之意也。

升合④分两⑤

【古籍原文】古之方剂,镏铢分两,与今不同。谓如咬咀者,即今锉如麻豆大是也。云一升者,即今之大白盏也。云铢者,六铢为一分,即二钱半也;二十四铢为一两也。云三两者,即今之一两;云二两,即今之六钱半也。料例大者,只合三分之一足矣。

君臣佐使法

【古籍原文】帝曰:方制君臣何谓也? 岐伯曰:主病之谓君,佐君之谓臣,应臣之谓使,非上中下三品之谓也。帝曰:三品何谓? 曰:所以明善恶之殊贯也。

---

① 锉,原文作"剉",查《康熙字典》(子集下"刀"部),又同"切"。现为异体字,据《现代汉语词典》(第7版)改。本书中所有异体字、繁体字均依此处理。

② 粗,音zhā。古同"渣","渣滓"之义。本书中所有该类字均在第一次出现时给予注释,下不赘述。

③ 旋旋,"渐渐""缓缓"之义。

④ 合,音gě。古代容量单位,为一升的1/10。

⑤ 升合分两,如本节所云,古代度量衡的换算关系与今不同,且随时代变迁亦有变化。例如:斤、两、钱、分等质量单位,在不同朝代,换算关系各不同。本书引用古籍原文部分保留古代计量单位,不做换算,以免误导读者。下不赘述。

凡药之所用者,皆以气味为主,补泻在味,随时换气。主病者为君,假令治风者,防风为君;治上焦热,黄芩为君;治中焦热,黄连为君;治湿,防己为君;治寒,附子之类为君。兼见何证,以佐使药分治之。此制方之要也。《本草》说,上品药为君,各从其宜也。

治法纲要

【古籍原文】《气交变论》云:夫五运之政,犹权衡也,高者抑之,下者举之,化者应之,变者复之。此生长化成收藏之理,气之常也,失常则天地四塞矣。失常之理,则天地四时之气,无所运行,故动必有静,胜必有复,乃天地阴阳之道也。假令,高者抑之,非高者固当抑也;以其本下,而失之太高,故抑之而使下。若本高,何抑之有?假令,下者举之,非下者固当举之也;以其本高,而失之太下,故举而使之高。若本下,何举之有?

如仲景治表虚,制桂枝汤方,桂枝味辛热,发散,助阳,体轻,本乎天者亲上,故桂枝为君,芍药、甘草为佐。阳脉涩、阴脉弦,法当腹中急痛,制小建中汤方,芍药味酸寒,主收,补中,本乎地者亲下,故芍药为君,桂、甘草佐之。一则治表虚,一则治里虚,各言其主用也。后之用古方者,触类而长之,不致差误矣。

药味专精

【古籍原文】至元庚辰六月,许伯威年五十四,中气本弱,病伤寒八九日,医者见其热甚,以凉药下之,又食梨三四枚,痛伤脾胃,四肢冷时,发昏愦。予诊其脉,动而中止,有时自还,乃结脉也。心亦悸动,吃①噫不绝,色变青黄,精神减少,目不欲开,倦卧,恶人语笑,以炙甘草汤治之。成无己云:补可去弱。人参、大枣之甘,以补不足之气;桂枝、生姜之辛,以益正气。五脏痿弱,荣卫涸流,湿剂所以润之,麻仁、阿胶、麦门冬、地黄之甘,润经益血,复脉通心是也。加以人参、桂枝急扶正气,生地黄减半恐伤阳气。锉一两剂,服之不效。予再候之,脉证相对,莫非药有陈腐者,致不效乎?再市药之气味厚者,煎服,其证减半,再服而安。

凡药之昆虫草木,产之有地;根叶花实,采之有时。失其地则性味少异矣,失其时则气味不全矣。又况新陈之不同,精粗之不等,倘不择而用之,其不效者,医之过也。《内经》曰:司岁备物。气味之精专也,修合之际,宜加谨焉。

汤液煎造

【古籍原文】病人服药,必择人煎药,能识煎熬制度,须令亲信恭诚至意者煎药,铫器除油垢、腥秽,必用新净甜水为上,量水大小,斟酌以慢火煎熬分数,用纱滤去粗,取清汁服之,无不效也。

古人服药活法

【古籍原文】在上不厌频而少,在下不厌顿而多,少服则滋荣于上,多服则峻补于下。

古人服药有法

【古籍原文】病在心上者,先食而后药。

病在心下者,先药而后食。

病在四肢者,宜饥食而在旦。

病在骨髓者,宜饱食而在夜。

---

① 吃,据医理疑为"呃"。

察病轻重

【古籍原文】凡欲疗病,先察其源,先候其机,五脏未虚,六腑未竭,血脉未乱,精神未散,服药必效。若病已成,可得半愈,病势已过,命将难存。自非明医听声察色至于诊脉,敦①能知未病之病乎?

海藏老人《汤液本草》

五 宜

【古籍原文】肝色青,宜食甘,粳米、牛肉、枣、葵皆甘。

心色赤,宜食酸,犬肉、麻、李、韭皆酸。

肺色白,宜食苦,小麦、羊肉、杏、薤皆苦。

脾色黄,宜食咸,大豆、豕肉、栗、藿皆咸。

肾色黑,宜食辛,黄黍、鸡肉、桃、葱皆辛。

毒药攻邪,五谷为养,五果为助,五畜为益,五菜为充。

气味合而服之,以补精益气,此五者有辛酸甘苦咸,各有所利,或散、或收、或缓、或急、或坚、或软,四时五脏,病随五味所宜也。

大毒治病,十去其六;常毒治病,十去其七;小毒治病,十去其八;无毒治病,十去其九。谷肉果菜,食养尽之,无使过之,伤其正也。盖阴之所生,本在五味;阴之五官,伤在五味。是故味过于酸,肝气以津,脾气乃绝;味过于咸,大骨气劳,短肌,心气抑;味过于甘,心气喘满,色黑,肾气不衡;味过于苦,脾气不濡,胃气乃厚;味过于辛,筋脉沮弛,精神乃央。是故谨和五味,骨正筋柔,气血以流,腠理以密,如是则气骨以精,谨道如法,长有天命。

五 伤

【古籍原文】多食咸,则脉凝泣而变色。

多食苦,则皮槁而毛拔。

多食辛,则筋急而爪枯。

多食酸,则肉胝膊②而唇揭。

多食甘,则骨痛而发落。

五 走

【古籍原文】咸走血,血病毋多食咸。

苦走骨,骨病毋多食苦。

辛走气,气病毋多食辛。

---

① 敦,与义不合,据文理应为"孰"。

② 膊,音zhù。查《康熙字典》(未集下"肉"部),义同"脯""膳"等。

酸走筋,筋病毋多食酸。

甘走肉,肉病毋多食甘。

夫五味入胃,各归所喜攻,酸先入肝,苦先入心,甘先入脾,辛先入肺,咸先入肾,久而增气,化物①之常也,气增而久,夭之由也。

服药可慎

【古籍原文】热中、消中,不可服膏粱、芳草、石药。夫芳草之气美,石药之气悍,二者其气急疾坚劲,故非缓心和人不可以服此。夫热气慓悍,药气亦然,二气相遇,恐内伤脾。脾者土也而恶木,服此药者至甲乙日更论。

论药所主

【古籍原文】海藏云:汤液要药,最为的当,其余方论所著杂例,比之汤液稍异,何哉? 盖伊尹、仲景取其治之长也,其所长者,神农之所注也。何以知之?《本草》云:一物主十病,取其偏长为本。又当取洁古《珍珠囊》断例为准则,其中,药之所主,不必多言,只一两句,多则不过三四句。非务简也,亦取所主之偏长,故不为多也。

天地生物有厚薄堪用不堪用②

【古籍原文】

太阳	阳明	少阳	太阴	少阴	厥阴
		司		天	
寒化	燥化	火化	湿化	热化	风化
		在		泉	
咸化水	辛化金	苦化火	甘化土	苦化火	酸化木

司地气故物化从

咸	辛	苦	甘	苦	酸

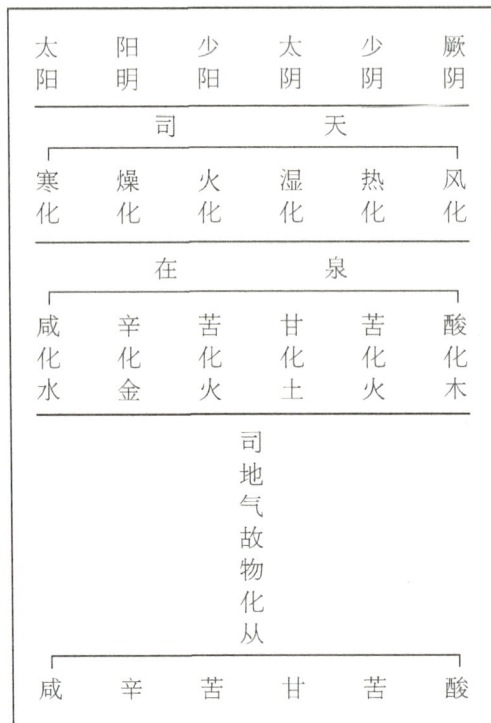

故治病者,必明六化分治,五味五色所生,五脏所宜,乃可以言盈虚病生之绪也。谨候气宜,无失病机,其主病何如? 言采药之岁也。司岁备物,则无遗主矣。先岁物何也? 天地之专精也,专精之气,药物肥浓,又于使用,当其正气味也。五运主岁,不足则物薄,有余则物精,非专精则散气,散气则物不纯,是以质同而异等,形质虽同,力用则异也。气味有厚薄,性用有躁静,治化有多少,力化有浅深,此之谓也。

---

① 化物,疑为"物化"(据《素问·至真要大论》)。

② 本节内容下之十图,竖排文字依照《汤液本草》原文中所载图的排列顺序,从右至左,不做更改。理由同本书第13页注释②。

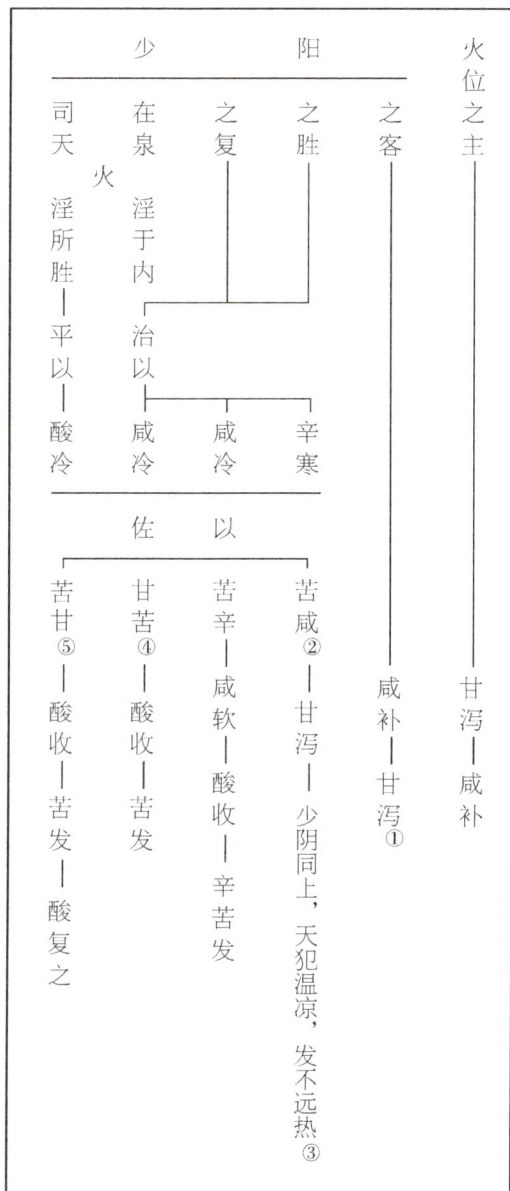

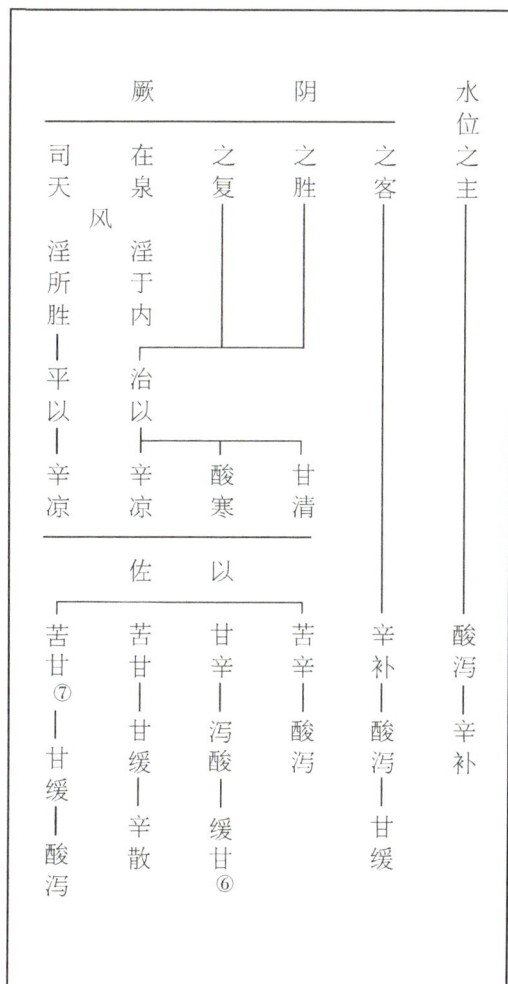

火位之主　　　　　　　　少　　　　　阳

之主　甘泻—咸补
之客　咸补—甘泻①
之胜　辛寒—苦咸②—甘泻—少阴同上，天犯温凉，发不远热③
之复　咸冷—咸软—酸收—辛苦发
在泉　火　淫于内　治以　咸冷
司天　火　淫所胜　平以　酸冷

佐以
苦甘⑤—酸收—苦发—酸复之
甘苦④—酸收—苦发
苦辛—咸软—酸收—辛苦发
苦咸②—甘泻—少阴同上，天犯温凉，发不远热③

水位之主　　　　　　　　厥　　　　　阴

之主　酸泻—辛补
之客　辛补—酸泻—甘缓
之胜　甘清—苦辛—酸泻
之复　酸寒—甘辛—泻酸—缓甘⑥—辛散
在泉　风　淫于内　治以　辛凉　酸寒
司天　风　淫所胜　平以　辛凉

佐以
苦甘⑦—甘缓—酸泻
苦甘—甘—甘缓—酸泻
甘辛—泻酸—缓甘⑥—辛散
苦辛—酸泻

① 甘泻，据《素问·至真要大论》，其下尚有"咸软"，以供参考。

② 苦咸，疑为"甘咸"（据《素问·至真要大论》）。

③ 少阴同上，天犯温凉，发不远热，此十二字疑衍（据《素问·至真要大论》）。

④ 甘苦，疑为"苦辛"（据《素问·至真要大论》）。

⑤ 苦甘，疑为"甘苦"（据《素问·至真要大论》）。

⑥ 泻酸、缓甘，疑为"酸泻、甘缓"（据《素问·至真要大论》）。

⑦ 苦甘，疑为"甘苦"（据《素问·至真要大论》）。

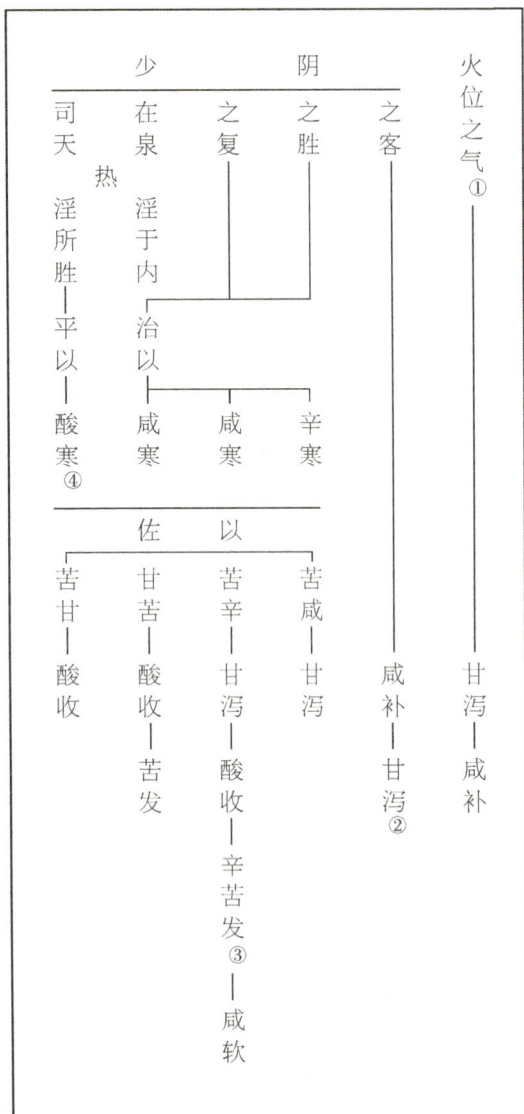

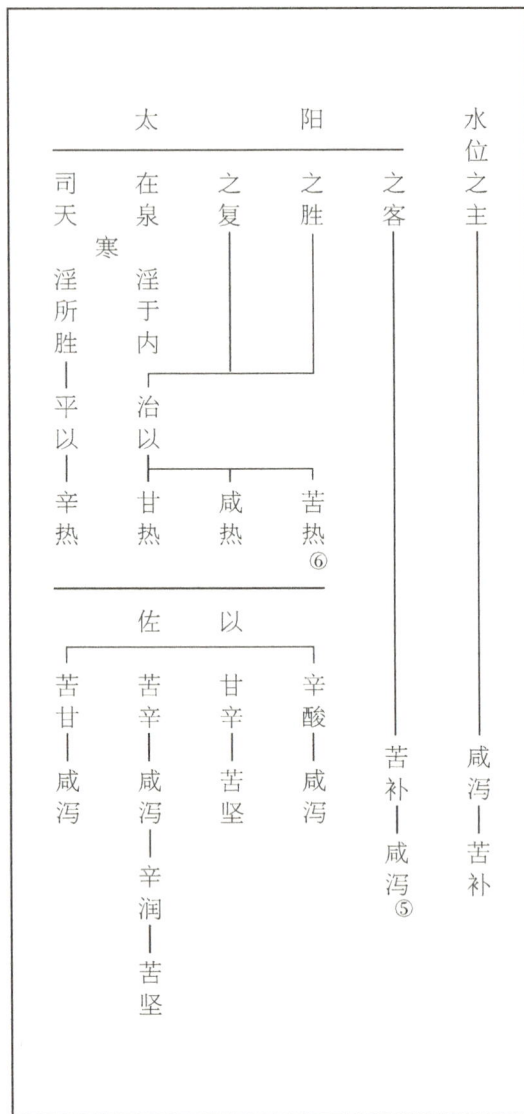

左图：少阴　火位之气①

- 火位之气① ── 甘泻 ── 咸补
- 之客 ── 咸补 ── 甘泻②
- 之胜 ── 辛寒 ── 甘泻
- 之复 ── 咸寒 ── 甘泻
- 在泉　淫于内　治以 ── 咸寒
- 司天　热　淫所胜　平以 ── 酸寒④

佐以：
- 苦咸 ── 甘泻
- 苦辛　甘泻 ── 酸收 ── 辛苦发③ ── 咸软
- 甘苦 ── 酸收 ── 苦发
- 苦甘 ── 酸收

右图：太阳　水位之主

- 水位之主 ── 咸泻 ── 苦补
- 之客 ── 苦补 ── 咸泻⑤
- 之胜 ── 苦热⑥
- 之复 ── 咸热
- 在泉　淫于内　治以 ── 甘热
- 司天　寒　淫所胜　平以 ── 辛热

佐以：
- 辛酸 ── 咸泻
- 甘辛 ── 苦坚
- 苦辛 ── 咸泻 ── 辛润 ── 苦坚
- 苦甘 ── 咸泻

① 气，疑为"主"（据《素问·至真要大论》）。

② 甘泻，据《素问·至真要大论》，其下尚有"咸收"，以供参考。

③ 辛苦发，疑为"苦发"（据《素问·至真要大论》）。

④ 酸寒，疑为"咸寒"（据《素问·至真要大论》）。

⑤ 咸泻，据《素问·至真要大论》，其下尚有"苦坚、辛润"，以供参考。

⑥ 苦热，疑为"甘热"（据《素问·至真要大论》）。

阳明（金位之主）

- 金位之主——酸补—辛泻
- 之客——辛泻—酸补①
- 之胜——治以 辛温；苦甘—苦泻②
- 之复——治以 苦温；苦甘—苦泄—咸补③
- 在泉 燥淫于内 治以 苦温
- 司天 燥淫所胜 平以 苦温

佐以：
- 酸辛—苦下
- 甘辛—苦下
- 苦甘—苦泄
- 辛甘—苦泻②

太阴（土位之主）

- 土位之主——苦泻—甘补
- 之客——甘补—苦泻④
- 之胜——治以 咸热；辛甘—苦补⑤
- 之复——治以 苦热；酸辛—苦燥之—泄之—泻之⑥
- 在泉 湿淫于内 治以 苦热
- 司天 土⑦湿淫所胜 平以 苦热；甚而热—治以—苦温

佐以：
- 辛甘—苦补⑤
- 酸辛—苦燥—淡泄
- 酸淡—苦燥—淡泄
- 甘辛—汗⑧为故而止

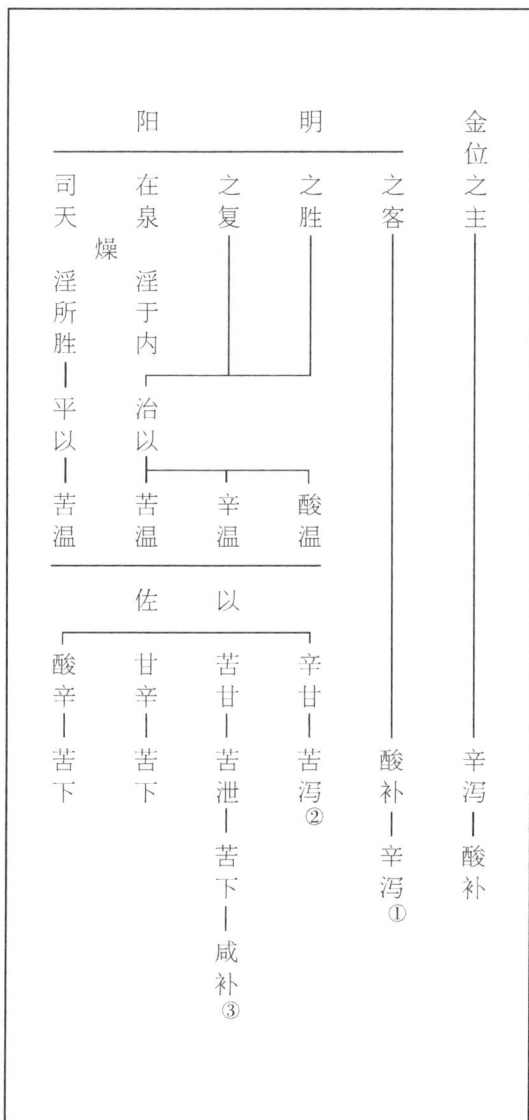

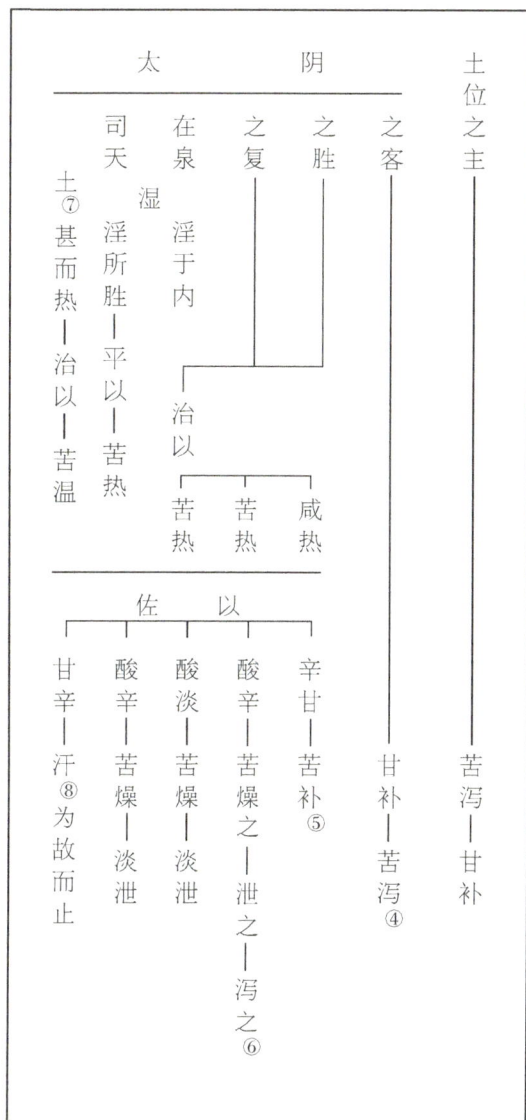

① 辛泻,据《素问·至真要大论》,其下尚有"苦泄",以供参考。

② 苦泻,疑为"苦泄"(据《素问·至真要大论》)。

③ 咸补,疑为"酸补"(据《素问·至真要大论》)。

④ 苦泻,据《素问·至真要大论》,其下尚有"甘缓",以供参考。

⑤ 苦补,疑为"苦泻",并注云"补一作泻"(据《素问·至真要大论》)。

⑥ 苦燥之、泄之、泻之,疑为"苦泻、燥之、泄之"(据《素问·至真要大论》)。

⑦ 土,疑为"上"(据《素问·至真要大论》)。

⑧ 汗,疑为"以汗"(据《素问·至真要大论》)。

风

化天　　　司地

清反胜之

治以

酸温　　　酸温

佐以①

苦甘②　　　苦甘

热　火　　　　热　火

化天　　　　　　司地

寒反胜之

治以

甘温　　甘温　　甘热　　甘热

佐以

苦辛　　苦辛　　苦辛——咸平之　　苦辛——咸平之

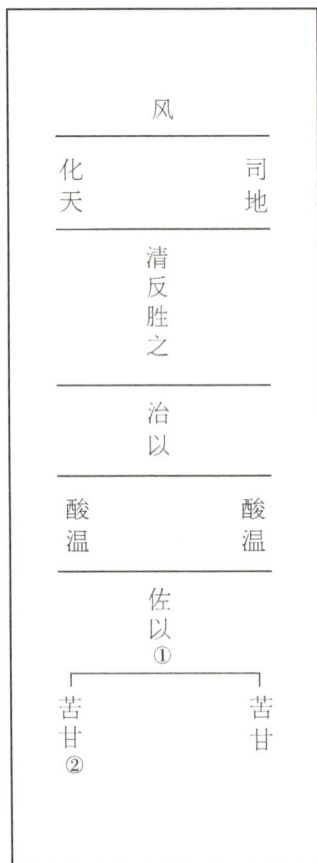

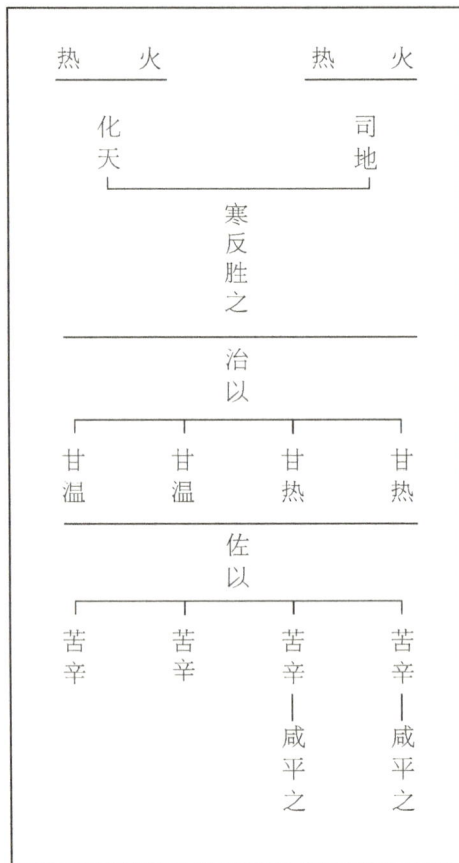

① 佐以，原文作"佐"，据本书体例补。

② 苦甘，据上文疑为"甘苦"。

```
湿  燥  寒      湿  燥  寒
    化天            司地
          热反胜之
    治以            治以
咸寒 辛寒 苦寒   咸冷 平寒 苦冷
    佐以            佐以
苦辛 苦甘 苦酸   甘辛—苦平之
                苦甘—酸平之—以和为利
                咸甘—咸平之
```

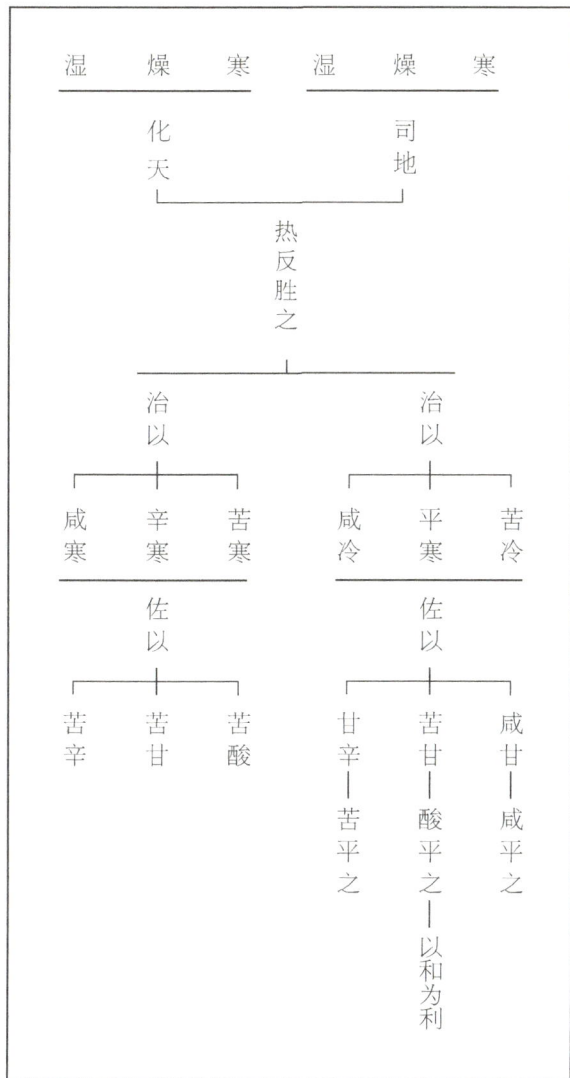

气味生成流布

【古籍原文】阳为气，阴为味，味归形，形归气，气归精，精归化，精食气，形食味，化生精，气生形，味伤形，气伤精，精化为气，气伤于味。

阴味出下窍，阳气出上窍。味厚者为阴，薄为阴中之阳，厚则泄，薄则通。气厚者为阳，薄为阳中之阴，薄则发泄，厚则发热。

壮火之气衰，少火之气壮；壮火食气，气食少火；壮火散气，少火生气。天食人以五气，地食人以五味。五气入鼻，藏于心肺，上使五色修明，音声能彰；五味入口，藏于肠胃，味有所藏，以养五气，神和而生，津液相成，神乃自生。

七　方

【古籍原文】大　君一，臣三，佐九，制之大也。远而奇偶，制大其服也。大则数少，少则二之。肾肝位远，服汤散，不厌顿而多。

小　君一，臣二，制之小也。近而奇偶，制小其服也。小则数多，多则九之。心肺位近，服汤散，不厌频而少。

缓　补上治上制以缓,缓则气味薄。治主以缓,缓则治其本。

急　补下治下制以急,急则气味厚。治客以急,急则治其标。

奇　君一臣二,奇之制也;君二臣三,奇之制也。阳数奇。

偶　君二臣四,偶之制也;君二臣六,偶之制也。阴数偶。

复　奇之不去则偶之,是为重方也。

十　剂

【古籍原文】宣　可以去壅,姜、橘之属是也。

通　可以去滞,木通、防己之属是也。

补　可以去弱,人参、羊肉之属是也。

泻　可以去闭,葶苈、大黄之属是也。

轻　可以去实,麻黄、葛根之属是也。

重　可以去怯,磁石、铁浆之属是也。

滑　可以去著,冬葵子、榆白皮之属是也。

涩　可以去脱,牡蛎、龙骨之属是也。

燥　可以去湿,桑白皮、赤小豆之属是也。

湿　可以去枯,白石英、紫石英之属是也。

　　只如此体,皆有所属,凡用药者,审而详之,则靡所失矣。陶隐居云:药有宣、通、补、泻、轻、重、滑、涩、燥、湿。此十剂,今详之,惟寒热二种,何独见遗? 今补二种,以尽厥旨。

寒　可以去热,大黄、朴硝之属是也。

热　可以去寒,附子、官桂之属是也。

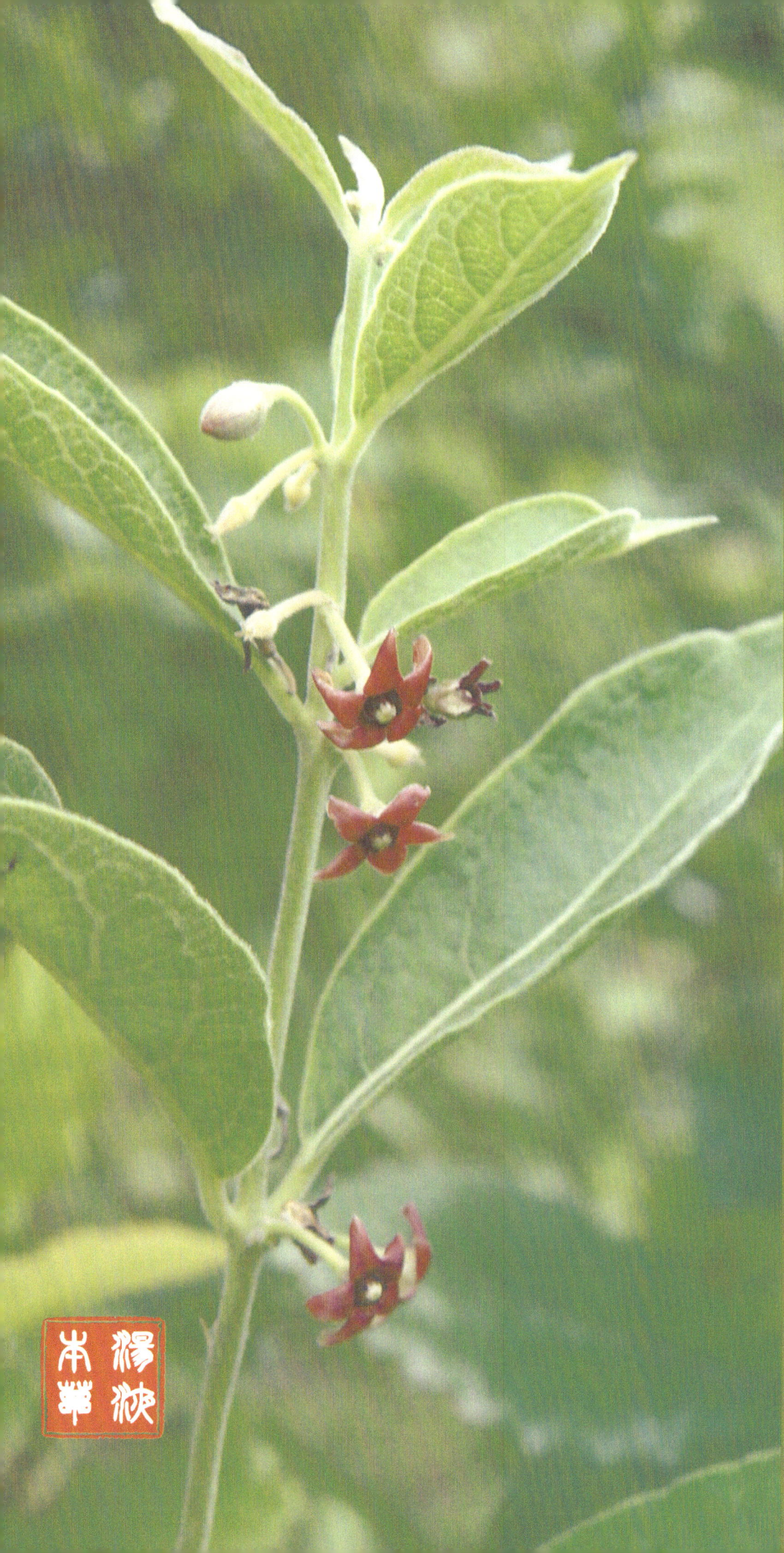

草　部

1　防　风

【古籍原文】纯阳,性温,味甘辛,无毒。

足阳明胃经、足太阴脾经,乃二经行经之药。太阳经本经药。

《象》云:治风通用,泻肺实,散头目中滞气,除上焦风邪之仙药也。误服泻人上焦元气。去芦并钗股用。

《珍》云:身,去身半已上风邪;梢,去身半已下风邪。

《心》云:又去湿之仙药也,风能胜湿尔。

《本草》云:主大风头眩痛,恶风,风邪目盲无所见。风行周身,骨节疼痹。烦满,胁痛胁风。头面游风去来,四肢挛急,字乳,金疮内痉。

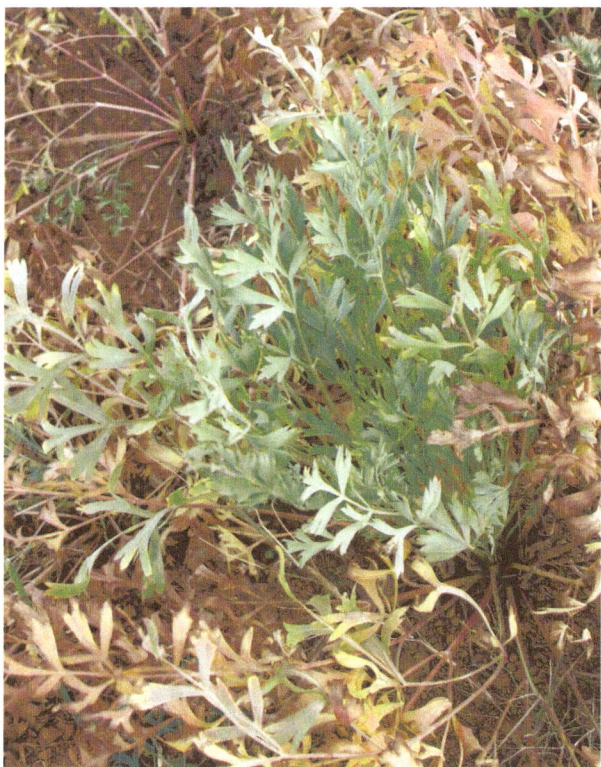

东垣云:防风能制黄芪,黄芪得防风,其功愈大。又云:防风乃卒伍卑贱之职,随所引而至,乃风药末润剂也。虽与黄芪相制,乃相畏而相使者也。

《本草》又云:得泽泻、藁本疗风,得当归、芍药、阳起石、禹余粮疗妇人子脏风。杀附子毒,恶干姜、藜芦、白蔹、芫花。

【药物来源】为伞形科植物防风 *Saposhnikovia divaricata* (Tuncz.) Schischk.①的干燥根。

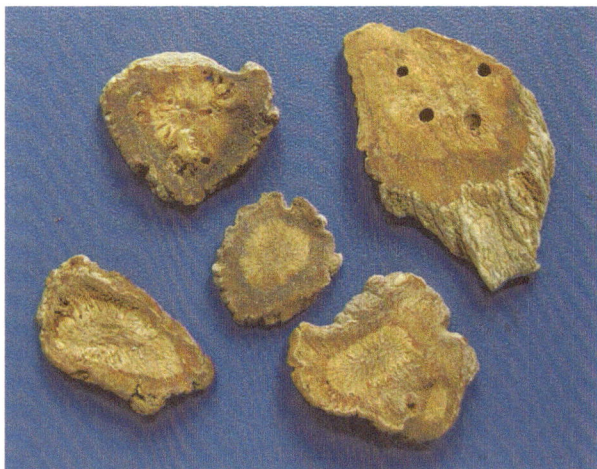

【形态特征】多年生草本,高 30～60 cm,全体无毛。根粗壮。茎基密生褐色纤维状的叶柄残基;茎单生,二歧分枝。基生叶三角状卵形,二至三回羽状分裂。复伞形花序顶生,花瓣5,白色,倒卵形。双悬果卵形,分果有棱。

【性味功效】辛、甘,微温。祛风解表,胜湿止痛,止痉。

【古方选录】《圣济总录·卷六十五》防风汤:防风(去权)、桑根白皮、甘草各二两。用法:上锉,米泔浸一宿,晒干,为粗末。每服三钱匕,水一盏,加黄蜡皂子大,同煎至七分,去滓温服。主治:风热咳嗽。

【用法用量】内服:煎汤,5～10 g;或入丸、散。

【使用注意】阴血亏虚、热盛动风者不宜使用。

【现代研究】含色酮类、香豆精、聚乙炔类、挥发油类、β - 谷甾醇、香草酸等。有解热、降温、镇痛、镇静、抗惊厥、增强免疫力、抗凝血,以及抑制绿脓杆

---

①　本书所载药物之拉丁学名大部分引自《中国植物志》,个别出自他处者另附说明,以供读者参考。

菌、金黄色葡萄球菌等作用。

2 升 麻

【古籍原文】气平,味舌①甘。微苦微寒,味薄气厚,阳中之阴也,无毒。

阳明经本经药,亦走手阳明经、太阴经。

《象》云:能解肌肉间热,此手、足阳明经伤风之的药也。去黑皮并腐烂者用。若补脾胃,非此为引用不能补。若得葱白、白芷之类,亦能走手、足阳明、太阴。

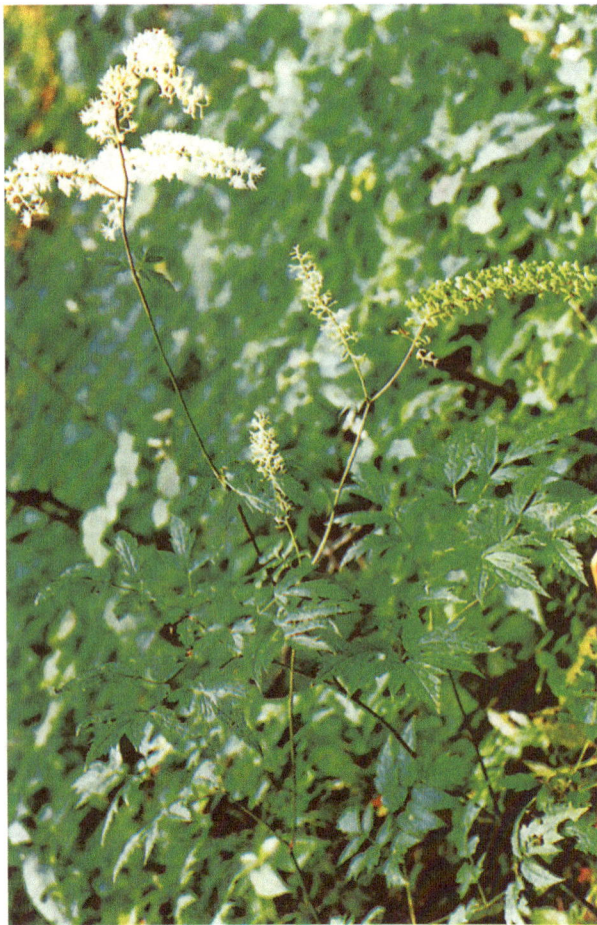

《心》云:发散本经风邪,元气不足者,用此于阴中升阳气上行。

《珍》云:脾痹非此不能除。

《本草》云:主解百毒,杀百精老物殃鬼,辟瘟疫瘴气,邪气,蛊毒入口皆吐出,中恶腹痛,时气毒疬,头痛寒热,风肿诸毒,喉痛口疮。

东垣云:升麻入足阳明,若初病太阳证便服升麻、葛根,发出阳明经汗,或失之过,阳明经燥,太阳经不可解,必传阳明矣。投汤不当,非徒无益,而又

害之也。

朱氏云:瘀血入里,若衄血吐血者,犀角地黄汤,乃阳明经圣药也。如无犀角,以升麻代之。升麻、犀角,性味相远,不同,何以代之? 盖以升麻止是引地黄及余药,同入阳明耳。

仲景云:太阳病,若发汗,若利小便,重亡津液,胃中干燥,因转属阳明。其害不可胜言。又云:太阳兀兀②无汗者,葛根汤发之。若兀兀自汗者,表虚也,不宜用此。朱氏用升麻者,以表实无汗也。

《诀》云:主肺痿咳唾脓血,能发浮汗。

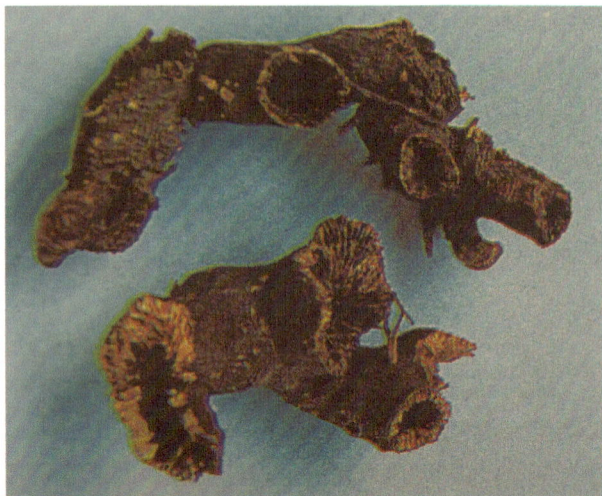

【药物来源】为毛茛科植物大三叶升麻 *Cimicifuga heracleifolia* Kom.、兴安升麻 *Cimicifuga dahurica* (Turcz.) Maxim. 或升麻 *Cimicifuga foetida* L. 的干燥根茎。

【形态特征】(1)大三叶升麻:多年生草本。根茎粗大,表面黑色,有许多下陷的圆洞状的老茎残痕。茎直立,高 1.0～1.5 m。茎生叶为二回三出复叶,无毛;茎上部叶通常为一回三出复叶。复总状花序,花序分枝。蓇葖果,四周生膜质的鳞翅。

(2)兴安升麻:多年生草本。根茎粗大,有明显的洞状茎痕及多数须根。茎直立,单一,高达 1 m,密被柔毛。茎生叶二回或三回三出复叶。复总状花序,分枝少。蓇葖果四周生膜质鳞翅,中央生横鳞翅。

(3)升麻:多年生草本。根状茎粗壮,表面黑色,有许多下陷的圆洞状老茎残迹。茎直立,高 1～

---

① 舌,据医理疑为"苦"。

② 兀兀,《伤寒论》中"葛根汤""桂枝加葛根汤"原文皆作"几几",以供参考。

2 m,有分枝,被短柔毛。叶为二至三回三出羽状复叶。花序分枝多,花两性。蓇葖果长圆形,有伏毛。种子椭圆形,四周有鳞翅。

【性味功效】辛、微甘,微寒。发表透疹,清热解毒,升举阳气。

【古方选录】《外台秘要·卷二十三》引《古今录验方》升麻汤:甘草(炙)、升麻、石膏(碎)、牡丹皮各一两。用法:上四味切,以水七升,煮取三升,每服七合,一日三次。主治:咽喉生疮。宜忌:忌海藻、菘菜。

【用法用量】内服:煎汤,3～10 g;或入丸、散。发表透疹、清热解毒宜生用,升阳举陷宜炙用。

【使用注意】阴虚火旺、麻疹已透者忌用。

【现代研究】含阿魏酸、异阿魏酸、咖啡酸、升麻精、齿阿米素、去甲齿阿米素、北升麻萜、β-谷甾醇、升麻苷等。有解热、镇痛、镇静、抗惊厥、抗炎、抑制抗体生成、增强免疫力等作用。

3 羌 活

【古籍原文】气微温。味苦甘平。苦辛,气味俱轻,阳也,无毒。

足太阳经、厥阴经药,太阳经本经药也。

《象》云:治肢节痛,利诸节,手、足太阳经风药也。加川芎治足太阳、少阴头痛,透关节。去黑皮并腐烂者用。

《心》云:去温湿风。

《珍》云:骨节痛非此不能除。

《液》云:君药也,非无为之主,乃却乱反正之主。太阳经头痛,肢节痛,一身尽痛,非此不治。又云:羌活,足太阳、厥阴、少阴药也。与独活不分二种,后人用羌活多用鞭节者,用独活多用鬼眼者,羌活则气雄,独活则气细,故雄者入足太阳,细者入足少阴也。又钱氏泻青丸用此,壬乙同归一治也。或问:治头痛者何?答曰:巨阳从头走足,惟厥阴与督脉会于巅,逆而上行,诸阳不得下,故令头痛也。

【药物来源】为伞形科植物羌活 *Notopterygium incisum* Ting ex H. T. Chang 或宽叶羌活 *Notopterygium forbesii* de Boiss. 的干燥根茎及根。

【形态特征】(1)羌活:多年生草本,高达 1 m 以上。

根茎块状或长圆柱状。茎直立。叶互生,茎下部的叶为二至三回奇数羽状复叶。复伞形花序顶生或腋生,总伞梗 10～15 枚,小伞形花序有花 20～30 朵。双悬果卵圆形,背棱及中棱有翅。

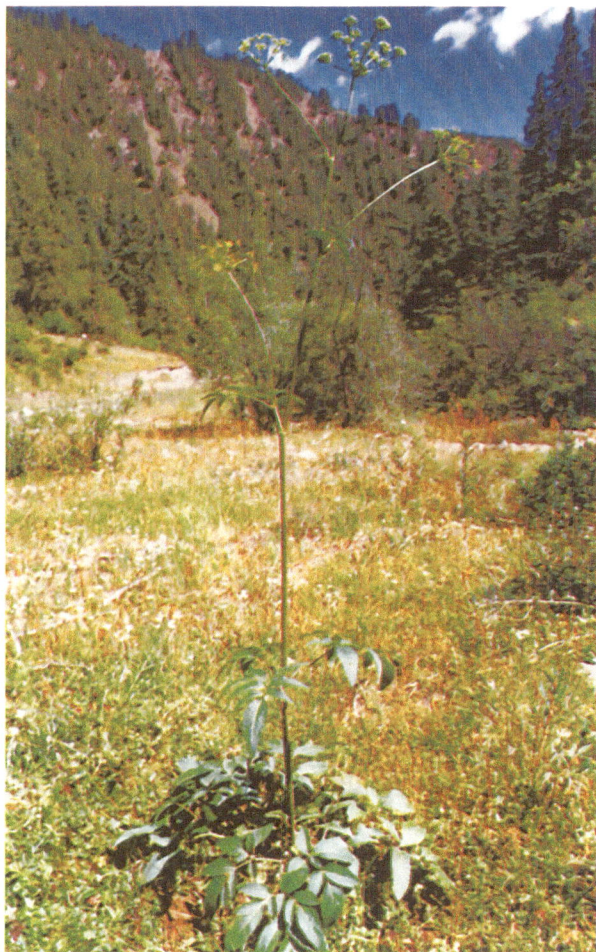

(2)宽叶羌活:多年生草本,高 80～100 cm。有根茎。茎基部紫红色。茎下部叶大,二回或近于三回的羽状复叶。复伞形花序上密生多数花,小伞梗长 1 cm。双悬果具 6 翅,侧枝无翅。

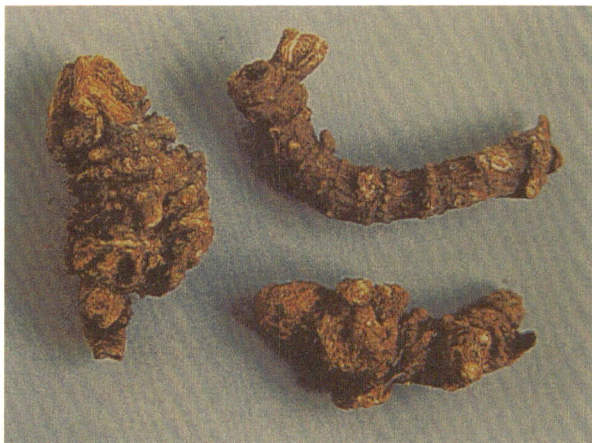

【性味功效】辛、苦，温。散寒祛风，胜湿止痛。

【古方选录】《圣济总录·卷八十五》羌活汤：羌活（去芦）、桂（去粗皮）各一两，附子（炮，去皮、脐）、当归（切，焙）、防风、牛膝（酒浸，切，焙）各三分。用法：上吹咀，如麻豆大。每服二钱匕，水一盏，煎至七分，去滓温服，不拘时候。主治：风湿腰痛，肾伤腰脚疼痛，腰脚痹痛，行步艰难。

【用法用量】内服：煎汤，3～10 g；或入丸、散。

【使用注意】本品气味浓烈，用量过多易致呕吐，脾胃虚弱者不宜服用。此外，血虚痹痛、阴虚头痛者慎用。

【现代研究】含异欧前胡素、羌活醇、香柑内酯、紫花前胡苷元、阿魏酸、β-谷甾醇、挥发油类等。有解热、抗炎、镇痛、抗心律失常、抗凝血、抗病原微生物等作用。

4 独 活

【古籍原文】气味与羌活同，无毒。气厚味薄，升也，苦辛。

足少阴肾经行经之药。

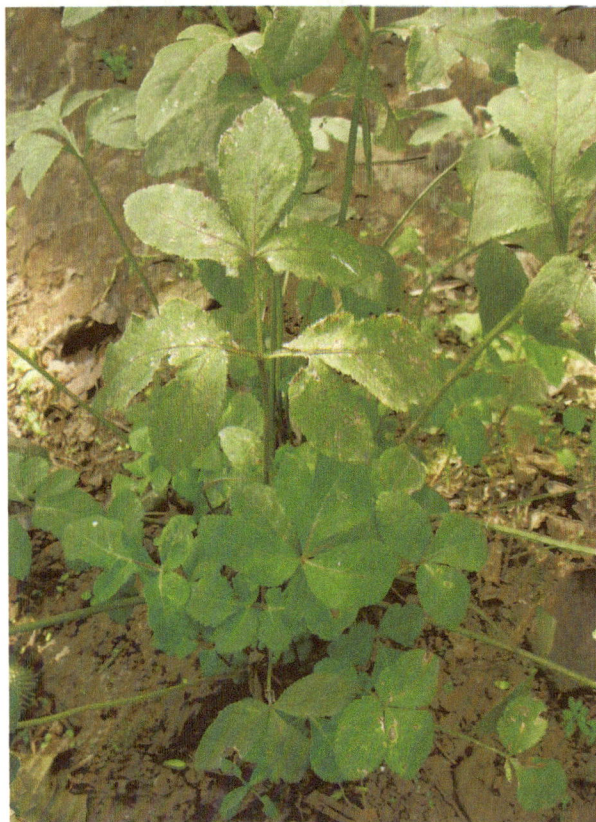

《本草》云：主风寒所击，金疮止痛，贲豚痫痓，女子疝瘕，疗诸贼风，百节痛风，无久新者。

《液》云：独活细而低，治足少阴伏风，而不治太阳，故两足寒湿痹，不能动止，非此不能治。

《象》云：若与细辛同用，治少阴经头痛。一名独摇草，得风不摇，无风自摇。去皮净用。

《心》云：治风须用，又能燥湿。《经》云：风能胜湿。

《珍》云：头眩目晕，非此不能除。

【药物来源】为伞形科植物重齿当归 Angelica biserrata (Shan et Yuan) Yuan et Shan 的根。

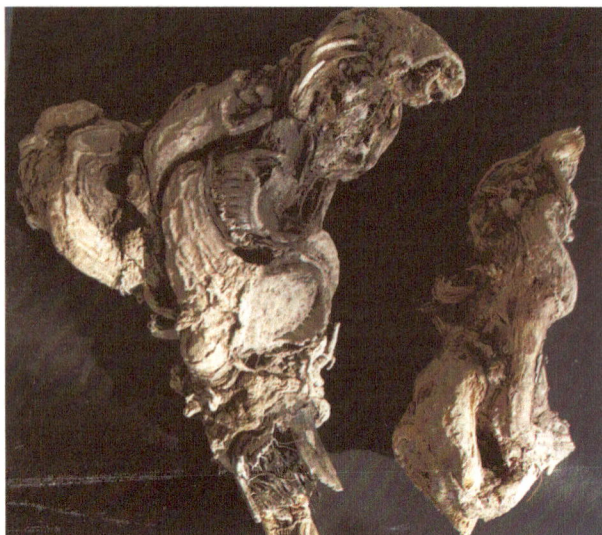

【形态特征】多年生高大草本。根类圆柱形，有特殊香气。茎中空，常带紫色。叶二回三出羽状全裂，宽卵形。复伞形花序顶生和侧生，花白色。果实椭圆形，侧翅与果体等宽或略狭。

【性味功效】辛、苦，微温。祛风除湿，通痹止痛。

【古方选录】《胡洽方》引《外台秘要·卷十九》（张苗方）七物独活汤：独活五两，葛根四两，干姜二两，桂心四两，半夏四两（洗），甘草二两（炙），防风三两。用法：上吹咀。以水一斗，煮取三升，每服一升，一日三次。得少微汗出好。主治：脚弱，及中风湿，缓纵不随。宜忌：忌羊肉、饧、海藻、菘菜、生葱。

【用法用量】内服：煎汤，3～10 g。

【使用注意】阴虚血燥者慎服。

【现代研究】含二氢欧山芹醇当归酸酯、蛇床子素、欧芹酚甲醚、异欧前胡内酯、香柑内酯、毛当归醇、挥发油类等。有抗血小板凝集、抗心律失常、抗血栓形成、镇痛、抗炎、解痉、抗肿瘤等作用。

5 柴 胡

【古籍原文】气平，味微苦，微寒。气味俱轻，阳也，升也，纯阳无毒。

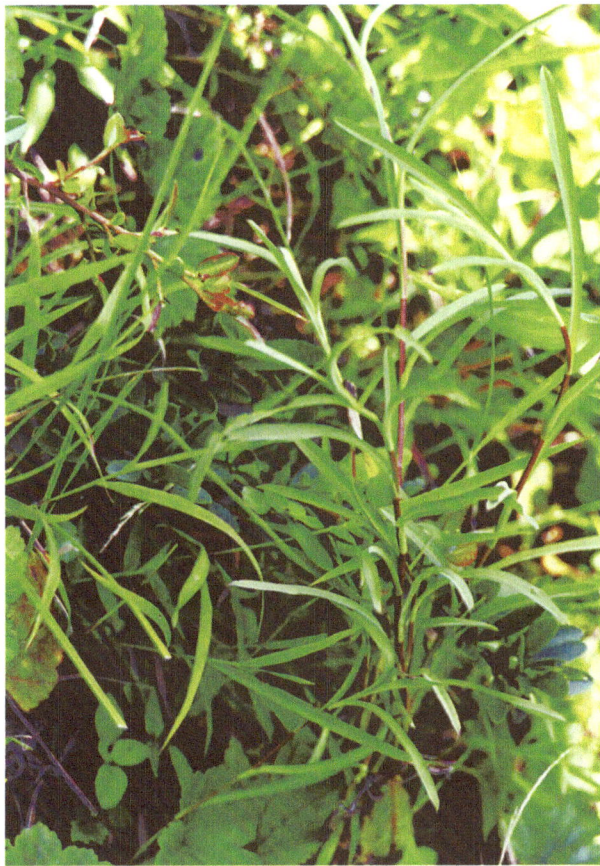

少阳经、厥阴经行经之药。

《象》云：除虚劳寒热，解肌热，去早晨潮热，妇人产前后必用之药。善除本经头痛，非他药能止。治心下痞，胸膈痛。去芦用。

《心》云：少阳经分之药，引胃气上升，苦寒以发表热。

《珍》云：去往来寒热。胆痹①非此不能除。

《本草》云：主心腹，去肠胃中结气，饮食积聚，寒热邪气，推陈致新，除伤寒心下烦热，诸痰热结实，胸中邪气，五脏间游气，大肠停积水胀，及湿痹拘挛。亦可作浴汤。久服轻身明目益精。半夏为之使，恶皂荚，畏女菀、藜芦。入足少阳，主东方分也，在经主气，在脏主血。证前行则恶热，却退则恶寒，虽气之微寒，味之薄者，故能行经。若佐以三棱、广术、巴豆之类，故能消坚积，是主血也。妇人经水适来适断，伤寒杂病，易老俱用小柴胡汤主之，加以四物之类，

并秦艽、牡丹皮辈，同为调经之剂。

《衍义》云：柴胡《本经》并无一字治劳，今人治劳方中鲜有不用者，凡此误世甚多。尝原病劳有一种真脏虚损，复受邪热，因虚而致劳，故曰：劳者，牢也，须当斟酌用之。如《经验方》治劳热，青蒿煎丸，用柴胡正合宜耳，服之无不效。

《日华子》云：味甘，补五劳七伤，除烦止惊益气力。《药性论》亦谓治劳气羸瘦。若此等病，苟无实热，医者取而用之，不亡何待？注释本草，一字亦不可忽，盖后世所误无穷也。苟有明哲之士，自可处制，中下之士，不肯考究，枉致沦没，可不谨哉！可不戒哉！如张仲景治寒热往来如疟，用柴胡，正合其宜。

《图经》云：治伤寒有大小柴胡汤，柴胡加龙骨牡蛎、柴胡加芒硝等汤，故后人治伤寒热，此为最要之药。

东垣云：能引清气而行阳道，伤寒外诸药所加，有热则加之，无热则不加。又能引胃气上行，升腾而行春令是也，欲其如此，又何加之②？

海藏云：能去脏腑内外俱乏，既能引清气上行而顺阳道③，盖以少阳之气，初出地之皮为嫩阳，故以少阳当之。

【药物来源】为伞形科植物北柴胡 *Bupleurum chinense* DC. 或红柴胡 *Bupleurum scorzonerifolium* Willd. 的干燥根。

【形态特征】（1）北柴胡：多年生草本，高 45 ~ 70 cm。主根较粗大，棕褐色，质坚硬。茎直立，丛生，上部多分枝。叶互生，基生叶倒披针形或狭椭圆形。复伞形花序腋生兼顶生。双悬果长椭圆形。

（2）红柴胡：多年生草本，高 30 ~ 65 cm。主根发达，圆锥形，支根稀少，深红棕色。茎单一或数枝。叶互生。伞形花序自叶腋间抽出，形成较疏松的圆锥花序。双悬果长圆形。

【性味功效】辛、苦，微寒。疏散退热，疏肝解郁，升举阳气。

【古方选录】《伤寒论·卷第三》小柴胡汤：柴胡半

---

① 胆痹，疑为"胆瘅"（据《珍珠囊》）。
② 又何加之，《本草纲目·卷十三》作"宜加之"，以供参考。
③ 既能引清气上行而顺阳道，据《本草纲目·卷十三》，其后尚有"又入足少阳"，以供参考。

斤,黄芩三两,人参三两,半夏半升(洗),甘草三两(炙,切),生姜三两(切),大枣12个(擘)。用法:以水一斗二升,煮取六升,去滓,再煎取三升,温服一升,一日三次。主治:伤寒少阳证。寒热往来,胸胁苦满,不思饮食,心烦喜呕,口苦咽干,目眩头痛。宜忌:忌发汗,忌利小便,忌通大便。

【用法用量】内服:煎汤,3~10 g;或入丸、散。

【使用注意】阴虚火旺、肝阳上亢、气机上逆者忌用。

【现代研究】含柴胡皂苷 a、柴胡皂苷 d、山奈酚、槲皮素、芸香苷、金盏花醇、α-菠菜甾醇、挥发油类等。有抗炎、解热、镇静、镇痛、抗惊厥、保肝、抗溃疡、抑菌、抗病毒等作用。

6　葛　根

【古籍原文】气平,味甘,无毒。

阳明经引经药,足阳明经行经的药。

《象》云:治脾虚而渴,除胃热,解酒毒,通行足阳明经之药,去皮用。

《心》云:止渴升阳。

《珍》云:益阳生津,勿多用,恐伤胃气,虚渴者非此不能除。

《本草》云:主消渴,身大热,呕吐,诸痹,起阴气,解诸毒,疗伤寒中风头痛,解肌发表出汗,开腠理,疗金疮,止痛,胁风痛。生根汁,寒,治消渴,伤寒壮热;花,主消酒;粉,味甘,大寒,主压丹石,去烦热,利大小便,止渴。小儿热痞,以葛根浸,捣汁饮之良。

东垣云:葛根甘平温,世人初病太阳证,便服葛根升麻汤,非也。

朱奉议云:头痛如欲破者,连须葱白汤饮之,又不已者,葛根葱白汤。

易老云:用此以断太阳入阳明之络①,即非②太阳药也。故仲景治太阳、阳明合病,桂枝汤内加麻黄、葛根也。又有葛根黄芩黄连解肌汤,是知葛根非太阳药,即阳明药。

《食疗》云:葛根蒸食之消毒,其粉亦甚妙。其粉以水调三合,能解鸩毒。

《衍义》云:治中热酒渴病,多食行小便,亦能使人利,病酒及渴者,得之甚良。

易老又云:太阳初病未入阳明,头痛者,不可便服葛根发之,若服之,是引贼破家也。若头颅痛者可服之。葛根汤,阳明自中风之仙药也。

《本草》又云:杀野葛、巴豆百药毒。

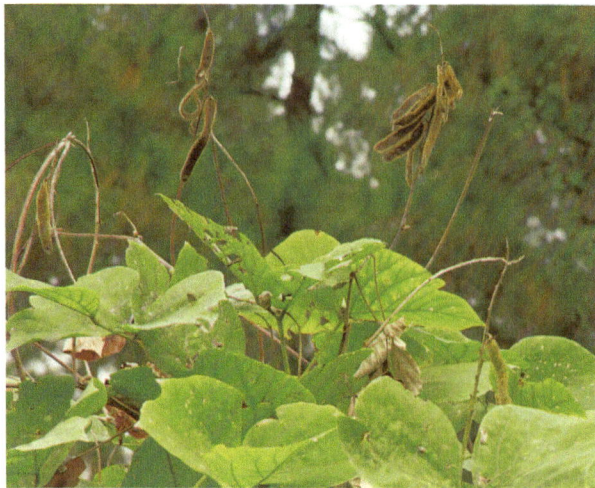

【药物来源】为豆科植物葛 *Pueraria lobata*(Willd.)Ohwi 或粉葛 *Pueraria lobata*(Willd.)Ohwi var. *thomsonii*(Benth.)Vaniot der Maesen 的块根。

【形态特征】(1)葛:常绿木质藤本,长达 10 m,全株被黄褐色粗毛。块根肥厚,外皮灰黄色,内部粉质,纤维性很强。茎基部粗壮,上部多分枝。三出复叶。总状花序腋生或顶生。荚果线形。

(2)粉葛:常绿木质藤本。根肥大。茎枝被黄褐色短毛或杂有长硬毛。三出复叶,具长柄。总状花序腋生,小苞片卵形,花萼钟状。荚果长椭圆形。

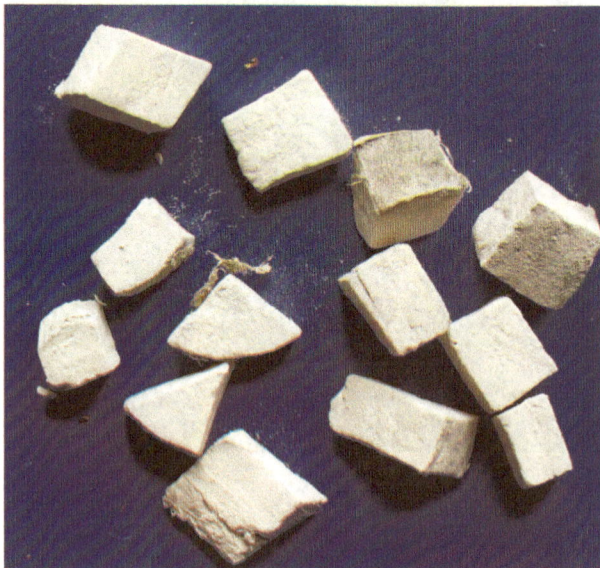

---

① 络,疑为"路"(据《本草纲目·卷十八》)。
② 即非,疑为"非即"(据《本草纲目·卷十八》)。

【性味功效】甘、辛,平。解肌退热,发表透疹,生津止渴,升阳止泻。

【古方选录】《伤寒论·卷第三》葛根汤:葛根四两,麻黄三两(去节),桂枝二两(去皮),生姜三两(切),甘草二两(炙),芍药二两,大枣十二枚(擘)。用法:上七味,以水一斗,先煮麻黄、葛根,减二升,去白沫,纳诸药,煮取三升,去滓,温服一升,覆取微似汗。主治:外感伤寒表实。项背强,无汗恶风,或自下利,或血衄;痉病,气上冲胸,口噤不语,无汗,小便少,或卒倒僵扑。

【用法用量】内服:煎汤,10~15 g;或入丸、散。解肌退热、发表透疹、生津宜生用,升阳止泻宜煨用。

【使用注意】表虚多汗、胃寒者慎用。

【现代研究】含葛根素、大豆苷、葛根酚、葛根苷、羽扇烯酮、β-谷甾醇、槐花二醇、三萜皂苷等。有降血压、抗心肌缺血、抗血小板凝集、降血糖、降血脂、解热、抗肿瘤、抗氧化等作用。

7 威灵仙

【古籍原文】气温,味苦甘,纯阳。

《象》云:主诸风湿冷,通五脏,去腹内痰滞,腰膝冷痛,及治伤损。铁脚者佳,去芦用。

《心》云:去大肠之风。

《本草》云:忌茗。

【药物来源】为毛茛科植物威灵仙 *Clematis chinensis* Osbeck、棉团铁线莲(山蓼)*Clematis hexapetala* Pall. 或辣蓼铁线莲 *Clematis terniflora* DC. var. *mandshurica* (Rupr.) Ohwi 的干燥根及根茎。

【形态特征】(1)威灵仙:木质藤本,长3~10 m。根多数丛生,细长,外皮黑褐色。茎干后黑色,具明显条纹,幼时被白色细柔毛,老时脱落。叶对生,羽状复叶。圆锥状聚伞花序,腋生或顶生。瘦果。

(2)棉团铁线莲:直立草本,高30~100 cm。根多数丛生,细长。茎圆柱形,有纵沟,疏生柔毛。叶对生,叶片近革质。聚伞花序顶生或腋生,通常具3花。瘦果倒卵形。

(3)辣蓼铁线莲:攀缘藤本。根多数丛生,细长。茎和分枝除节上有白色柔毛外,其余无毛或近无毛。一回羽状复叶,小叶片全缘,近革质。花序较

长而挺直。瘦果较小。

【性味功效】辛、咸,温。祛风湿,通经络。

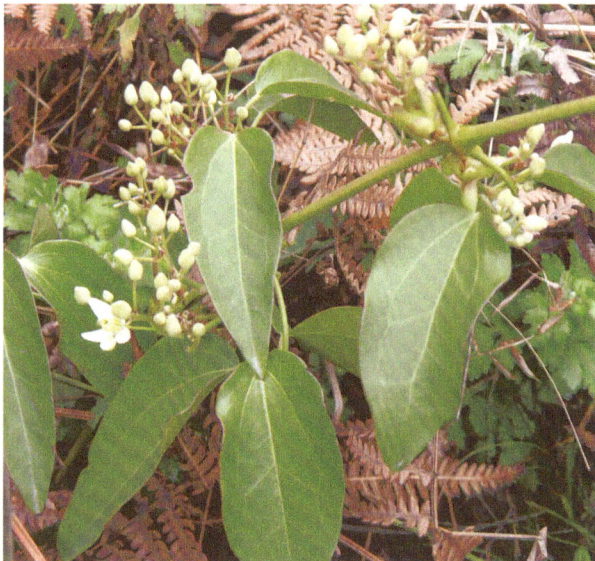

【古方选录】《普济方·卷二四二》威灵丸:威灵仙、枳壳、木香、槟榔各一两。用法:上为末,炼蜜为丸,如梧桐子大。每服三十丸,温酒送下。主治:干湿脚气,浮肿过膝,步行艰难。

【用法用量】内服:煎汤,6~10 g;或入丸、散。治骨鲠可用30~50 g。

【使用注意】气血虚弱者与孕妇慎用。

【现代研究】含齐墩果酸、原白头翁素、白头翁素、青藤碱、山奈酚、内酯、有机酸、挥发油类等。有解痉、镇痛、抗炎、抑菌、降血压、降血糖、抗利尿、利胆、抗肿瘤等作用。

8 细辛

【古籍原文】气温,味大辛,纯阳。性温,气厚于味,阳也,无毒。

少阴经药,手少阴引经之药。

《象》云:治少阴头痛如神,当少用之。独活为使,为主用。去芦头并叶,华州者佳。

《珍》云:主少阴经头痛。

《心》云:主诸项①头痛,诸风通用之。味辛热,温阴经,散水寒以去内寒。

《本草》云:主咳逆头痛脑动,百节拘挛,风湿痹

---

① 诸项,《医学启源·药类法象》作"诸阳",以供参考。

痛,死肌,温中下气,破痰,利水道,开胸中,除喉痹,齆①鼻,风痫癫疾,下乳结,汗不出,血不行,安五脏,益肝胆,通精气。久服明目,利九窍。

东垣云:治邪在里之表,故仲景少阴证,用麻黄附子细辛汤也。

易老云:治少阴头痛。太阳则羌活,少阴则细辛,阳明则白芷,厥阴则川芎、吴茱萸,少阳则柴胡。用者随经不可差。细辛香味俱缓,故入少阴,与独活颇相类。

《本草》又云:曾青、枣根为之使,得当归、芍药、白芷、川芎、牡丹、藁本、甘草,共疗妇人;得决明、鲤鱼胆汁、青羊肝,共疗目痛。恶狼毒、山茱萸、黄芪,畏硝石、滑石,反藜芦。

《衍义》云:治头面风痛,不可缺也。

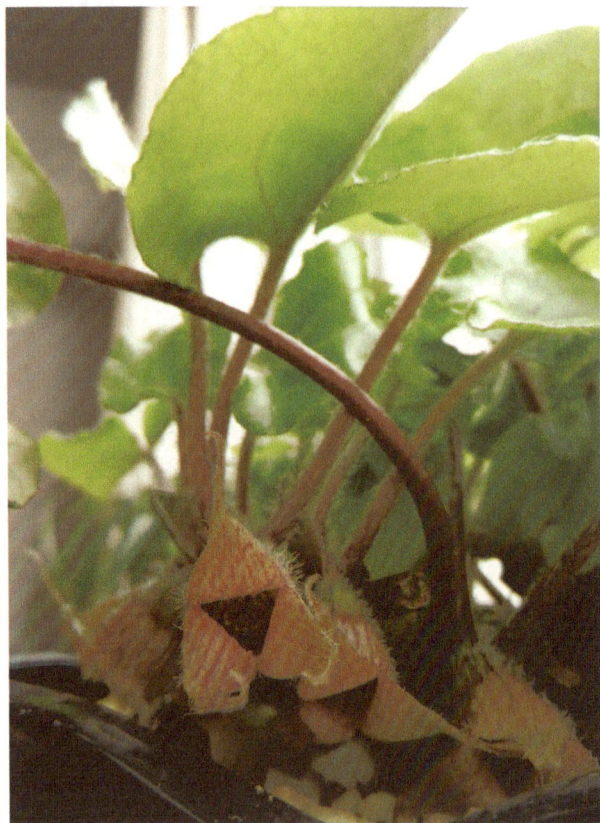

【药物来源】为马兜铃科植物辽细辛 *Asarum heterotropoides* Fr. Schmidt var. *mandshuricum*(Maxim.)Kitag.、汉城细辛 *Asarum sieboldii* Miq. f. *seoulense*(Nakai)C. Y. Cheng et C. S. Yang 或细辛 *Asarum sieboldii* Miq. 的干燥全草。

【形态特征】(1)辽细辛:多年生草本。根状茎横走。叶卵状心形或近肾形,先端急尖或钝,基部心形。花紫黑色;花被管壶状或半球状,内壁有纵行脊皱;花被裂片三角状卵形。蒴果半球状。

(2)汉城细辛:多年生草本。根状茎直立或横走,有多条须根。叶通常 2 枚,叶片心形或卵状心形。花紫黑色;花被管钟状;花被裂片三角状卵形,直立或近平展。蒴果近球状。

(3)细辛:多年生草本。根状茎直立或横走,有多条须根。叶通常 2 枚,叶片心形或卵状心形,先端渐尖或急尖,叶面疏生短毛,脉上较密,叶背仅脉上被毛。花紫棕色。蒴果近球状。

【性味功效】辛,温;有小毒。祛风散寒,祛风止痛,通窍,温肺化饮。

【古方选录】《普济方·卷四十六》引《孙真人海上方》细辛散:细辛半两(去叶),川芎、白芷各一分。用法:上为末。嗅②鼻中。仍以川芎、细辛、甘草为末,薄荷汤调服。主治:八般头风,及眩晕恶心吐逆。

【用法用量】内服:煎汤,1~3 g;或入丸、散。外用:适量,捣敷。

【使用注意】不宜与藜芦同用。阴虚阳亢者慎用。孕妇忌用。

【现代研究】含细辛脂素、左旋芝麻脂素、β-谷甾醇、硬脂酸、胡萝卜苷、去甲乌药碱、挥发油类等。有解热、镇痛、抗惊厥、抗炎、抑菌、抗变态反应、增加心肌收缩力等作用。

9　白　芷

【古籍原文】气温,味大辛,纯阳,无毒。气味俱轻,阳也。

阳明经引经药,手阳明经本经药。行足阳明经,于升麻汤四味内加之。

《象》云:治手阳明头痛,中风寒热,解利药也,以四味升麻汤加之。

《珍》云:长肌肉,散阳明之风。

《心》云:治风通用,去肺经风热。

《本草》云:主女子漏下赤白,血闭阴肿寒热,风

---

① 齆,音 wèng。查《现代汉语词典》(第 7 版),"因鼻孔堵塞而发音不清"之义。

② 嗅,音 xiù。查《康熙字典》(丑集上"口"部),义同"嗅"。

头侵目泪出,长肌肤润泽可作面脂,疗风邪,久渴吐呕,两胁满,风痛头眩目痒。

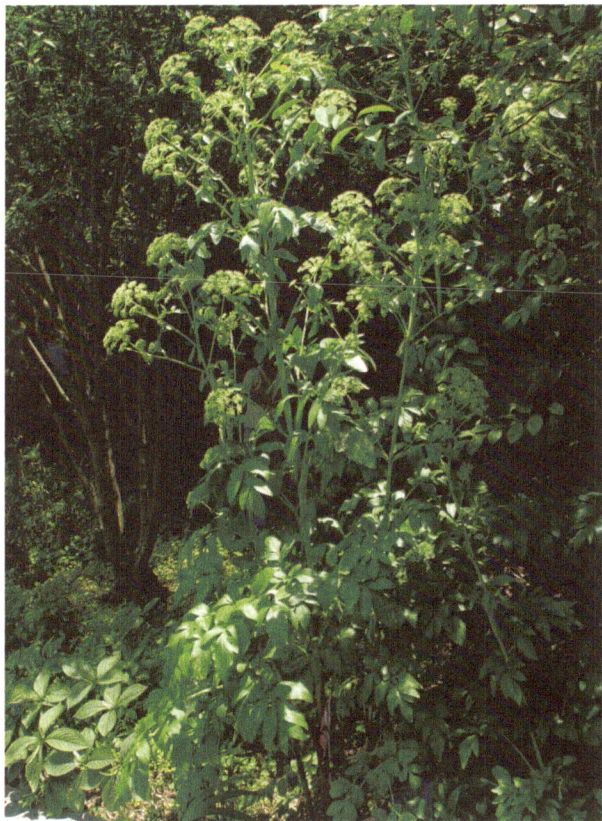

《日华子》云:补胎漏滑落,破宿血,补新血。乳痈发背,一切疮疖,排脓止痛生肌,去面䵟疵瘢,明目。其气芳香,治正阳阳明头痛。与辛夷、细辛同用治鼻病。内托,用此长肌肉,则阳明可知矣。又云:当归为之使,恶旋覆花。

【药物来源】为伞形科植物白芷 Angelica dahurica(Fisch. ex Hoffm.)Benth. et Hook. f. ex Franch. et Sav. 或杭白芷 Angelica dahurica(Fisch. ex Hoffm.)Benth. et Hook. f. ex Franch. et Sav. cv. Hangbaizhi 的干燥根。

【形态特征】(1)白芷:多年生高大草本。根圆锥形,表面灰黄色至黄棕色,皮孔样的横向突起散生,断面粉性略差,油性较大。基生叶一回羽状分裂。复伞形花序顶生或侧生。果实长圆形至卵圆形。

(2)杭白芷:多年生高大草本,高 1.0～1.5 m。根长圆锥形,有较大皮孔样横向突起,略排列成数纵行,粉性大。茎及叶鞘多为黄绿色。复伞形花序顶生或腋生。果实长圆形至卵圆形。

【性味功效】辛,温。解表散寒,宣通鼻窍,燥湿止带,消肿排脓。

【古方选录】《东医宝鉴·外形篇·卷一》引《普济本事方》白芷丸:新白芷不拘多少。用法:上锉,以萝卜汁浸,晒干,为末,炼蜜为丸,如弹子大。每服一丸,细嚼,以茶清或荆芥汤送下。主治:沐浴后眩晕头痛,或头风眩痛,及暴寒乍暖,神思不清,头目昏晕。

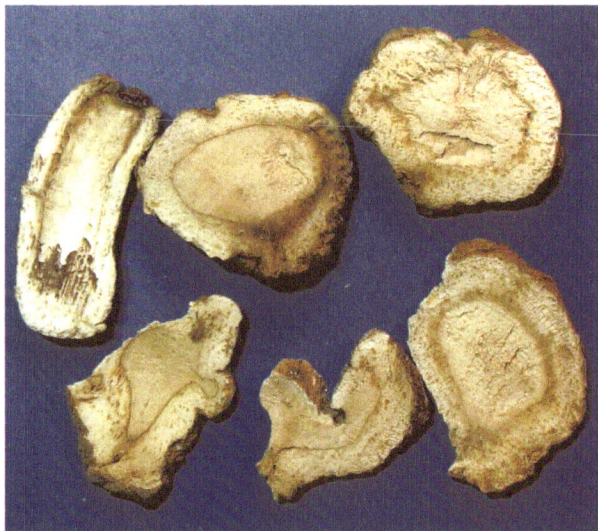

【用法用量】内服:煎汤,3～10 g;或入丸、散。外用:适量。

【使用注意】阴虚血热者忌用。

【现代研究】含异欧前胡素、欧前胡素、佛手柑内酯、珊瑚菜素、氧化欧前胡素、挥发油类等。有解热、镇痛、抗炎、抗病原微生物、抑制子宫平滑肌收缩、抗肿瘤、抑制黑色素生成等作用。

10 川 芎

【古籍原文】气温,味辛,纯阳,无毒。

入手、足厥阴经,少阳经本经药。

《象》云:补血,治血虚头痛之圣药,妊妇胎不动数月,加当归,二味各二钱,水二盏,煎至一半,服。神效。

《珍》云:散肝经之风,贯芎治少阳经苦头痛。

《心》云:治少阳头痛,及治风通用。

《本草》云:主中风入脑头痛,寒痹筋挛缓急,金疮,妇人血闭无子,除脑中冷痛,面上游风去来,目泪出,多涕唾,忽忽如醉,诸寒冷气,心腹坚痛,中恶,卒急肿痛,胁风痛,温中除内寒。

《日华子》云:能除鼻洪、吐血及溺血,破症结宿血,养新血。

易老云：上行头目，下行血海，故清神、四物汤所皆用也。入手、足厥阴经。

《衍义》云：头面风不可缺也，然须以他药佐之，若单服久服，则走散真气，即使他药佐之，亦不可久服，中病即便已。

东垣云：头痛甚者加蔓荆子，顶与脑痛加川芎，苦头痛者加藁本，诸经苦头痛加细辛，若有热者不能治，别有青空之剂，为缘诸经头痛，须用四味。

《本草》又云：白芷为之使，畏黄连。

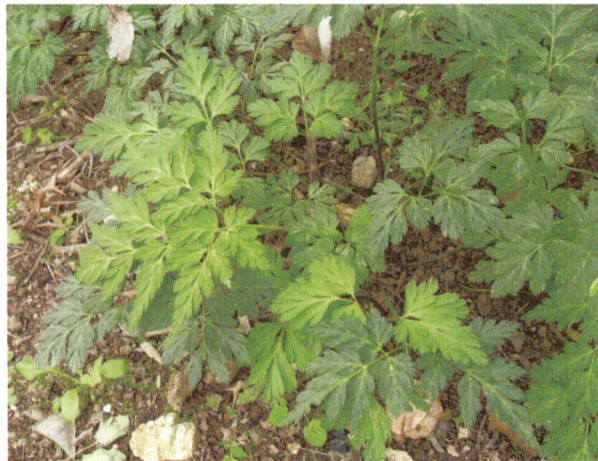

【药物来源】为伞形科植物川芎 *Ligusticum chuanxiong* Hort. 的干燥根茎。

【形态特征】多年生草本。根茎发达，形成不规则的结节状拳形团块，具浓烈香气。茎下部叶具柄，基部扩大成鞘。叶片轮廓卵状三角形，三至四回三出式羽状全裂，羽片卵状披针形。复伞形花序顶生或侧生。幼果两侧扁压。

【性味功效】辛，温。活血行气，祛瘀止痛。

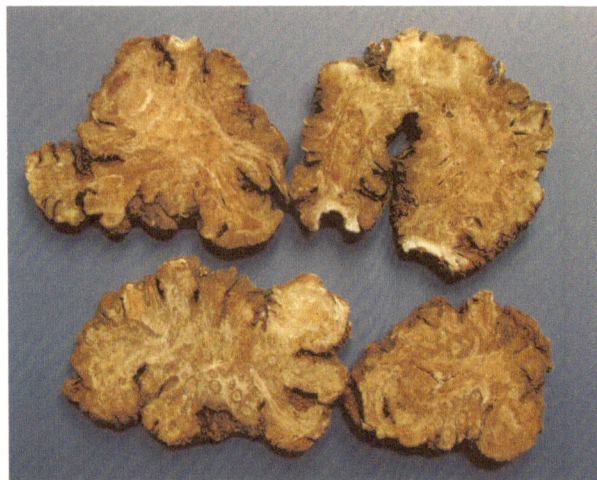

【古方选录】《辨证录·卷二》芷桂川芎汤：川芎一两，白芷三钱，桂枝三分。用法：水煎服。功用：止痛。主治：头痛如破，走来走去，无一定之位，此饮酒之后，当风而卧，风邪乘酒气之出入而中。

【用法用量】内服：煎汤，3～10 g；或入丸、散；或研末服，每次 1.0～1.5 g。外用：适量，研末撒敷；或煎汤漱口。

【使用注意】阴虚火旺、月经过多者及出血性疾病患者慎用。

【现代研究】含苯肽类挥发性成分，生物碱，阿魏酸、大黄酚等酚酸，有机酸类，川芎三萜等。有扩张血管、增加冠状动脉血流量、解热、镇静、抗肿瘤、抗辐射、调节免疫功能等作用。

11 麻 黄

【古籍原文】气温，味苦甘而苦[①]，气味俱薄，阳也，升也。甘热，纯阳无毒。

手太阴之剂，入足太阳经，走手少阴经，阳明经药。

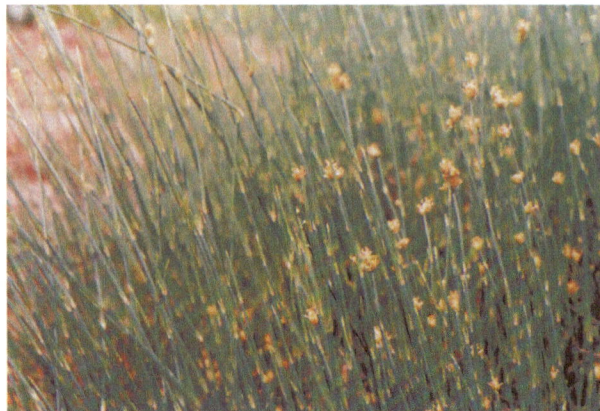

《象》云：发太阳、少阴[②]经汗，去节，煮三二沸，去上沫，不[③]则令人心烦闷。

《心》云：阳明经药，去表上之寒邪。甘热，去节，解少阴寒，散表寒、发浮热也。

《珍》云：去荣中寒。

《本草》云：主中风伤寒头痛，温疟，发表出汗，

---

① 甘而苦，疑为"而甘辛"（据《本草纲目·卷十五》）。
② 少阴，《医学启源·药类法象》作"太阴"，以供参考。
③ 不，同"否"。

去邪热气。止咳逆上气,除寒热,破症坚积聚。

《液》云:入足太阳、手少阴,能泄卫实发汗,及伤寒无汗,咳嗽。根、节能止汗。夫麻黄治卫实之药,桂枝治卫虚之药,桂枝、麻黄虽为太阳经药,其实荣卫药也。以其在太阳地分,故曰太阳也。本病者即荣卫,肺主卫,心主荣为血,乃肺、心所主,故麻黄为手太阴之剂,桂枝为手少阴之剂。故伤风、伤寒而嗽者,用麻黄、桂枝,即汤液之源也。

《药性论》云:君,味甘平,治瘟疫。

《本草》又云:厚朴为之使,恶辛夷、石韦。

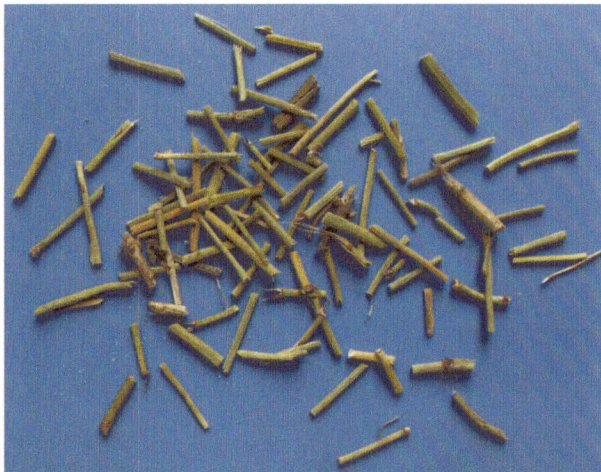

【药物来源】为麻黄科植物草麻黄 *Ephedra sinica* Stapf、中麻黄 *Ephedra intermedia* Schrenk ex Mey. 或木贼麻黄 *Ephedra equisetina* Bge. 的草质茎。

【形态特征】(1)草麻黄:草本状灌木,高 20~40 cm。木质茎匍匐,节明显。鳞叶膜质鞘状。雌雄异株;雄球花多呈复穗状;雌球花单生,有梗,肉质,红色,呈浆果状。种子 2,不露出。

(2)中麻黄:灌木,高 20~100 cm。木质茎较粗壮,基部多对生或轮生分枝。鳞叶膜质鞘状,下部约 1/3 合生。雄球花无梗,数个密集于节上;雌球花 2~3,成簇对生或轮生于节上。种子 3。

(3)木贼麻黄:直立小灌木,高 70~100 cm。木质茎粗长,直立,稀匍匐状。叶二裂,褐色,大部合生。雄球花单生或 3~4 个集生于节上,卵圆形。种子通常 1 粒,顶端窄缩呈颈柱状。

【性味功效】辛、微苦,温。发汗解表,宣肺平喘,利水消肿。

【古方选录】《伤寒论·卷第三》麻黄汤:麻黄三两

(去节),桂枝二两(去皮),甘草一两(炙),杏仁七十个(去皮、尖)。用法:上四味,以水九升,先煮麻黄,减二升,去上沫,纳诸药,煮取二升半,去滓,温服八合,覆取微似汗,不须啜粥。功用:峻逐阴邪,发汗解表,宣肺平喘。主治:太阳病头痛发热,身疼腰痛,骨节疼痛,恶风无汗而喘者。

【用法用量】内服:煎汤,1.5~10.0 g;或入丸、散。外用:适量,研末调敷。

【使用注意】体虚自汗、盗汗、虚喘者忌用。

【现代研究】含麻黄碱、伪麻黄碱等麻黄生物碱,恶唑酮类生物碱,芳香酸类,挥发油类等。有平喘、镇咳、发汗、利尿、抗炎、解热、升高血压、兴奋中枢、加快心率等作用。

12 藁 本

【古籍原文】气温,味大辛。苦微温,气厚味薄,阳也,升也,纯阳无毒。

太阳经本经药。

《象》云:太阳经风药,治寒邪结郁于本经。治头痛、脑痛,大寒犯脑,令人脑痛,齿亦痛。

《心》云:专治太阳头痛,其气雄壮。

《珍》云:治巅顶痛。

《本草》云:主妇人疝瘕,阴中寒肿痛,腹中急。除风头痛,长肌肤,悦颜色,辟雾露,润泽,疗风邪弹曳①,金疮,可作沐药、面脂。实,主流风四肢。恶蔄茹②。此与木香同治雾露之气,与白芷同作面脂药治疗。

仲景云:清明已前,立秋已后,凡中雾露之气,皆为伤寒。又云:清邪中于上焦,皆雾露之气,神术白术汤内加木香、藁本,择其可而用之。此既治风,又治湿,亦各从其类也。

【药物来源】为伞形科植物藁本 *Ligusticum sinense* Oliv. 或辽藁本 *Ligusticum jeholense*(Nakai et Kitagawa)Nakai et Kitagawa 的干燥根茎及根。

---

① 弹曳,音 duǒ yè。"肢体弛缓不收摄也"之义,详见《诸病源候论·卷一》之"风弹曳候"。

② 蔄茹,一种草药。蔄,音 lú。查《康熙字典》(申集上"艹"部)可见。

【形态特征】（1）藁本：多年生草本，高达 1 m。根茎发达，具膨大的结节。茎直立，圆柱形，中空。叶片三角形。复伞形花序顶生或侧生。双悬果，分生果长圆状卵形，背棱突起，侧棱呈翅状。

（2）辽藁本：多年生草本，高 15～60 cm。根圆锥形，分杈。根茎短。茎直立，圆柱形。茎生叶互生。复伞形花序顶生或侧生。双悬果椭圆形，分果具 5 条果棱，果棱具狭翅。

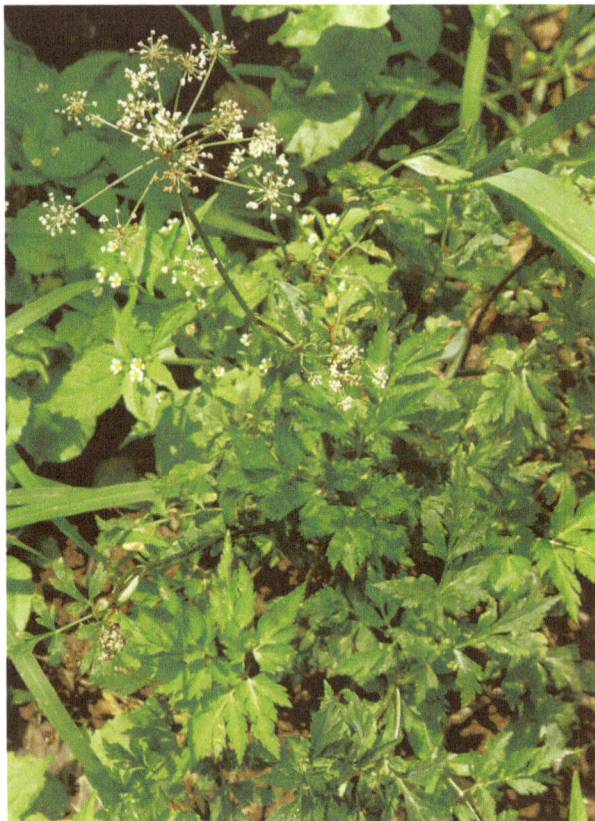

【性味功效】辛，温。祛风，散寒，除湿，止痛。

【古方选录】《鸡峰普济方·卷十八》藁本散：藁本。用法：上为细末。先以皂角水擦动赤处，拭干，以冷水或蜜水调涂，干再用。主治：鼻上面上赤。

【用法用量】内服：煎汤，3～10 g；或入丸、散。

【使用注意】阴虚亏虚、肝阳上亢、火热内盛之头痛者忌用。

【现代研究】含香豆素、苯肽、烯丙基苯等挥发油类，阿魏酸、异阿魏酸、柑橘黄酮等。有抑菌、镇静、镇痛、解热、降血压、提高耐缺氧力、止泻、抗血小板凝集、平喘等作用。

13　桔　梗

【古籍原文】气微温，味辛苦，阳中之阳。味厚，气轻，阳中之阴也，有小毒。

入足少阴经，入手太阴肺经药。

《象》云：治咽喉痛，利肺气。去芦，米泔浸一宿，焙干用。

《珍》云：阳中之阴，谓之"舟楫"，诸药有此一味，不能下沉。治鼻塞。

《心》云：利咽嗌胸膈之气，以其色白故属肺。辛甘微温，治寒呕，若咽中痛，桔梗能散之也。

《本草》云：主胸胁痛如刀刺，腹满，肠鸣幽幽，惊恐悸气。利五脏肠胃，补血气，除寒热风痹，温中消谷，疗咽喉痛，下蛊毒。

易老云：与国老并行，同为舟楫之剂。如将军苦泄峻下之药，欲引至胸中至高之分成功，非此辛甘不居，譬如铁石入江，非舟楫不载，故用辛甘之剂以升之也。

《衍义》云：治肺热气奔促，咳逆，肺痈排脓。

《本草》又云：节皮为之使。得牡蛎、远志疗恚怒，得硝石、石膏疗伤寒。畏白及、龙眼、龙胆。

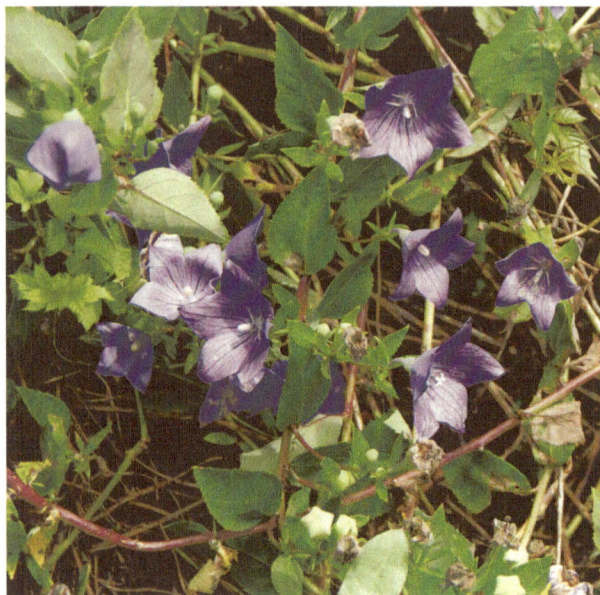

【药物来源】为桔梗科植物桔梗 *Platycodon grandiflorus*（Jacq.）A. DC. 的根。

【形态特征】多年生草本，高 30～90 cm，全株光滑无毛。根肉质，圆柱形。茎直立，单一或分枝。叶对生或轮生，茎上部的叶有时为互生。花单生茎顶或总状花序,花萼钟状。蒴果倒卵圆形。

【性味功效】苦、辛,平。宣肺,祛痰,利咽,排脓。

【古方选录】《伤寒论·卷第六》桔梗汤:桔梗一两,甘草二两。用法:以水三升,煮取一升,去滓,温分再服。功用:宣肺祛痰,利咽宽胸,解毒排脓。主治:风热客于少阴,咽喉肿痛;风热郁于肺经,致患肺痈,咳唾脓血。

【用法用量】内服:煎汤,3～10 g;或入丸、散。

【使用注意】凡气机上逆、呕吐、眩晕、呛咳、阴虚火旺咳血者不宜使用。胃、十二指肠溃疡者慎用。用量过大易致恶心、呕吐。

【现代研究】含桔梗皂苷 A、桔梗皂苷 C、桔梗皂苷 D 等三萜皂苷类,菊糖,甾醇,桔梗聚糖,桔梗酸 A、桔梗酸 B、桔梗酸 C 等。有祛痰、镇咳、抗炎、抑制胃液分泌、抗溃疡、镇静、镇痛、解热、降血糖、抗过敏等作用。

14 鼠粘子(牛蒡子)

【古籍原文】气平,味辛,辛温。

《象》云:主风毒肿,利咽膈,吞一枚可出痈疽疮头。

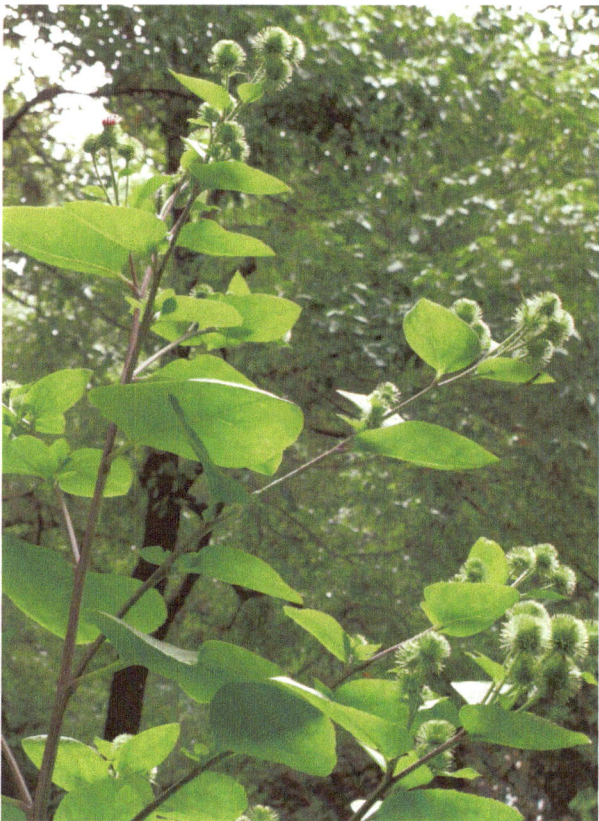

《珍》云:润肺散气。

【药物来源】为菊科植物牛蒡 Arctium lappa L. 的干燥成熟果实。

【形态特征】二年生草本,高 1～2 m。根粗壮,肉质,圆锥形。茎直立,上部多分枝。基生叶大形,丛生;茎生叶互生。头状花序簇生于茎顶或排列成伞房状,管状花。瘦果长倒卵形,具纵棱。

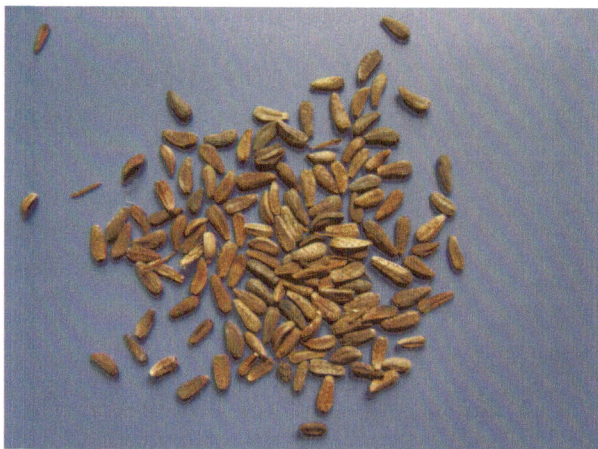

【性味功效】辛、苦,寒。疏散风热,宣肺透疹,解毒利咽。

【古方选录】《痘治理辨·卷下》牛蒡甘草汤:牛蒡子一两(麸炒),甘草一钱(炙)。用法:上为细末。每服一字或二字,胡荽煎汤调服,不拘时候。主治:麻痘初作。

【用法用量】内服:煎汤,6～12 g;或入散剂。

【使用注意】气虚便溏者忌用。

【现代研究】含牛蒡苷,罗汉松脂酚,络石苷元,倍半木质素,牛蒡酚 A、牛蒡酚 B、牛蒡酚 C、牛蒡酚 D、牛蒡酚 E、牛蒡酚 F、牛蒡酚 H,脂肪油等。有解热、镇静、镇痛、抑菌、抗病毒、降血糖、抗肿瘤、抗诱变等作用。

15 秦艽

【古籍原文】气微温,味苦辛,阴中微阳。

手阳明经药。

《象》云:主寒热邪气,风湿痹,下水,利小便。治黄病骨蒸。治口禁①及肠风泻血。去芦用。

---

① 禁,疑为"噤"(据《医学启源·药类法象》)。

《珍》云：去手阳明经下牙痛，口疮毒，去本经风湿。

《本草》云：菖蒲为之使。

【药物来源】为龙胆科植物秦艽 *Gentiana macrophylla* Pall.、粗茎秦艽 *Gentiana crassicaulis* Duthie ex Burk.、麻花艽 *Gentiana straminea* Maxim. 或小秦艽 *Gentiana dahurica* Fisch. 的干燥根。

【形态特征】(1)秦艽：多年生草本，高 20 ~ 60 cm。主根粗长，有少数分枝。根茎部有纤维状残存叶基。茎直立或斜生。基生叶丛生，茎生叶对生。轮伞花序顶生或腋生。蒴果。种子椭圆形。

(2)粗茎秦艽：多年生草本，高 20 ~ 40 cm。根粗大，大部分裂为小根。根茎部有残存叶基。茎直立或斜生。基生叶多丛生。花在茎顶簇生呈头状，稀腋生呈轮状。蒴果内藏。种子矩圆形。

(3)麻花艽：多年生草本，高 10 ~ 35 cm。须根多数，扭结成圆锥形的根。基部被枯存的纤维状叶鞘包裹。枝多数丛生，斜生。茎生叶小。聚伞花序顶生及腋生。蒴果内藏。种子狭矩圆形。

(4)小秦艽：多年生草本，高 10 ~ 25 cm。根单一或稍分枝，向左扭转结呈圆锥形。基生叶丛生，基部有许多纤维状残存叶基。聚伞花序顶生及腋生。蒴果内藏，椭圆形。种子矩圆形。

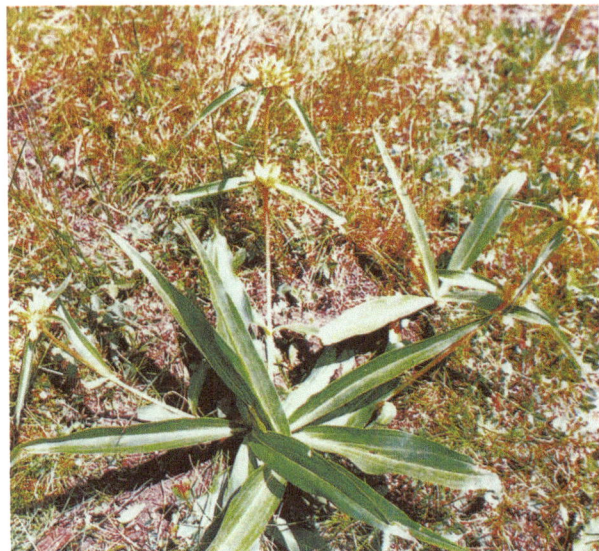

【性味功效】辛、苦，平。祛风湿，清湿热，止痹痛，退虚热。

【古方选录】《圣济总录·卷一一七》秦艽散：秦艽

(去苗土)、柴胡(去苗)各一两。用法：上为散。每服三钱匕，割猪肝三两片，用酒煮之，去肝，取酒调药，温服十服，当愈。主治：虚劳口疮久不愈。

【用法用量】内服：煎汤，3 ~ 10 g；或浸酒；或入丸、散。外用：适量，研末撒敷。

【使用注意】久痛虚弱、小便频数、大便溏薄甚或泄泻者忌用。

【现代研究】含龙胆苦苷的环烯醚萜类、甾醇类、生物碱类、黄酮类、苯甲酸及其衍生物、秦艽多糖、挥发油类等。有抗炎、解热、镇静、镇痛、升高血糖、调节免疫功能、保肝、降血压、催眠等作用。

16 天 麻

【古籍原文】气平，味苦，无毒。

《象》云：治头风。

《本草》云：主诸风湿痹，四肢拘挛，小儿风痫惊气，利腰膝，强筋力。其苗名定风草。

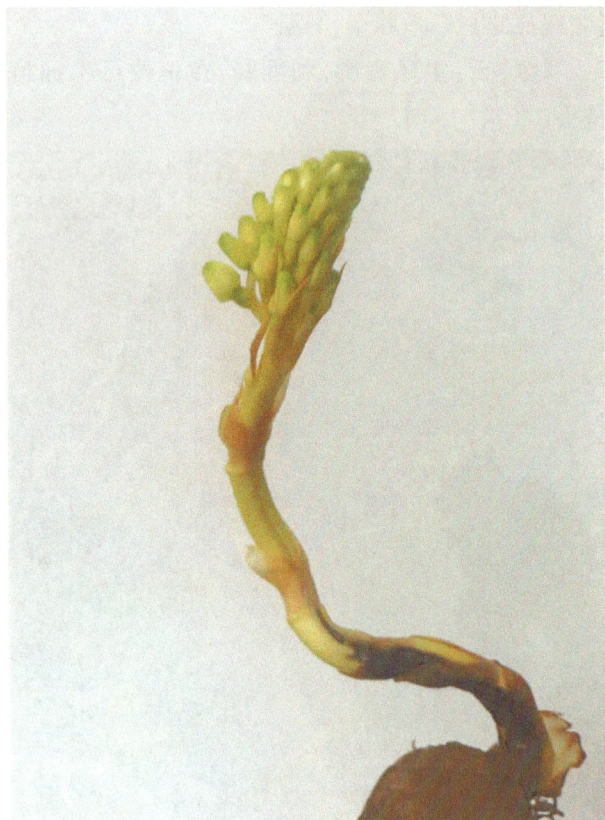

【药物来源】为兰科植物天麻 *Gastrodia elata* Bl. 的块茎。

【形态特征】多年生寄生草本，高 60 ~ 100 cm。块茎肥厚,肉质,长圆形,有不甚明显的环节。茎圆柱形,黄赤色。叶呈鳞片状。总状花序顶生。蒴果长圆状倒卵形。种子多而细小,呈粉末状。

【性味功效】甘,平。息风止痉,平抑肝阳,祛风通络。

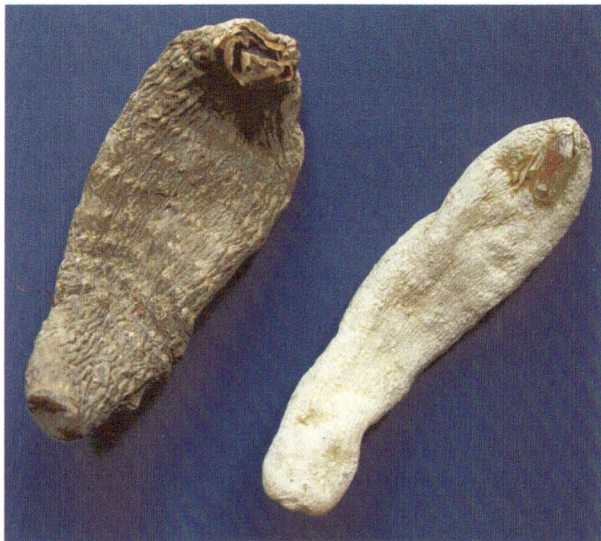

【古方选录】《杨氏家藏方·卷二》天麻丸:天麻四两(酒浸一宿,焙干),川芎四两,防风四两(去芦头),甘草二两。用法:上为细末,炼蜜为丸,每一两分作十丸,朱砂为衣。每服一丸,细嚼,食后茶清送下。主治:风气壅盛,头疼目涩,项背拘急,鼻塞耳鸣。

【用法用量】内服:煎汤,3~10 g;或入丸、散;或研末吞服,每次1.0~1.5 g。

【使用注意】气血虚甚者慎用。

【现代研究】含天麻苷、对羟基苯甲醇等酚类化合物,多糖类,甾醇类等。有镇静、抗炎、抗癫痫、抗氧化、抗心律失常、抗血栓形成、抗惊厥、增加心肌收缩力、降血压、抗衰老、增强免疫力等作用。

17 黑附子(附子)

【古籍原文】气热,味大辛,纯阳。辛甘温大热,有大毒,通行诸经引用药。

入手少阳经三焦、命门之剂。

《象》云:性走而不守,亦能除肾中寒甚,白术为佐,名术附汤。除寒湿之圣药也,湿药中少加之,通行诸经引用药也。治经闭。慢火炮。

《珍》云:治脾湿肾寒。

《本草》云:主风寒咳逆邪气,温中,金疮,破症坚积聚,血瘕,寒湿踒躄拘挛,膝痛脚疼,冷弱不能行步,腰脊风寒,心腹冷痛,霍乱转筋,下利赤白,坚肌骨,强阴,堕胎,为百药之长。

《液》云:入手少阳三焦,命门之剂,浮中沉无所不至。附子味辛大热,为阳中之阳,故行而不止,非若干姜止而不行也。非身表凉而四肢厥者不可僭用。如用之者,以其治四逆也。

《本草》又云:地胆为之使,恶蜈蚣,畏防风、黑豆、甘草、黄芪、人参。冬月采为附子,春月采为乌头。

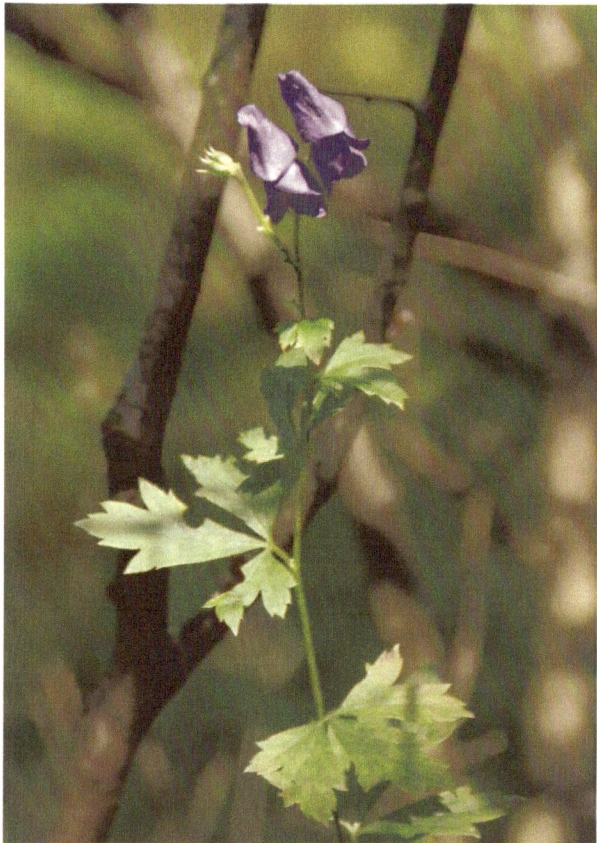

【药物来源】为毛茛科植物乌头 *Aconitum carmichaelii* Debx. 的子根的加工品。

【形态特征】多年生草本,高60~120 cm。块根通常2个连生;栽培品的子根肥大,直径达5 cm。茎直立或稍倾斜,下部光滑无毛,上部散生贴伏柔毛。叶互生。总状圆锥花序。蓇葖果长圆形。

【性味功效】辛、甘,大热;有毒。回阳救逆,补火助阳,散寒止痛。

【古方选录】《伤寒论·卷第二》四逆汤:甘草二两(炙),干姜一两半,附子一枚(生用,去皮,破八片)。

用法：以水三升，煮取一升二合，去滓，分温再服。强人可大附子一枚，干姜三两。功效：温中祛寒，回阳救逆。主治：伤寒太阳病误汗伤阳，及阳明、太阴、少阴、厥阴病、霍乱病等，症见四肢厥逆，恶寒蜷卧，呕吐不渴，腹痛下利，神衰欲寐，舌苔白滑，脉微欲绝者，以及瘟疫、疟疾、厥证、脱证、痛证见有上述症状，属阴证者。宜忌：血虚寒滞之厥逆非本方所宜，热厥禁用。

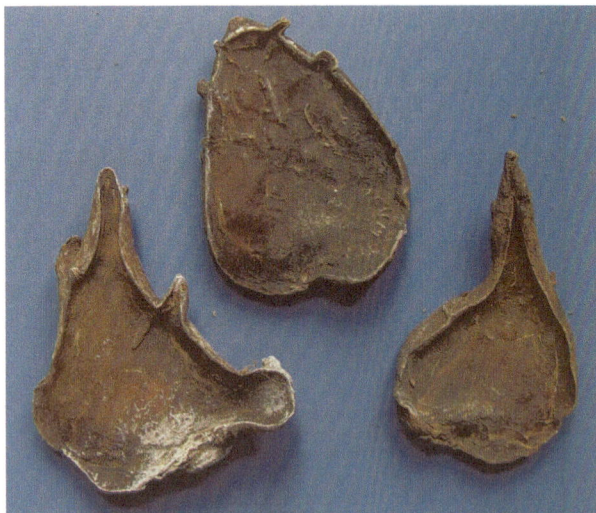

【用法用量】内服：煎汤，3～15 g。本品有毒，宜先煎、久煎 1.0 h 以上，至口尝无辛辣感为度。

【使用注意】本品辛热燥烈，易伤阴助热。凡热证患者及阴虚阳亢、真热假寒者忌用。孕妇慎用。不宜与半夏、瓜蒌、瓜蒌子、瓜蒌皮、天花粉、川贝母、浙贝母、平贝母、伊贝母、湖北贝母、白蔹、白及等同用。内服须炮制，先煎以减毒。

【现代研究】含乌头碱、新乌头碱、次乌头碱、中乌头碱、苯甲酰次乌头碱、苯甲酰新乌头碱等。有强心、抗休克、增强免疫力、抗心律失常、抗缺氧、抗寒冷、抗肿瘤、抗溃疡、镇痛等作用。

18 乌头（川乌）

【古籍原文】气热，味大辛，辛甘大热。有大毒，行诸经。

《象》云：治风痹血痹，半身不遂，行经药也。慢火炮坼，去皮用。

《本草》云：主中风恶风，洗洗出汗，除寒湿痹，咳逆上气，破积聚寒热，消胸上痰，冷食不下，心腹冷疾，脐间痛，肩髀痛，不可俯仰，目中痛，不可久视，堕

胎。其汁煎之名射罔，杀禽兽。

《液》云：乌、附、天雄、侧子之属，皆水浸炮裂，去皮、脐用之。多有外黄里白，劣性尚在，莫若乘热切作片子，再炒，令表里皆黄，内外一色，劣性皆去，却为良也。世人罕如此制之。

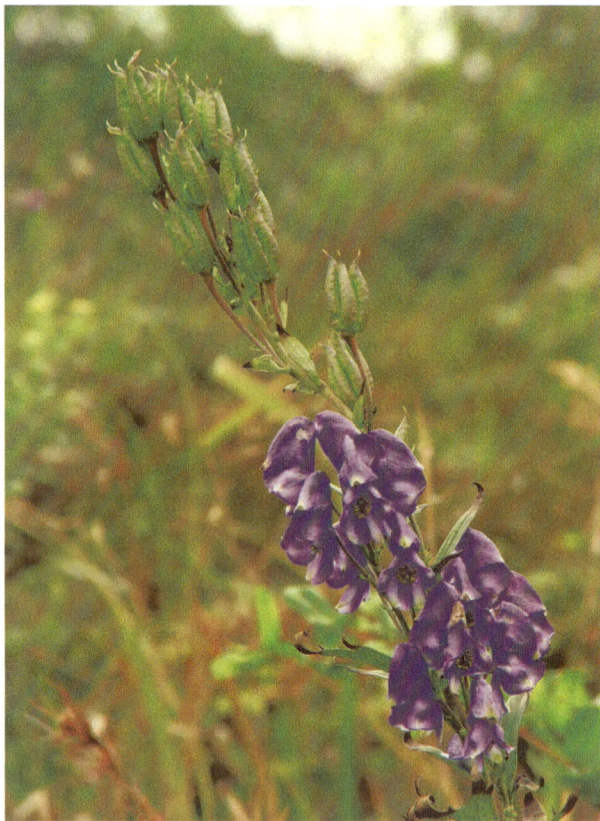

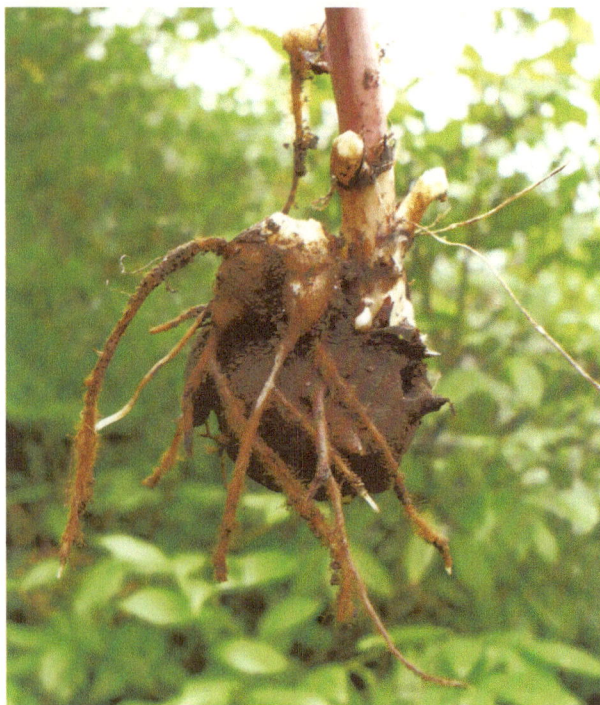

【药物来源】为毛茛科植物乌头 Aconitum carmichaelii Debx. 的干燥母根。

【形态特征】多年生草本,高 60～120 cm。块根通常 2 个连生;栽培品的子根肥大,直径达 5 cm。茎直立或稍倾斜,下部光滑无毛,上部散生贴伏柔毛。叶互生。总状圆锥花序。蓇葖果长圆形。

【性味功效】辛、苦,热;有大毒。祛风除湿,温经止痛。

【古方选录】《金匮要略·卷上》乌头汤:麻黄三两,芍药三两,黄芪三两,甘草三两(炙),川乌五枚(㕮咀,以蜜二升,煎取一升,即出乌头)。用法:上五味,㕮咀四味。以水三升,煮取一升,去滓,纳蜜煎中,更煎之。服七合;不知,尽服之。功用:逐湿,行痹,助阳。主治:历节,痛痹,脚气,雷头风。

【用法用量】内服:煎汤,1.5～3.0 g。先煎,久煎。

【使用注意】生品内服宜慎,一般炮制后用。不宜与半夏、瓜蒌、瓜蒌子、瓜蒌皮、天花粉、川贝母、浙贝母、平贝母、伊贝母、湖北贝母、白蔹、白及等同用。孕妇禁用。与酒剂同服易致中毒,应慎用。

【现代研究】含乌头碱、次乌头碱、中乌头碱、消旋去甲乌药碱、酯乌头碱、酯次乌头碱、酯中乌头碱、多根乌头碱等。有强心、抗炎、镇痛、局部麻醉、降血糖、抗肿瘤、调节免疫功能等作用。

19 缩砂(砂仁)

【古籍原文】气温,味辛,无毒。

入手、足太阴经、阳明经、太阳经,足少阴经。

《象》云:治脾胃气结滞不散,主劳虚冷泻,心腹痛,下气,消食。

《本草》云:治虚劳冷泻,宿食不消,赤白泄利,腹中虚痛,下气。

《液》云:与白檀、豆蔻为使则入肺,与人参、益智为使则入脾,与黄柏、茯苓为使则入肾,与赤白石脂为使则入大小肠。

【药物来源】为姜科植物砂仁 Amomum villosum Lour.、缩砂密 Amomum villosum Lour. var. xanthioides T. L. Wu et S. J. Chen 或海南砂仁 Amomum longiligulare T. L. Wu 的干燥成熟果实。

【形态特征】(1)砂仁:多年生草本,株高 1.2～2.0 m。根茎圆柱形,横走,节上具鞘状膜质鳞片。芽鲜红色,锥状。茎直立,圆柱形。叶无柄或近无柄,椭圆形。蒴果,棕红色。种子多数,聚成团,有浓郁的香气。

(2)缩砂密:与砂仁外部形态极相似,区别点为本变种根茎先端的芽、叶舌多呈绿色,果实成熟时变为绿色。

(3)海南砂仁:与砂仁的区别点为本种叶舌极长,长 2.0～4.5 cm;果具明显钝三棱,果皮厚硬,被片状、分裂的柔刺,极易识别。

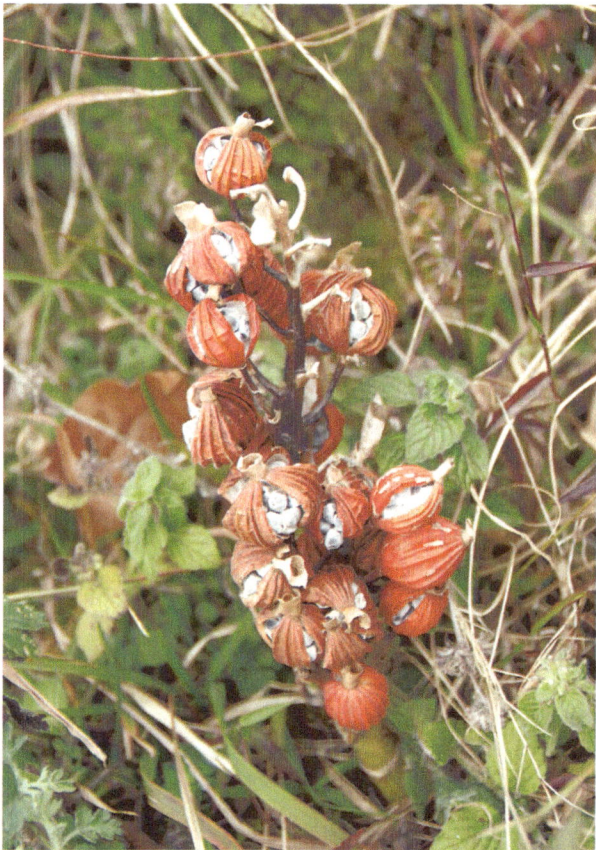

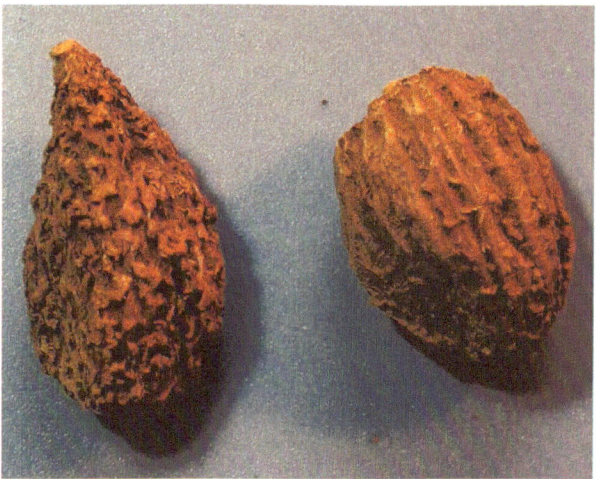

【性味功效】辛,温。化湿开胃,温脾止泻,理气安胎。

【古方选录】《景岳全书·卷五十四》香砂枳术丸:木香五钱,砂仁五钱,枳实一两(麸炒),白术二两(米泔浸,炒)。用法:上为末,荷叶裹烧饭为丸,如梧桐子大。每服五十丸,白术汤送下。功用:破滞气,消宿食,开胃进食。主治:食积停滞,腹痛不可近或泄泻,或头痛。

【用法用量】内服:煎汤,3~6 g;或入丸、散。入汤剂宜后下。

【使用注意】阴虚血燥、火热内炽者慎服。

【现代研究】含挥发油类,皂苷类,黄酮类,锌、铁、锰等无机成分,有机酸类等。有促进胃肠机能、抗炎、镇痛、增强免疫力、降血糖、抗血栓形成、抗凝血、利胆等作用。

20 荜澄茄

【古籍原文】气温,味辛,无毒。

《本草》云:主下气消食,皮肤风,心腹间气胀,令人能食。

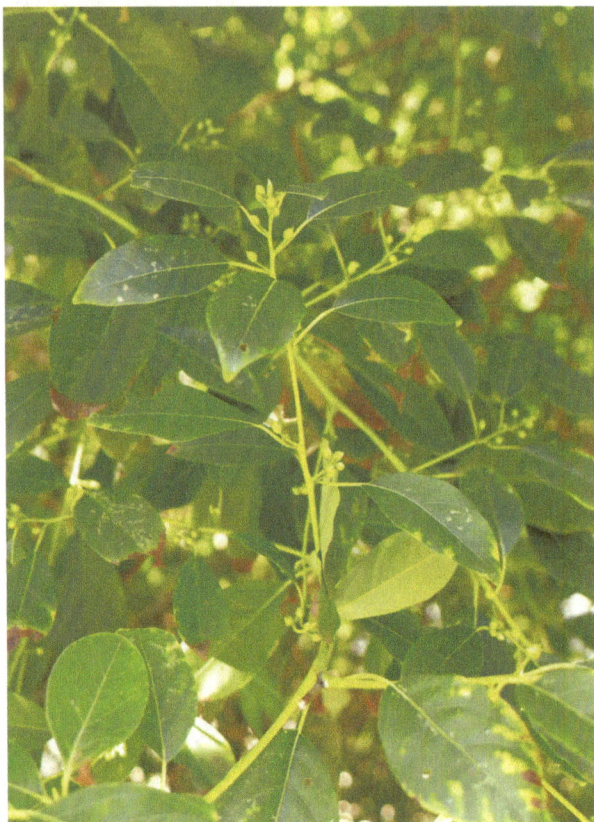

【药物来源】为樟科植物山鸡椒 *Litsea cubeba*(Lour.)Pers. 的干燥成熟果实。

【形态特征】落叶灌木或小乔木,高达 8~10 m。枝、叶芳香。叶互生,披针形或长圆形。伞形花序单生或簇生,有花 4~6 朵,先叶开放或同时开放。浆果状核果近球形,熟时黑色。种子有脊棱。

【性味功效】辛,温。温中散寒,行气止痛。

【古方选录】《圣济总录·卷二十五》荜澄茄汤:荜澄茄三分,高良姜三分。用法:上为散。每服二钱,水六分,煎十余沸,入少许醋,搅匀,和滓如茶热呷。主治:伤寒咳噫,日夜不定,呕哕,日夜不定。

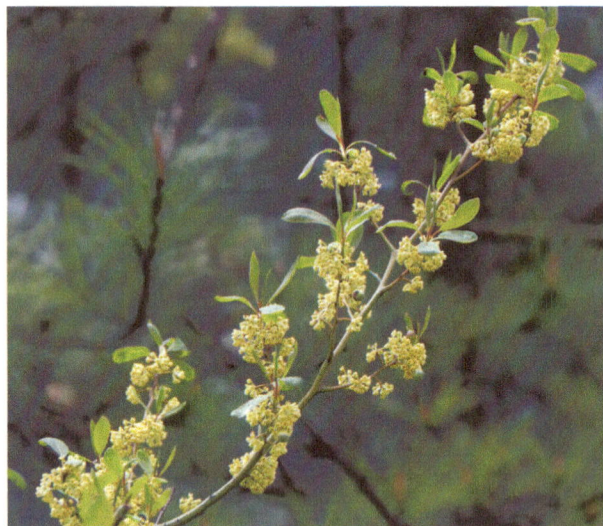

【用法用量】内服:煎汤,1~3 g;或入丸、散。

【使用注意】阴虚血分有热、发热咳嗽者忌用。

【现代研究】含柠檬醛、柠檬烯等挥发油类,脂肪酸类,黄酮类,内酯类,灰叶素,β-谷甾醇,生物碱类等。有解热、镇痛、利胆、抑菌、抗氧化、抗过敏、抗心律失常、杀虫防霉等作用。

21 荜拔(荜茇)

【古籍原文】气温,味辛,无毒。

《本草》云:主温中下气,补腰脚,杀腥气,消食,除胃冷、阴疝、痃癖。

《衍义》云:走肠胃中冷气,呕吐,心腹满痛,多服走泄真气,令人肠虚下重。

【药物来源】为胡椒科植物荜拔 *Piper longum* L. 的干燥近成熟或成熟果穗。

【形态特征】攀缘藤本。枝有粗纵棱。叶纸质,有密细腺点,下部卵圆形,向上渐次为卵形至卵状长圆形。花单性,穗状花序与叶对生。浆果下部嵌入花序轴中并与其合生,顶端有脐状凸起。

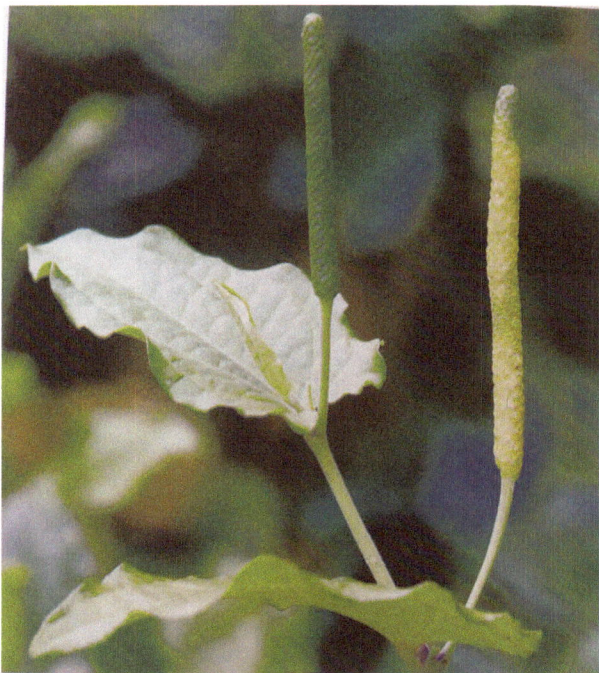

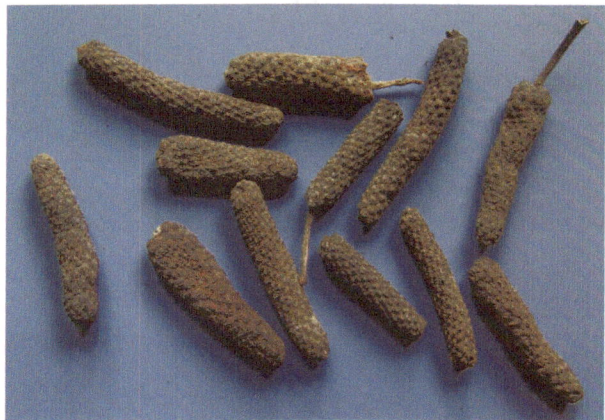

【性味功效】辛,热。温中散寒,下气止痛。

【古方选录】《圣济总录·卷十六》荜茇散:荜茇。用法:上为细散。每用一字,先令病人满口含温水,随病左右,搐入鼻中。主治:偏头疼。

【用法用量】内服:煎汤,1～3 g;或入丸、散。外用:适量,研末塞龋齿孔中。

【使用注意】实热郁火、阴虚火旺者忌用。

【现代研究】含挥发油类、氨基酸类、生物碱及酰胺类、萜类、甾醇类等。有降血脂、抗肿瘤、抗氧化、抗抑郁、抗微生物、抗炎、抗胃溃疡、调节免疫功能、保

肝等作用。

22 香附子(香附)

【古籍原文】气微寒,味甘,阳中之阴,无毒。

《本草》云:除胸中热,充皮毛,久服令人益气、长须眉。后世人用治崩漏,本草不言治崩漏。

《图经》云:膀胱、两胁气妨,常日忧愁不乐,饮食不多,皮肤瘙痒瘾疹,日渐瘦损,心忪少气。以是知益,血中之气药也。方中用治崩漏,是益气而止血也;又能逐去凝血,是推陈也。与巴豆同,治泄泻不止,又能治大便不通,同意。

《珍》云:快气。

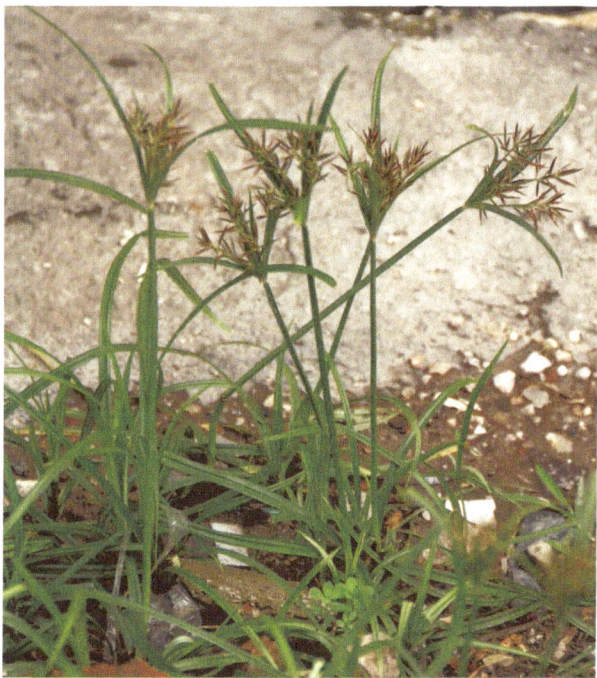

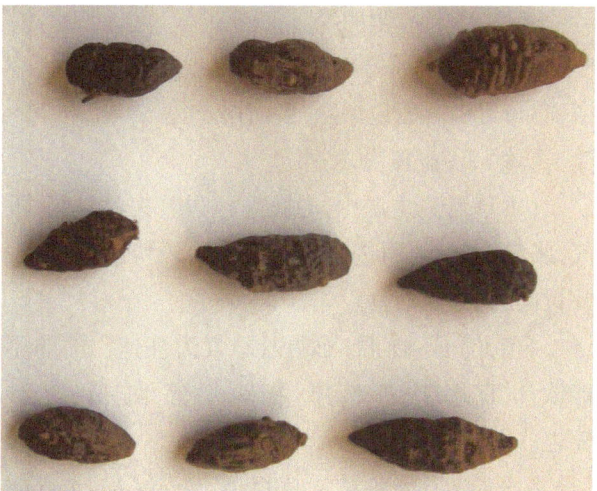

【药物来源】为莎草科植物莎草 *Cyperus rotundus* L. 的干燥根茎。

【形态特征】多年生草本,高 15~95 cm。茎直立,三棱形;根状茎匍匐延长,部分膨大。叶丛生。花序复穗状,3~6 个在茎顶排成伞状,每个花序具 3~10 个小穗。小坚果长圆状倒卵形,三棱状。

【性味功效】辛、微苦、微甘,平。疏肝解郁,理气宽中,调经止痛。

【古方选录】《良方集腋·卷上》良附丸:高良姜(酒洗七次,焙研),香附子(醋洗七次,焙研)。用法:上二味,各焙、各研、各贮,否则无效。如病因寒而得者,用高良姜二钱,香附末一钱;如病因怒而得者,用高良姜一钱,香附末三钱;如病因寒怒兼有者,高良姜一钱五分,香附一钱五分。用时以米饮汤加入生姜汁一匙,盐一撮为丸。服之立止。功用:温胃行气疏肝,祛寒止痛。主治:肝郁气滞,胃寒脘痛,胸闷不舒,喜温喜按者。

【用法用量】内服:煎汤,6~10 g;或入丸、散。醋制后能增强舒肝止痛作用。

【使用注意】气虚无滞、阴虚、血热者慎用。

【现代研究】含挥发油类约 1%,以及黄酮类、糖类、生物碱类、酚类、萜类等。有抗诱变、抗氧化、降血脂、抗血栓形成、降血糖、抑菌、镇痛、止泻、抗抑郁、抗肿瘤等作用。

23 草豆蔻

【古籍原文】气热,味大辛,阳也。辛温无毒。

入足太阴经、阳明经。

《象》云:治风寒客邪在胃口之上,善去脾胃客寒,心与胃痛。面包煨熟,去面用。

《珍》云:益脾胃,去寒。

《本草》云:主温中,心腹痛,呕吐,去口臭气,下气,胀满短气,消酒进食,止霍乱,治一切冷气,调中补胃健脾,亦能消食。

《衍义》云:性温,而调散冷气力甚速。虚弱不能饮食,宜此与木瓜、乌梅、缩砂、益智、曲、蘖、盐、炒姜也。

【药物来源】为姜科植物草豆蔻 *Alpinia katsumadai*

Hayata 的近成熟种子。

【形态特征】多年生草本,高 1~2 m。根状茎粗壮,棕红色。叶 2 列,具短柄;叶片狭椭圆形或披针形。总状花序顶生,密被黄白色长硬毛。蒴果圆球形,外被粗毛,萼宿存,熟时黄色。

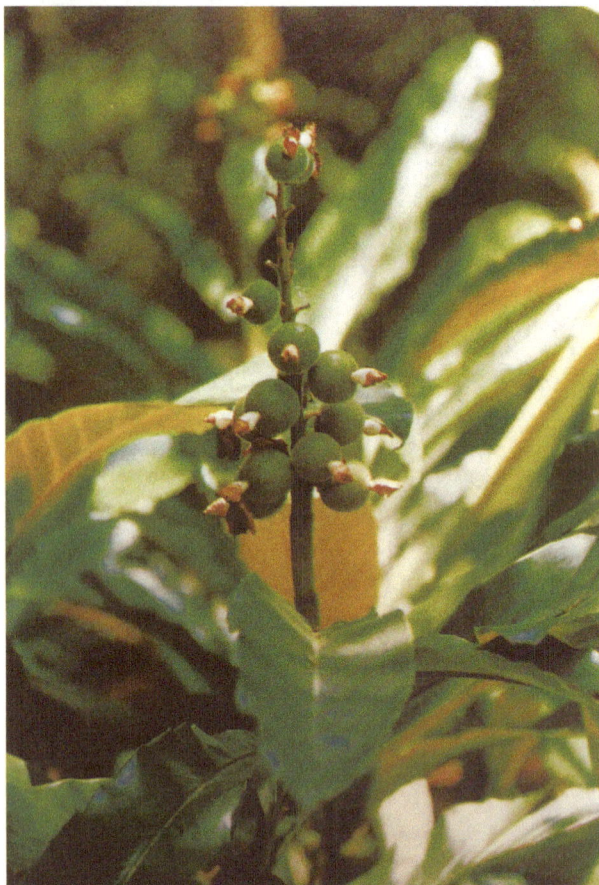

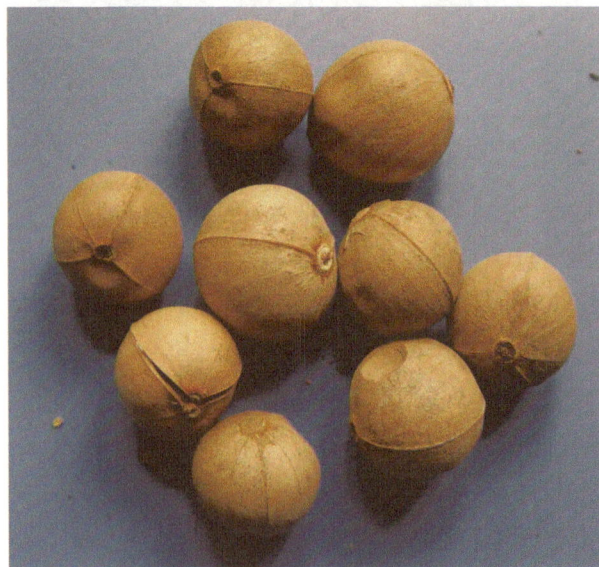

【性味功效】辛,温。燥湿行气,温中止呕。

【古方选录】《圣济总录·卷三十九》草豆蔻汤:草豆蔻

一分(去皮),黄连一两(去须)。用法:上为粗末。每服三钱匕,水一盏,加乌豆五十粒,生姜三片,煎至七分,去滓温服,一日三次。主治:霍乱心烦渴,吐利不下食。

【用法用量】内服:煎汤,3~6 g;或入丸、散。入汤剂宜后下。

【使用注意】阴虚血少、津液不足者忌用。内无寒湿者慎用。

【现代研究】含槲皮素、山奈酚、山姜素、小豆蔻明等黄酮类化合物,二苯基庚烷类化合物,挥发油类,微量元素铜、铁、锰等。有调节胃肠功能、抗病原微生物、抗氧化、抗肿瘤等作用。

24 白豆蔻(豆蔻)

【古籍原文】气热,味大辛,味薄气厚,阳也。辛大温,无毒。

入手太阴经。

《珍》云:主积冷气,散肺中滞气,宽膈,止吐逆,治反胃,消谷下气进食。去皮用。

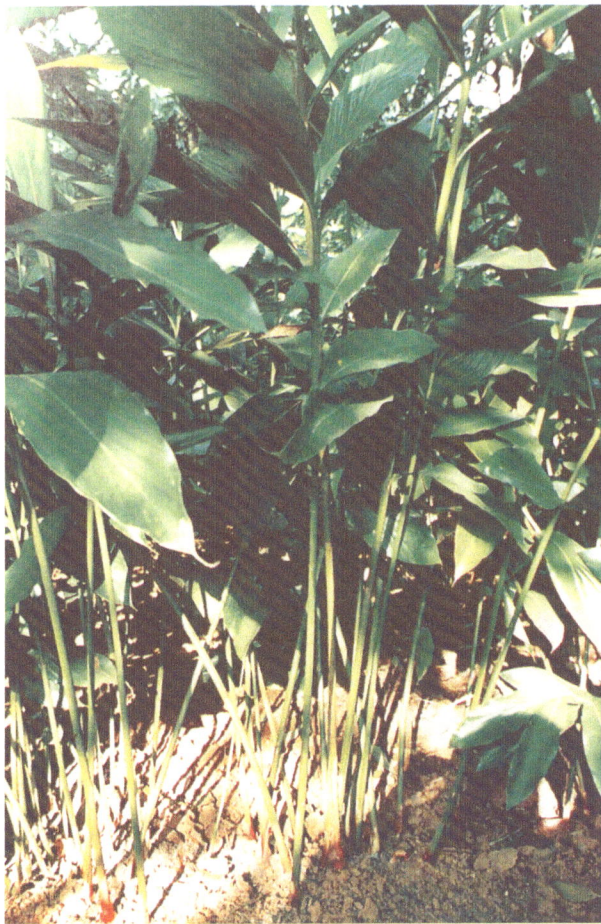

《心》云:专入肺经,去白睛翳膜。红者不宜多用。

《本草》云:主积聚冷气,止吐逆反胃,消谷下气。

《液》云:入手太阴,别有清高之气,上焦元气不足,以此补之。

【药物来源】为姜科植物白豆蔻 Amomum kravanh Pierre ex Gagnep. 或爪哇白豆蔻 Amomum compactum Soland ex Maton 的干燥成熟果实。

【形态特征】(1)白豆蔻:多年生草本,高 1.5~3.0 m。根茎粗壮。叶近无柄;叶片狭椭圆形或卵状披针形。穗状花序 2 个至多个,自茎基处抽出,花萼管状。蒴果近球形,略具钝三棱。种子团 3 瓣。

(2)爪哇白豆蔻:本种与前种的主要区别点为植株较小,高 1.0~1.5 m;叶揉之有松节油气味,叶鞘口无毛,叶舌仅边缘疏被柔毛;苞片小。

【性味功效】辛,温。化湿行气,温中止呕,开胃消食。

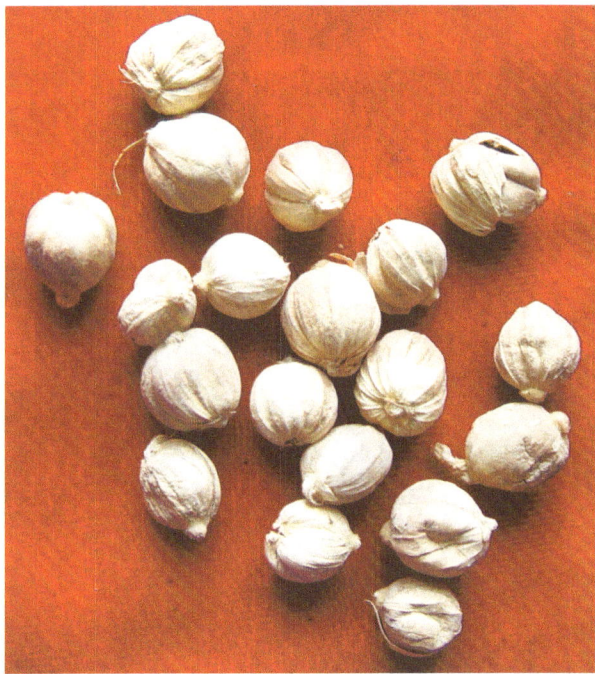

【古方选录】《医方类聚·卷一〇二》引《御医撮要》豆蔻汤:甘草二两(细锉,分作三等,炒黄),干姜二两(锉,分作三等,炒黄),桂心一两半(生用),白豆蔻一升(炒黄,去皮,秤五两)。用法:上为末,用盐七两,纸裹之令实,大火内烧通红,平称四两,乳钵内细研,将前件药都相和,并盐令匀。每服六钱,用百沸汤点服,不拘时候。功用:开胃进食。主治:食欲不振。

【用法用量】内服:煎汤,3~6 g;或入丸、散。入汤剂宜后下。

【使用注意】阴虚血燥者慎用。

【现代研究】含挥发油类、黄酮、二苯庚烷、查耳酮单萜聚合物、二苯庚烷二聚体、卡瓦内酯衍生物等。有促进胃液分泌、兴奋肠管蠕动、抑制肠内异常发酵、抑菌、平喘、止呕等作用。

25 延胡索(元胡)

【古籍原文】气温,味辛。苦辛温,无毒。

入手、足太阴经。

《象》云:破血治气,月水不调,小腹痛,暖腰膝,破症瘕。碎用。

《液》云:治心气痛、小腹痛,有神。主破血,产后诸疾,因血为病者。妇人月水不调,腹中结块,崩漏淋露,暴血上行,因损下血。

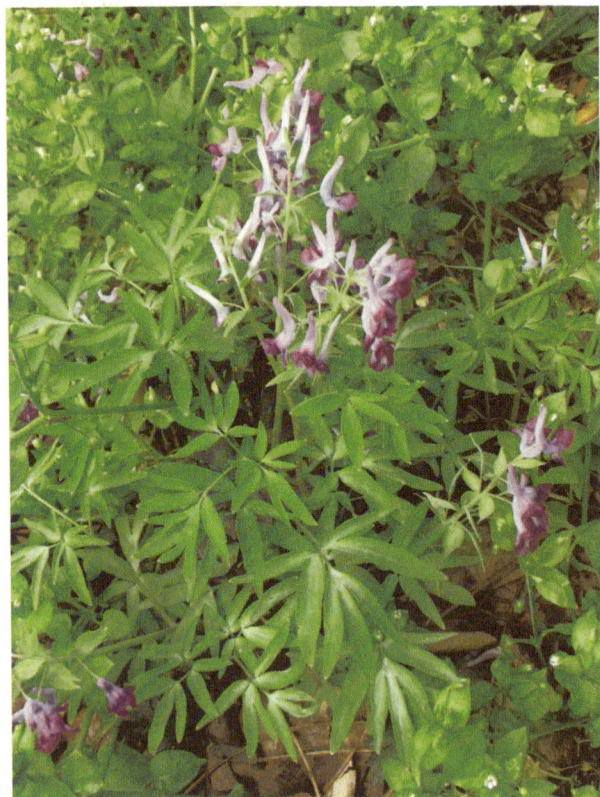

【药物来源】为罂粟科植物延胡索 *Corydalis yanhusuo* W. T. Wang ex Z. Y. Su et C. Y. Wu 的干燥块茎。

【形态特征】多年生草本,高 10~20 cm。块茎球形。地上茎细短,稍带肉质,在基部之上生1鳞片。基生叶和茎生叶同形,有柄;茎生叶为互生,二回三出复叶。总状花序,顶生或对叶生。蒴果。

【性味功效】辛、苦,温。活血,行气,止痛。

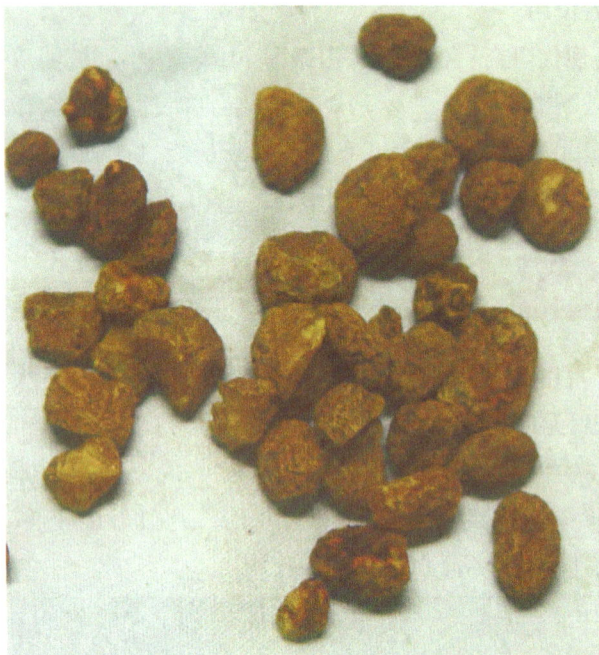

【古方选录】《名家方选》延胡索汤:延胡索一钱,当归七分,桂枝七分,干姜六分。用法:水煎服,日二次。长服益佳。主治:妇人经闭,时腹痛里急者。

【用法用量】内服:煎汤,3~9 g;或研末吞服,一次1.5~3.0 g;或入丸、散。醋制可增强其止痛作用。

【使用注意】孕妇慎用。

【现代研究】含紫堇碱、四氢帕马丁、dl-四氢帕马丁、原阿片碱、dl-四氢黄连碱等生物碱,元胡内酯,香草酸等。有镇痛、镇静、催眠、抗心律失常、改善血液流变性、抗心肌缺血等作用。

26 茴香(小茴香)

【古籍原文】气平,味辛,无毒。

入手、足少阴经,太阳经药。

《象》云:破一切臭气,调中止呕下食。炒黄色,碎用。

《本草》云:主诸瘘霍乱及蛇伤,又能治肾劳、癞[1]疝气,开胃下食。又治膀胱阴痛,脚气,少腹痛不可忍。

《液》云:茴香本治膀胱药,以其先丙,故云小肠也,能润丙燥。以其先戊,故从丙至壬。又手、足少阴二药,以开上下经之通道,所以壬与丙交也。

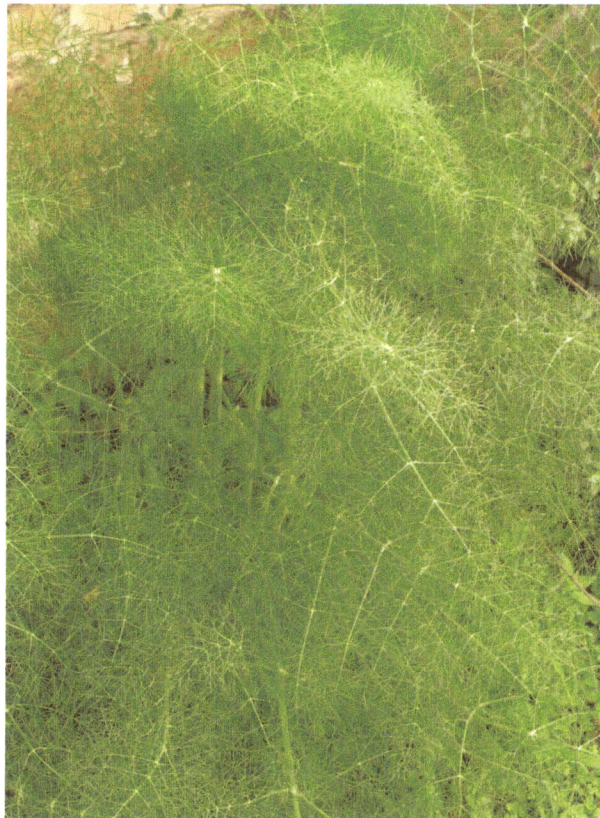

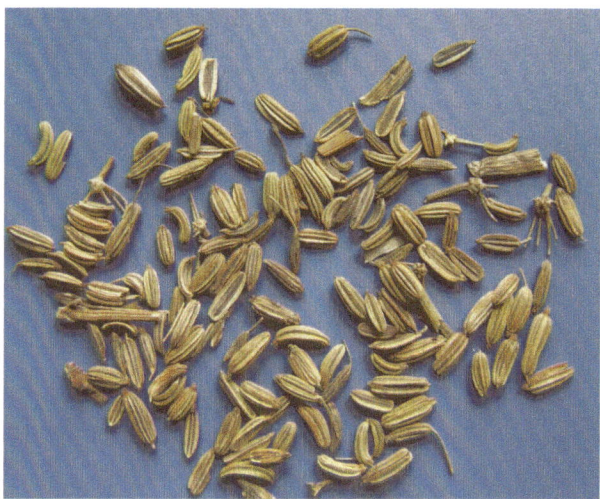

【药物来源】 为伞形科植物茴香 *Foeniculum vulgare* Mill. 的干燥成熟果实。

【形态特征】 多年生草本,高 0.4~2.0 m。具强烈香气。茎直立,光滑,多分枝。中上部的叶柄呈鞘状,叶片羽状全裂。复伞形花序顶生与侧生。果实主棱 5 条,尖锐,每棱槽内有油管 1 条。

【性味功效】 辛,温。散寒止痛,理气和胃。

【古方选录】 《寿世青编·卷下》茴香粥:小茴香(炒)。用法:煎汤,去滓,入米煮粥食之。功用:和胃,行气止痛,健脾开胃。主治:小肠疝气,脘腹胀气,睾丸肿胀偏坠,胃寒呕吐,食欲减退,以及鞘膜积液,阴囊象皮肿,乳汁缺乏。宜忌:茴香粥属散寒止痛性药粥,对一切实热病症及阴虚火旺的患者,不可选食。

【用法用量】 内服:煎汤,3~6 g;或入丸、散。兼为食品调料。

【使用注意】 阴虚火旺者忌用。

【现代研究】 含挥发油类,果实脂肪油中的山嵛酸、肉豆蔻酸等,伞形花内酯,β-谷甾醇,香柑内酯等。有促进胃肠道蠕动、抗溃疡、镇痛、抑菌、保肝、促进胆汁分泌、松弛气管平滑肌等作用。

27 红蓝花(红花)

【古籍原文】 气温,味辛。辛而甘温苦,阴中之阳,无毒。

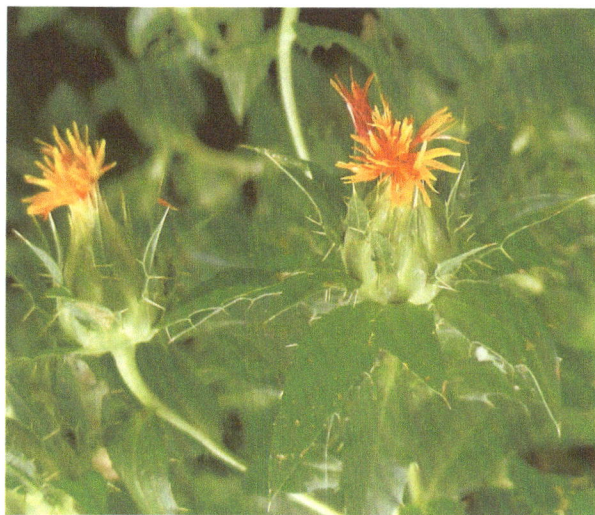

《象》云:治产后口噤血晕,腹内恶血不尽,绞痛。破留血神效。搓碎用。

《心》云:和血,与当归同用。

---

[1] 癞,音 tuí。为尊重《汤液本草》原文,保留繁体字形。查《康熙字典》(午集中"疒"部),释义为"阴病"。

《珍》云：入心养血。谓苦为阴中之阳，故入心。

《本草》云：主产后血晕，胎死腹中，并酒煮服。亦主蛊毒下血。其苗，生捣傅①游肿；其子，吞数粒，主天行疮子不出；其胭脂，主小儿聤耳，滴耳中。仲景治六十二种风，兼腹中血气刺痛，用红花一大两，分为四分，酒一大升，煎强半，顿服之。

【药物来源】为菊科植物红花 Carthamus tinctorius L. 的干燥花。

【形态特征】一年生草本，高 30 ~ 90 cm。全体光滑无毛。茎直立，基部木质化，上部多分枝。叶互生，质硬，近于无柄而抱茎。头状花序，顶生，管状花多数，通常两性，橘红色。瘦果椭圆形。

【性味功效】辛，温。活血通经，散瘀止痛。

【古方选录】《黄帝素问宣明论方·卷十一》大红花丸：川大黄二两，红花二两，虻虫十个（去翅、足）。用法：上取大黄七钱，醋熬成膏，和药为丸，如梧桐子大。每服五七丸，食后温酒下，一日三次。主治：妇人血积聚症瘕，经络阻滞。

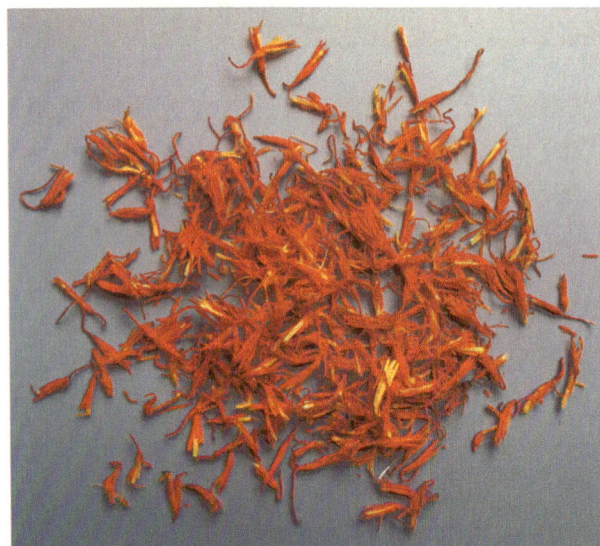

【用法用量】内服：煎汤，3 ~ 9 g；或入丸、散；或浸酒。外用：适量。

【使用注意】孕妇慎用。

【现代研究】含红花苷、前红花苷、红花黄色素等红色的、黄色的色素，黄酮类，生物碱类，多酚类，倍半萜等。有抗凝血、兴奋子宫、抗血栓形成、改善微循环、抗氧化、改善血液流变性等作用。

28 良姜（高良姜）

【古籍原文】气热，味辛，纯阳。

《本草》云：治胃中冷逆，霍乱腹痛，反胃呕食，转筋泻痢。下气，消宿食。

《心》云：健脾胃。

【药物来源】为姜科植物高良姜 Alpinia officinarum Hance 的干燥根茎。

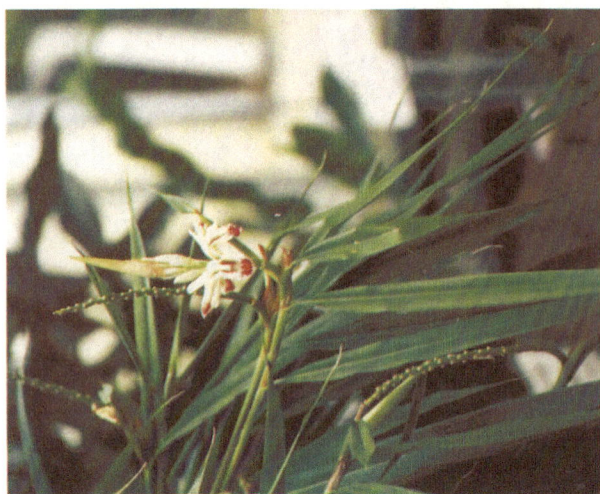

【形态特征】多年生草本，高 30 ~ 110 cm。根茎圆柱状，横生，节上有膜质鳞片，节上生根。茎丛生，直立。叶无柄或近无柄。总状花序顶生，直立。蒴果球形。种子具假种皮，有钝棱角。

【性味功效】辛，热。温胃止呕，散寒止痛。

【古方选录】《外台秘要·卷六》引《广济方》高良姜汤：高良姜四两，桂心四两。用法：上切。以水七升，煮取二升，去滓，分三服，如人行四五里一服。主治：霍乱吐痢，转筋欲入腹。宜忌：忌生冷，生葱。

【用法用量】内服：煎汤，3 ~ 6 g。

【使用注意】阴虚有热者忌用。

【现代研究】含姜黄素、二氢姜黄素、六氢姜黄素等二苯基庚烷类化合物，高良姜素、槲皮素、山柰酚、山柰素等黄酮类，挥发油类等。有调节胃肠道功能、抗炎、抑菌、镇痛、抗溃疡等作用。

---

① 傅，音 fù，同"敷"。查《现代汉语词典》（第 7 版），"涂抹；搽"之义。

29 黄芪

【古籍原文】气温,味甘,纯阳。甘微温,性平,无毒。

入手少阳经,足太阴经,足少阴、命门之剂。

《象》云:治虚劳自汗,补肺气,入皮毛,泻肺中火。如脉弦自汗,脾胃虚弱,疮疡血脉不行,内托,阴证疮疡必用之。去芦用。

《珍》云:益胃气,去肌热,诸痛必用之。

《心》云:补五脏诸虚不足,而泻阴火、去虚热,无汗则发之,有汗则止之。

《本草》云:主痈疽久败疮,排脓止痛,大风癞疾,五痔鼠瘘,补虚,小儿百病,妇人子脏风邪气,逐五脏间恶血,补丈夫虚损,五劳羸瘦,腹痛泄痢,益气,利阴气。

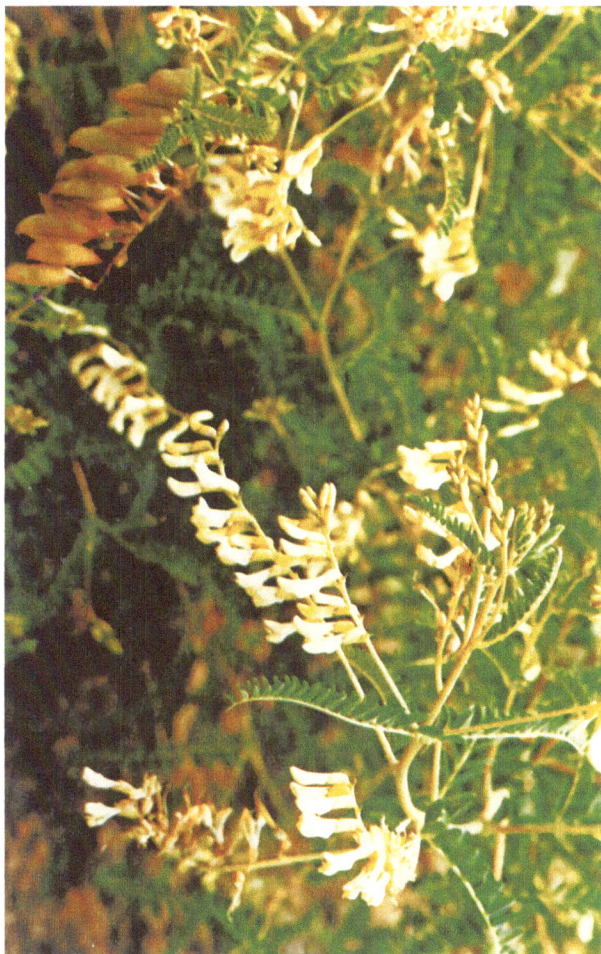

有白水芪、赤水芪、木芪,功用皆同。惟木芪茎短而理横,折之如绵,皮黄褐色,肉中白色,谓之绵黄芪。其坚脆而味苦者,乃苜蓿根也。又云:破症癖,肠风血崩,带下,赤白痢,及产前后一切病,月候不调,消渴痰嗽。又治头风热毒,目赤,骨蒸。生蜀郡山谷,白水、汉中,今河东陕西州郡多有之。芪与桂同功,特味稍异,比桂但甘平、不辛热耳。世人以苜蓿根代之,呼为土黄芪,但味苦,能令人瘦,特味甘者能令人肥也。颇能乱真,用者宜审。治气虚盗汗并自汗,即皮表之药,又治肤痛,则表药可知。又治咯血,柔脾胃,是为中州药也。又治伤寒尺脉不至,又补肾脏元气,为里药。是上中下内外三焦之药。

今《本草》《图经》只言河东者,沁州绵上是也,故谓之绵芪。味甘如蜜,兼体骨柔软如绵,世以为如绵,非也。别说云:黄芪本出绵上为良,故《图经》所绘者,宪水者也,与绵上相邻,盖以地产为"绵"。若以柔韧为"绵",则伪者亦柔。但以干脆甘苦为别耳。

东垣云:黄芪、人参、甘草三味,退热之圣药也。《灵枢》曰:卫气者,所以温分肉而充皮肤,肥腠理而司开阖。黄芪既补三焦、实卫气,与桂同,特益气异耳,亦在佐使。桂则通血也,能破血而实卫气,通内而实外者钦,桂以血言,一作色求,则芪为实气也。恶鳖甲。

【药物来源】为豆科植物蒙古黄芪 *Astragalus membranaceus* (Fisch.) Bunge var. *mongholicus* (Bunge) P. K. Hsiao 或黄芪 *Astragalus membranaceus* (Fisch.) Bunge 的干燥根。

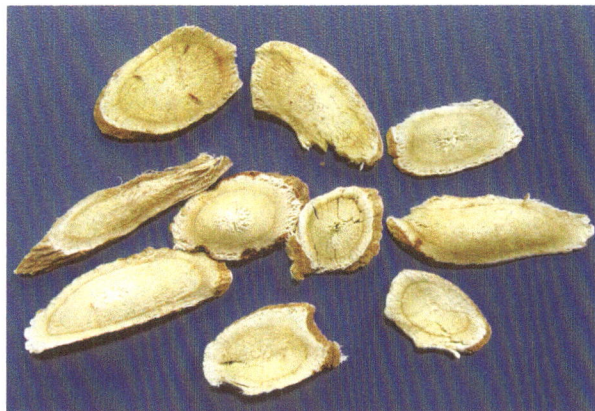

【形态特征】(1)蒙古黄芪:多年生草本,高 0.5～1.5 m。主根肥厚,木质,常分枝。茎直立,被柔毛。羽状复叶,小叶小而多,25～37 片;叶柄基部托叶呈三角状卵形。总状花序。荚果,无毛,有明显网纹。

(2)黄芪:形似前种。叶柄基部有披针形托叶,小叶较少,羽状复叶有 13 ~ 27 片小叶。总状花序稍密。荚果薄膜质,两面被白色或黑色细短柔毛。种子 3 ~ 8 粒。

【性味功效】甘,微温。补气升阳,固表止汗,利水消肿,生津养血,行滞通痹,托毒排脓,敛肌生疮。

【古方选录】《鸡峰普济方·卷十八》黄芪散:黄芪一两,薏苡仁半两,人参一分,甘草二钱。用法:上为细末。每服一钱,水一盏,煎至七分,去滓,食后温服。主治:久嗽痰多,虚烦食少。

【用法用量】内服:煎汤,9 ~ 30 g;或入丸、散。补气升阳宜炙用,其余多生用。

【使用注意】表实邪盛、气滞湿阻、食积停滞、阴虚阳亢者均慎服。

【现代研究】含黄芪苷Ⅰ、黄芪苷Ⅱ、黄芪苷Ⅳ,大豆皂苷Ⅰ,毛蕊异黄酮,黄芪多糖,酸性多糖、脯氨酸、精氨酸等。有延缓衰老、抗氧化、抗病毒、增强免疫力、降血压、调节糖代谢、抗肿瘤等作用。

30 苍 术

【古籍原文】气温,味甘。

入足阳明、太阴经。

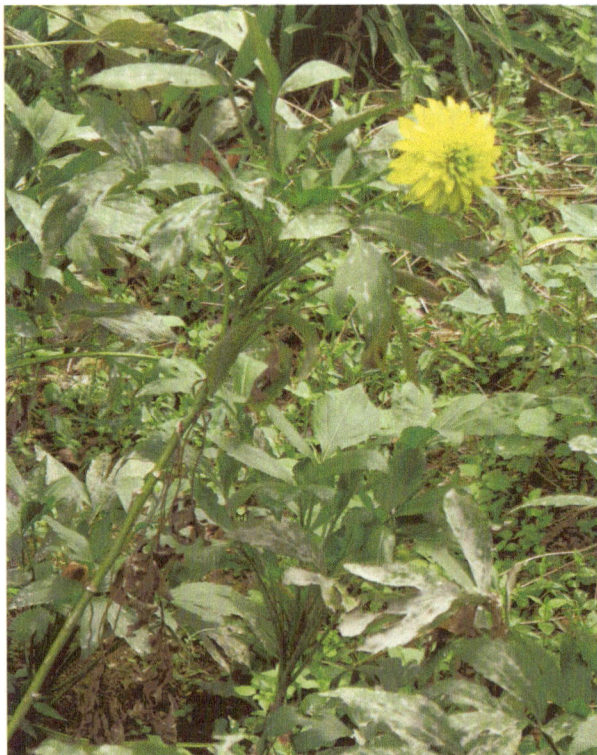

《象》云:主治同白术,若除上湿发汗功最大;若补中焦除湿,力小,如白术也。

《衍义》云:其长如大拇指,肥实,皮色褐,气味辛烈,须米泔浸洗,再换泔浸二日,去上粗皮。

东垣云:入足阳明、太阴,能健胃安脾。

《本草》但言术,不分苍、白。其苍术别有雄壮之气,以其经泔浸、火炒,故能出汗,与白术止汗特异,用者不可以此代彼。

海藏云:苍、白有止、发之异,其余主治,并见《图经》。

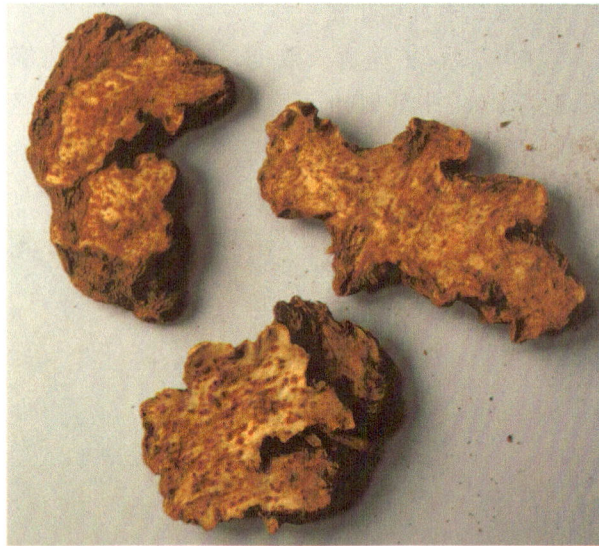

【药物来源】为菊科植物苍术 Atractylodes lancea (Thunb.) DC. 的干燥根茎。

【形态特征】苍术:多年生草本,高 30 ~ 100 cm。根状茎粗长,呈疙瘩状,多生不定根。茎直立,单生或少数茎成簇生。叶互生,革质;叶片卵状披针形。头状花序单生。瘦果倒卵圆状,被柔毛。

【性味功效】辛、苦,温。燥湿健脾,祛风散寒,明目。

【古方选录】《医学正传·卷五》三妙丸:黄柏四两(切片,酒拌,略炒),苍术六两(米泔浸一二宿,细切,焙干),川牛膝二两(去芦)。用法:上为细末,面糊为丸,如梧桐子大。每服五七十丸,空心姜、盐汤任下。主治:肝肾不足,湿热下注,腰腿疼痛麻木,脚气,湿疮,淋病,白带。湿热腰痛,或作或止。宜忌:忌鱼腥、荞麦、热面、煎炒等物。孕妇慎用。

【用法用量】内服:煎汤,3 ~ 9 g;或入丸、散。

【使用注意】阴虚内热、气虚多汗者忌用。

【现代研究】含挥发油类、倍半萜、苷类、烯炔类、三萜类、甾体类、芳香苷类、无机元素等。有调节胃肠道功能、抑制子宫平滑肌收缩、抗病原微生物、抗缺氧、健胃、升高血糖、排钠等作用。

31 白 术

【古籍原文】气温,味甘。苦而甘温,味厚气薄,阴中阳也,无毒。

入手太阳、少阴经,足阳明、太阴、少阴、厥阴四经。

《象》云:除湿益燥,和中益气,利腰脐间血,除胃中热,去诸经之湿,理胃。

洁古云:温中去湿,除热,降胃气,苍术亦同,但味颇厚耳。下行则用之,甘温补阳,健脾逐水,寒淫所胜,缓脾生津去湿,渴者用之。

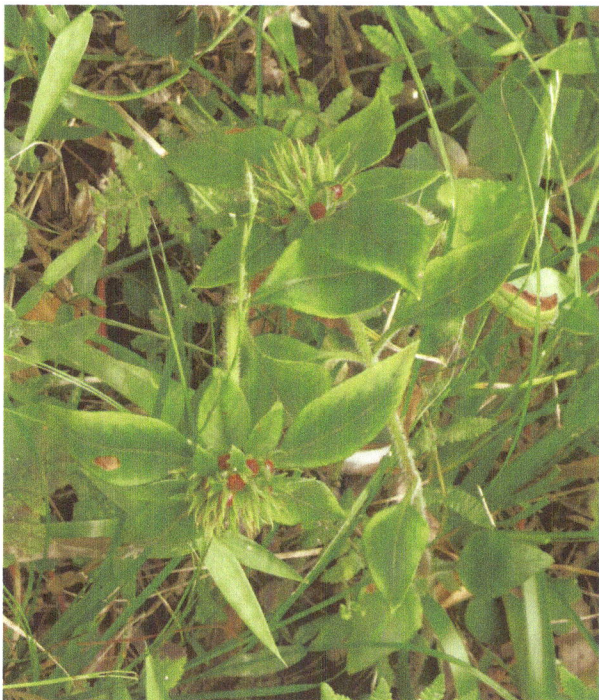

《本草》在"术"条下,无苍、白之名。近多用白术治皮间风,止汗消痞,补胃和中,利腰脐间血,通水道,上而皮毛,中而心胃,下而腰脐,在气主气,在血主血。

洁古又云:非白术不能去湿,非枳实不能消痞。除湿利水道,如何是益津液?

【药物来源】为菊科植物白术 *Atractylodes macrocephala* Koidz. 的干燥根茎。

【形态特征】多年生草本,高 50 ~ 80 cm。根茎肥厚,块状。茎上部分枝,基部木质化。叶片三裂或羽状五深裂。头状花序单生于枝顶,花多数,全为管状花,花冠紫红色。瘦果密被黄白色茸毛。

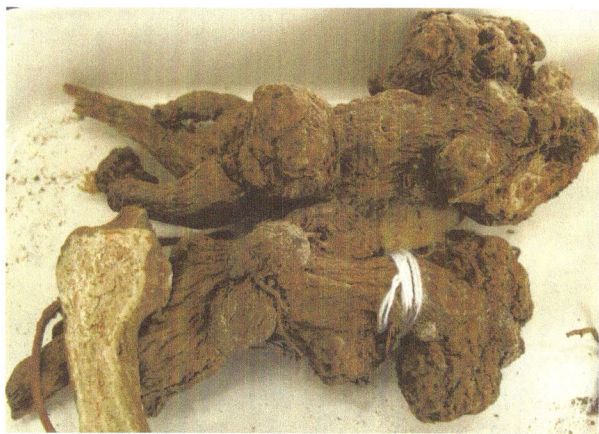

【性味功效】甘、苦,温。健脾益气,燥湿利水,止汗,安胎。

【古方选录】《此事难知》白术汤:白术二两(如汗之,改苍术),防风二两(去芦)。用法:上㕮咀,水煎服。主治:伤风寒。加减:若发热引饮,加黄芩、生甘草各一两;头痛恶风者,加羌活散三钱半。

【用法用量】内服:煎汤,6 ~ 12 g;或入丸、散。燥湿利水生用,健脾止泻炒用。

【使用注意】阴虚有热、燥热伤津者慎用。

【现代研究】含挥发油类、多糖、苷类、氨基酸、树脂、维生素 A 等。有调节胃肠道功能、增强免疫力、抗肿瘤、抗衰老、降血糖、利尿、抑菌、抑制子宫平滑肌收缩等作用。

32 当 归

【古籍原文】气温,味辛甘而大温,气味俱轻,阳也。甘辛,阳中微阴,无毒。

入手少阴经,足太阴经、厥阴经。

《象》云:和血补血,尾破血,身和血。先水洗去土,酒制过,或火干、日干入药,血病须用。去芦用。

《心》云:治血通用,能除血刺痛,以甘故能和血,辛温以润内寒,当归之苦以助心散寒。

《珍》云:头止血,身和血,梢破血。治上酒浸,治外酒洗,糖色,嚼之大辛,可能溃坚。与菖蒲、海藻相反。

《本草》云:主咳逆上气,温疟,寒热洗洗在皮肤中,妇人漏下绝子,诸恶疮疡金疮,煮汁饮之。温中止痛及腰痛,除客血内塞,中风痉,汗不出。湿痹中恶,客气虚冷。补五脏,生肌肉。气血昏乱,服之即定。有各归气血之功,故名当归。

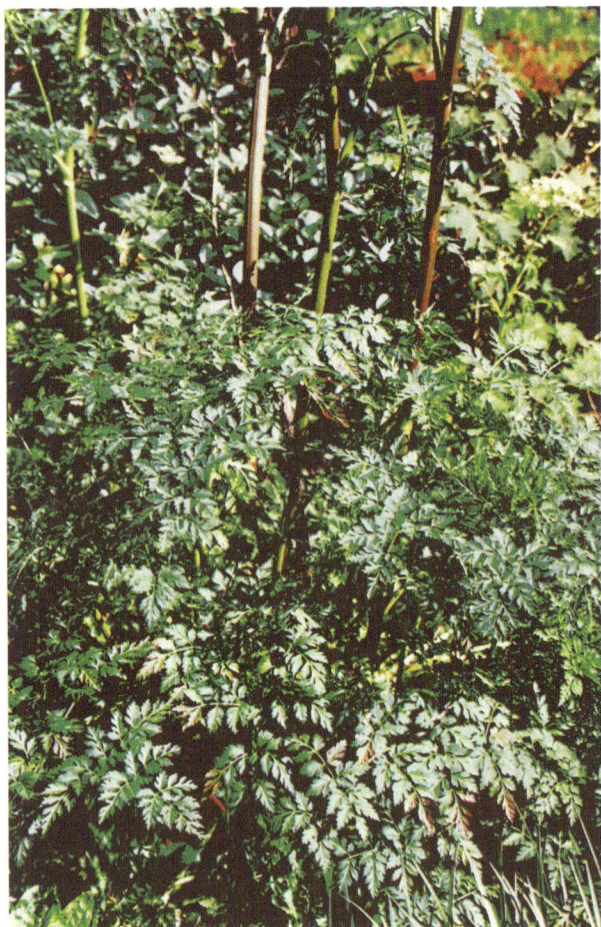

雷公云:得酒浸过,良。若要破血,即使头节硬实处;若要止痛止血,即用尾。若一时用,不如不使。

易老云:用头则破血,用尾则止血,若全用则一破一止,则和血也。入手少阴以其心主血也,入足太阴以其脾裹血也,入足厥阴以其肝藏血也。头能破血,身能养血,尾能行血,用者不分,不如不使。若全用,在参、芪皆能补血,在牵牛、大黄皆能破血,佐使定分,用者当知。从桂、附、茱萸则热,从大黄、芒硝则寒。诸经头痛俱在"细辛"条下,惟酒蒸当归又治头痛,以其诸头痛皆属木,故以血药主之。

《药性论》云:臣。畏生姜,恶湿面。

《经》云:当归主咳逆上气。当归血药,如何治胸中气。

《药性论》云:补女子诸不足。此说尽当归之

用矣。

【药物来源】为伞形科植物当归 *Angelica sinensis* (Oliv.) Diels 的干燥根。

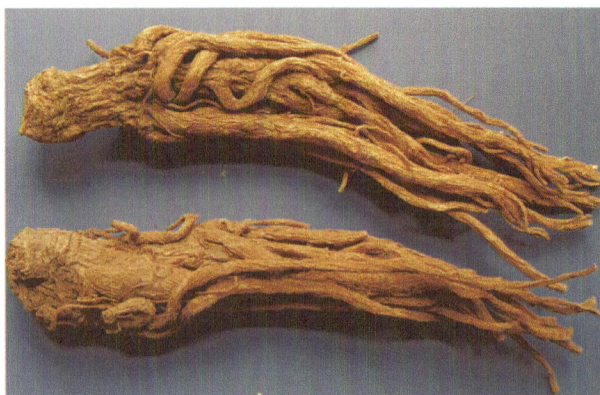

【形态特征】多年生草本,高 40~100 cm。茎直立,紫色,有纵直槽纹,光滑无毛。叶二至三回奇数羽状分裂,基部叶鞘膨大。复伞形花序,顶生。双悬果椭圆形,分果有果棱 5 条,背棱隆起,有翅。

【性味功效】甘、辛,温。补血活血,调经止痛,润肠通便。

【古方选录】方出《太平圣惠方·卷七十一》、名见《普济方·卷三三五》当归散:当归三分(锉,微炒),吴茱萸一分(汤浸七遍,焙干,微炒),桂心三分。用法:上为细散。每服一钱,食前以生姜、热酒调下。主治:妇人血气攻心疼痛及一切积冷气痛。

【用法用量】内服:煎汤,6~12 g;或入丸、散。

【使用注意】热盛出血者忌用。湿盛中满、大便溏泄者慎用。

【现代研究】含挥发油类、阿魏酸、烟酸、尿嘧啶、东莨菪素、伞形酮、胆碱、镰叶芹醇、镰叶芹酮等。有抗血小板凝集、抗贫血、降血压、兴奋或抑制子宫平滑肌收缩等作用。

33 芍药(白芍)

【古籍原文】气微寒,味酸而苦。气薄味厚,阴也,降也。阴中之阳,有小毒。

入手、足太阴经。

《象》云:补中焦之药,得炙甘草为佐,治腹中痛。夏月腹痛,少加黄芩;如恶寒腹痛,加肉桂一钱,白芍药三钱,炙甘草一钱半,此仲景神方也。如冬月

大寒腹痛，加桂二钱半，水二盏，煎一半。去皮用。

《心》云：脾经之药，收阴气，能除腹痛，酸以收之，扶阳而收阴气，泄邪气，扶阴。与生姜同用，温经散湿通塞，利腹中痛，胃气不通，肺燥气热。酸收甘缓，下利必用之药。

《珍》云：白补赤散，泻肝补脾胃，酒浸行经，止中部腹痛。

《本草》云：主邪气腹痛，除血痹，破坚积，寒热疝瘕，止痛，利小便，益气，通顺血脉，缓中，散恶血，逐贼血，去水气，利膀胱。

《衍义》云：芍药全用根，其品亦多，须用花红而单叶者，山中者佳，花叶多则根虚。然其根多赤色，其味涩。有色白粗肥者亦好，余如经。然血虚寒人禁此一物，古人有言，减芍药以避中寒，诚不可忽。今见花赤者为赤芍药，花白者为白芍药，俗云白补而赤泻。

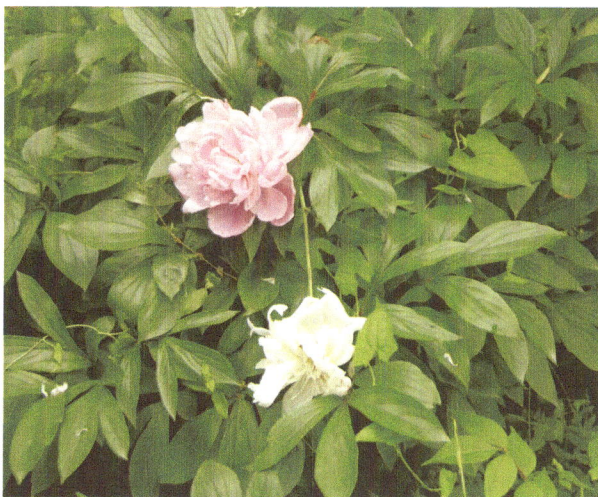

东垣云：但涩者为上。或问：古今方论中多以涩为收，今《本经》有利小便一句者，何也？东垣云：芍药能停诸湿而益津液，使小便自行，本非通行之药，所当知之。又问：有缓中一句，何谓缓中？东垣云：损其肝者缓其中。又问：当用何药以治之？东垣云：当用四物汤，以其内有芍药故也。赤者利小便下气，白者止痛散气血。入手、足太阴经。大抵酸涩者为上，为收敛停湿之剂，故主手、足太阴经；收降之体，故又能至血海而入于九地之下，后至厥阴经也。后人用赤泻白补者，以其色在西方故补，色在南方故泄也。

《本草》云：能利小便。非能利之也，以其肾主大小二便，既用此以益阴滋湿，故小便得通也。

《难经》云：损其肝者缓其中，即调血也。没药、

乌药、雷丸为之使。

《本草》又云：恶石斛、芒硝，畏硝石、鳖甲、小蓟，反藜芦。

《液》云：腹中虚痛，脾经也，非芍药不除。补津液停湿之剂。

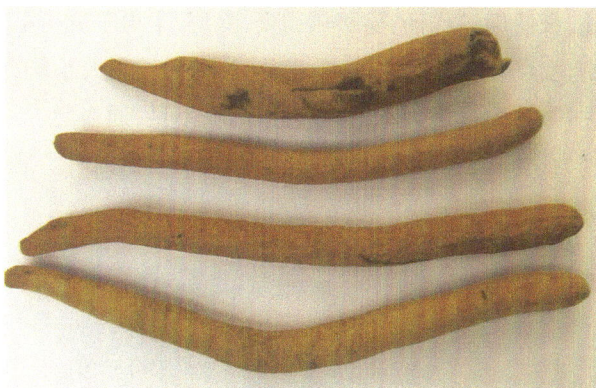

【药物来源】为毛茛科植物芍药 *Paeonia lactiflora* Pall. 的干燥根。

【形态特征】多年生草本，高 50～80 cm。根肥大，圆柱形或纺锤状。茎直立，光滑无毛。叶互生，具长柄，二回三出复叶。花甚大，单生于花茎的分枝顶端，每花茎有 2～5 朵花。蓇葖果 3～5 枚。

【性味功效】苦，酸，微寒。养血调经，敛阴止汗，柔肝止痛，平抑肝阳。

【古方选录】《千金翼方·卷六》芍药汤：芍药四两，茯苓三两，人参、干地黄、甘草各二两。用法：上㕮咀。以清酒兼水各六升，煮取三升，分服，每日三次。主治：产后腹痛。

【用法用量】内服：煎汤，6～15 g，大剂量则 15～30 g；或入丸、散。

【使用注意】反藜芦，不宜同用。

【现代研究】含芍药苷、牡丹酚、芍药花苷、苯甲酸、挥发油类、β-谷甾醇、三萜类等。有镇痛、镇静、抗脑缺血、抗抑郁、抗肝损伤、抗炎、调节胃肠道功能、调节免疫功能、抗肾损伤等作用。

34 熟地黄

【古籍原文】气寒，味苦，阴中之阳。甘微苦，味厚气薄，阴中阳也。无毒。

入手、足少阴经、厥阴经。

《象》云:酒洒,蒸如乌金,假酒力则微温,大补,血衰者须用之。善黑须发。忌萝卜。

《珍》云:若治外、治上,酒制。

《心》云:生则性大寒而凉血,熟则性寒而补肾。

《本草》云:主折跌、绝筋、伤中,逐血痹,填骨髓,长肌肉。作汤,除寒热积聚,除痹,主男子五劳七伤,女子伤中、胞漏下血,破恶血、溺血。利大小肠,去胃中宿食,饱力断绝,补五脏内伤不足,通血脉,益气力,利耳目。生者尤良。得清酒、麦门冬尤良。恶贝母,畏芜荑。

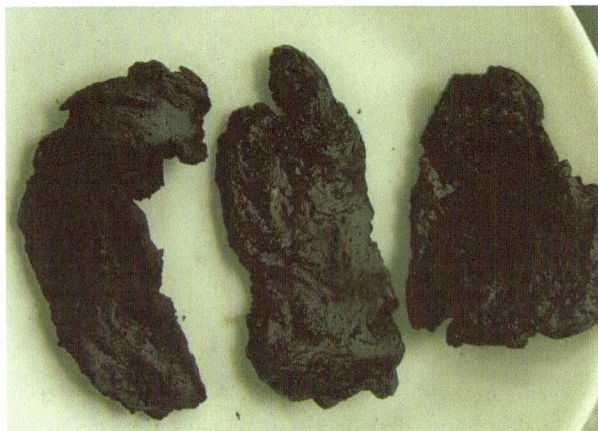

东垣云:生地黄治手足心热,及心热。入手足少阴、手足厥阴,能益肾水而治血,脉洪实者宜此,若脉虚则宜熟地黄。地黄假火力蒸九数,故能补肾中元气。仲景制八味丸,以熟地黄为诸药之首,天一所生之源也。汤液四物以治藏血之脏,亦以干熟地黄为君者,癸乙同归一治也。蒸捣不可犯铁,若犯铁令人消肾。

陈藏器云:蒸干即温补,生干则平宣。

《机要》云:熟地黄,脐下发痛者,肾经也,非地黄不能除。补肾益阴之剂,二宜丸加当归为补髓。

【药物来源】为玄参科植物地黄 Rehmannia glutinosa (Gaetn.) Libosch. ex Fisch. et Mey. 的块根的炮制加工品。

【形态特征】多年生草本,高 10～40 cm。全株被灰白色长柔毛及腺毛。根肥厚,肉质,呈块状,圆柱形或纺锤状。茎直立,单一或基部分生数枝。基生叶成丛。花茎直立,总状花序。种子多数。

【性味功效】甘,微温。补血滋阴,益精填髓。

【古方选录】《太平惠民和剂局方·卷九》四物汤:当

归(去芦,酒浸,炒)、川芎、白芍药、熟干地黄(酒洒,蒸)各等份。用法:上为粗末。每服三钱,水一盏半,煎至八分,去渣,热服,空心,食前。若妊娠胎动不安、下血不止者,加艾十叶,阿胶一片,同煎如前法;或血脏虚冷,崩中去血过多,亦加胶艾煎。主治:冲任虚损,月水不调,脐腹痛,崩中漏下,血瘕块硬,发歇疼痛,妊娠宿冷,将理失宜,胎动不安,血下不止,及产后乘虚,风寒内搏,恶露不下,结生瘕聚,少腹坚痛,时作寒热。

【用法用量】内服:煎汤,9～15 g;或入丸、散。

【使用注意】凡气滞痰多、脘腹胀满、食少便溏者忌服。

【现代研究】含毛蕊花糖苷等苯丙素苷类,益母草苷等环烯醚萜类,焦地黄素 A、焦地黄素 B、焦地黄素 C 等单萜类,糖类,琥珀酸,硬脂酸等。有促进造血功能、增强记忆力、增强免疫力、降血糖等作用。

35 生地黄(地黄)

【古籍原文】气寒,味苦,阴中之阳。甘苦大寒,无毒。

入手太阳经,少阴经之剂。

《象》云:凉血补血,补肾水真阴不足。此药大寒,宜斟酌用之,恐损胃气。

《珍》云:生血凉血。

《本草》云:主妇人崩中血不止,及产后血上薄心闷绝,伤身胎动下血,胎不落,堕坠踠[①]折,瘀血留血,衄鼻吐血,皆捣饮之。

《液》云:手少阴,又为手太阳之剂,故钱氏泻丙与木通同用,以导赤也。诸经之血热与他药相随,亦能治之,溺血便血亦治之,入四散例。

《心》云:苦甘,阴中微阳,酒浸上行、外行。生血、凉血去热。恶贝母,畏芜荑。

【药物来源】为玄参科植物地黄 Rehmannia glutinosa (Gaetn.) Libosch. ex Fisch. et Mey. 的干燥块根。

【形态特征】多年生草本,高 10～40 cm。全株被灰

① 踠,因文义不属,疑为"踠"(据《本草纲目·卷十六》)。踠,查《康熙字典》(酉集中"足"部),"弯曲"之义。

白色长柔毛及腺毛。根肥厚,肉质,呈块状,圆柱形或纺锤状。茎直立,单一或基部分生数枝。基生叶成丛。花茎直立,总状花序。种子多数。

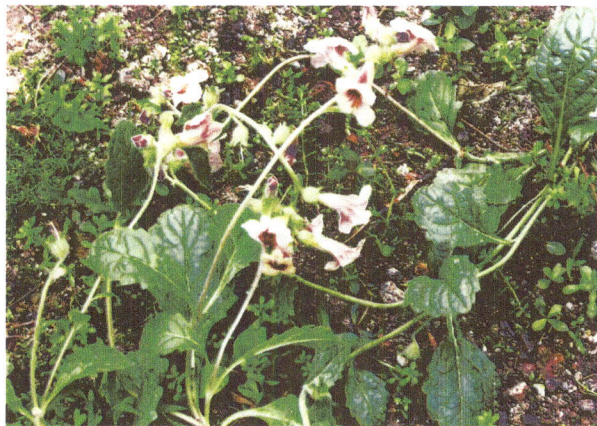

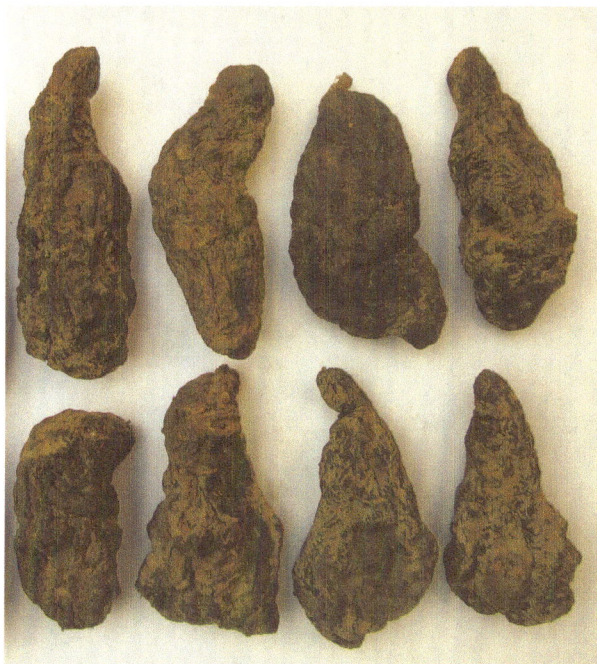

【性味功效】(1)鲜地黄:甘、苦,寒。清热生津,凉血,止血。

（2）生地黄:甘,寒。清热凉血,养阴生津。

【古方选录】《仁斋直指方论·卷二十一》生地黄膏:生地黄、蓝青叶各等份。用法:上入蜜杵细。每服半两,井水煎,食后服。主治:口舌疮肿。

【用法用量】内服:煎汤,生地黄 12～30 g;或捣汁饮服,鲜地黄 10～15 g;或入丸、散。

【使用注意】本品性寒质滑,有滋腻滞气与滑肠之弊,故脾虚湿滞、腹满便溏者不宜使用。

【现代研究】含环烯醚萜类、紫罗兰酮、二苯乙烯、三萜、黄酮、酚酸、木脂素、糖等。有降血压、抗炎、利尿、降血糖、止血、抗肿瘤、抗骨质疏松、增强免疫力等作用。

36 山药(山芋)

【古籍原文】气温,味甘平,无毒。

手太阴经药。

《本草》云:主补中益气,除热强阴。主头面游风,风头眼眩。下气,充五脏,长肌肉,久服耳目聪明,轻身耐老,延年不饥。手太阴药,润皮毛燥,凉而能补,与二门冬、紫芝为之使,恶甘遂。

东垣云:仲景八味丸用干山药,以其凉而能补也。亦治皮肤干燥,以此物润之。

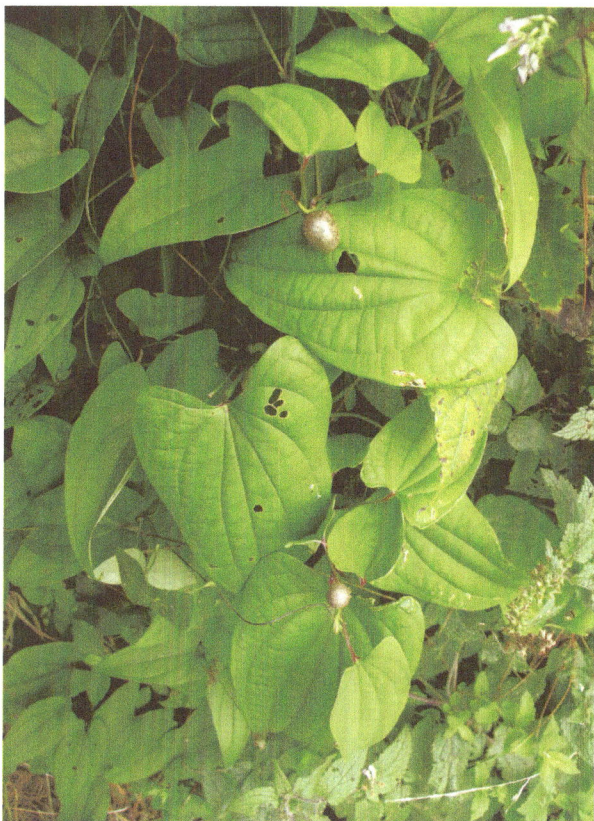

【药物来源】为薯蓣科植物薯蓣 *Dioscorea opposita* Thunb. 的根茎。

【形态特征】多年生草质藤本。块茎长圆柱形,长可达 1 m,外皮灰褐色,生有须根。茎细长,有棱无毛。叶腋间常生珠芽(又名"零余子")。雌雄异株,穗状花序;雄花序直立,雌花序下垂。种子有翅。

【性味功效】甘,平。补脾养胃,生津益肺,补肾涩精。

【古方选录】《圣济总录·卷四十六》山芋丸:山芋、白术各一两,人参三分。用法:上三味,捣罗为细末,煮白面糊为丸,如小豆大,每服三十丸,空心、食前温米饮送下。主治:脾胃虚弱,不思进饮食。

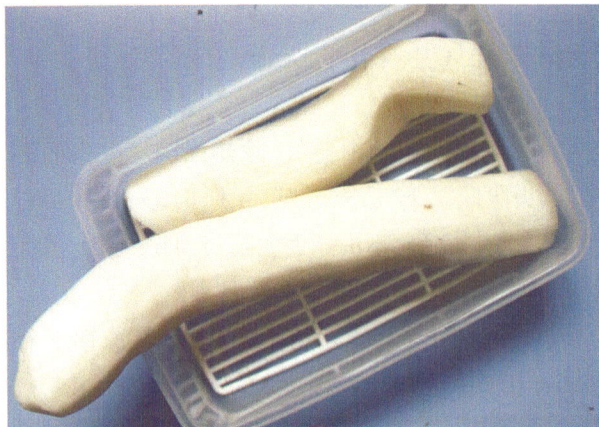

【用法用量】内服:煎汤,15~30 g;或入丸、散。麸炒可增加补脾止泻作用。鲜用可作蔬菜食用。

【使用注意】湿盛中满者或内有实邪、积滞者忌用。

【现代研究】含脂肪酸、多糖、蛋白质、氨基酸、酯类、微量元素、糖蛋白、胆碱、山药碱、植酸等。有调节胃肠道功能、增强免疫力、降血糖、降血脂、保肝、延缓衰老、抗缺氧等作用。

37 麻仁(火麻仁)

【古籍原文】味甘平,无毒。

入足太阴经,手阳明经。

《本草》云:主补中益气,中风汗出,逐水利小便,破积血,复血脉,乳妇产后余疾。长发,可为沐药。久服肥健不老。

《液》云:入足太阴、手阳明。汗多冒热、便难,三者皆燥湿而亡津液,故曰脾约。约者,约束之义,《内经》谓燥者润之,故仲景以麻仁润足太阴之燥及通肠也。

【药物来源】为桑科植物大麻 Cannabis sativa L. 的干燥成熟种子。

【形态特征】一年生草本,高1~3 m。茎粗壮直立,有纵沟,密生短柔毛。掌状复叶互生或下部对生。夏季开花,圆锥花序顶生或腋生。瘦果扁卵形,有细网状纹,被宿存的黄褐色苞片包裹。

【性味功效】甘,平。润肠通便。

【古方选录】《伤寒论·卷第五》麻子仁丸:麻子仁二升,芍药半斤,枳实半斤(炙),大黄一斤(去皮),厚朴一尺(炙,去皮),杏仁一升(去皮,炙,熬,别作脂)。用法:上六味,蜜和丸,如梧桐子大。饮服十丸,日三服,渐加,以知为度。功用:润肠通便。主治:肠胃燥热,津液不足,大便秘结,小便频数。

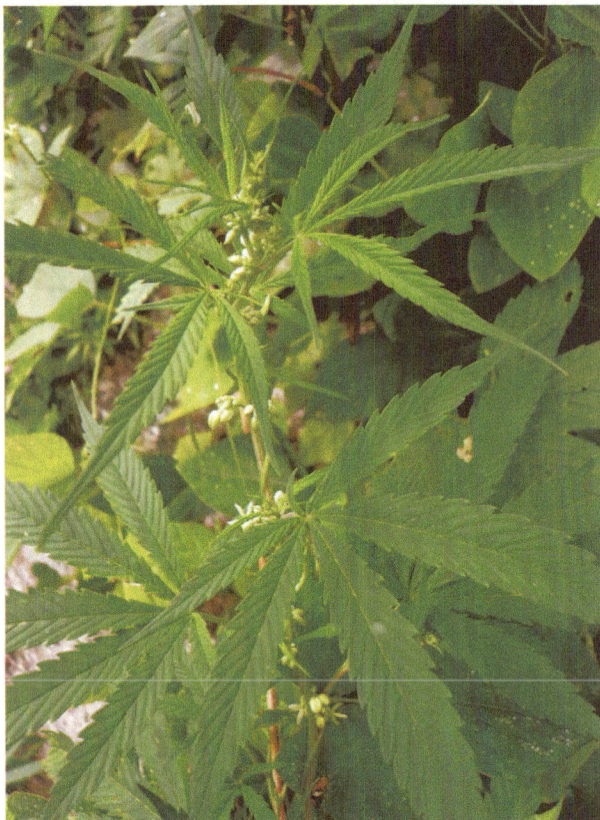

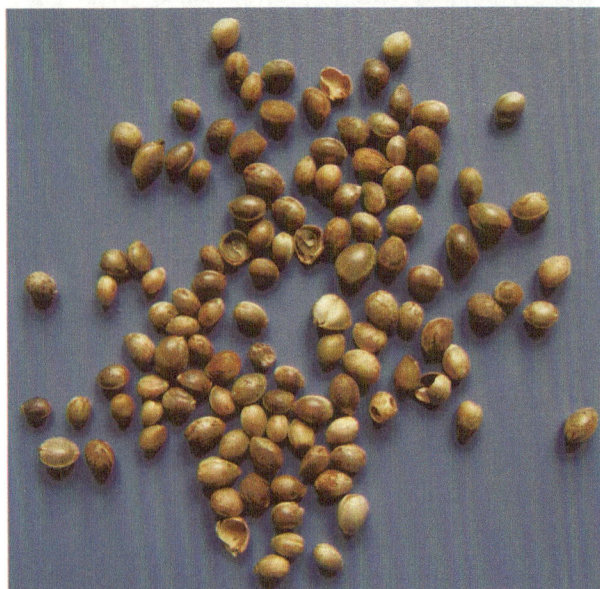

【用法用量】内服:煎汤,10~15 g,打碎入煎;或入

丸、散。

【使用注意】《本草经集注》:畏牡蛎、白薇,恶茯苓。《本草从新》:肠滑者尤忌。

【现代研究】含脂肪油、木质素酰胺类、甾体类、大麻酚类、黄酮类、苷类、生物碱、氨基酸、微量元素等。有致泻、降血脂、抗炎、抗动脉粥样硬化、抗溃疡、抗氧化、增强免疫力等作用。

38 薏苡仁(薏苡)

【古籍原文】气微寒。味甘。无毒。

《本草》云:主筋急拘挛,不可屈伸,风湿痹,下气,除筋骨邪气不仁,利肠胃,消水肿,令人能食,久服轻身益气。其根能下三虫。仲景治风湿燥痛,日晡所剧者,与麻黄杏子薏苡仁汤。

【药物来源】为禾本科植物薏苡 *Coix lacryma-jobi* L. 的干燥成熟种仁。

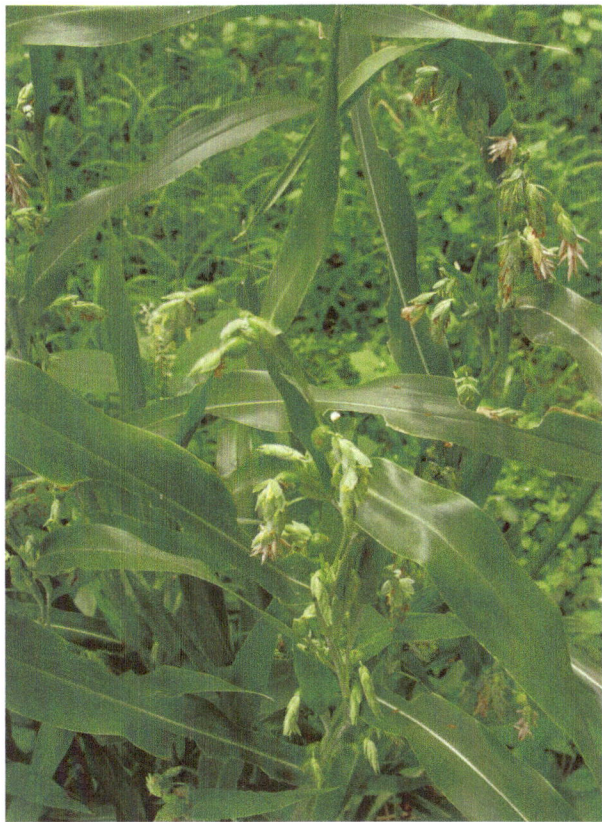

【形态特征】一年生或多年生草本,高 1.0 ~ 1.5 m。须根较粗。秆直立,约具 10 节。叶片线状披针形,长可达 30 cm。总状花序腋生成束;不育小穗退化成筒状的颖。颖果外包坚硬的总苞,卵形。

【性味功效】甘、淡,凉。利水渗湿,健脾止泻,除痹,排脓,解毒散结。

【古方选录】《圣济总录·卷五十》薏苡仁汤:薏苡仁一升,醇苦酒三升。用法:煮取一升,温令顿服。有脓血当吐。主治:肺痈。

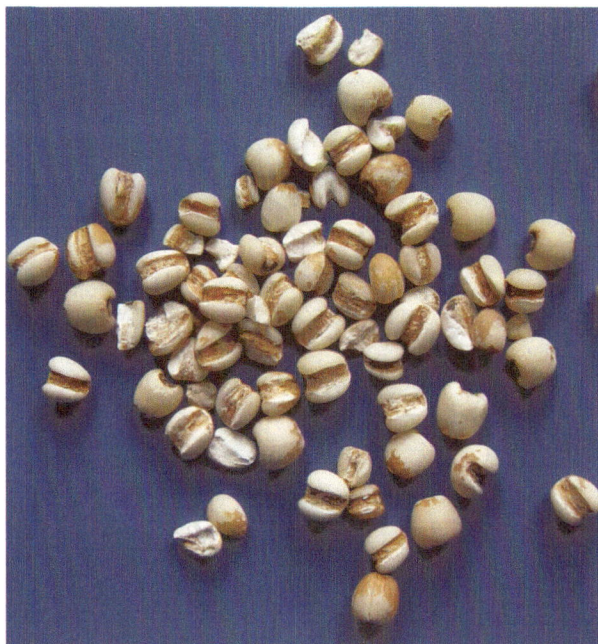

【用法用量】内服:煎汤,9 ~ 30 g;或入丸、散。清利湿热宜生用,健脾止泻宜炒用。兼为食用,熬粥或炖服。

【使用注意】脾约大便干燥难下者不宜使用。孕妇慎用。

【现代研究】含酯类、不饱和脂肪酸类、糖类、内酰胺类等。有调节胃肠道功能、抗肿瘤、降血糖、镇痛、抑制溃疡、抗肥胖、抗肿瘤等作用。

39 甘 草

【古籍原文】气平,味甘,阳也,无毒。

入足厥阴经、太阴经、少阴经。

《象》云:生用大泻热火,炙之则温,能补上焦、中焦、下焦元气,和诸药,相协而不争,性缓,善解诸急,故名国老。去皮用。甘草梢子生用为君,去茎中痛,或加苦楝、酒煮玄胡索为主,尤妙。

《心》云:热药用之缓其热,寒药用之缓其寒。《经》曰:甘以缓之。阳不足,补之以甘,中满禁用。寒热皆用,调和药性,使不相悖,炙之散表寒,除邪热,去咽痛,除热,缓正气,缓阴血,润肌。

《珍》云:养血补胃,梢子去肾中之痛。胸中积热,非梢子不能除。

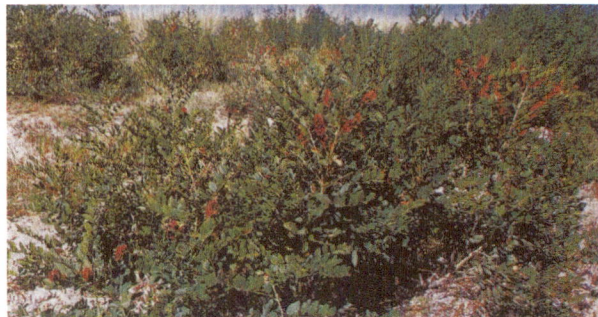

《本草》云:主五脏六腑寒热邪气,坚筋骨,长肌肉,倍力。金疮尰①,解毒,温中下气。烦满短气,伤脏咳嗽。止渴,通经脉,利血气,解百药毒。为九土之精,安和七十二种石,一千二百种草,故名国老。

《药性论》云:君。忌猪肉。

《内经》曰:脾欲缓,急食甘以缓之。甘以补脾,能缓之也,故汤液用此以建中。又曰:甘者令人中满。又曰:中满者勿食甘。即知非中满药也。甘入脾,归其所喜攻也。

或问:附子理中、调胃承气皆用甘草者,如何是调和之意?答曰:附子理中用甘草,恐其僭上也;调胃承气用甘草,恐其速下也。二药用之非和也,皆缓也。小柴胡有柴胡、黄芩之寒,人参、半夏之温,其中用甘草者,则有调和之意。中不满而用甘为之补,中满者用甘为之泄,此升降浮沉也。凤髓丹之甘,缓肾湿而生元气,亦甘补之意也。《经》云:以甘补之,以甘泻之,以甘缓之。《本草》谓:安和七十二种石、一千二百种草,名为国老,虽非君而为君所宗,所以能安和草、石而解诸毒也。于此可见调和之意。夫五味之用,苦直行而泄,辛横行而散,酸束而收敛,咸止而软坚,甘上行而发,如何《本草》言下气?盖甘之味有升降浮沉,可上可下,可内可外,有和有缓,有补有泻,居中之道尽矣。入足厥阴、太阴、少阴,能治肺痿之脓血而作吐剂,能消五发之疮疽。每用水三碗,慢火熬至半碗,去粗服之。消疮与黄芪同功,黄芪亦能消肿毒疮疽。修治之法与甘草同。

《本草》又云:术、干漆、苦参为之使,恶远志,反大戟、芫花、甘遂、海藻四物。

【药物来源】为豆科植物甘草 *Glycyrrhiza uralensis*

Fisch.、胀果甘草 *Glycyrrhiza inflata* Batal. 或洋甘草 *Glycyrrhiza glabra* L. 的干燥根和根茎。

【形态特征】(1)甘草:多年生草本,高 30～100 cm。根及根茎粗壮,皮红棕色。茎直立,木质。奇数羽状复叶,卵形或宽卵形。总状花序腋生。荚果条形,呈镰刀状或环状弯曲,外面密被刺毛状腺毛。

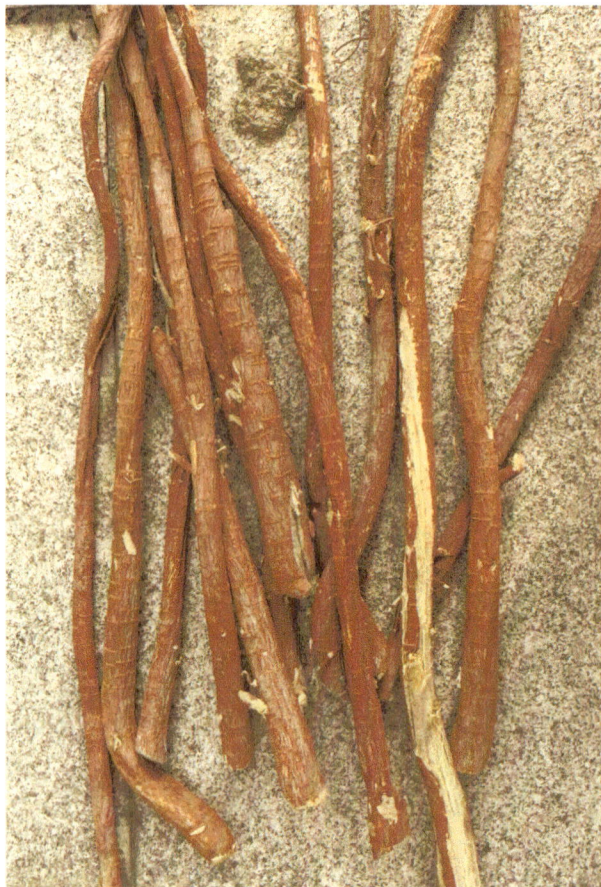

(2)胀果甘草:多年生草本,高 50～120 cm。根及根茎粗壮,木质。茎直立,局部密集连接成片的淡黄褐色鳞片腺体。奇数羽状复叶。总状花序,花小,紫红色。荚果长圆形,短小。

(3)洋甘草:多年生草本,高约 1 m。茎和枝被鳞片状腺体和白色短柔毛。奇数羽状复叶,卵圆形或长椭圆形。花淡紫色,密生,排列成腋生的穗状花序。荚果狭长卵形,稍弯曲,无毛。

【性味功效】甘,平。补脾益气,清热解毒,祛痰止咳,缓急止痛,调和诸药。

【古方选录】《太平惠民和剂局方·卷三》四君子汤:

① 尰,音 zhǒng。查《康熙字典》(寅集上"尢"部),"足肿病"之义。此处按文义,宜作"肿"解。

人参(去芦)、甘草(炙)、茯苓(去皮)、白术各等份。用法:上为细末。每服二钱,水一盏,煎至七分,通口服,不拘时,入盐少许,白汤点亦得。主治:荣卫气虚,脏腑怯弱,心腹胀满,全不思食,肠鸣泄泻,呕哕吐逆,大宜。或脾胃气虚证。面色萎黄,语声低微,气短乏力,食少便溏,舌淡苔白,脉虚弱。

【用法用量】内服:煎汤,2~10 g;或入丸、散。清热解毒生用,补益心脾炙用。

【使用注意】本品有助湿壅气之弊,故湿盛胀满、水肿者不宜使用。不宜与海藻、京大戟、红大戟、芫花、甘遂等同用。大剂量久服可导致水钠潴留,引起浮肿,使用时当注意合理配伍或使用补钾制剂。

【现代研究】含三萜皂苷、黄酮素类化合物、香豆精类、生物碱、木脂素类、多糖类等。有抗消化性溃疡、抗炎、抗过敏、解毒、保肝、祛痰、抗肿瘤、抑菌、抗病毒、防止动脉粥样硬化等作用。

40 白 前

【古籍原文】气微温,味甘,微寒,无毒。

《本草》云:主胸胁逆气,咳嗽上气,状似白薇、牛膝辈。

《衍义》云:白前保定肺气,治嗽多用,白而长于细辛,但粗而脆,不似细辛之柔。若以温药相佐使则尤佳。仲景用。

【药物来源】为萝藦科植物柳叶白前 *Cynanchum stauntonii* (Decne.) Schltr. ex Levl. 或白前 *Cynanchum glaucescens* (Decne.) Hand. -Mazz. 的干燥根茎和根。

【形态特征】(1)柳叶白前:多年生直立半灌木,高0.5~1.0 m。根茎横生或斜生,根多而细。茎圆柱形,有细棱。叶对生,叶片纸质,披针形或线状披针形。聚伞花序腋生。蓇葖果单生。种子披针形,黄棕色。

(2)白前:本种与前种的区别点为茎具2列柔毛;叶片长椭圆形或长圆状披针形,先端略钝,状如芫花叶,近于无柄;花较大,花冠黄白色;种子扁平,种毛白色绢质。

【性味功效】辛、苦,微温。降气,消痰,止咳。

【古方选录】《外台秘要·卷十》引《深师方》白前汤:白前二两,紫菀三两,半夏三两(洗),大戟七合(切)。用法:上切。以水一斗,渍之一宿,明旦煮取三升,分三服。主治:久咳逆上气,身体浮肿,短气胀满,昼夜倚壁不得卧,喉常作水鸡鸣。宜忌:忌羊肉、饧。

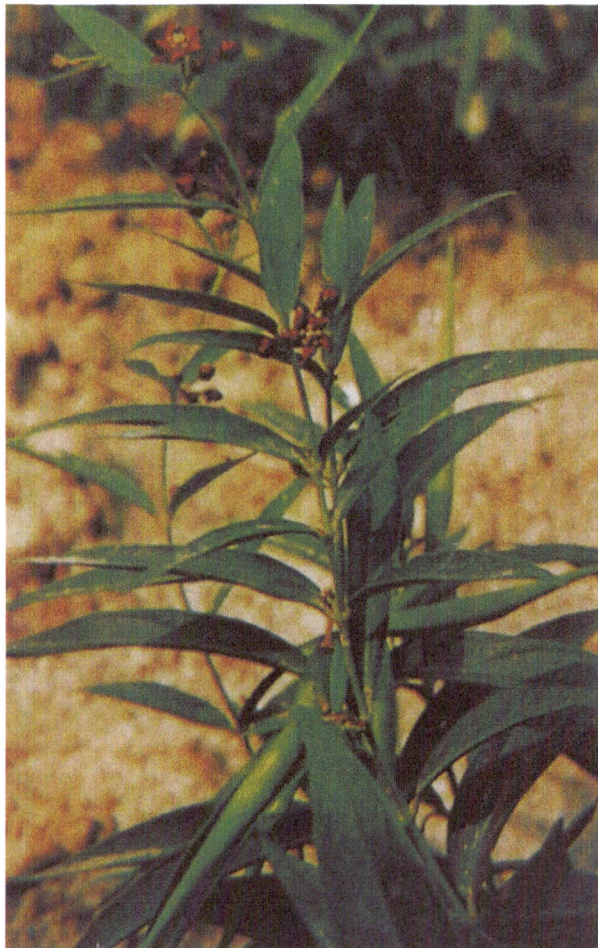

【用法用量】内服:煎汤,3~10 g;或入丸、散。

【使用注意】肺虚咳嗽者慎用。

【现代研究】含挥发油类、生物碱、脂肪酸、黄酮类、多糖、类固醇、萜类等。有镇咳、镇痛、抗血栓形成、祛痰、平喘、抗炎、止泻等作用。

41 白 薇

【古籍原文】气大寒,味苦咸平,无毒。

《本草》云:主暴中风身热,支满,忽忽不知人,狂惑邪气,寒热酸疼,温疟洗洗、发作有时。疗伤中淋露,下水气,利阴气,益精。近道处处有之,状似牛膝、白前而短小。疗惊邪风狂痉病。

《液》云：局方中多有用之治妇人，以《本经》疗伤中、下淋露故也。

《本草》又云：恶黄芪、大黄、大戟、干姜、干漆、山茱萸、大枣。

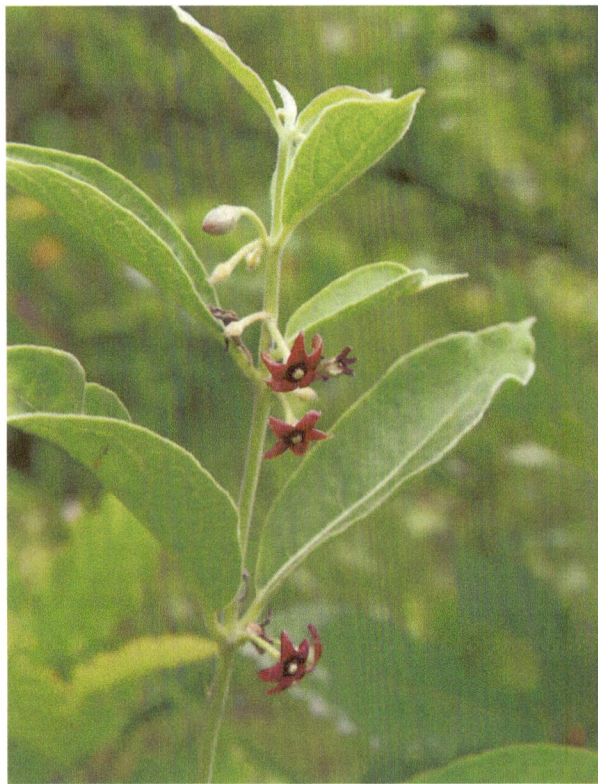

【药物来源】为萝藦科植物白薇 Cynanchum atratum Bunge 或变色白前 Cynanchum versicolor Bunge 的干燥根及根茎。

【形态特征】（1）白薇：多年生草本，高 40～70 cm，具白色乳汁。根茎短，簇生须根。茎直立，不分枝。叶对生，卵长圆形，被有白色茸毛。伞状花序腋生。蓇葖果角状，纺锤状。种子扁平，种毛白色。

（2）变色白前：形态与白薇相似，茎上部为蔓生。花较小，直径约 1 cm，初开时为黄绿色，后渐变为黑紫色。

【性味功效】苦、咸，寒。清热凉血，利尿通淋，解毒疗疮。

【古方选录】《普济方·卷二三八》引《指南方》（即《史载之方》）白薇汤：白薇三两，紫苏三两，当归二两。用法：上为粗末。每服五钱，水二盏，煎一盏，去滓服。主治：血厥。

【用法用量】内服：煎汤，5～10 g；或入丸、散。

【使用注意】脾胃虚寒、食少便溏者慎用。

【现代研究】含甾体皂苷、白薇素、挥发油类、强心苷、微量元素等。有退热、抗炎、增强心肌收缩力、减慢心率、抑制肺炎双球菌、祛痰、平喘、利尿等作用。

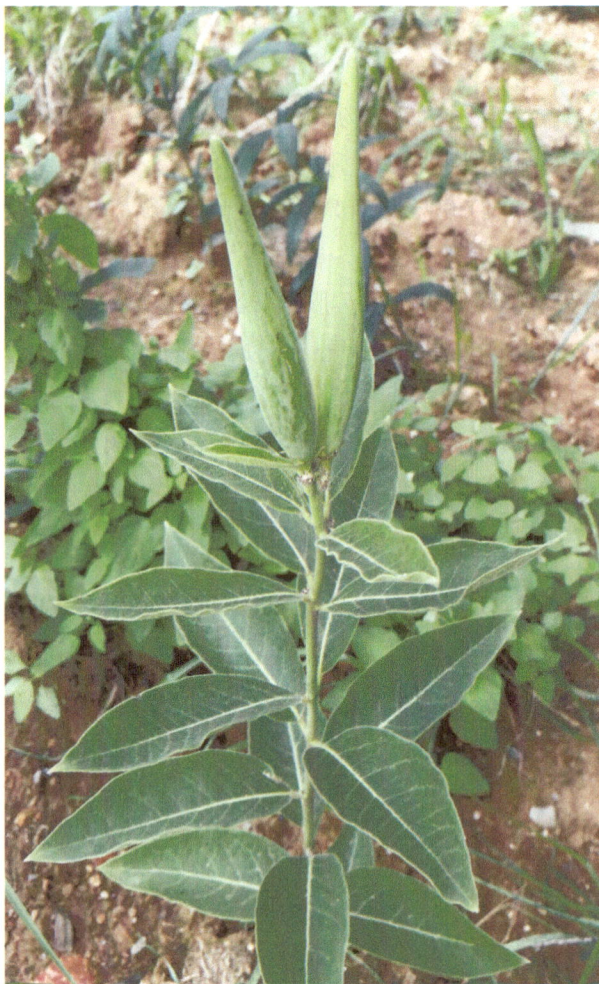

42 前 胡

【古籍原文】气微寒，味苦，无毒。

《本草》云：主痰满，胸胁中痞，心腹结气，风头痛。去痰实，下气，治伤寒寒热，推陈致新，明目益精。半夏为使，恶皂荚，畏藜芦。

【药物来源】为伞形科植物前胡 Peucedanum praeruptorum Dunn 的干燥根。

【形态特征】多年生草本，高 30～120 cm。根圆锥形。根茎粗壮，残留叶鞘纤维。茎直立，上部分枝。基生叶具长柄，基部有叶鞘。复伞形花序多数，顶生或侧生。果实卵圆形，侧棱呈翅状。

【性味功效】苦、辛，微寒。降气化痰，散风清热。

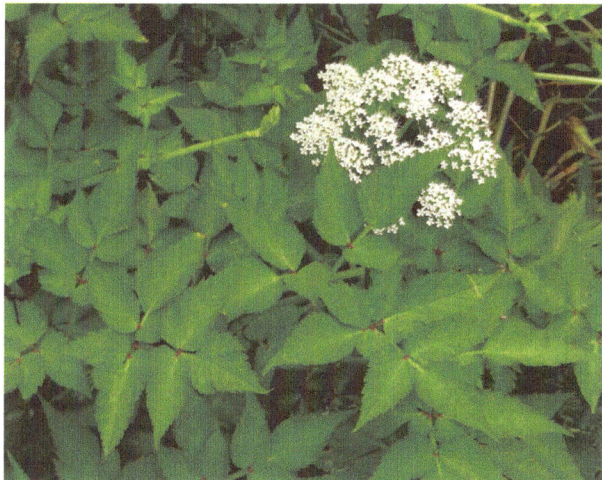

甾醇类等。有祛痰、平喘、镇咳、解热、抗炎、镇痛、抗心律失常、阻滞钙通道、扩张血管、抗血小板凝集等作用。

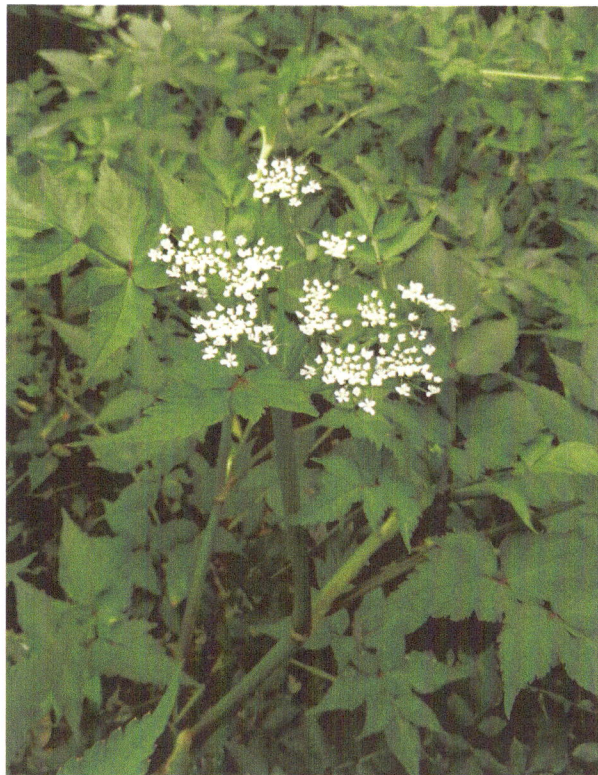

【古方选录】《圣济总录·卷一七六》前胡丸：前胡（去苗）、人参、半夏（汤浸去滑七遍，切，焙）、白术各一两，丁香一分。用法：上为细末，生姜自然汁煮，面糊为丸，如绿豆大。每服五七丸，食后、临卧生姜汤送下。主治：小儿咳逆上气，喘满气促。

【用法用量】内服：煎汤，3～10 g；或入丸、散。

【使用注意】阴虚咳嗽、寒饮咳嗽者慎用。

【现代研究】含香豆素类、挥发油类、萘醌类、苷类、

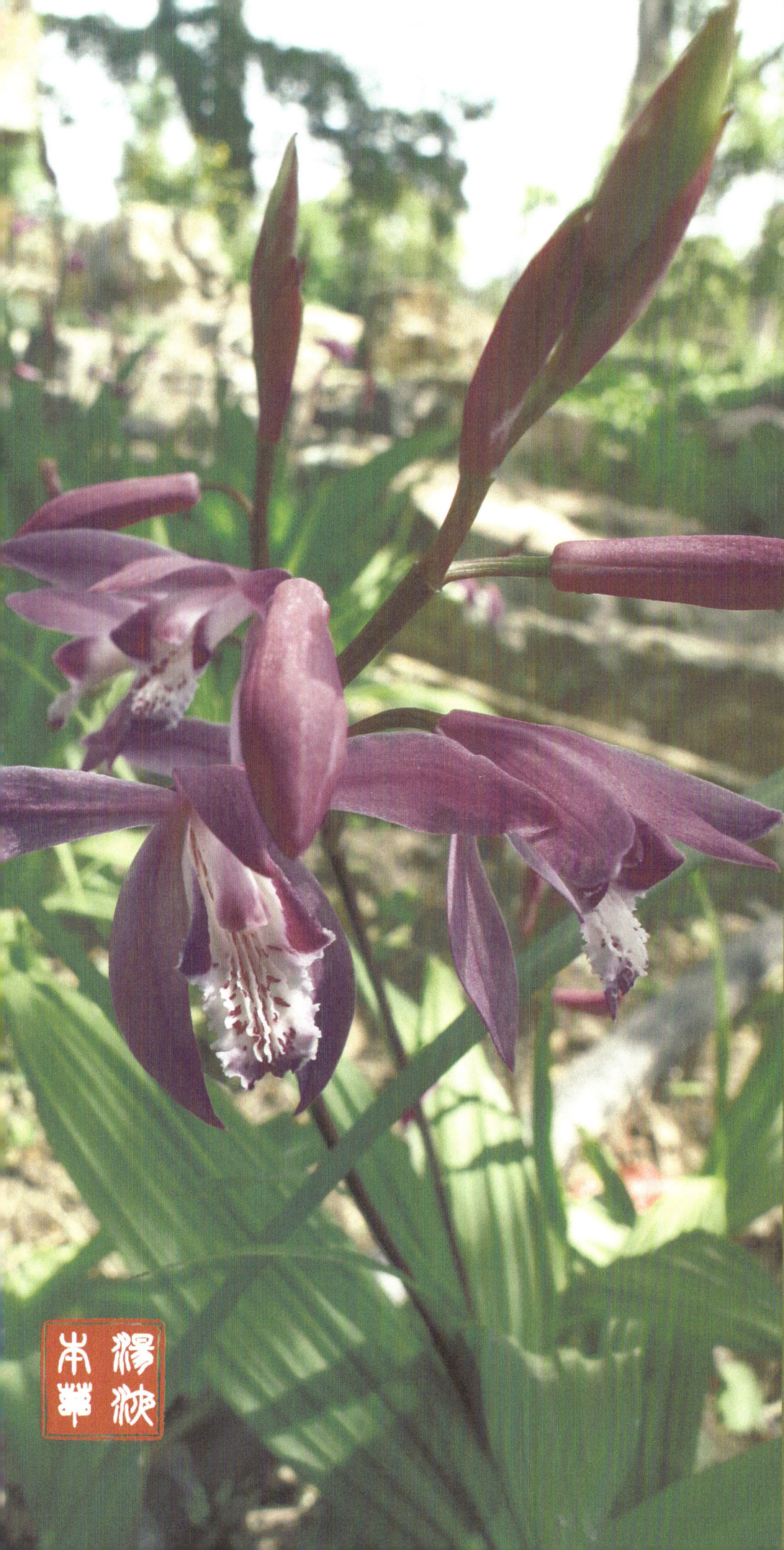

草 部

43 木香（川木香）

【古籍原文】气热，味辛苦，纯阳。味厚于气，阴中阳也，无毒。

《象》云：除肺中滞气。若治中下焦气结滞，须用槟榔为使。

《珍》云：治腹中气不转运，和胃气。

《心》云：散滞气，调诸气。

《本草》云：治邪风，辟毒疫瘟鬼，强志，主淋露，疗气劣，肌中偏寒，主气不足，消毒，瘟[①]疟蛊毒，行药之精。

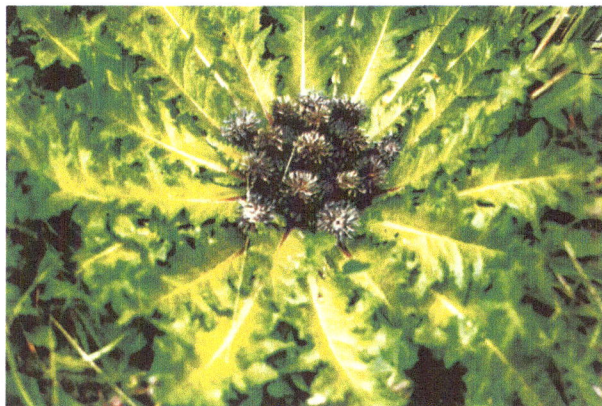

《本经》云[②]：主气劣、气不足，补也；通壅气、导一切气，破也；安胎、健脾胃，补也；除痃癖块，破也。与本条补破不同，何也？易老以为破气之剂，不言补也。

【药物来源】为菊科植物云木香 *Saussurea costus* (Falc.) Lipech. 的干燥根。

【形态特征】多年生草本，高 1.5～2.0 m。主根粗大。茎被稀疏短柔毛。茎生叶有长柄，基部翼状抱茎。头状花序顶生和腋生，常数个集生于花茎顶端。瘦果长锥形，上端有 2 层羽状冠毛。

【性味功效】辛、苦，温。行气止痛，健脾消食。

【古方选录】《圣济总录·卷一七八》木香黄连散：木香、黄连（去须）各半两，诃黎勒十二枚（炮，去核），肉豆蔻二枚（去壳），甘草半两（炙）。用法：上五味，捣罗为散。每服半钱匕，米饮调下。主治：小儿赤白痢，腹内疼痛，烦渴。

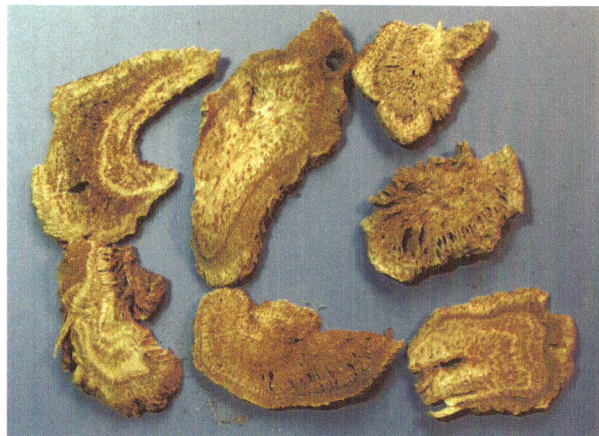

【用法用量】内服：煎汤，3～6 g；或入丸、散。

【使用注意】脏腑燥热、阴虚精亏者忌用。

【现代研究】含萜类、生物碱类、黄酮类、蒽醌类等。有调整胃肠道功能、促进消化液分泌、抗消化性溃疡、促进胆囊收缩、利胆、松弛气管平滑肌、抗炎、利尿、降血压、抑菌、降血糖等作用。

44 知 母

【古籍原文】气寒，味大辛。苦寒，味厚，阴也，降也。苦，阴中微阳，无毒。

入足阳明经，手太阴、肾经本药。

《象》云：泻足阳明经火热，补益肾水膀胱之寒。去皮用。

《心》云：泻肾中火，苦寒，凉心去热。

《珍》云：凉肾，肾经本药。上颈行经，皆须用酒炒。

《本草》云：主消渴热中，除邪气，肢体浮肿，下

---

① 瘟，《证类本草·卷六》作"温"，以供参考。
② 经核对，此条非《本经》原文。

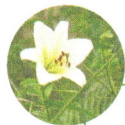

水,补不足,益气,疗伤寒,久疟烦热,胁下邪气,膈中恶,及风汗内疸。多服令人泄。

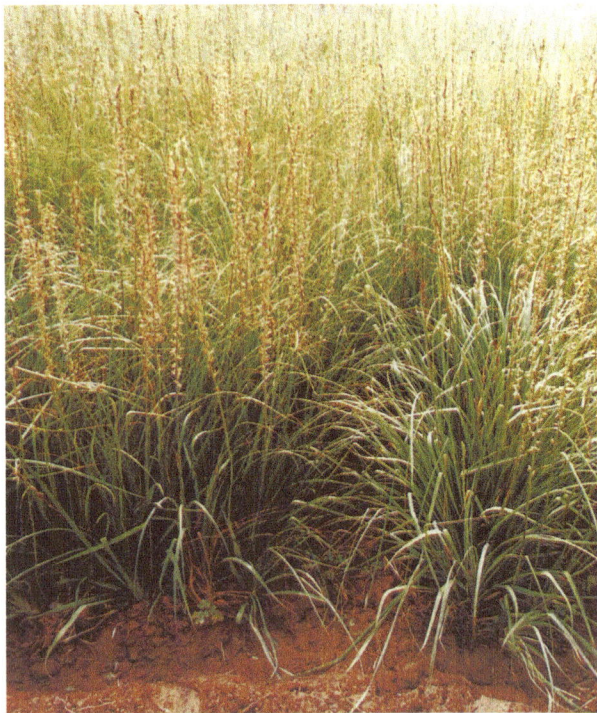

东垣云:入足阳明、手太阴,味苦,寒润。治有汗骨蒸,肾经气劳,泻心。仲景用此为白虎汤,治不得眠者,烦躁也。烦者,肺也;躁者,肾也。以石膏为君主,佐以知母之苦寒,以清肾之源。缓以甘草、粳米之甘,而使不速下也。《经》云:胸中有寒者,瓜蒂散吐之。又云:表热里寒者,白虎汤主之。瓜蒂、知母味皆苦寒,而治胸中寒及里寒,何也?答曰:成无己注云,即伤寒寒邪之毒为热病也。读者要逆识之,如《论语》言:乱臣十人,书言唯以乱民,其能而乱四方。乱,皆治也,乃治乱者也,故云乱民,乱四方也。仲景所言"寒"之一字,举其初而言之,热病在其矣。若以"寒"为寒冷之寒,无复用苦寒之剂。兼言白虎证"脉尺寸俱长",则热可知矣。

【药物来源】为百合科植物知母 Anemarrhena asphodeloides Bunge 的干燥根茎。

【形态特征】多年生草本。根茎横生,粗壮,密被许多黄褐色纤维状残叶基,下生多数粗而长的须根。叶基生,丛出,叶向先端渐尖。花葶比叶长,总状花序。蒴果卵圆形,具三棱,顶端有短喙。

【性味功效】苦、甘,寒。清热泻火,滋阴润燥。

【古方选录】《备急千金要方·卷三》知母汤:知母三

两,芍药、黄芩各二两。桂心、甘草各一两(一方有生地黄,无桂心)。用法:上㕮咀。以水五升,煮取二升半,分三服。功用:清热除烦。主治:产后乍寒乍热,通身温壮,胸心烦闷。

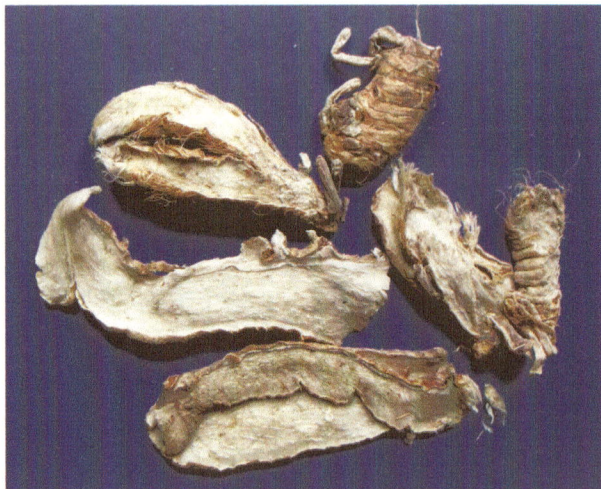

【用法用量】内服:煎汤,6~12 g;或入丸、散。

【使用注意】脾胃虚寒、大便溏泻者忌用。

【现代研究】含皂苷类、双苯吡酮类、生物碱类、氨基酸类、挥发油类等。有抗病原微生物、降血糖、抗血小板凝集、改善阿尔茨海默病、抗肿瘤、抗炎、解热等作用。

45 贝母(浙贝母、象贝、大贝)

【古籍原文】气平,微寒,味辛苦,无毒。

《本草》云:主伤寒烦热,淋沥,邪气,疝瘕,喉痹,乳难,金疮,风痉。疗腹中结实,心下满,洗洗恶风寒,目眩项直,咳嗽上气。止烦渴,出汗,安五脏,利骨髓。

仲景:寒实结胸,外无热证者,三物小陷胸汤主之,白散亦可。以其内有贝母也。别说,贝母能散胸中郁结之气,殊有功。

《本草》又云:厚朴、白薇为之使,恶桃花,畏秦艽、矾石、莽草,反乌头。

海藏祖方,下乳三母散:牡蛎、知母、贝母三物为细末,猪蹄汤调下。

【药物来源】为百合科植物浙贝母 Fritillaria thunbergii Miq. 的干燥鳞茎。

加薄荷末少许、冰片少许,贮瓷瓶内。临用吹患处。任其呕出痰涎,数次即愈。主治:咽喉十八症。

【用法用量】内服:煎汤,5～10 g;或入丸、散。

【使用注意】寒痰、湿痰者及脾胃虚寒者慎用。不宜与川乌、制川乌、草乌、制草乌、附子同用。

【现代研究】含贝母素甲、贝母素乙等生物碱类,萜类,皂苷类,甾体,脂肪酸,嘌呤,嘧啶等。有扩张支气管平滑肌、镇咳、镇痛、镇静、兴奋子宫平滑肌、降血压、抗炎、抑菌等作用。

46 黄 芩

【古籍原文】气寒,味微苦。苦而甘,微寒,味薄气厚,阳中阴也。阴中微阳,大寒,无毒。

入手太阴经之剂。

《象》云:治肺中湿热,疗上热,目中赤肿,瘀肉盛①,必用之药。泄肺受火邪上逆于膈上。补膀胱之寒不足,乃滋其化源也。

《心》云:泻肺中之火。

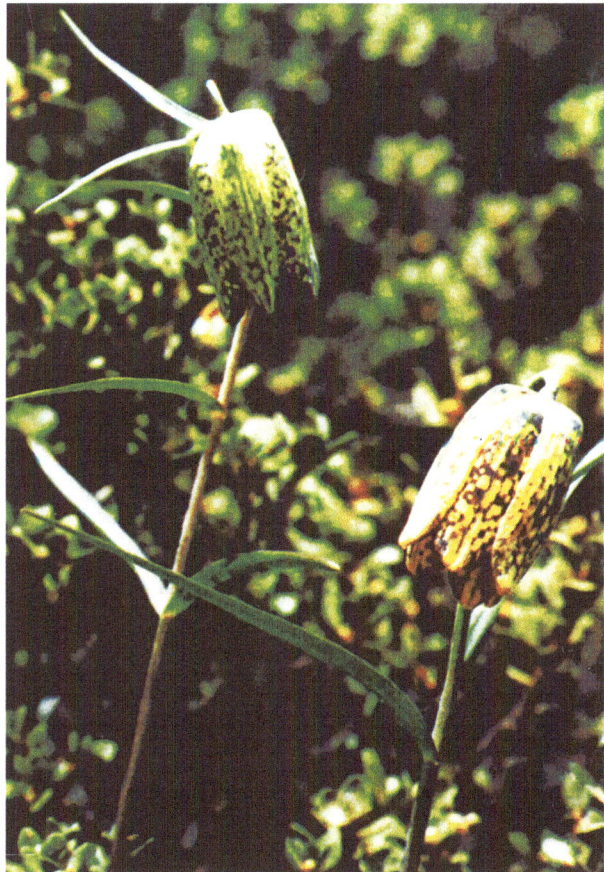

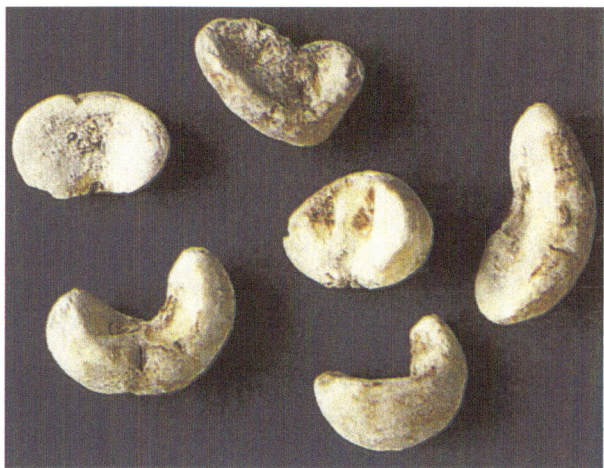

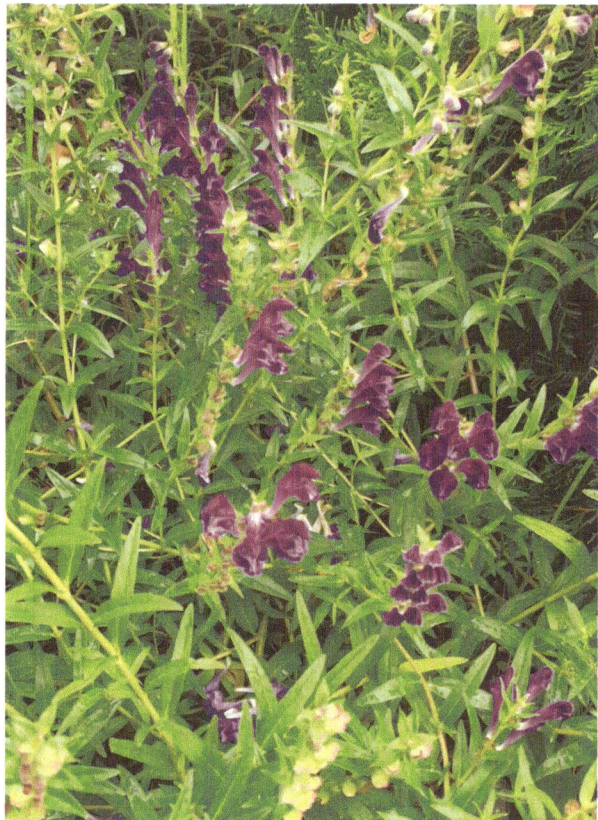

【形态特征】多年生草本,高50～80 cm。鳞茎扁球形,直径1.5～6.0 cm,有2～3枚肉质鳞片。茎单一,直立。茎下部叶对生,中上部叶轮生。花单生于茎顶或叶腋,钟形,俯垂。果卵圆形,6棱,有翅。

【性味功效】苦,寒。清热化痰止咳,解毒散结消痈。

【古方选录】《经验广集·卷二》吹喉散:大黑枣一个(去核,装入下药),五倍子一个(去虫,研),象贝一个(去心,研)。用法:用泥裹,煨存性,共研极细末,

① 瘀肉盛,疑为"瘀血壅盛"(据《医学启源·药类法象》)。

洁古云:利胸中气,消膈上痰。性苦寒,下痢脓血稠黏,腹疼后重,身热,久不可者。与芍药、甘草同用。

《珍》云:除阳有余,凉心去热,通寒格。阴中微阳,酒炒上行,主上部积血,非此不能除。肺苦气上逆,急食苦以泄之。

《本草》云:主诸热黄疸,肠澼泄痢,逐水,下血闭,恶疮疽蚀,火伤,疗痰热、胃中热,小腹绞痛。消谷,利小肠,女子血闭,淋露下血,小儿腹痛。

东垣云:味苦而薄,中枯而飘,故能泻肺火而解肌热,手太阴剂也。细实而中不空者,治下部妙。

陶隐居云:色深坚实者好,又治奔豚脐下热痛。飘与实高下之分,与枳实、枳壳同例。黄芩,其子主肠癖①脓血。

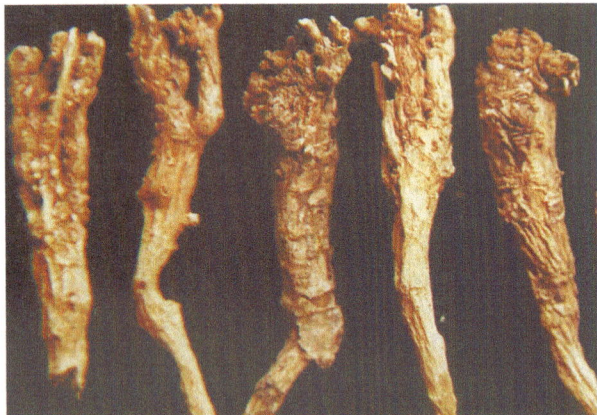

《本草》又云:得厚朴、黄连治腹痛,得五味子、牡蒙、牡蛎令人有子,得黄芪、白蔹、赤小豆疗鼠瘘。山茱萸、龙骨为之使,恶葱实,畏丹砂、牡丹、藜芦。

张仲景治伤寒心下痞满,泻心汤四方皆用黄芩,以其去诸热,利小肠故也。又,太阳病下之利不止,有葛根黄芩黄连汤。亦主妊娠,安胎散内多用黄芩,今医家常用有效者,因著之。《千金方》:巴郡太守奏加减三黄丸,疗男子五劳七伤,消渴、不生肌肉,妇人带下、手足寒热者。久服之,得行及奔马。甚验。

陶隐居云:黄芩,圆者名子芩,仲芩②治杂病方多用之。

【药物来源】为唇形科植物黄芩 Scutellaria baicalensis Georgi 的干燥根。

【形态特征】多年生草本,高 30～80 cm。根茎肥厚,肉质。茎钝四棱。叶交互对生。总状花序顶生或腋生,常于茎顶聚成圆锥花序,花冠紫色、紫红色至蓝

色。小坚果4,黑褐色,具瘤。

【性味功效】苦,寒。清热燥湿,泻火解毒,止血,安胎。

【古方选录】《伤寒论·卷第四》黄芩汤:黄芩三两,芍药二两,甘草二两(炙),大枣一十二枚(擘)。用法:上四味,以水一斗,煮取三升,去滓,温服一升,日二服,夜一服。主治:泄泻或痢疾。身热不恶寒,腹痛,口苦咽干,舌苔黄,脉弦数。

【用法用量】内服:煎汤,3～10 g;或入丸、散。清热多生用,安胎多炒用;清上焦热可酒炙用,止血可炒炭用。子芩偏泻大肠火,清下焦湿热;枯芩偏泻肺火,清上焦热。

【使用注意】苦寒伤胃、脾胃虚寒者不宜使用。

【现代研究】含黄酮类、苷类、萜类、挥发油类、微量元素等。有抗病原微生物、解热、抗炎、抗变态反应、降血压、抗肿瘤、抗氧化、保肝、抗过敏等作用。

47 黄 连

【古籍原文】气寒,味苦。味厚气薄,阴中阳也,升也,无毒。

入手少阴经。

《象》云:泻心火,除脾胃中湿热,治烦③恶心,郁热在中焦,兀兀欲吐,心下痞满必用药也。仲景治九种心下痞,五等泻心汤皆用之。去须用。

《心》云:泻心经之火,眼暴赤肿,及诸疮,须用之。苦寒者主阳有余,苦以除之。安蛔,通寒格,疗下焦虚,坚肾。

《珍》云:酒炒上行,酒浸行上头。

《本草》云:主热气,目痛眦伤泣出,明目。肠澼腹痛下痢,妇人阴中肿痛。五脏冷热,久下泄澼脓血,止消渴大惊,除水利骨,调胃厚肠,益胆,疗口疮。久服令人不忘。

《液》云:入手少阴,苦燥,故入心,火就燥也。然泻心其实泻脾也,为子能令母实,实则泻其子。治

---

① 癖,结合上下文及文义,疑为原作者笔误,宜为"澼"(据《证类本草·卷八》)。
② 仲芩,疑为原作者笔误,应为"仲景"。
③ 烦,疑为"烦躁"(据《医学启源·药类法象》)。

血,防风为上使,黄连为中使,地榆为下使。

海藏祖方,令终身不发斑疮,煎黄连一口,儿生未出声时,灌之,大应;已出声灌之,斑虽发,亦轻。古方以黄连为治痢之最。

《衍义》云:治痢有微血,不可执以黄连。为苦燥剂,虚者多致危困,实者宜用之。

《本草》又云:龙骨、理石、黄芩为之使,恶菊花、芫花、玄参、白鲜皮,畏款冬花。胜乌头,解巴豆毒。

【药物来源】为毛茛科植物黄连 *Coptis chinensis* Franch.、三角叶黄连 *Coptis deltoidea* C. Y. Cheng et Hsiao. 或云南黄连 *Coptis teeta* Wall. 的干燥根茎。

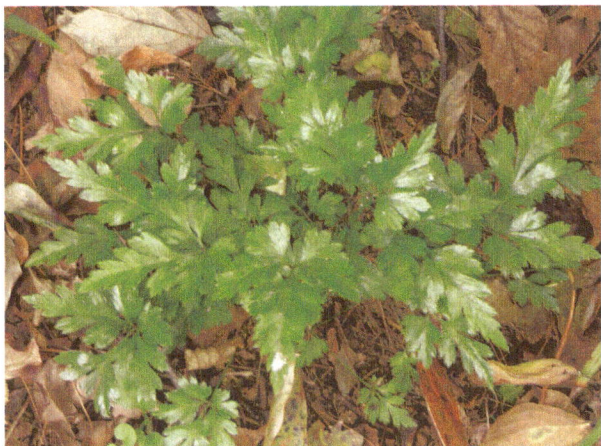

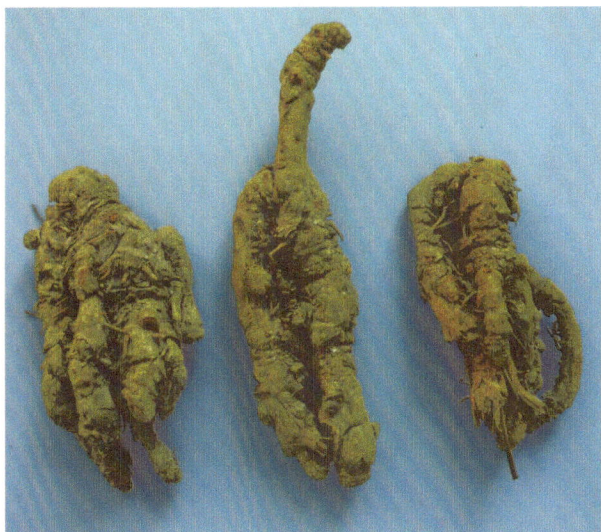

【形态特征】(1)黄连:多年生草本,高 15～25 cm。根茎黄色,常分枝,密生须根。叶基生,有长柄;叶片稍带革质,卵状三角形,三全裂。花茎与叶等长或更长,二歧或多歧聚伞花序。蓇葖果椭圆形。

(2)三角叶黄连:多年生草本。形态与黄连相似,主要特征为根茎不分枝或少分枝;叶片纸质,卵形;种子不育。

(3)云南黄连:多年生草本。形态与黄连近似,主要特征为根茎较少分枝,节间密。

【性味功效】苦,寒。清热燥湿,泻火解毒。

【古方选录】《丹溪心法·卷一》左金丸:黄连六两,吴茱萸一两或半两。用法:上为末,水为丸,或蒸饼为丸。每服五十丸,白汤送下。主治:肝火犯胃,嘈杂吞酸,呕吐胁痛,筋疝痞结,霍乱转筋。

【用法用量】内服:煎汤,2～5 g;或入丸、散。外用:适量,研末调敷;或煎水洗;或浸汁用。

【使用注意】脾胃虚寒者忌用。阴虚津伤者慎用。

【现代研究】含生物碱类、木脂素类、黄酮类、萜类、甾体、酚酸类、香豆素、挥发油类、多糖等。有抗病原微生物、抗细菌毒素、降血糖、抗炎、解热、抗腹泻、抗心肌缺血、抗胃溃疡等作用。

48 大 黄

【古籍原文】气寒。味苦,大寒。味极厚,阴也,降也,无毒。

入手、足阳明经,酒浸入太阳经,酒洗入阳明经,余经不用酒。

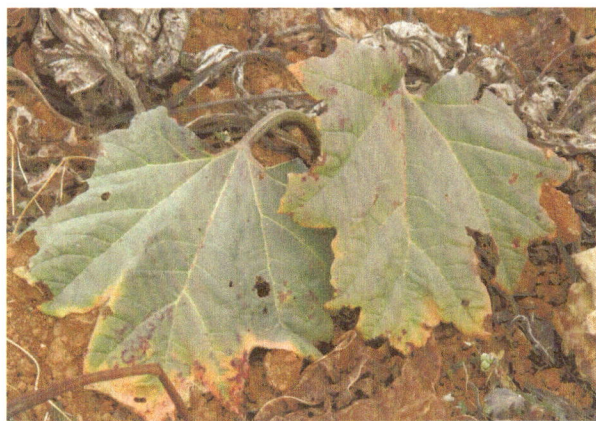

《象》云:性走而不守,泻诸实热不通,下大便,涤荡肠胃间热,专治不大便。

《心》云:涤荡实热。

《珍》云:热淫于内,以苦泄之。酒浸入太阳经,酒洗入阳明经,余经不用酒。

《本草》云:主下瘀血,血闭寒热,破症瘕积聚,留饮宿食,荡涤肠胃,推陈致新,通利水谷,调中化食,安和五脏。平胃下气,除痰实、肠间结热,心腹胀满,女子寒血闭,胀,小腹痛,诸老血留结。

《液》云:味苦寒,阴中之阴药。泄漏,推陈致新,去陈垢而安五脏,谓如戡定祸乱以致太平无异,所以有将军之名。入手、足阳明,以酒引之,上至高巅;以舟楫载之,胸中可浮。以苦泄之,性峻至于下。以酒将之,可行至高之分,若物在巅,人迹不及,必射以取之也。故太阳阳明、正阳阳明承气汤中俱用酒浸,惟少阳阳明为下经,故小承气汤中不用酒浸也。杂方有生用者,有面裹蒸熟者,其制不等。

《衍义》云:损益前书已具。仲景治心气不足,吐血衄血,泻心汤用大黄、黄芩、黄连。或曰:心气既不足矣,而不用补心汤,更用泻心汤,何也?答曰:若心气独不足,则须当不吐衄也,此乃邪热因心气不足而客之,故令吐衄。以苦泄其热,就以苦补其心,盖一举而两得之,有是证者,用之无不效,惟在量其虚实而已。

《本草》又云:恶干漆。

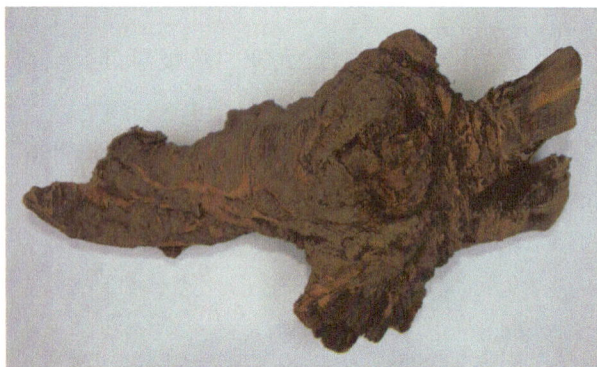

【药物来源】为蓼科植物掌叶大黄 *Rheum palmatum* L.、鸡爪大黄 *Rheum tanguticum* Maxim. ex Regel 或药用大黄 *Rheum officinale* Baill. 的干燥根和根茎。

【形态特征】(1)掌叶大黄:多年生粗壮草本,高达2 m。根及根茎粗壮,木质。茎直立中空。叶长、宽近相等,掌状半五裂,叶上具乳突状毛。大型圆锥花序,花紫红色。瘦果矩卵圆形,两端下凹。

(2)鸡爪大黄:高大草本,高1.5～2.0 m。本种与掌叶大黄相似,区别点为茎生叶掌状五深裂,裂片再三回羽状深裂,小裂片窄长披针形;花序分枝紧密,向上直立,紧贴于茎。

(3)药用大黄:高大草本,高1.5～2.0 m。与掌叶大黄相似,区别点为基生叶大型,叶片近圆形,掌状浅裂,裂片大锯齿状三角形;花淡黄绿色到黄白色。

【性味功效】苦,寒。泻下攻积,清热泻火,凉血解毒,逐瘀通经,利湿退黄。

【古方选录】《圣济总录·卷一四四》大黄散:大黄半两(锉,炒),当归半两(切,焙),芎藭(即川芎)半两(锉)。用法:上为散。每服二钱匕,空心、日午、临卧温酒调下。功用:逐瘀疗伤,行气止痛。主治:打扑内伤,瘀血在腹。

【用法用量】内服:煎汤,3～15 g;或入丸、散。煎汤用于泻下,不宜久煎。逐瘀通经宜酒制。外用:适量,研末敷于患处。

【使用注意】孕妇及月经期、哺乳期妇女慎用。本品苦寒伤胃,脾胃虚寒者慎用。

【现代研究】含大黄素、大黄酸、大黄酚等蒽醌类,蒽酮类,有机酸,二苯乙烯类,鞣质类,多糖类等。有泻下、抑菌、抗炎、抗肿瘤、利胆、保肝、利尿、抗凝血、清除氧自由基等作用。

49 连 翘

【古籍原文】气平,味苦。苦,微寒,气味俱轻,阴中阳也,无毒。

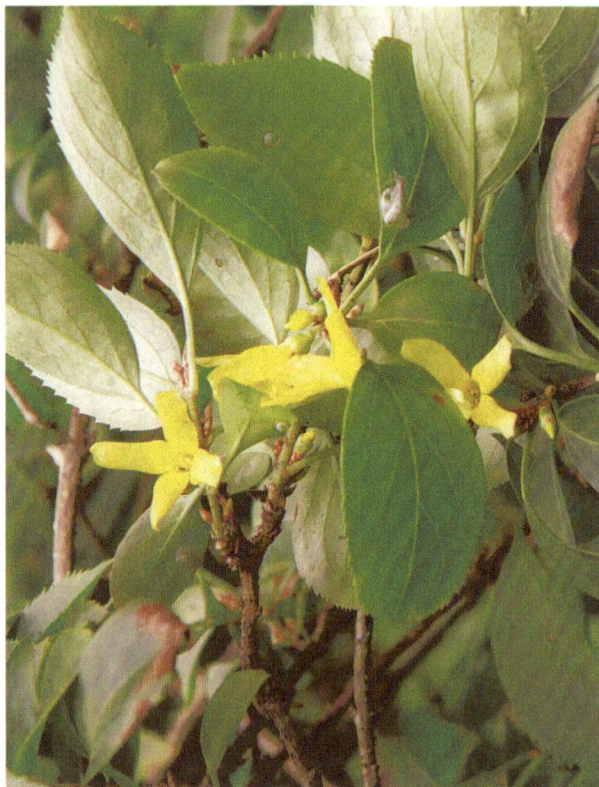

手、足少阳经、阳明经药。

《象》云:治寒热瘰疬,诸恶疮肿,除心中客热,去胃虫,通五淋。

《心》云:泻心经客热,诸家须用,疮家圣药也。

《珍》云:诸经客热,非此不能除。

《本草》云:主寒热鼠瘘,瘰疬,痈肿瘿瘤,结热蛊毒,去寸白虫。

《液》云:手、足少阳。治疮、疡、瘤、气瘿起、结核,有神。与柴胡同功,但分气血之异耳。与鼠粘子同用,治疮疡别有神功。

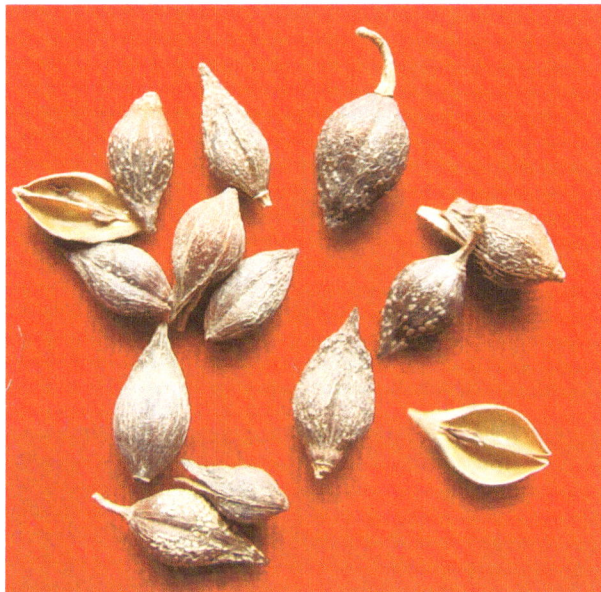

【药物来源】为木犀科植物连翘 *Forsythia suspensa* (Thunb.) Vahl 的干燥果实。

【形态特征】落叶灌木,高 2～4 m。枝略呈四棱形,疏生皮孔,节间中空,节部具实心髓。单叶,或三裂至三出复叶,无毛。花单生,或 2 朵至数朵着生于叶腋,先于叶开放。蒴果,先端有短喙。

【性味功效】苦,微寒。清热解毒,消肿散结,疏散风热。

【古方选录】《类证活人书·卷二十》连翘饮:连翘、防风、甘草(炙)、山栀子各等份。用法:上为末。每服二钱,水一中盏,煎七分,去滓温服。功用:疏风清热。主治:小儿伤寒、疮疡等一切热证。

【用法用量】内服:煎汤,6～15 g;或入丸、散。

【使用注意】本品苦寒,凡脾胃虚寒、疮疡非热毒盛者不宜使用。

【现代研究】含连翘酯苷 A 等苯乙醇苷类、连翘苷等

木脂素类、五环三萜类、挥发油类、黄酮类等。有抑菌、抗炎、抗病毒、抗肿瘤、止呕、抗肝损伤、抗氧化、解热、镇痛等作用。

50 连轺(连翘根)

【古籍原文】气寒,味苦。

《本经》不见所注,但仲景古方所注云,即连翘之根也。方言熬者,即今之炒也。

【药物来源】为木犀科植物连翘 *Forsythia suspensa* (Thunb.) Vahl 的根。

【形态特征】落叶灌木,高 2～4 m。小枝略呈四棱形,疏生皮孔,节间中空,节部具实心髓。单叶对生,三裂至三出复叶。花先叶开放,腋生,花冠黄色。蒴果狭卵形略扁,先端有短喙。

【性味功效】苦,微寒。清热解毒,退黄。

【古方选录】《伤寒论·卷第五》麻黄连轺赤小豆汤:麻黄二两(去节),连轺(连翘根)二两,杏仁四十个(去皮、尖),赤小豆一升,大枣十二枚(擘),生梓白皮一升(切),生姜二两(切),甘草二两(炙)。用法:以水一斗,先煮麻黄,再沸,去上沫,纳诸药,煮取三升,去滓,分温三服,半日服尽。主治:伤寒瘀热在里,身必黄。阳黄兼表证。发热恶寒,无汗身痒,周身黄染如橘色,脉浮滑。

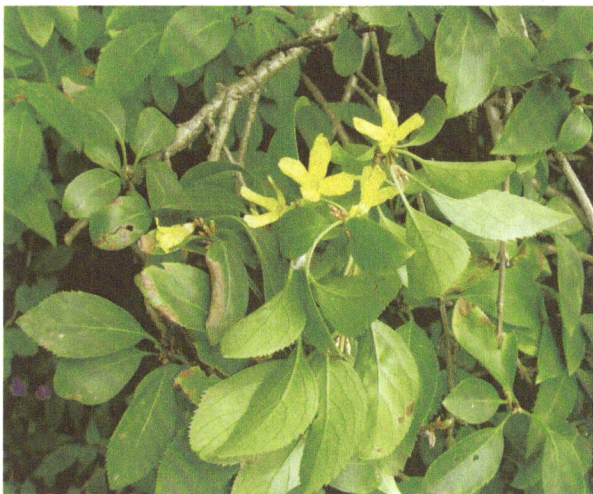

【用法用量】内服:煎汤,15～30 g;或入丸、散。

【使用注意】本品苦寒,凡脾胃虚寒、疮疡非热毒盛者不宜使用。

【现代研究】连轺为连翘之根,今已少用。古方中用

连轺者自唐代以来多用连翘代替。连轺中连翘酯苷等苯乙醇苷类含量很低,连翘苷等木脂素类含量相对较高,与连翘有一定差异。连轺有抑菌、抗氧化等作用,其中抑菌作用较连翘弱,而抗氧化作用与连翘相当。现代研究表明,连轺与连翘各有特点,其功效有待进一步发现。

51 人 参

【古籍原文】气温,味甘。甘而微苦,微寒,气味俱轻,阳也。阳中微阴,无毒。

《象》云:治脾肺阳气不足,及能补肺。气促,短气、少气。补而缓中,泻脾肺胃中火邪,善治短气。非升麻为引用,不能补上升之气,升麻一分、人参三分,为相得也。若补下焦元气,泻肾中火邪,茯苓为之使。

《心》云:补气不足而泻肺火,甘温而补阳利气。脉不足者,是亡血也,人参补之。益脾与干姜同用,补气,里虚则腹痛,此药补之,是补不足也。

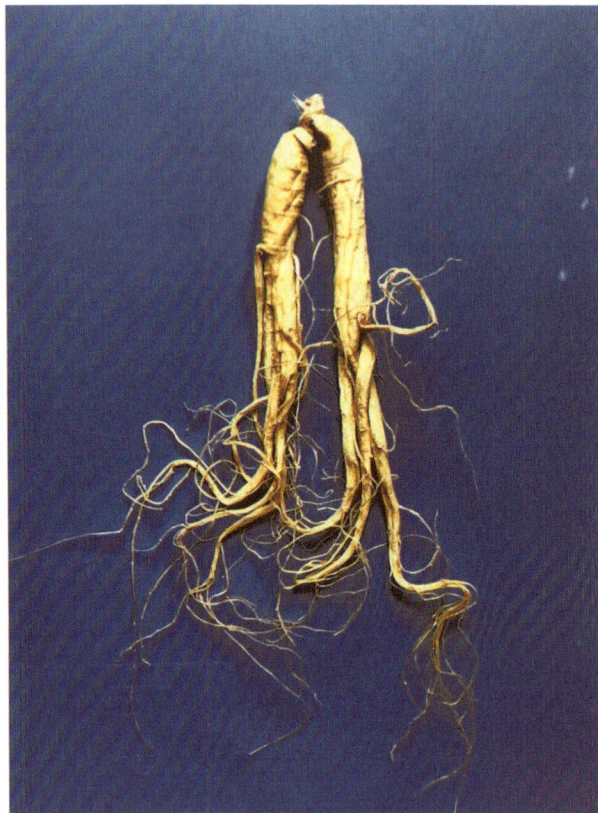

《珍》云:补胃,喘嗽勿用,短气用之。

《本草》云:主补五脏,安精神,定魂魄,止惊悸,除邪气,明目,开心益智。疗肠胃中冷,心腹鼓痛,胸胁逆满,霍乱吐逆,调中,止消渴,通血脉,破坚积,令人不忘。

《液》云:味既甘温,调中益气,即补肺之阳、泄肺之阴也。若便言补肺,而不论阴阳寒热何气不足,则误矣。若肺受寒邪,宜此补之,肺受火邪不宜用也。肺为天之地,即手太阴也,为清肃之脏,贵凉而不贵热,其象可知。若伤热则宜沙参。沙参味苦甘微寒,无毒,主血积惊气,除寒热,补中益肺气,疗胃痹心腹痛,结热邪气,头痛,皮间邪热。安五脏,补中。人参补五脏之阳也,沙参苦微寒,补五脏之阴也。安得不异。

易老云:用沙参代人参,取其味甘可也。

葛洪云:沙参主卒得诸疝,小腹及阴中相引痛如绞,自汗出欲死。细末,酒调服方寸匕,立瘥。

《日华子》云:治恶疮疥癣及身痒,排脓,消肿毒。

海藏云:今易老取沙参代人参,取其甘也。若微苦则补阴,甘者则补阳,虽云补五脏,亦须各用本脏药相佐使,随所引而相辅一脏也,不可不知。

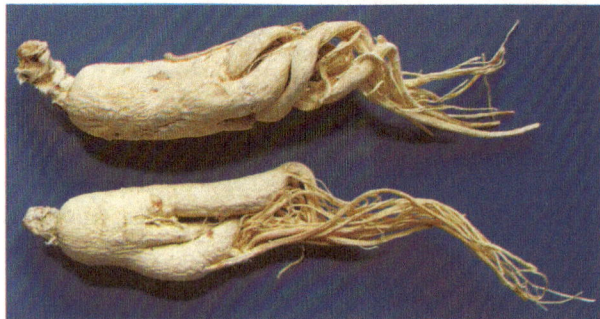

【药物来源】为五加科植物人参 *Panax ginseng* C. A. Mey. 的根和根茎。

【形态特征】多年生宿根草本,高 30 ~ 60 cm。根状茎(芦头)短。主根肥大,纺锤状或圆柱形,稍有分枝。地上茎单生。叶轮生于茎端,掌状复叶。伞形花序单个顶生叶丛中。浆果,扁球形。

【性味功效】甘、微苦,微温。大补元气,复脉固脱,补脾益肺,生津养血,安神益智。

【古方选录】《医方类聚·卷一五〇》引《严氏济生续方》参附汤:人参半两,附子一两(炮,去皮、脐)。用法:上药㕮咀,分作三服。水二盏,加生姜十片,煎至八分,去滓,食前温服。功用:回阳,益气,救脱。主治:元气大亏,阳气暴脱证。汗出厥逆,喘促脉微。

【用法用量】内服:煎汤,3~9 g,宜文火另煎兑服;或入丸、散,切片开水泡服;或研粉吞服,一次2 g,一日2次。挽救虚脱可用10~30 g。

【使用注意】不宜与藜芦、五灵脂同用。实证、热证、湿热内盛正气不虚者忌用。不宜与茶同服。

【现代研究】含皂苷类、多糖类、倍半萜类、甾醇类、挥发油类等。有增强记忆力、增强免疫力、抗肿瘤、降血糖、抑菌、减少肝损伤、抗衰老、抗过敏性休克、强心等作用。

52 沙参(南沙参)

【古籍原文】味苦甘,微寒,无毒。

治证附前"人参"条下。

【药物来源】为桔梗科植物轮叶沙参 *Adenophora tetraphylla* (Thunb.) Fisch. 或沙参 *Adenophora stricta* Miq. 的干燥根。

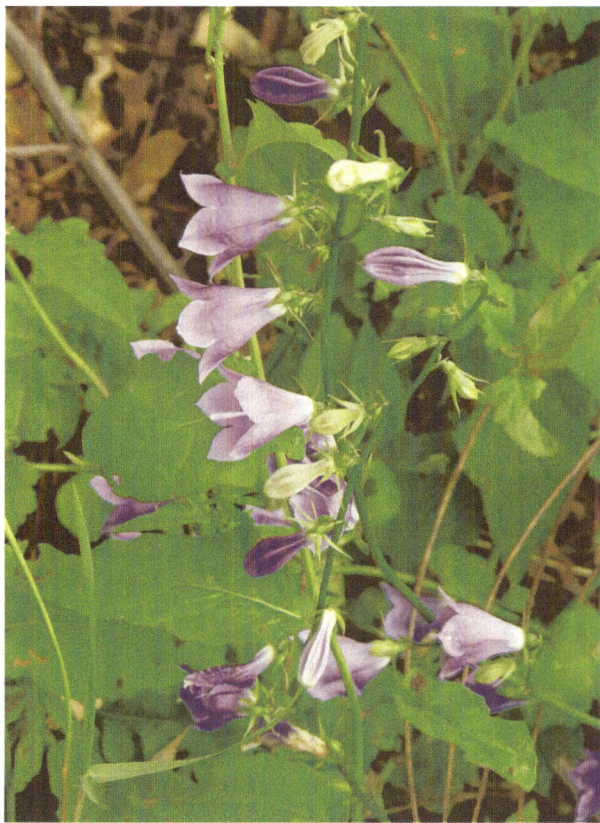

【形态特征】(1)轮叶沙参:多年生草本。茎高大,高可达1.5 m。叶片卵圆形至条状披针形。花序狭圆锥状,聚伞花序轮生,生数朵花或单花。蒴果球状圆锥形或卵圆状圆锥形。种子黄棕色,矩圆状圆锥形。

(2)沙参:多年生草本。茎高40~80 cm,不分枝。基生叶心形,大而具长柄;茎生叶无柄。花序常不分枝而成假总状花序。蒴果椭圆状球形。种子棕黄色,稍扁,有1棱。

【性味功效】甘,微寒。养阴清肺,益胃生津,化痰,益气。

【古方选录】《圣济总录·卷九十四》沙参丸:沙参二两,昆布(洗去咸、焙)、茴香子(炒)各半两。用法:上为末,酒煮糊为丸,如梧桐子大。每服二十丸,空心、食前以温酒送下。主治:疝气。

【用法用量】内服:煎汤,9~15 g;或入丸、散。

【使用注意】不宜与藜芦同用。

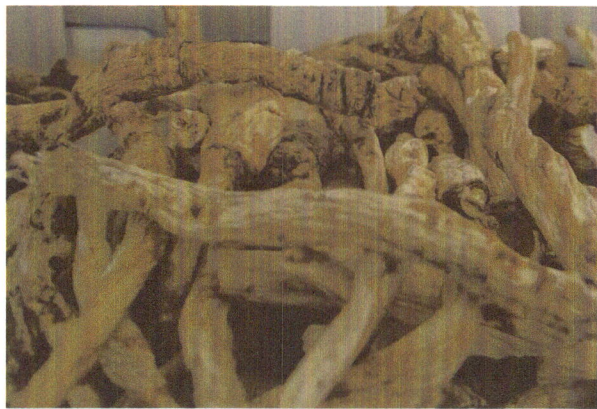

【现代研究】含多糖类、萜类、酚酸类、香豆素、黄酮类、甾醇类、挥发油类等。有镇咳、祛痰、抗氧化、抗衰老、调节免疫功能、抗辐射、抗胃溃疡等作用。

53 半夏

【古籍原文】气微寒,味辛平。苦而辛,辛厚苦轻,阳中阴也。生微寒,熟温,有毒。

入足阳明经、太阴经、少阳经。

《象》云:治寒痰,及形寒饮冷伤肺而咳。大和胃气,除胃寒,进食。治太阴痰厥头痛,非此不能除。

《心》云:能胜脾胃之湿,所以化痰。渴者禁用。

《珍》云:消胸中痞,去膈上痰。

《本草》云:主伤寒寒热,心下坚,下气,咽喉肿痛,头眩,胸胀,咳逆肠鸣。止汗。消心腹胸膈痰热满结,咳嗽上气,心下急痛坚痞,时气呕逆,消痈肿,堕胎,疗痿黄,悦泽面目。生令人吐,热①令人下,用之汤洗去滑令尽。用生姜等分制用,能消痰涎,开胃健脾。射干为之使,恶皂荚,畏雄黄、生姜、干姜、秦皮、龟甲,反乌头。

《药性论》云:半夏使,忌羊血、海藻、饴糖。柴胡为之使。俗用为肺药,非也。止吐为足阳明,除痰为足太阴,小柴胡中虽为止呕,亦助柴胡能止恶寒,是又为足少阳也;又助黄芩能去热,是又为足阳明也。往来寒热在表里之中,故用此有各半之意,本以治伤寒之寒热,所以名半夏。《经》云:肾主五液,化为五湿,自入为唾,入肝为泣,入心为汗,入脾为痰,入肺为涕。有涎曰嗽,无涎曰咳,痰者因咳而动脾之湿也。半夏能泄痰之标,不能泄痰之本,泄本者,泄肾也。咳无形,痰有形,无形则润,有形则燥,所以为流湿润燥也。

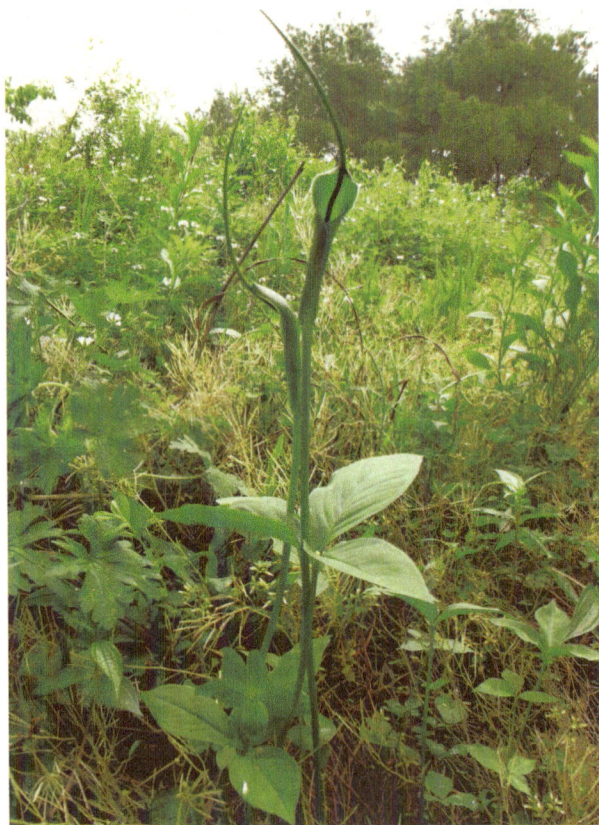

【药物来源】为天南星科植物半夏 *Pinellia ternata* (Thunb.) Breit. 的块茎。

【形态特征】多年生草本,高 15 ~ 30 cm。块茎近球形,具须根。叶出自块茎顶端,在叶柄下部内侧生白色珠芽。肉穗花序顶生,花序梗较叶柄长;佛焰苞绿色,管部狭圆柱形。浆果卵状椭圆形。

【性味功效】辛,温;有毒。燥湿化痰,降逆止呕,消痞散结。

【古方选录】《太平惠民和剂局方·卷四》二陈汤:半夏(汤洗七次)、橘红各五两,白茯苓三两,甘草一两半(炙)。用法:上为㕮咀。每服四钱,用水一钱,生姜七片,乌梅一个,同煎六分,去滓,热服,不拘时候。主治:痰饮为患,或呕吐恶心,或头眩心悸,或中脘不快,或发为寒热,或因食生冷,脾胃不和。

【用法用量】内服:煎汤,3 ~ 9 g,宜炮制后使用;或入丸、散。外用:适量,鲜品磨汁涂;或干品研末,以酒或蛋清调敷患处。

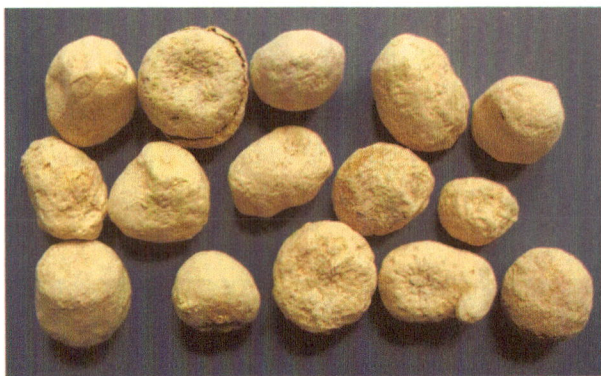

【使用注意】不宜与川乌、制川乌、草乌、制草乌、附子等同用。生品内服宜慎。本品辛温燥烈,故阴虚燥咳、血证、热痰、燥痰者慎用。妇女妊娠期慎用。

【现代研究】含生物碱、挥发油类、β-谷甾醇、微量元素、葡萄糖苷、多糖、脂肪酸、半夏淀粉等。有镇咳、祛痰、止呕、催眠、抗惊厥、抗心律失常、降血脂、抑菌、抗炎、抗肿瘤等作用。

54 五味子

【古籍原文】气温,味酸,阴中阳。酸而微苦,味厚气轻,阴中微阳,无毒。

入手太阴经,入足少阴经。

《象》云:大益五脏。

孙真人云:五月常服五味子,以补五脏气,遇夏月季夏之间,困乏无力,无气以动,与黄芪、人参、麦门冬,少加黄柏煎汤服,使人精神顿加,两足筋力涌

---

① 热,《证类本草·卷十》作"熟",以供参考。

出。生用。

《珍》云:治咳嗽。

《心》云:收肺气,补气不足,升也。酸以收逆气,肺寒气逆,则以此药与干姜同用治之。

《本草》云:主咳逆上气,劳伤羸瘦,补不足,益气强阴益精,养五脏,除热。

《日华子》云:明目,暖水脏,治风,下气消食。霍乱转筋,痃癖,奔豚冷气。消水肿,反胃,心腹气胀。止渴,除烦热,解酒毒,壮筋骨。五味皮甘肉酸,核中辛苦,都有咸味,故名五味子。仲景八味丸用此为肾气丸,述类象形也。

孙真人云:六月常服五味子,以益肺金之气,在上则滋源,在下则补肾,故入手太阴、足少阴也。

【药物来源】为木兰科植物五味子 Schisandra chinensis (Turcz.) Baill. 的干燥成熟果实。习称"北五味子"。

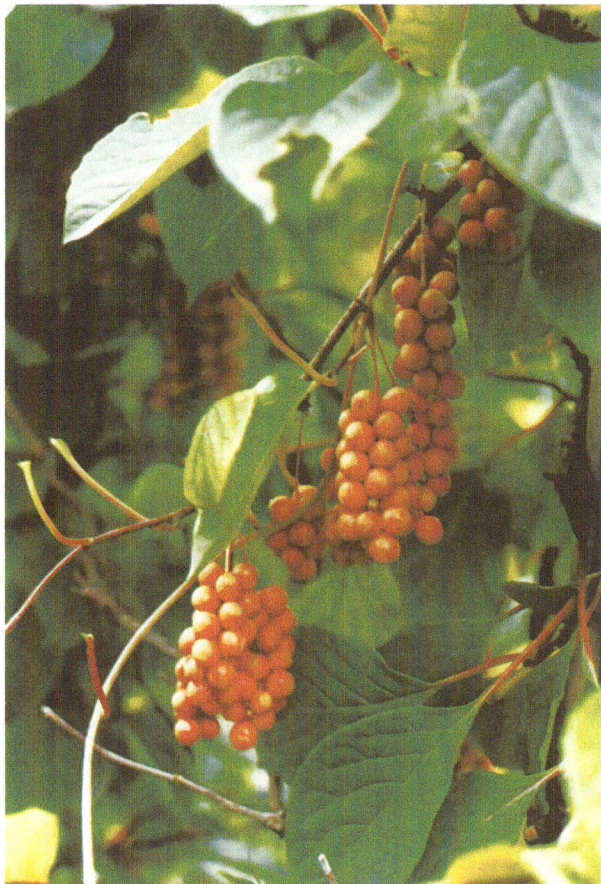

【形态特征】落叶木质藤本,长达 8 m。茎皮灰褐色,皮孔明显。叶互生,膜质,有芳香。花多为单性,雌雄异株,单生或丛生叶腋,花授粉后花托伸长为穗状。小浆果球形,成熟时呈深红色。

【性味功效】酸、甘,温。收敛固涩,益气生津,补肾宁心。

【古方选录】《普济方·卷一七八》引《郑氏家传浊渴方》五味饮:五味子(糯米炒)、白茯苓(去皮,用天花粉煮)各半两,沉香二钱(不见火)。用法:上咬咀,加糯禾根,水煎服。主治:劳伤肾经。肾水不足,心火自用,口舌焦干,多渴面赤,羸瘦。

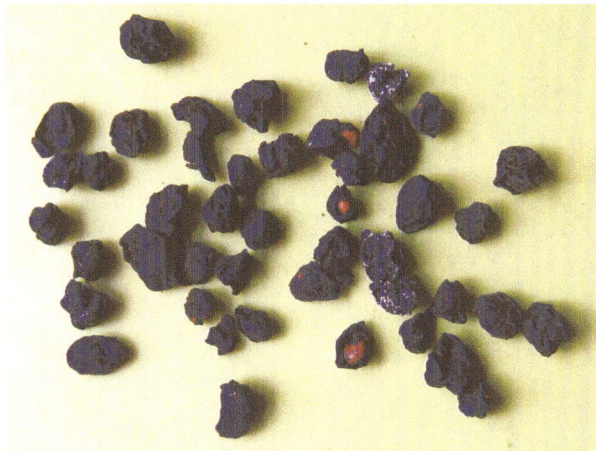

【用法用量】内服:煎汤,2～6 g;或入丸、散。

【使用注意】外有表邪,内有实热,咳嗽、麻疹初起等患者,均不宜使用。

【现代研究】含挥发油类、总木脂素、多糖、氨基酸、微量元素等。有保护心肌、镇静、抗抑郁、降血压、增强免疫力、抗肝损伤、抑菌、抗氧化、抗肿瘤、抗人类免疫缺陷病毒(human immuno-deficiency virus,HIV,又称"艾滋病毒")等作用。

55 甘 遂

【古籍原文】气大寒,味苦甘。甘,纯阳,有毒。

《本草》云:主大腹疝瘕,腹满,面目浮肿,留饮宿食。破坚消积,利水谷道。下五水,散膀胱留热,皮中痞热,气肿满。瓜蒂为使,恶远志,反甘草。

《液》云:可以通水,而其气直透达所结处。

《衍义》云:此药专于行水、攻决为用,入药须斟酌用之。

《珍》云:若水结胸中,非此不能除。

【药物来源】为大戟科植物甘遂 Euphorbia kansui T.

N. Liou ex S. B. Ho 的干燥块根。

【形态特征】多年生肉质草本,高 25~40 cm,全草含乳汁。根细长,部分呈串珠状,外皮棕褐色。茎直立。单叶互生,无柄或具短柄。聚伞花序,通常 5~9 枝簇生于茎端。蒴果三棱状球形。

【性味功效】苦,寒;有毒。泻水逐饮,消肿散结。

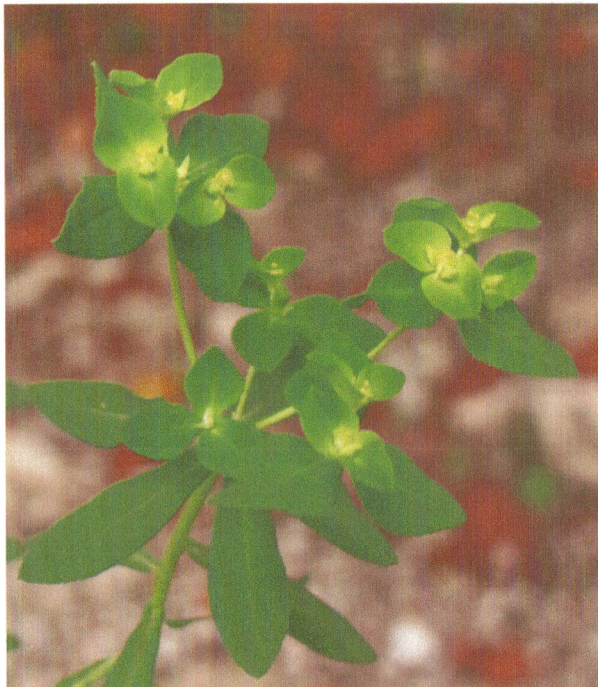

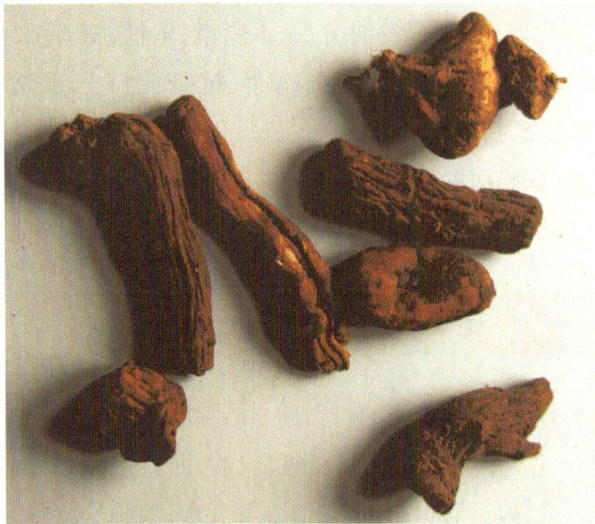

【古方选录】《伤寒论·卷第四》十枣汤:芫花(熬)、甘遂、大戟各等份。用法:上各为散。以水一升半,先煮大枣肥者十枚,取八合去滓,纳药末。强人服一钱匕,羸人服半钱,温服之。若下少病不除者,明日更服,加半钱,得快下利后,糜粥自养。主治:水饮内停。咳唾胸胁引痛,心下痞,干呕短气,头痛目眩,或

胸背掣痛不得息,脉沉弦。一身悉肿,尤以身半以下为重,腹胀喘满,二便不利。

【用法用量】内服:炮制后入丸、散,0.5~1.5 g。外用:适量,生用,研末外敷。

【使用注意】内服宜醋制,以减低毒性。身体虚弱者与孕妇忌用。不宜与甘草同用。

【现代研究】含二萜类、三萜类、甾体类、香豆素、脂肪酸、蔗糖、鞣质、树脂等。有泻下、利尿、抗急性胰腺炎、镇痛、抗肿瘤、抗生育、抗病毒等作用。

56 大戟(京大戟)

【古籍原文】气大寒,味苦甘,阴中微阳,有小毒。

《本草》云:治蛊毒,十二水,腹满急痛,积聚,中风,皮肤疼痛,吐逆,颈腋痈肿,头疼,发汗,利大小肠。此泽漆根也。

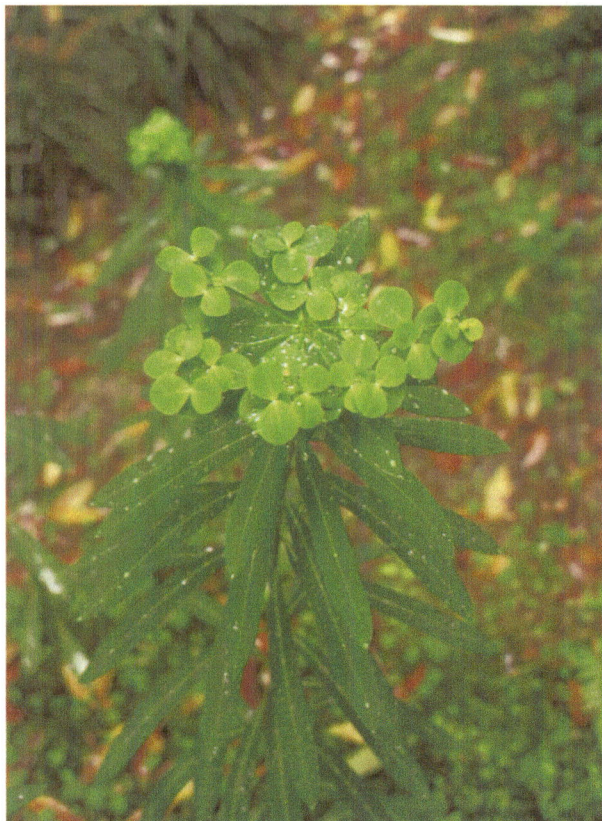

《液》云:与甘遂同为泄水之药,湿胜者苦燥除之。反甘草。与芫花、黄药子等分,水糊为丸,桐子大,每服十丸,伤风、伤寒,葱白汤下;伤食,陈皮汤下。或十五丸,微加至止,亦可。芫花别有条,海藏十枣汤同用。

《珍》云:泻肺,损真气。

【药物来源】为大戟科植物大戟 Euphorbia pekinensis Rupr. 的干燥根。

【形态特征】多年生草本,全株含乳汁。茎直立,单生或自基部多分枝,被白色短柔毛。叶互生,椭圆形,全缘,主脉明显。聚伞花序顶生。蒴果三棱状球形。种子暗褐色或微光亮。

【性味功效】苦,寒;有毒。泻水逐饮,消肿散结。

【古方选录】《圣济总录·卷八十》大戟散:大戟二两(去皮,细切,微炒),干姜半两(炮裂)。用法:上为散。每三钱匕,用生姜汤调下,良久以糯米饮压之。以大小便利为度。主治:通身肿满,喘急,小便涩。

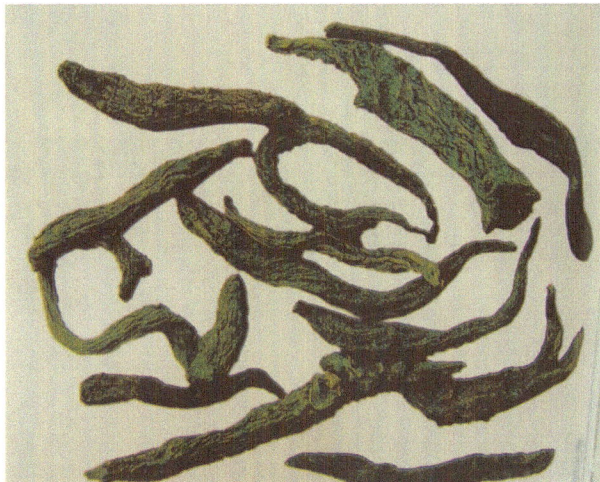

【用法用量】内服:煎汤,1.5～3.0 g;入丸、散,每次1 g。内服醋制用。外用:适量,生用。

【使用注意】身体虚弱者与孕妇忌用。不宜与甘草配伍同用。

【现代研究】含萜类、鞣质、酚酸、黄酮、树脂胶等。有抗肿瘤、泻下、抗炎、利尿、降血压、镇痛、镇静、兴奋子宫等作用。

57 芫花

【古籍原文】气微寒,味苦辛,有毒。

《本草》云:主伤寒温疟,下十二水,破积聚大坚症瘕,荡涤肠胃中留癖,饮食寒热邪气。利水道,疗痰饮咳嗽。

《衍义》云:仲景以芫花治利者,以其行水也,水去则利止,其意如此。用时斟酌,不可太过与不及

也。仍察其须有是证,方可用之。仲景小青龙汤:若微利,去麻黄,加芫花,如鸡子,熬令赤色用之。盖利水也。

【药物来源】为瑞香科植物河朔荛花 Wikstroemia chamaedaphne Meisn. 的干燥花蕾。

【形态特征】灌木,高约1 m,分枝多而纤细,幼枝近四棱形。叶对生,无毛,近革质,披针形。花小,黄色,花序穗状或由穗状花序组成的圆锥花序,顶生或腋生。核果卵形,干燥。花期6～8月。

【性味功效】辛,温;有小毒。泻水逐饮,通便,涤痰。

【古方选录】《备急千金要方·卷十八》干枣汤:芫花、荛花各半两,大戟、大黄、甘遂、甘草、黄芩各一两,大枣十枚。用法:上八味㕮咀。以水五升,煮取一升六合。分四服,空心服,以快下为度。主治:水肿及支满澼饮。宜忌:忌海藻、菘菜。

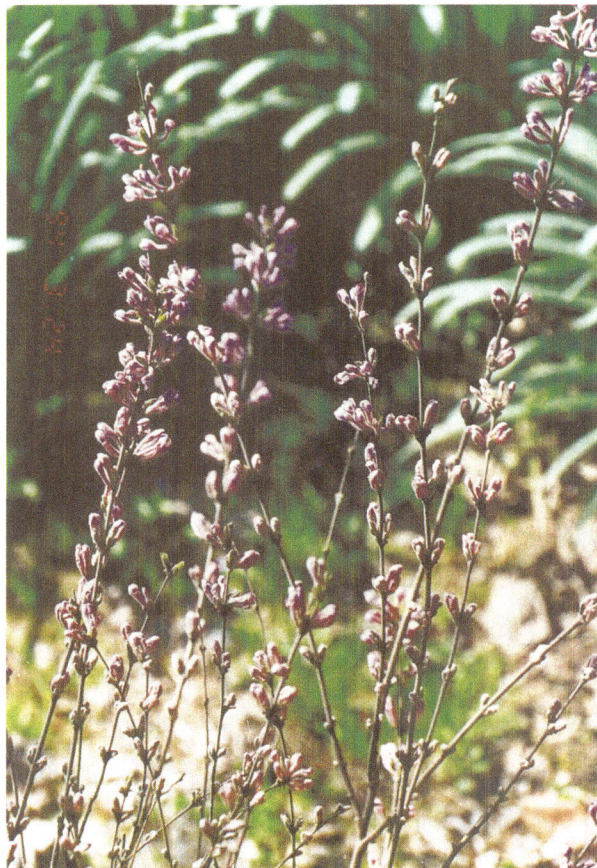

【用法用量】内服:煎汤,3～6 g;或入丸、散,1.5～3.0 g。现代有用于治疗精神分裂症的医案,必要时用量可逐渐加大至6 g,水煎服。

【使用注意】体虚无积滞者与孕妇忌用。不宜与甘草同用。

【现代研究】含萜类成分芫花萜、生物碱类、酚类、苷类、黄酮类、糖类、有机酸、蛋白质、氨基酸等。有镇静、抗早孕、引产、保肝、抗心律失常、抑菌等作用,也有诱发癌变的作用。

---

58 海 藻

【古籍原文】气寒,味咸。

《本草》云:主瘿瘤气,颈下核,破散结气,痈肿症瘕坚气,腹中上下鸣,下十一水肿。疗皮间积聚,暴㿗①,留气热结,利小便。

《珍》云:洗,去咸。泄水气。

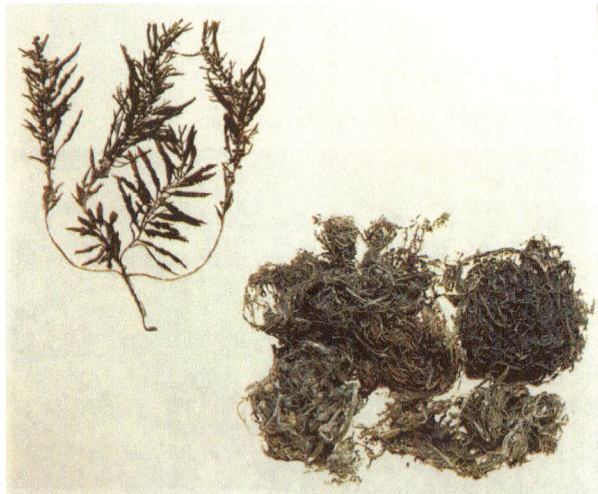

【药物来源】为马尾藻科植物海蒿子 *Sargassum pallidum*(Turn.)C. Ag. 或羊栖菜 *Sargassum fusiforme*(Harv.)Setch.②的藻体。前者习称"大叶海藻",后者习称"小叶海藻"。

【形态特征】(1)海蒿子:多年生藻类植物,黄褐色,高 30～100 cm。固着器扁平盘状或短圆锥形,直径可达 2 cm。1～2 个直立主干,圆柱形。两侧羽状分枝多。生殖托单生或总状排列于生殖小枝上。

(2)羊栖菜:多年生藻类植物,黄褐色,高 20～50 cm,肉质。固着器纤维状似根。主轴圆柱形,直立,从周围长出分枝和叶状突起。叶形变异大。气囊纺锤状,具短柄。生殖托丛生于叶腋或小枝间。

【性味功效】苦、咸,寒。消痰软坚散结,利水退肿。

【古方选录】《外台秘要·卷二十三》引《崔氏纂要方》海藻散:海藻八两(洗去咸汁),贝母二两,土瓜根二分,小麦曲二分(炒)。用法:上四味作散。每

服方寸匕,酒送下,日三次。主治:瘿。

【用法用量】内服:煎汤,6～12 g。

【使用注意】不宜与甘草同用。脾胃虚寒者慎用。

【现代研究】含多糖类、脂类、蛋白质、酚类、萜类、氨基酸、生物碱类、黄酮类、甾体、无机元素等。有降血压、抗凝血、降血脂、抗肿瘤、抑制流感病毒、抗幽门螺杆菌等作用。

---

59 商陆根(商陆)

【古籍原文】气平,味辛酸,有毒。

《本草》云:主水胀,疝瘕痹,熨除痈肿,杀鬼精物。治胸中邪气,水肿,痿痹,腹满洪,直疏五脏,散水气,如人形者有神。

《珍》云:辛酸同用,导肿气。

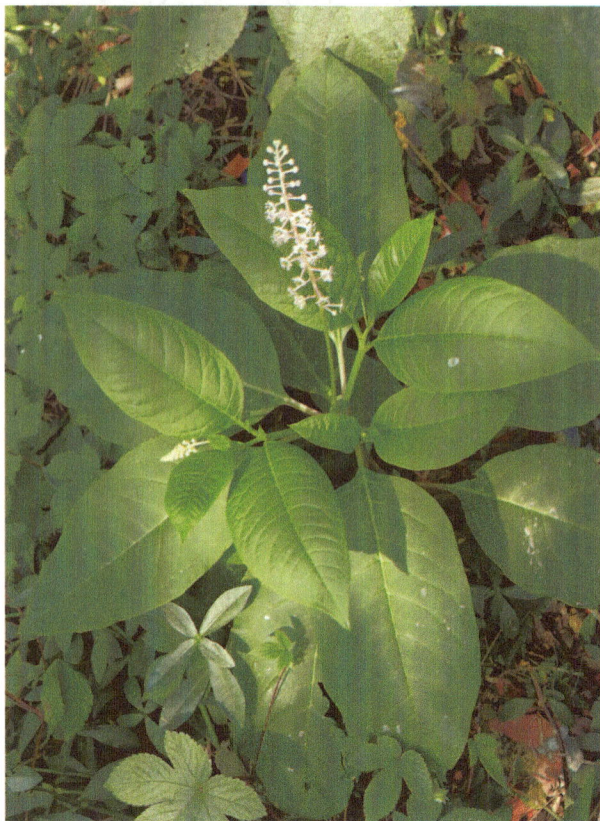

【药物来源】为商陆科植物商陆 *Phytolacca acinosa* Roxb. 或垂序商陆 *Phytolacca americana* L. 的干燥根。

---

① 㿗,音 tuí。查《康熙字典》(午集中"疒"部),"下溃""阴病"之义。
② 本条之拉丁学名引自《中华人民共和国药典》(2015 年版)。

【形态特征】(1)商陆:多年生草本,高达1.5 m。全株光滑无毛。根肥大,肉质,外皮淡黄色,侧根多。茎直立,多分枝。单叶互生,全缘。总状花序顶生或与叶对生,直立。浆果,熟时黑色。种子肾形。

(2)垂序商陆:本种形态与前种相似,区别点为本种茎为紫红色,棱角明显;叶片通常较窄;总状果序下垂。

【性味功效】苦,寒;有毒。内服:逐水消肿,通利二便。外用:解毒散结。

【古方选录】《圣济总录·卷七十九》商陆豆:生商陆(切如麻豆)、赤小豆各等份,鲫鱼三枚(去肠存鳞)。用法:上三味,将二味实鱼腹中,以绵缚之,水三升,缓煮豆烂,去鱼,只取二味,空腹食之,以鱼汁送下。甚者过二日,再为之,不过三剂。主治:水气肿满。

【用法用量】内服:煎汤,3~9 g;或入丸、散。外用:适量,煎汤熏洗。

【使用注意】脾虚水肿者与孕妇忌用。

【现代研究】含三萜皂苷、黄酮类、酚酸类、甾醇类、多糖类等。有祛痰、泻下、利尿、抗肾损伤、调节免疫功能、促进造血功能、抗生育、抑菌、抗病毒、抗炎、抗肿瘤等作用。

60 旋覆花

【古籍原文】气温,味咸甘,冷利,有小毒。

《本草》云:主补中下气,消坚软痞,消胸中痰结,吐如胶漆。脐下膀胱留饮。利大肠,通血脉。发汗吐下后,心下痞,噫气不除者,宜此。

仲景治伤寒汗下后,心下痞坚,噫气不除,旋覆代赭汤。

胡洽治痰饮,两胁胀满,旋覆花丸,用之尤佳。

【药物来源】为菊科植物旋覆花 Inula japonica Thunb. 或欧亚旋覆花 Inula britanica L. 的干燥头状花序。

【形态特征】(1)旋覆花:多年生草本,高30~80 cm。根状茎短,具须根。茎单生或簇生,有纵沟,被毛。基生叶及下部叶较小;中部叶长圆形,全缘,有疏毛。头状花序,多个排列成伞房花序。瘦果。

(2)欧亚旋覆花:特点是叶片长圆状或椭圆状披针形,基部宽大,心形,有耳,半抱茎。头状花序。瘦果圆柱形,有浅沟,被短毛。

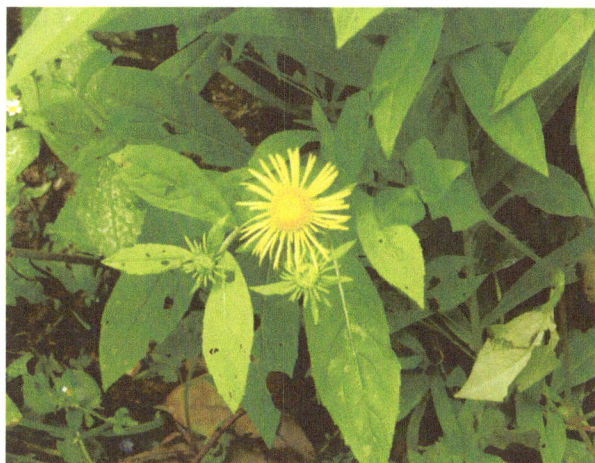

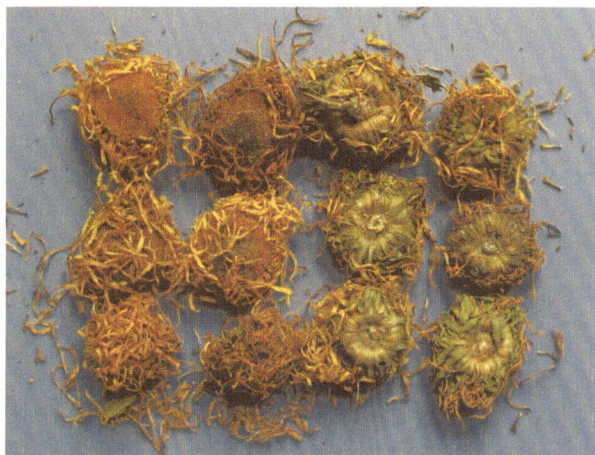

【性味功效】苦、辛、咸,微温。降气,消痰,行水,止呕。

【古方选录】《圣济总录·卷六十七》旋覆花丸:旋覆花一两(去梗,焙),皂荚一两一分(炙,去皮、子),大黄一两半(挫,炒)。用法:上为细末,炼蜜为丸,如梧桐子大。每服十丸至十五丸,温汤下,日三服。主治:积年上气,服药不愈者。

【用法用量】内服:煎汤,3~9 g,包煎;或入丸、散。

【使用注意】阴虚劳嗽、风热燥咳、津伤燥咳者忌用。

【现代研究】含黄酮类、萜类、倍半萜内酯类、酚酸类、多糖类、挥发油类等。有抗支气管痉挛、祛痰、镇咳、抑菌、增加胃酸分泌、提高胃肠平滑肌张力、增加胆汁分泌、抗炎等作用。

61 泽泻

【古籍原文】气平,味甘。甘咸寒,味厚,阴也,降也,阴中微阳。

入手太阳经、少阴经。

《象》云:除湿之圣药,治小便淋沥,去阴间汗。无此疾,服之令人目盲。

《心》云:去旧水,养新水,寒水气,须用。

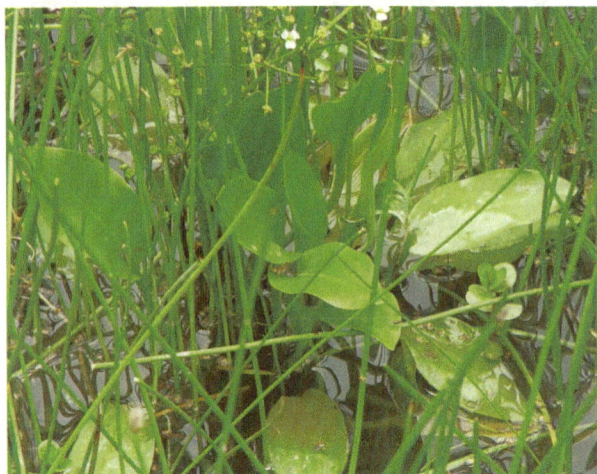

《珍》云:渗泻止渴。

《本草》云:治风寒湿痹,乳难,消水,养五脏,益气力,肥健。补虚损五劳,除五脏痞满,起阴气,止泄精,消渴淋沥,逐膀胱三焦停水。

扁鹊云:多服,病人眼。

《衍义》云:其功尤长于行水。

仲景云:水畜①烦渴,小便不利,或吐或泻,五苓散主之。方用泽泻,故知其用长于行水。《本经》又引扁鹊云:多服病人眼。诚为行去其水故也。仲景八味丸用之者,亦不过接引桂、附等归就肾经,别无他意。凡服泽泻散人,未有不小便多者,小便既多,肾气焉得复实?今人止泄精,多不敢用。

《本经》云:久服明目,扁鹊谓多服昏目,何也?易老云:去胞中留垢,以其味咸能泄伏水,故去留垢,即胞中陈积物也。入足太阳、少阴,仲景治太阳中风入里,渴者,五苓散主之。

【药物来源】为泽泻科植物东方泽泻 *Alisma orientale* (Samuel.)Juz. 的干燥块茎。

【形态特征】多年生沼泽植物,高 50 ~ 100 cm。地下

块茎球形,直径可达 4.5 cm,外皮褐色,密生多数须根。叶片椭圆形至卵形。花茎由叶丛中生出,集成轮生状的圆锥花序。瘦果多数,倒卵形。

【性味功效】甘、淡,寒。利水渗湿,泄热,化浊降脂。

【古方选录】《金匮要略·卷中》泽泻汤:泽泻五两,白术二两。用法:上二味,以水二升,煮取一升,分温再服。功用:利水除饮,健脾制水。主治:饮停心下,头目眩晕,胸中痞满,咳逆水肿。

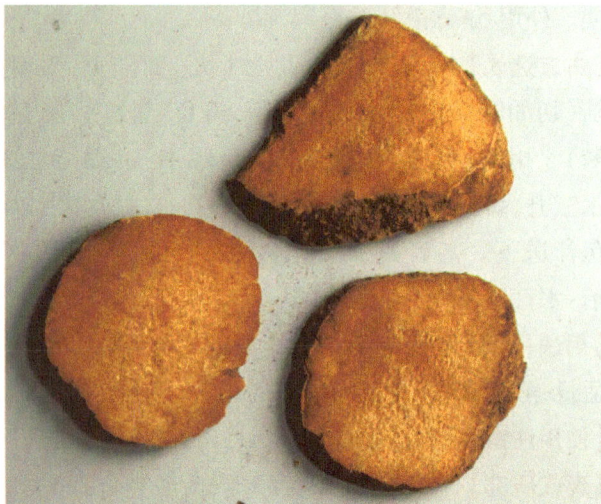

【用法用量】内服:煎汤,6 ~ 10 g;或入丸、散。

【使用注意】肾虚精滑无湿热者忌用。

【现代研究】含三萜类、倍半萜类、二萜类、植物甾醇、生物碱、挥发油类、甾醇苷等。有降血脂、降血压、降血糖、利尿、抗草酸钙结石、抗炎、抗氧化、抗脂肪肝、抗肿瘤等作用。

62 红豆蔻

【古籍原文】气温,味辛,无毒。

《本草》云:主肠虚水泻,心腹绞痛,霍乱,呕吐酸水。解酒毒。不宜多服,令人舌粗,不能饮食。

《液》云:是高良姜子。用红豆蔻复用良姜,如用官桂复用桂花同意。

【药物来源】为姜科植物红豆蔻 *Alpinia galanga* (L.) Willd. 的干燥成熟果实。

【形态特征】多年生丛生草本,株高达 2 m。根茎块状,棕红色并稍有辛辣香气。叶 2 列,长圆形或披针

_____
① 畜,音 xù,同"蓄"。

形。圆锥花序密生多花,绿白色,果时宿存。蒴果长圆形,熟时棕色或枣红色,平滑或略皱缩,手捻易碎。种子多角形,棕黑色。

【性味功效】辛,温。温中散寒,燥湿,醒脾消食。

【古方选录】《太平圣惠方·卷五》红豆蔻散:红豆蔻三分(去皮),白术三分,桂心三分,厚朴二两(去粗皮,涂生姜汁,炙令香熟),人参一两(去芦头),陈橘皮一两(汤浸,去白瓤,焙),诃黎勒三分,黄芪三分(锉),当归三分(锉,微炒)。用法:上为散。每服三钱,以水一中盏,加生姜半分,大枣三枚,煎至六分,去滓,不拘时候,稍热服。主治:脾胃气虚弱,不能饮食,食即妨闷,四肢少力,疼痛。

【用法用量】内服:煎汤,3~6 g;或入丸、散。外用:适量,研末搐鼻;或调搽。

【使用注意】阴虚有热,脾、肺素有伏火实热者忌服。

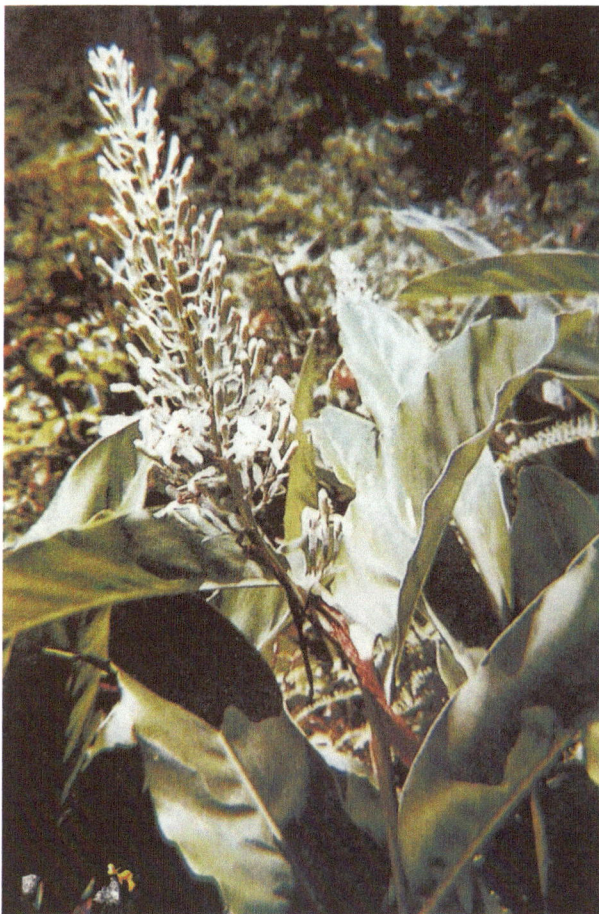

【现代研究】含挥发油类、黄酮类、黄酮苷、二苯庚烷类、糖苷类、氨基酸、鞣质等。有抑制真菌、抗胃溃疡、抑制黄嘌呤氧化酶活性、抗肿瘤、抗病毒、解痉、止泻、止呕等作用。

63 肉豆蔻

【古籍原文】气温,味辛,无毒。

入手阳明经。

《本草》云:主鬼气,温中,治积冷心腹胀痛,霍乱,中恶冷疰,呕沫,冷气,消食止泄,小儿伤乳霍乱。

【药物来源】为肉豆蔻科植物肉豆蔻 *Myristica fragrans* Houtt. 的干燥种仁。

【形态特征】常绿乔木,高可达 20 m。叶互生,披针形,革质,全缘。雌雄异株;雄花为总状花序,花疏生,黄白色。果实梨形,熟后纵裂成 2 瓣,显出绯红色假种皮。种子长球形,种皮红褐色。

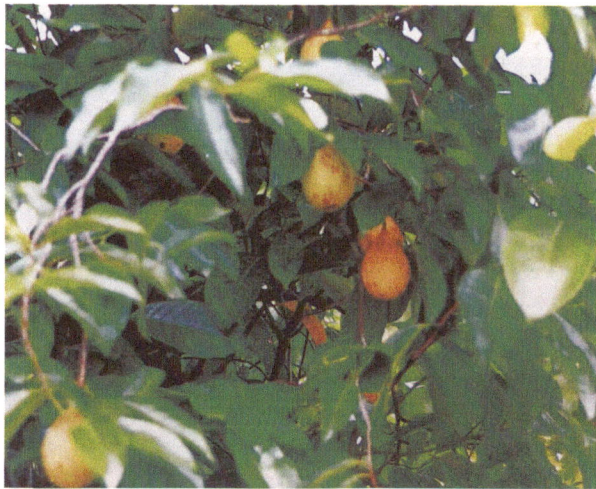

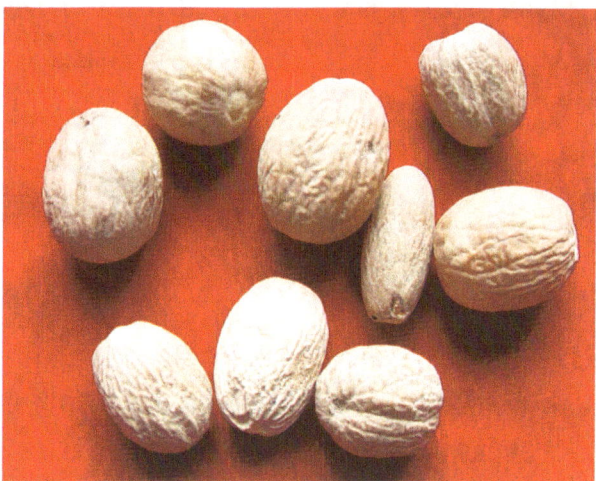

【性味功效】辛,温。温中行气,涩肠止泻。

【古方选录】《太平圣惠方·卷一》肉豆蔻散:肉豆蔻(去壳)、槟榔、人参(去芦头)、桂心各半两。用法:上四味,捣细罗为散,不拘时,以粥饮调下一钱。主

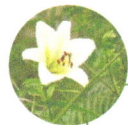

治:产后心腹疼痛,呕吐清水,不下饮食。

【用法用量】内服:煎汤,3~10 g;或入丸、散。

【使用注意】湿热泻痢者忌用。

【现代研究】含脂肪油、挥发油类、肉豆蔻醚、蛋白质、色素、果酸、三萜皂苷等。有止泻、减缓心率、抗肿瘤、抗炎、镇痛、镇静、催眠、抑菌、抗氧化、调节免疫功能、保肝等作用。

64 甘 松

【古籍原文】气平,味甘温,无毒。

《本草》云:主恶气,卒心腹痛满。治黑皮䵟黵①,风疳齿䘌②。

【药物来源】为败酱科植物甘松 *Nardostachys chinensis* Bat. 的干燥根及根茎。

【形态特征】多年生草本,高 20~35 cm。全株具强烈松脂样香气。茎上端略被短毛。根生叶少,一般每簇具 6~9 叶,叶片披针形;茎生叶 3~4 对,越往上越小。聚伞花序呈紧密圆头状。瘦果倒卵形。

【性味功效】辛、甘,温。内服:理气止痛,开郁醒脾。外用:祛湿消肿。

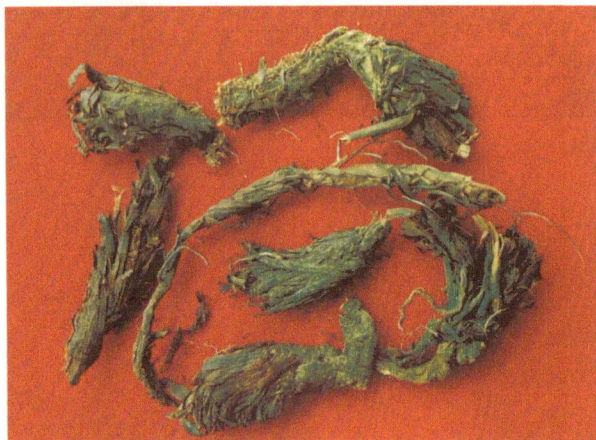

【古方选录】《鸡峰普济方·卷第十四》甘松香丸:半夏曲、天南星各二两,甘松一两,陈橘皮一两半。用法:上为细末,水煮面糊为丸,如梧桐子大。每服二十丸,生姜汤下,食后。主治:痰眩。

【用法用量】内服:煎汤,3~6 g;或入丸、散。外用:适量,开水浸泡,取汁漱口;或煎汤洗脚;或研末敷患处。

【使用注意】气虚血热者忌用。

【现代研究】含萜类、黄酮类、香豆素类、挥发油类、木脂素类等。有镇静、抗过敏、解痉、抗心肌缺血、降血压、抗癫痫、保护胃黏膜、增强胃肠道动力、抗抑郁、抗心律失常等作用。

65 蜀 漆

【古籍原文】气微温,味辛,纯阳。辛平,有毒。

《珍》云:破血。

《心》云:洗去腥,与苦酸同用,导胆。

《本草》云:主疟及咳逆寒热,腹中症坚痞结积聚,邪气蛊毒鬼疰,疗胸中邪结气,能吐出之。

成无己注云:火邪错逆,加蜀漆之辛以散之。

【药物来源】为虎耳草科植物常山 *Dichroa febrifuga* Lour. 的嫩枝叶。

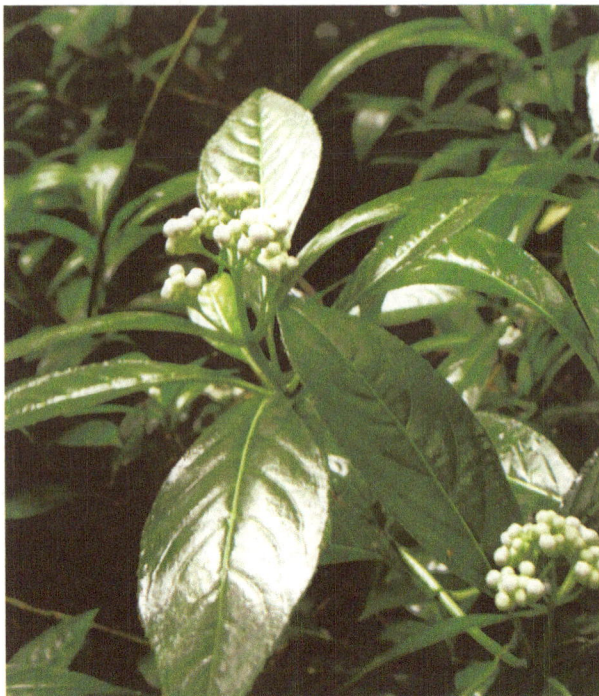

【形态特征】灌木,高 1~2 m。小枝绿色,常带紫色,无毛,或稀被微柔毛。叶对生,叶形变化大,通常长圆形。伞房花序圆锥形;顶生,有梗;花瓣近肉质,花时反卷。浆果蓝色,有多数种子。

【性味功效】苦、辛,温;有毒。除痰,截疟,消症瘕积聚。

---

① 䵟黵,音 gǎn zèng。查《康熙字典》(亥集下"黑"部),两字均有"面黑气"之义。

② 䘌,音 nì。查《现代汉语词典》(第 7 版),释义为"中医指虫咬的病";《康熙字典》(申集中"虫"部)有"小虫"之义。

【古方选录】《金匮要略·卷上》蜀漆散:蜀漆(洗去腥)、云母(烧二日夜)、龙骨各等份。用法:上三味,杵为散。来发前以浆水调服半钱,临发时服一钱匕。功用:助阳,祛痰,截疟。主治:牝疟,寒多热少者。

【用法用量】内服:煎汤,3~6 g;或研末,入丸、散。

【使用注意】凡正气虚弱、久病体弱者慎服。

【现代研究】含常山碱甲、常山碱乙、常山碱丙等生物碱类,4-喹唑酮,常山素 A、常山素 B,香草酸等。有抗疟、解热、降血压、抗流行性感冒病毒、抗肿瘤、催吐等作用。

66 蒲 黄

【古籍原文】气平,味甘,无毒。

《本草》云:主心腹膀胱寒热,利小便,止血,消瘀血。又云:治一切吐、衄、唾、溺、崩、泻、扑、症、带下等血,并皆治之。并疮疖,通月候,堕胎,儿枕急痛,风肿鼻洪,下乳,止泄精血利。如破血消肿则生用,补血止血则炒用。

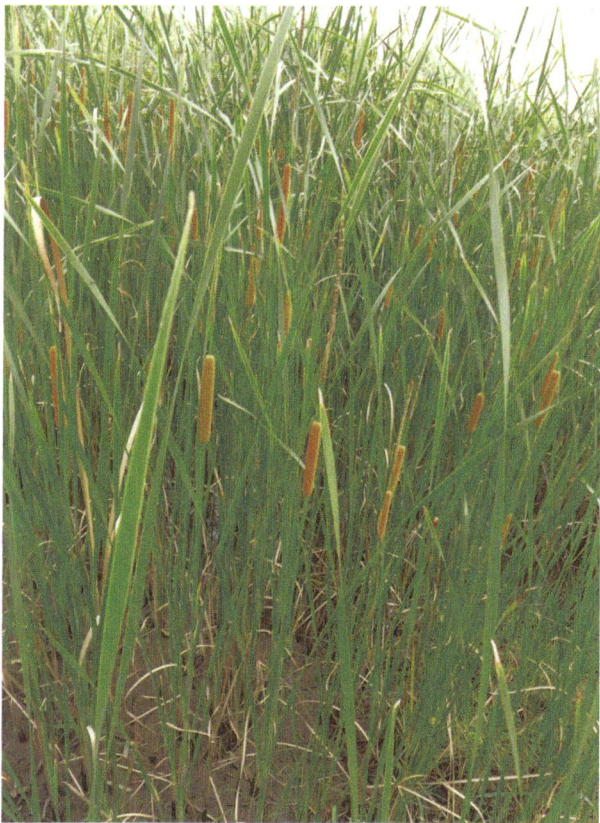

【药物来源】为香蒲科植物水烛 *Typha angustifolia* Linn.、香蒲 *Typha orientalis* Presl. 或同属植物的干燥花粉。

【形态特征】(1)水烛:多年生草本,高 1.5~3.0 m。根茎匍匐,须根多。叶狭线形。花小,单性,雌雄同株;穗状花序长圆柱形,褐色;雌雄花序离生。坚果细小,无槽,不开裂,外果皮下分离。

(2)香蒲:特点是叶条形,基部鞘状抱茎。穗状花序圆柱状,雄花序与雌花序彼此连接,有多数基生的白毛,毛与柱头近等长,不育雌蕊棍棒状。小坚果有 1 纵沟。

【性味功效】甘,平。止血,化瘀,通淋。

【古方选录】《圣济总录·卷一五二》蒲黄丸:蒲黄三两(微炒),龙骨二两半,艾叶一两。用法:上三味,捣罗为末,炼蜜为丸,梧桐子大。每服 20 丸,煎米饮或艾汤送下,日服二次。功用:温经止血。主治:妇人月经过多,漏下不止,久而血虚者。

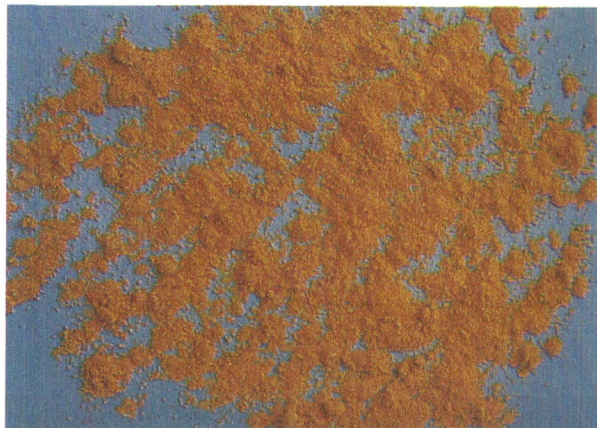

【用法用量】内服:煎汤,5~10 g,包煎;或入丸、散。外用:适量,敷患处。止血多炒用,化瘀、利尿多生用。

【使用注意】孕妇慎用。

【现代研究】含甾体类、黄酮类、酸类、多糖类、氨基酸类、长链脂肪烃等。有抗炎、止血、利尿、镇痛、抗血栓形成、抗心肌缺血、降血脂、防止动脉硬化、保护子宫、调节免疫功能等作用。

67 天门冬(天冬)

【古籍原文】气寒,味微苦。苦而辛,气薄味厚,阴也。甘平,大寒,无毒,阳中之阴。

入手太阳经,足少阴经。

《象》云：保肺气。治血热侵肺，上喘气促。加人参、黄芪为主，用之，神效。

《心》云：苦以泄滞血，甘以助元气，及治血妄行，此天门冬之功也。

《本草》云：主诸暴风湿偏痹，强骨髓，杀三虫，去伏尸。保定肺气，去寒热，养肌肤，益气力，利小便，冷而能补。久服延年，多子孙，能行步，益气。入手太阴、足少阴经，荣卫枯涸，湿剂所以润之，二门冬、人参、北五味子、枸杞子，同为生脉之剂。此上焦独取寸口之意。

《日华子》云：贝母为使。镇心，润五脏，益皮肤，悦颜色。补五劳七伤，治肺气、并嗽，消痰，及风痹、热毒、游风，烦闷，吐血。去心用。

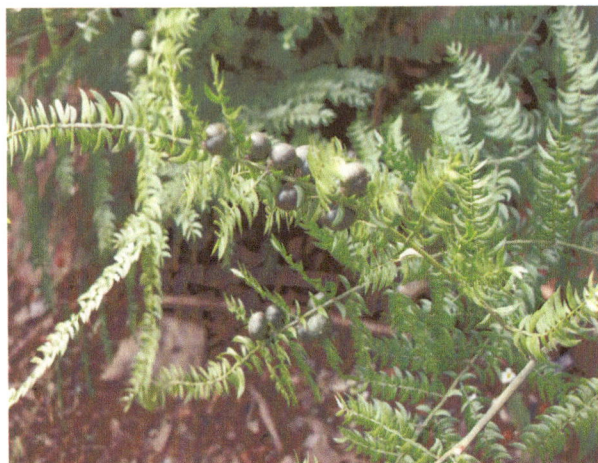

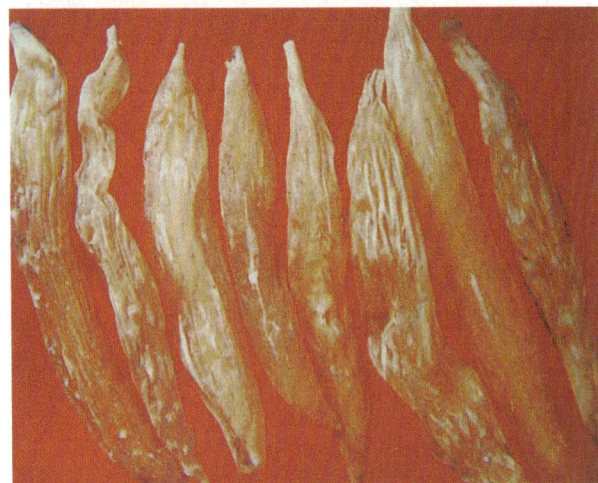

【药物来源】为百合科植物天门冬 *Asparagus cochinchinensis*（Lour.）Merr. 的干燥块根。

【形态特征】多年生攀缘草本。块根肉质，簇生，纺锤状。茎细，长可达 2 m，分枝具棱或狭翅；叶状枝常每 3 枝成簇。叶退化成鳞片。花簇生叶腋，雌雄异株。浆果球形，熟时红色。种子 1 颗。

【性味功效】甘、苦，寒。养阴润燥，清肺生津。

【古方选录】《素问病机气宜保命集·卷下》天门冬丸：天门冬十两（去心，秤），麦门冬八两（去心），生地黄三斤（取汁为膏子）。用法：上二味为末，膏子和丸，如梧子大。每服五十丸，煎逍遥散送下。逍遥散中去甘草加人参。主治：妇人喘，手足烦热，骨蒸寝汗，口干引饮，面目浮肿。

【用法用量】内服：煎汤，6～12 g；或入丸剂。

【使用注意】脾胃虚寒、食少便溏、痰湿内盛者忌用。

【现代研究】含多糖、甾体皂苷、氨基酸、蛋白质、微量元素等。有增强免疫力、抗衰老、抗氧化、降血脂、降血糖、抑菌、抗肿瘤、镇咳、祛痰等作用。

68 麦门冬（麦冬）

【古籍原文】气寒，味微苦甘。微寒，阳中微阴也，无毒。

入手太阴经。

《象》云：治肺中伏火，脉气欲绝。加五味子、人参。三味为生脉之剂，补肺中元气不足。

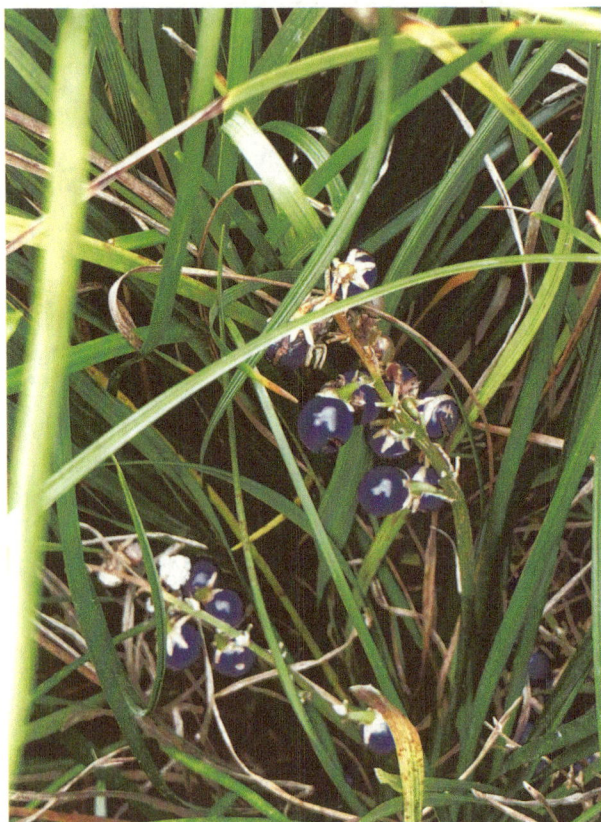

《珍》云：行经，酒浸、汤浸。去心，治经枯。

《心》云：补心气不足，及治血妄行，补心不足。

《本草》云：主心腹结气，伤中伤饱，胃络脉绝，羸瘦短气。身重目黄，心下支满，虚劳客热，口干燥渴，止呕吐，愈痿蹶，强阴益精，消谷调中，保神，定肺气，安五脏，令人肥健，美颜色，有子。地黄、车前子为之使，恶款冬花、苦瓠、畏苦参、青葙。入手太阴。

《衍义》云：治肺热之功为多，其味苦，但专泄而不专收，寒多人禁服。治心肺虚热及虚劳。麦门冬、地黄、麻仁、阿胶，润经益血，复脉通心。二门冬、五味子、枸杞子，同为生脉之剂。

【药物来源】为百合科植物麦冬 Ophiopogon japonicus (L.f.) Ker-Gawl. 的干燥块根。

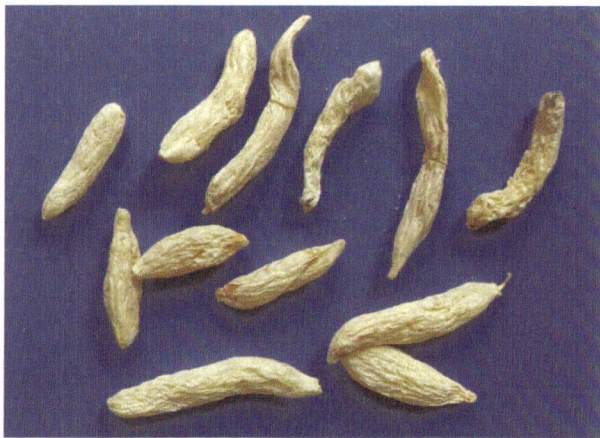

【形态特征】多年生常绿草本植物。根较粗，中间或近末端常膨大成椭圆形或纺锤状的小块根。茎很短。叶基生成丛，禾叶状。花单生或成对着生于苞片腋内，苞片披针形，先端渐尖。种子球形。

【性味功效】甘、微苦，微寒。养阴生津，润肺清心。

【古方选录】方出《太平圣惠方·卷五十三》、名见《普济方·卷一七八》麦门冬汤：麦门冬半两（去心），土瓜根一两，小麦一合，黄芩半两。用法：上锉细，和匀。每服半两，以水一大盏，加竹叶二七片，生姜半分，煎至五分，去滓，不拘时候，温服。主治：消渴烦躁，不得眠卧。

【用法用量】内服：煎汤，6～12 g；或入丸剂。

【使用注意】凡脾胃虚寒泄泻、胃有痰饮湿浊、暴感风寒咳嗽者均忌用。

【现代研究】含甾体皂苷类、高异黄酮类、多糖类、挥发油类、无机元素等。有降血糖、镇静、催眠、平喘、

保护心肌、降低心血黏度、增强免疫力、抗疲劳、抗衰老、抗炎、抗肿瘤等作用。

69 葳蕤（玉竹）

【古籍原文】气平，味甘，无毒。

《本草》云：主中风暴热，不能动摇，跌筋结肉，诸不足。心腹结气，虚热湿毒，腰痛，茎中寒，及目痛眦烂泪出。久服去面黑䵟。

《心》云：润肺除热。

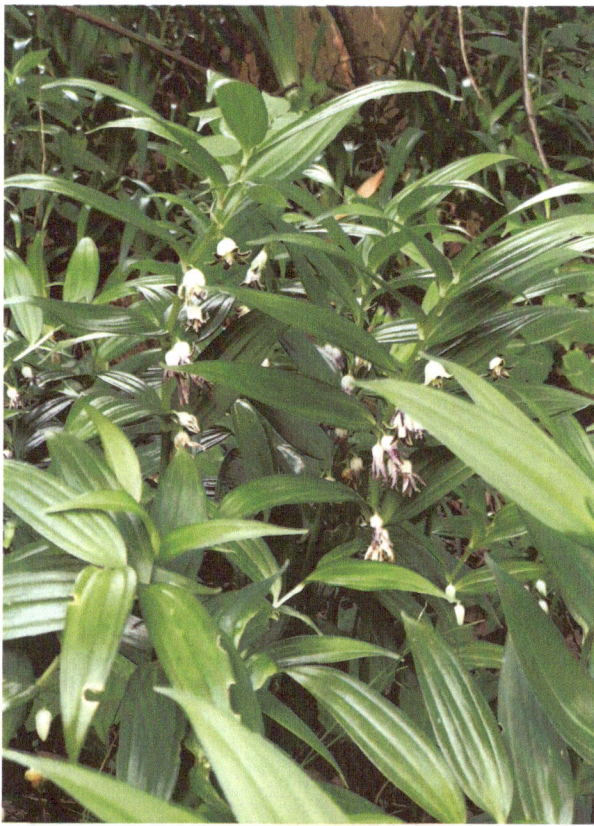

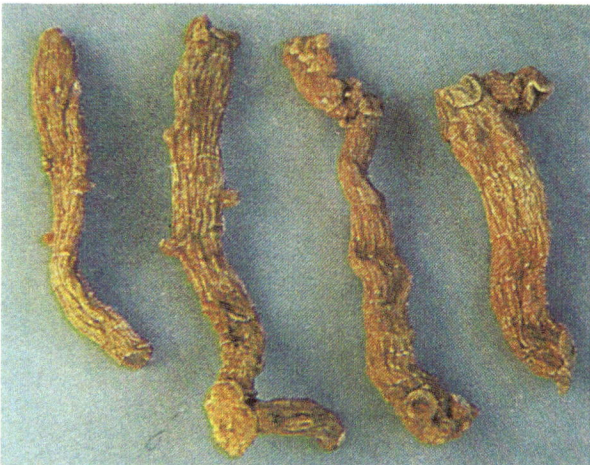

【药物来源】为百合科植物玉竹 *Polygonatum odoratum* (Mill.) Druce 的干燥根茎。

【形态特征】多年生草本,高 20~60 cm。根茎横走,圆柱形,肉质,密生多数须根。茎单一,具棱。叶互生于茎的中部以上,叶片略带革质。花腋生,通常 1~3 朵簇生。浆果球形,熟时蓝黑色。

【性味功效】甘,微寒。养阴润燥,生津止渴。

【古方选录】《温病条辨·卷二》玉竹麦门冬汤:玉竹三钱,麦冬三钱,沙参二钱,生甘草一钱。用法:水五杯,煮取二杯,分二次服。土虚者,加生扁豆;气虚者,加人参。主治:秋燥伤耗胃阴。

【用法用量】内服:煎汤,6~12 g;或入丸剂。

【使用注意】痰湿气滞者忌用。脾虚便溏者慎用。

【现代研究】含甾体皂苷类、高异黄酮类、氨基酸、微量元素、蛋白质、多糖类、挥发油类等。有降血糖、调节免疫功能、抗氧化、抗衰老、抗肿瘤、耐缺氧、强心、降血脂等作用。

70 茵陈蒿(茵陈)

【古籍原文】气微寒,味苦平,阴中微阳,无毒。

入足太阳经。

《象》云:除烦热,主风湿热邪结于内。去枝、梗,用叶。

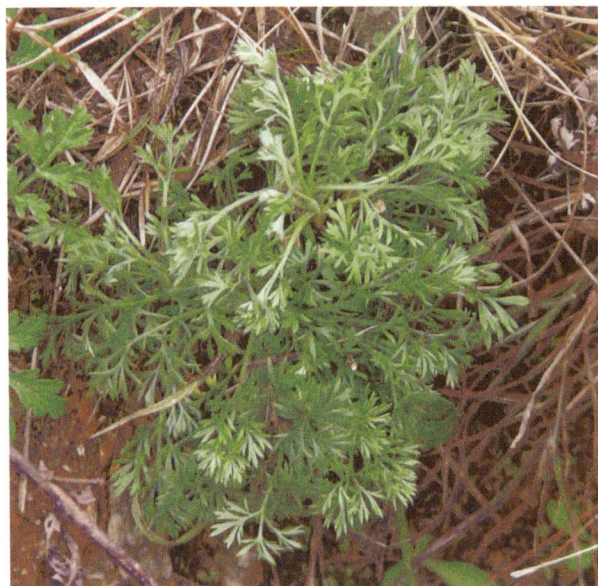

《本草》云:治风湿寒热,邪气热结,黄疸,遍身发黄,小便不利,除头热,去伏瘕。入足太阳。

仲景茵陈栀子大黄汤,治湿热也。栀子柏皮汤,治燥热也。如苗涝则湿黄,苗旱则燥黄,湿则泻之,燥则润之可也。此二药治阳黄也。韩祗和、李思训治阴黄,茵陈附子汤,大抵以茵陈为君主,佐以大黄、附子,各随其寒热。

《珍》云:治伤寒发黄。

【药物来源】为菊科植物猪毛蒿 *Artemisia scoparia* Waldst. et Kit. 或茵陈蒿 *Artemisia capillaris* Thunb. 的干燥地上部分。

【形态特征】(1)猪毛蒿:多年生草本。植株有浓烈的香气。根状茎粗短,直立,常有细的营养枝。茎、枝幼时被灰白色或灰黄色绢质柔毛。叶二至三回羽状全裂。头状花序近球形。瘦果长圆形,褐色。

(2)茵陈蒿:半灌木状草本。植株有浓烈香气。主根明显木质。茎直立,常有细的营养枝。茎、枝初时密生灰白色或灰黄色绢质柔毛。头状花序卵球形,背面淡黄色。瘦果长圆形或长卵形。

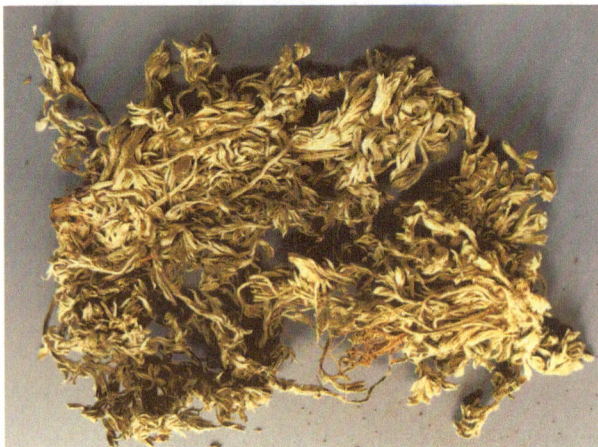

【性味功效】苦、辛,微寒。清利湿热,利胆退黄。

【古方选录】《伤寒论·卷第五》茵陈蒿汤:茵陈蒿六两,栀子十四枚(擘),大黄二两(去皮)。用法:上三味,以水一斗二升,先煮茵陈,减六升,内二味,煮取三升,去滓,分三服,小便当利,尿如皂角汁状,色正赤,一宿腹减,黄从小便去也。主治:阳明病,瘀热在里,湿热黄疸。一身面目俱黄,黄色鲜明,发热,无汗或但头汗出,口渴欲饮,恶心呕吐,腹微满,小便短赤,大便不爽或秘结,舌红苔黄腻,脉沉数或滑数有力。

【用法用量】内服:煎汤,6~15 g。外用:适量,煎汤熏洗。

【使用注意】脾胃虚寒者慎用。蓄血发黄、血虚萎黄者慎用。

【现代研究】含挥发油类、蒿属香豆素、色酮类、黄酮类、绿原酸等。有保肝、利胆、降血脂、增强免疫力、抗肿瘤、保护细胞、抗病原微生物、镇痛、抗炎等作用。

71 艾叶

【古籍原文】气温,味苦,阴中之阳,无毒。

《本草》云:止下痢吐血,下部𧏾疮,辟风寒,令人有子。灸百病。重午日,日未出时,不语采。

《心》云:温胃。

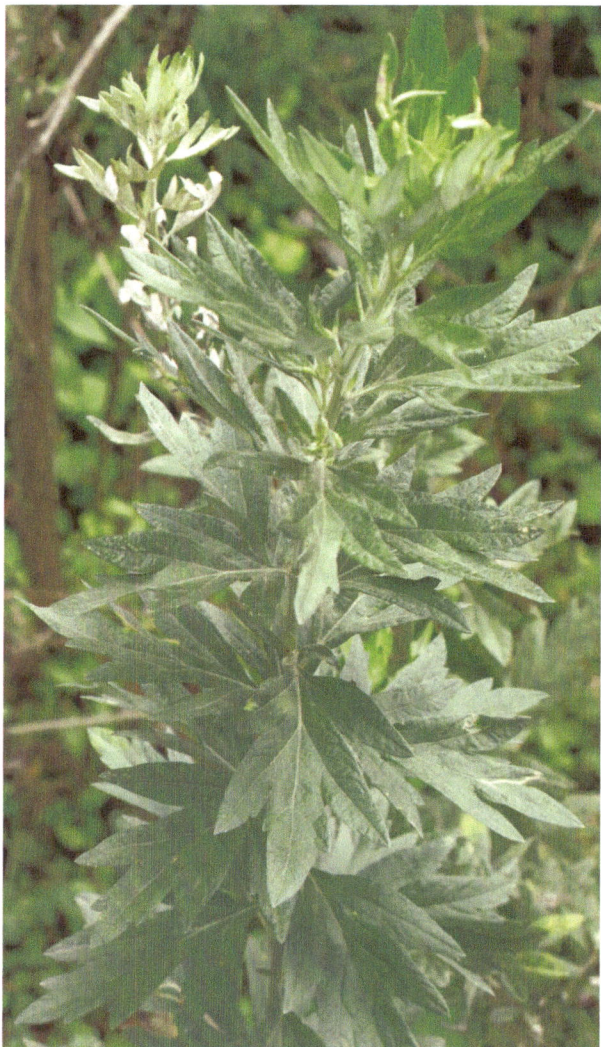

【药物来源】为菊科植物艾 *Artemisia argyi* Levl. et Van. 的干燥叶。

【形态特征】多年生草本,高 45～120 cm。全株有浓烈香气。茎直立,基部木质化。单叶,互生;叶厚纸质,上面被灰白色短柔毛,并有白色腺点小凹。头状花序多数,排列成复总状。瘦果长圆形。

【性味功效】辛、苦,温。内服:温经止血,散寒止痛。外用:祛湿止痒。

【古方选录】《圣济总录·卷七十七》香艾丸:艾叶(炒)、陈橘皮(汤浸去白,焙)各等份。用法:上为末,酒煮烂饭为丸,如梧桐子大。每服二十丸,空心盐汤送下。主治:气痢腹痛,睡卧不安。

【用法用量】内服:煎汤,3～9 g;或入丸、散。外用:适量,灸治用;或熏洗用。温经止血宜炒炭用,余生用。

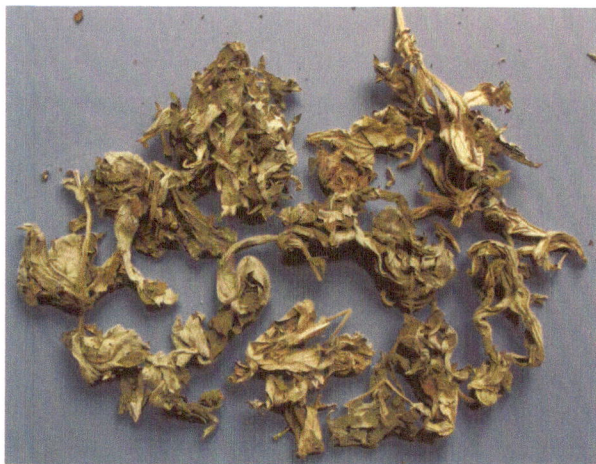

【使用注意】阴虚血热者慎用。

【现代研究】含挥发油类、黄酮类、多糖类、鞣酸、萜类、苯丙素类、芳香酸(醛)、甾体、微量元素等。有抑菌、抗病毒、抗氧化、保肝、利胆、止血、抗过敏、调节免疫功能、抗肿瘤等作用。

72 白头翁

【古籍原文】气寒,味辛苦,无毒。有毒。

《本草》云:主温疟狂易①寒热,症瘕,积聚瘿气,逐血止痛,疗金疮鼻衄。

《心》云:下焦肾虚,纯苦以坚之。一名野丈人,一名胡王使者。

【药物来源】为毛茛科植物白头翁 *Pulsatilla chinensis*

———————————

① 易,音 yáng,古同"阳"。狂易,《神农本草经·卷三》作"狂易",《汉书》注:狂易者,狂而变易常性也。以供参考。

（Bunge）Regel 的干燥根。

【形态特征】多年生草本，高 10～40 cm，全株密被白色长柔毛。主根肥大。叶根出，丛生，三出复叶，背面密被长柔毛。花先叶开放，单一，顶生；花柱宿存，长羽毛状。瘦果多数，密集呈头状。

【性味功效】苦，寒。清热解毒，凉血止痢。

【古方选录】《金匮要略·卷中》白头翁汤：白头翁二两，黄连、黄柏、秦皮各三两。用法：上四味，以水七升，煮取二升，去渣，温服一升，不愈再服一升。主治：热利重下者。即热毒痢疾。腹痛，里急后重，肛门灼热，下痢脓血，赤多白少，渴欲饮水，舌红苔黄，脉弦数。

【用法用量】内服：煎汤，9～15 g。外用：适量，煎水洗；或捣敷患处。

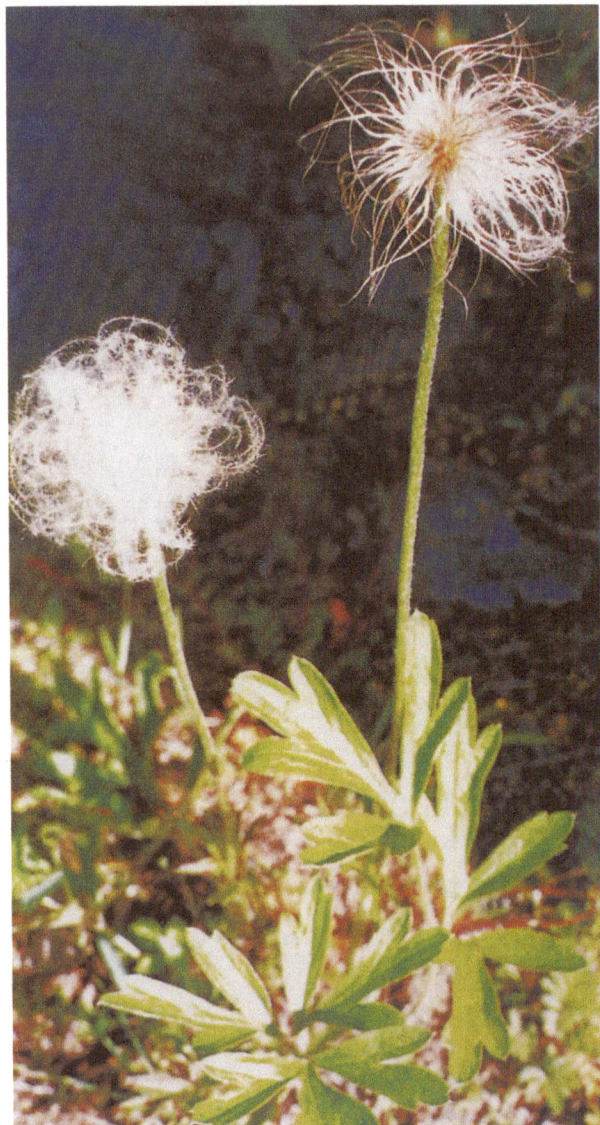

【使用注意】虚寒泻痢者慎用。

【现代研究】含三萜皂苷、三萜酸、木脂素、白头翁灵、白头翁英、白头翁素、原白头翁素、胡萝卜苷、糖蛋白等。有抗肿瘤、平喘、镇咳、增强免疫力、抗炎、抗滴虫、抑制阿米巴虫等作用。

73　百　合

【古籍原文】气平，味甘，无毒。

《本草》云：主邪气腹胀心痛，利大小便，补中益气，除浮肿胪胀，痞满寒热，遍身疼痛，及乳难喉痹，止涕泪。

仲景治百合病，百合知母汤、百合滑石代赭石汤，有百合鸡子汤、百合地黄汤。或百合病已经汗者，或未经汗下吐者，或病形如初，或病变寒热。并见《活人书》，治伤寒腹中疼，百合一两，炒黄为末，米饮调服。

孙真人云：治百合阴毒，煮百合浓汁服一升。

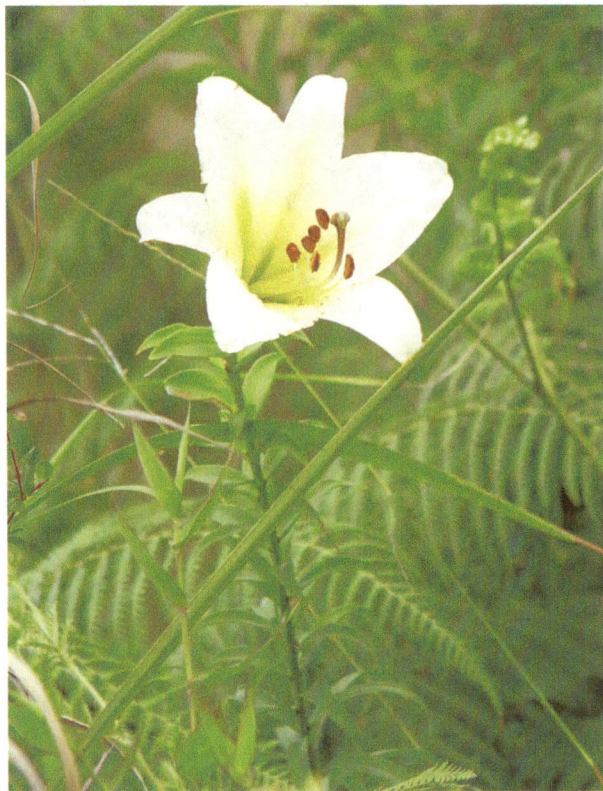

【药物来源】为百合科植物卷丹 *Lilium lancifolium* Thunb.、百合 *Lilium brownii* F. E. Brown var. *viridulum* Baker 或山丹 *Lilium pumilum* DC. 的肉质鳞叶。

【形态特征】（1）卷丹：多年生草本，高 1.0～1.5 m。

鳞茎卵圆状扁球形。茎直立,淡紫色,被白色绵毛。叶互生,无柄。花 3～6 朵或更多,生于近顶端处,橘红色。蒴果长圆形。

（2）百合：多年生草本,高 60～100 cm。鳞茎球状,白色,肉质,先端常如荷花状。茎直立,常有褐紫色斑点。叶 4～5 列互生。花大,单生于茎顶。蒴果长卵圆形。

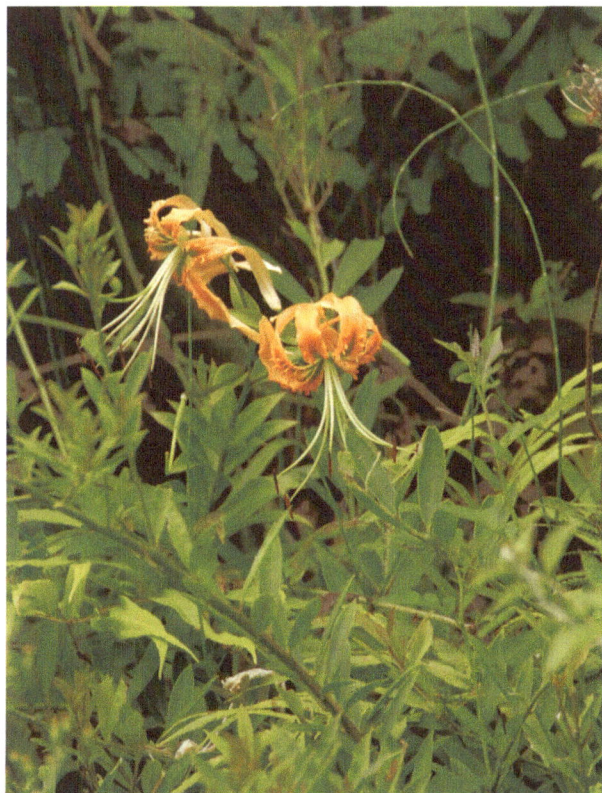

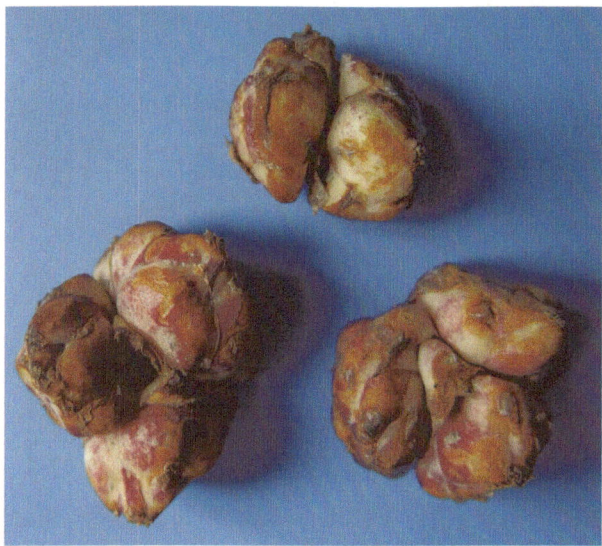

（3）山丹：多年生草本,高 20～60 cm。鳞茎广椭圆形。茎细,圆柱形。叶 3～5 列互生,至茎顶渐

少而小。花单生于茎顶,或在茎顶叶腋间各生 1 花,成总状花序状。蒴果椭圆形。

【性味功效】甘,寒。养阴润肺,清心安神。

【古方选录】《重订严氏济生方·卷二》百花膏：款冬花、百合（蒸,焙）各等份。用法：上为细末,炼蜜为丸,如龙眼大。每服一丸,食后、临卧细嚼,姜汤咽下,噙化尤佳。主治：咳嗽不已,或痰中有血。

【用法用量】内服：煎汤,6～12 g；或入丸、膏。润肺宜蜜炙。

【使用注意】脾胃虚寒者慎用。

【现代研究】含甾体皂苷、甾醇、酚酸甘油酯、黄酮、苯丙素类、生物碱、多糖类等。有止咳、祛痰、镇静、调节免疫功能、抗肿瘤、抗氧化、抗炎、抗应激损伤、抗抑郁、降血糖、抑菌等作用。

74 苁蓉（肉苁蓉）

【古籍原文】气温,味甘咸酸,无毒。

《本草》云：主五劳七伤,补中,除茎中寒热痛,养五脏,强阴,益精气,多子,妇人症瘕,除膀胱邪气,腰痛,止痢。久服轻身。

《液》云：命门相火不足,以此补之。

【药物来源】为列当科植物肉苁蓉 *Cistanche deserticola* Ma 或管花肉苁蓉 *Cistanche tubulosa*（Schenk）Wight 的干燥带鳞叶的肉质茎。

【形态特征】（1）肉苁蓉：多年生寄生草本,高 40～160 cm。茎肉质,单一或由基部分为 2 枝或 3 枝。叶多数,螺旋状,淡黄白色。穗状花序,被疏绵毛或近无毛。蒴果卵形,二裂,褐色。种子多数。

（2）管花肉苁蓉：多年生寄生草本,植株高 60～100 cm,地上部分高 30～35 cm。茎不分枝。叶乳白色,干后变褐色。穗状花序。蒴果长圆形。种子多数,近圆形。

【性味功效】甘、咸,温。补肾阳,益精血,润肠通便。

【古方选录】《圣济总录·卷一八五》肉苁蓉丸：肉苁蓉二斤（酒浸三日,细切,焙干）。用法：上为末。分一半醇酒煮作膏,和一半入白中为丸,如梧桐子大。每服二十丸加至三十丸,空心、食前温酒或米饮任下。主治：下部虚损,腹内疼痛,不喜饮食。

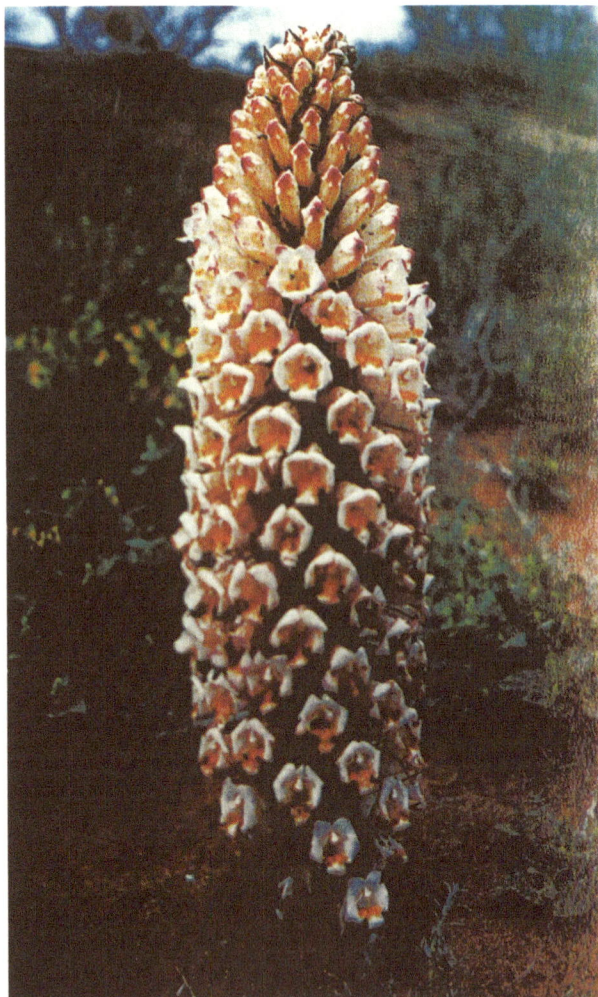

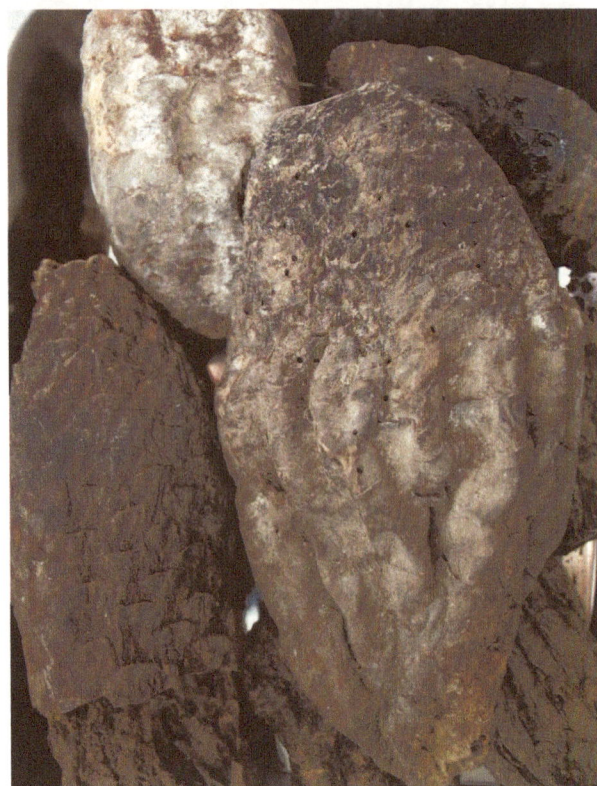

【用法用量】内服：煎汤，6～10 g；或入丸、散。

【使用注意】阴虚火旺、大便泄泻者不宜服。

【现代研究】含苯乙醇苷类、木质素及其苷类、环烯醚萜苷类、挥发油类、酚苷类、生物碱类、糖醇、甾醇等。有抗疲劳、抗衰老、抗肿瘤、增强免疫力、保肝、促进胃肠道蠕动等作用。

75　玄　参

【古籍原文】气微寒，味苦咸，无毒。

《象》云：足少阴肾经之君药也，治本经须用。

《本草》云：主腹中寒热积聚，女子产乳余疾，补肾气，令人目明。主暴中风伤寒，身热支满，狂邪，忽忽不知人，温疟洒洒，血瘕，下寒血，除胸中气，下水，止烦渴。

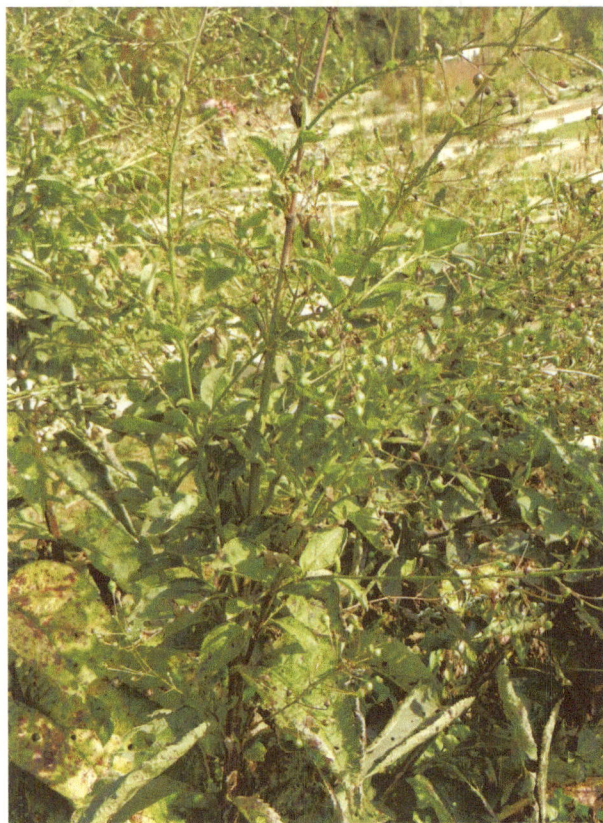

易老云：玄参乃枢机之剂，管领诸气，上下肃清而不浊，风药中多用之。故《活人书》治伤寒阳毒，玄参升麻汤，治汗下吐后毒不散，则知为肃清枢机之剂。以此论之，治空中氤氲之气，无根之火，以玄参为圣药。

【药物来源】为玄参科植物玄参 *Scrophularia ning-*

poensis Hemsl. 的干燥根。

【形态特征】多年生草本,高 60 ~ 120 cm。根圆柱形,常分杈,外皮灰黄褐色。茎直立。叶对生,叶片卵形。花序为疏散的大圆锥花序,由顶生、腋生的聚伞圆锥花序合成。蒴果卵圆形。

【性味功效】甘、苦、咸、微寒。清热凉血,滋阴降火,解毒散结。

【古方选录】《温病条辨·卷二》增液汤:玄参一两,麦冬八钱(连心),细生地八钱。用法:用水八杯,煮取三杯,口干则与饮尽;不便再作服。功用:增水行舟。主治:阳明温病,无上焦证,数日不大便,当下之,若其人阴素虚,不可行承气者。

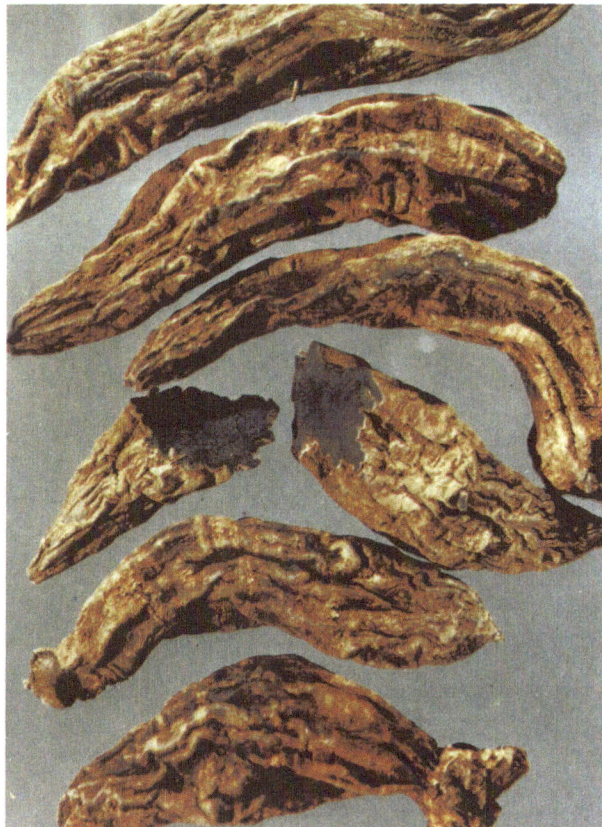

【用法用量】内服:煎汤,9 ~ 15 g;或入丸、散。

【使用注意】脾胃虚寒、食少便溏者不宜使用。不宜与藜芦同用。

【现代研究】含生物碱类、多糖类、甾醇、氨基酸、脂肪酸、微量挥发油类、胡萝卜素等。有解热、镇痛、抗炎、抗肿瘤、降血糖、抑菌、保肝、抗血小板凝集等作用。

76 款冬花

【古籍原文】气温,味甘辛,纯阳,无毒。

《珍》云:温肺止嗽。

《本草》云:主咳逆上气,善喘,喉痹,诸惊痫寒热邪气,消渴,喘息呼吸。杏仁为之使,得紫菀良,恶皂荚、硝石、玄参,畏贝母、辛夷、麻黄、黄芪、黄芩、黄连、青葙。

《药性论》云:君。主疗肺气,心促急,热乏,劳咳连连不绝,涕唾稠黏,肺痿,肺痈吐脓。

《日华子》云:润心肺,益五脏,除烦,补劳劣,消痰止嗽。肺痿吐血,心虚惊悸。

《衍义》云:有人病嗽多日,或教以燃款冬花三两枚,于无风处,以笔管吸其烟,满口则咽之,数日效。

《时习》云:仲景射干汤用之。

【药物来源】为菊科植物款冬 *Tussilago farfara* L. 的干燥花蕾。

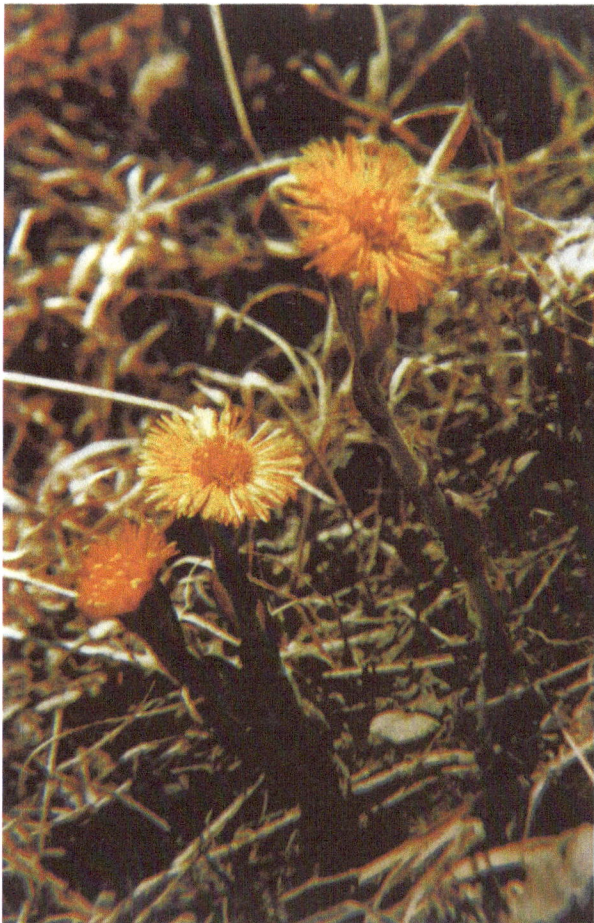

【形态特征】多年生草本,高 10 ~ 25 cm。基生叶,先端钝,边缘呈波状疏锯齿,锯齿先端往往带红色。近基部的叶脉和叶柄带红色,并有毛茸。头状花序顶生,鲜黄色。瘦果长椭圆形,具纵棱。

【性味功效】辛、微苦,温。润肺下气,止咳化痰。

【古方选录】《疮疡经验全书·卷二》款花汤:款花一两五钱(去梗),甘草一两(炙),桔梗二两,薏苡仁一两。用法:上作十剂,水煎服。主治:肺痈。嗽而胸满振寒,脉数,咽干,大渴,时出浊唾腥臭,日久吐脓如粳米粥状者。

【用法用量】内服:煎汤,5 ~ 10 g;或入丸、散。外感暴咳宜生用,内伤久咳宜炙用。

【使用注意】阴虚劳嗽者忌用。

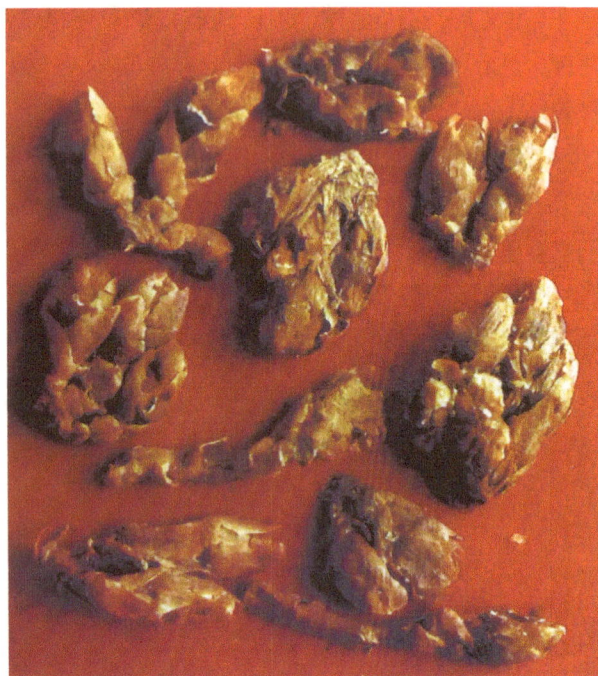

【现代研究】含黄酮类、多糖类、萜类、生物碱类、酚酸类、挥发油类等。有止咳、平喘、升高血压、抗炎、抗肿瘤、保护心血管、抗血小板凝集等作用。

77 紫参(拳参)

【古籍原文】气微寒,味苦辛,无毒。

《本草》云:主心腹积聚,寒热邪气,通九窍,利大小便。疗肠胃大热,唾血衄血,肠中聚血,痈肿诸疮,止渴益精。

仲景治痢,紫参汤主之。紫参半斤,甘草三两,

水五升,煎紫参取二升,却内甘草,煎取半升,分温三服。

【药物来源】为蓼科植物拳参 *Polygonum bistorta* L. 的干燥根茎。

【形态特征】多年生草本,高 35 ~ 90 cm。根茎肥厚,弯曲,外皮紫棕色。茎直立,单一。基生叶有长柄,叶片革质;茎生叶互生。总状花序呈穗状,顶生。瘦果椭圆形,包于宿存花被内。

【性味功效】苦、涩、微寒。清热解毒,消肿,止血。

【古方选录】《太平圣惠方》紫参汤:紫参、人参、阿胶(炒)各等份,为末。用法:乌梅煎汤,每服一钱;或去人参,加甘草,糯米汤服。主治:吐血不止。

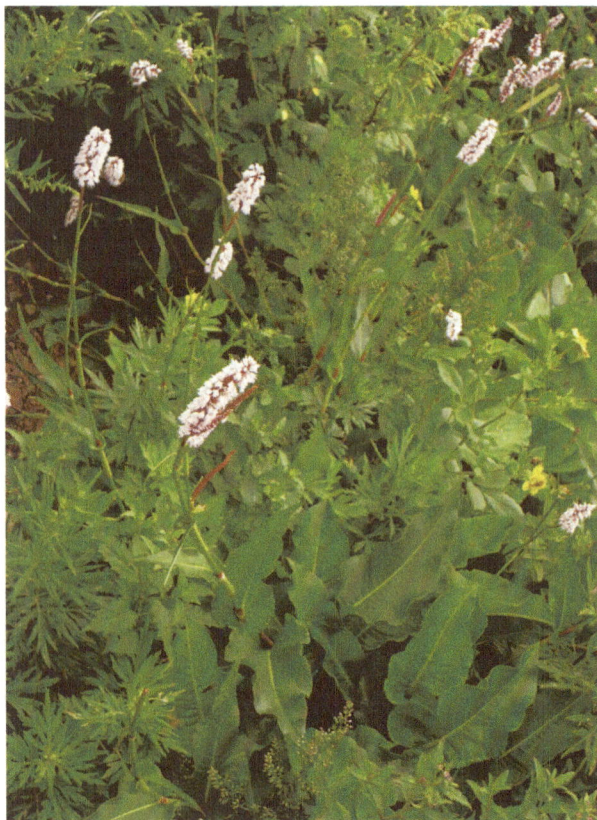

【用法用量】内服:煎汤,5 ~ 10 g;或入丸、散。外用:适量,捣敷;或煎水含漱、熏洗。

【使用注意】无实火热毒者不宜使用。阴疽患者忌用。

【现代研究】含鞣质、多糖类、黄酮类、酚酸、蒽醌等。有抑菌、镇痛、止血、降低胆碱酯酶活性、抗心律失常、保护心肌等作用。

78　苦　参

【古籍原文】气寒,味苦,气沉,纯阴。

《心》云:除湿。

《本草》云:主心腹结气,症瘕积聚,黄疸,溺有余沥,逐水除痈肿,补中,明目止泪。养肝胆气,安五脏,定志益精,利九窍,除伏热肠澼,止渴醒酒,小便黄赤,疗恶疮,下部䘌,平胃气,令人嗜食轻身。

《衍义》云:有人病遍身风热细疹,痒痛不可任,连胸胫①脐腹近阴处皆然,涎痰亦多,夜不得睡。以苦参末一两,皂角二两,水一升,揉滤取汁,银、石器熬成膏,和苦参末为丸,如梧桐子大,食后温水下二十丸至三十丸,次日便愈。

《时习》云:苦参揩齿,久能病腰。

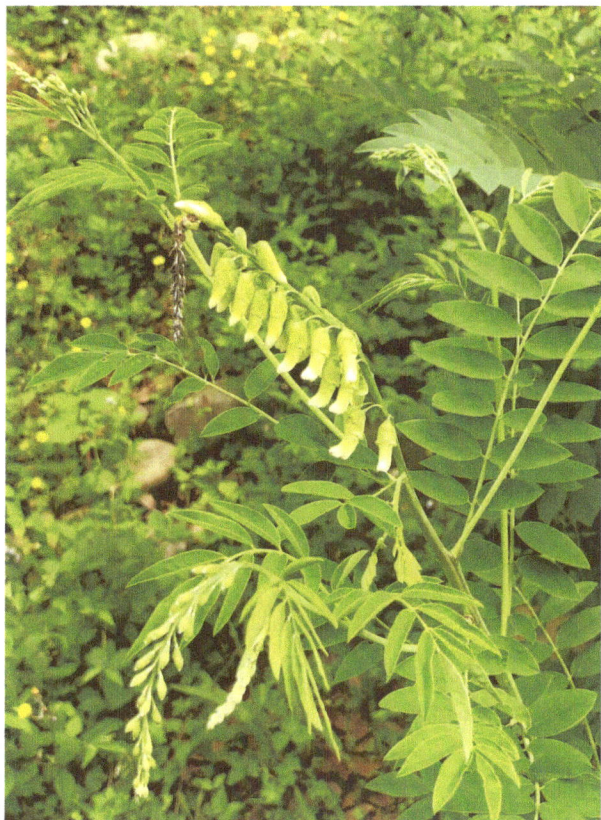

【药物来源】为豆科植物苦参 Sophora flavescens Ait. 的干燥根。

【形态特征】亚灌木,高50~120 cm。根圆柱状,外皮黄色。茎枝草本状,具不规则的纵沟,幼时被黄色细毛。奇数羽状复叶,互生。总状花序顶生,被短毛。荚果线形。种子黑色,近球形。

【性味功效】苦,寒。清热燥湿,杀虫,利尿。

【古方选录】《金匮要略·卷上》苦参汤:苦参一升。用法:以水一斗,煎取七升,去渣,熏洗,日三次。主治:阴肿,阴痒,疥癞。

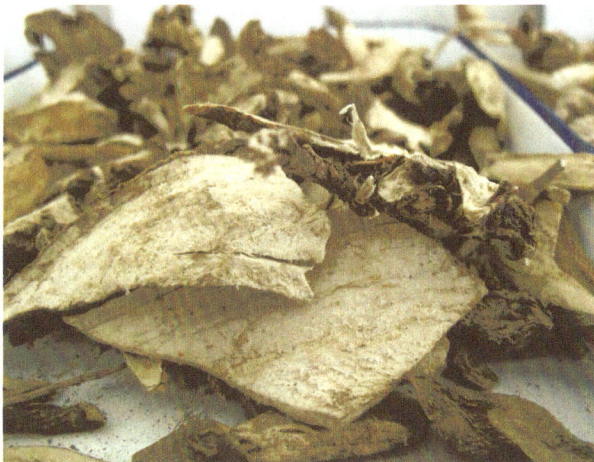

【用法用量】内服:煎汤,4.5~9.0 g;或入丸、散。外用:适量,煎汤洗患处。

【使用注意】脾胃虚寒者忌服。不宜与藜芦同用。

【现代研究】含苦参碱等生物碱类,黄酮类,三萜皂苷,醌类等。有抗心律失常、抗心肌纤维化、抗肿瘤、抗炎、抗病原微生物、抗肝损伤、抗氧化、抗过敏、降血脂、保肝等作用。

79　芦　根

【古籍原文】气寒,味甘。

《本草》云:主消渴客热,止小便。《金匮玉函》治五噎膈气烦闷,吐逆不下食,芦根五两,锉,水三盏,煮一盏,去粗,服无时。

【药物来源】为禾本科植物芦苇 Phragmites australis (Cav.) Trin. ex Steud. 的新鲜或干燥根茎。

【形态特征】多年生高大草本。具匍匐状地下茎,粗壮,横走,节间中空,每节上具芽。茎高2~5 m。叶2列式排列,具叶鞘;叶鞘抱茎,无毛或具细毛。圆锥花序大型,顶生,直立。颖果。

【性味功效】甘,寒。清热泻火,生津止渴,除烦,止呕,利尿。

【古方选录】《温病条辨·卷一》五汁饮:梨汁,荸荠

_____

① 胫,疑为"颈"(据《证类本草·卷八》)。

汁,鲜苇根汁,麦冬汁,藕汁(或用蔗浆)。用法:取上五汁,临时斟酌多少,和匀凉服。不甚喜凉者,重汤炖温服。主治:太阴温病,热灼津伤,口中燥渴,吐白沫,黏滞不快者。

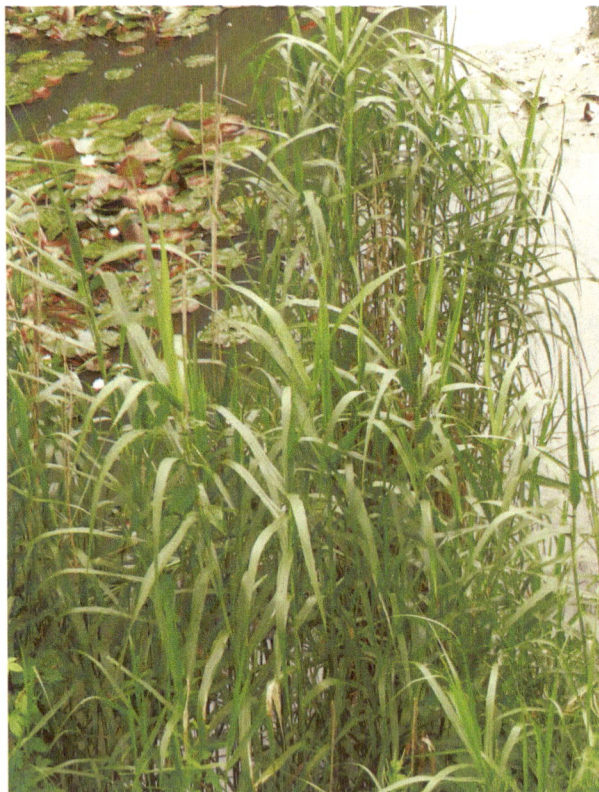

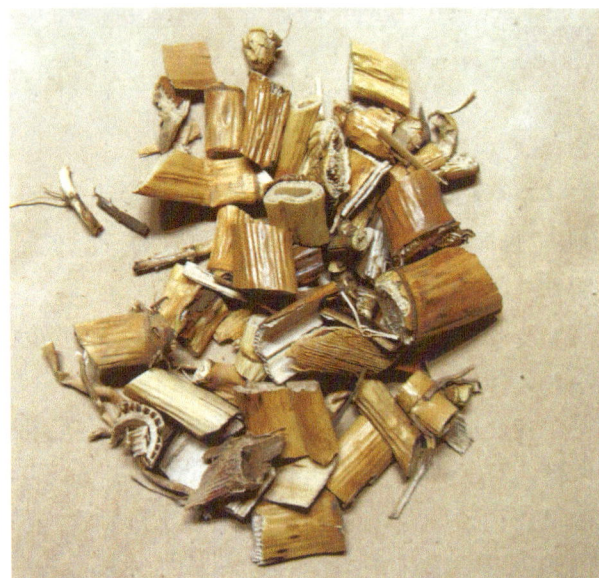

【用法用量】内服:煎汤,15~30 g,鲜品用量加倍;或捣汁用。

【使用注意】脾胃虚寒者慎用。

【现代研究】含蛋白质、氨基酸、脂肪类、有机酸、维生素、甾酮、天冬酰胺、薏苡素、多糖类、酚酸类等。

有镇静、镇痛、解热、抗氧化、抗肿瘤、增强免疫力、保肝、保肾等作用。

80 射干 又名乌扇

【古籍原文】气平,味苦,微温,有毒。

《本草》云:主咳逆上气,喉闭咽痛,不得消息,散结气,腹中邪逆,食饮大热。疗老血在心脾间,咳唾,言语气臭,散胸中热气。

《衍义》云:治肺气喉痹为佳。

仲景治咽中动气或闭塞,乌扇汤中用。

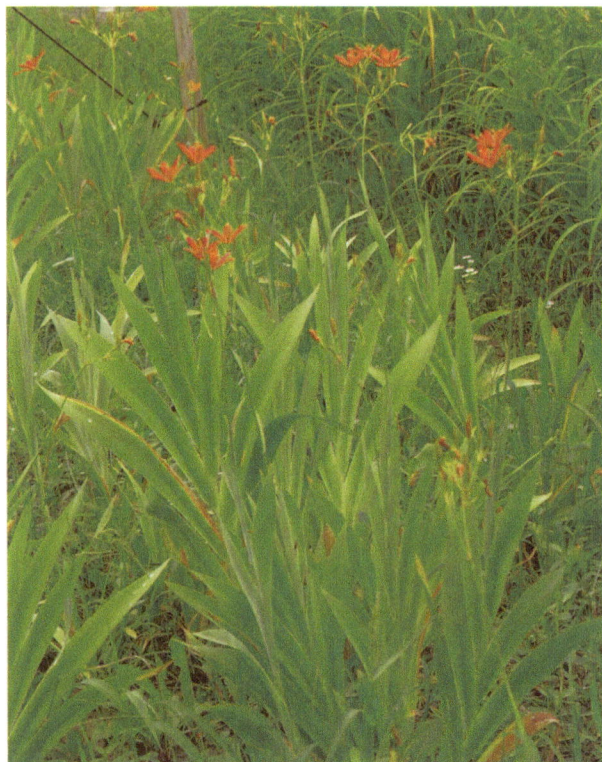

《时习》云:仲景射干汤用之。

《心》云:去胃痈。

【药物来源】为鸢尾科植物射干 *Belamcanda chinensis* (L.) Redouté 的干燥根茎。

【形态特征】多年生草本,高 50~120 cm。根茎鲜黄色,须根多数。茎直立。叶 2 列,扁平,剑形,先端渐尖,基部抱茎,叶脉平行。总状花序顶生,二权分歧。蒴果椭圆形,具 3 棱。种子黑色,球形。

【性味功效】苦,寒。清热解毒,消痰,利咽。

【古方选录】《普济方·卷六十一》引《肘后方》射干汤:射干(锉细)。用法:每服五钱匕,水一盏半,煎至八分,去滓,入蜜少许,旋旋服。主治:喉痹。

【用法用量】内服:煎汤,3~10 g;或入丸、散。

【使用注意】脾虚便溏者慎用。孕妇忌用。

【现代研究】含黄酮类、异黄酮类、三萜类、醌类、酮类、酚类、甾类、挥发油类等。有抗炎、解热、抑菌、抗病毒、抗肿瘤、保肝、类雌激素样、抗过敏、清除自由基等作用。

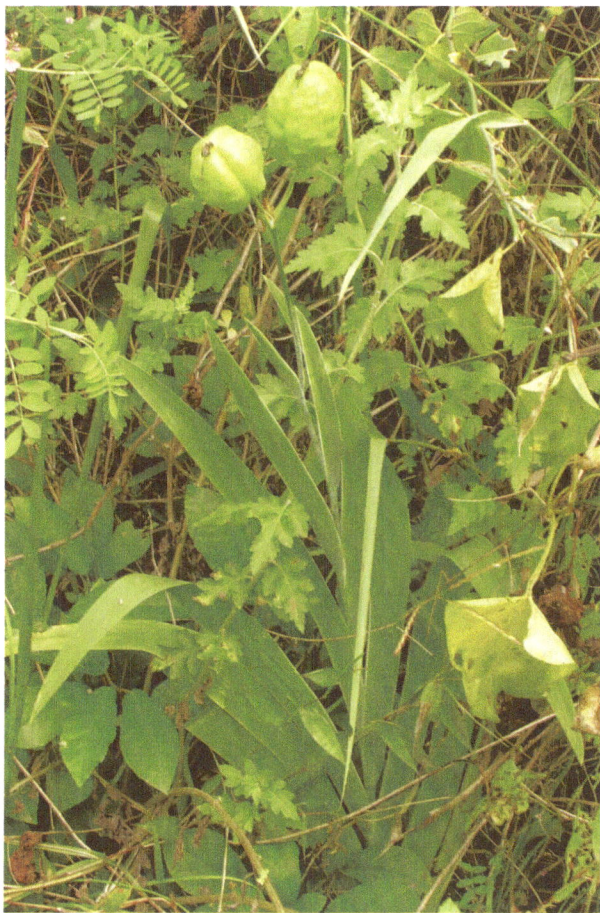

81 败酱(败酱草)

【古籍原文】气微寒平,味苦咸,无毒。

入足少阴经,手厥阴经。

《本草》云:主暴热火疮,赤气,疥瘙疽痔,马鞍热气。除痈肿,浮肿,结热,风痹不足,产后疾痛。

仲景治肠痈有脓者,薏苡仁附子败酱汤。薏苡仁二十分,附子二分,败酱五分,三物为末,取方寸匕,以水二升煎取一升,顿服之,小便当下,愈。

【药物来源】为败酱科植物败酱 *Patrinia scabiosaefolia* Fisch. ex Trev. 或攀倒甑 *Patrinia villosa*

(Thunb.) Juss. 的全草。

【形态特征】(1)败酱:多年生草本,高30~100 cm。根茎横卧或斜生,有特殊臭气。茎直立,下部被倒生白色粗毛。基生叶丛生,茎生叶对生。聚伞状圆锥花序集成大型伞房花序。瘦果倒卵形。

(2)攀倒甑:多年生草本。本种形态与前种相似,区别点为根生叶卵状披针形,有长柄,而茎生叶具短柄或近无柄,叶片羽状全裂;花黄色;瘦果椭圆形。

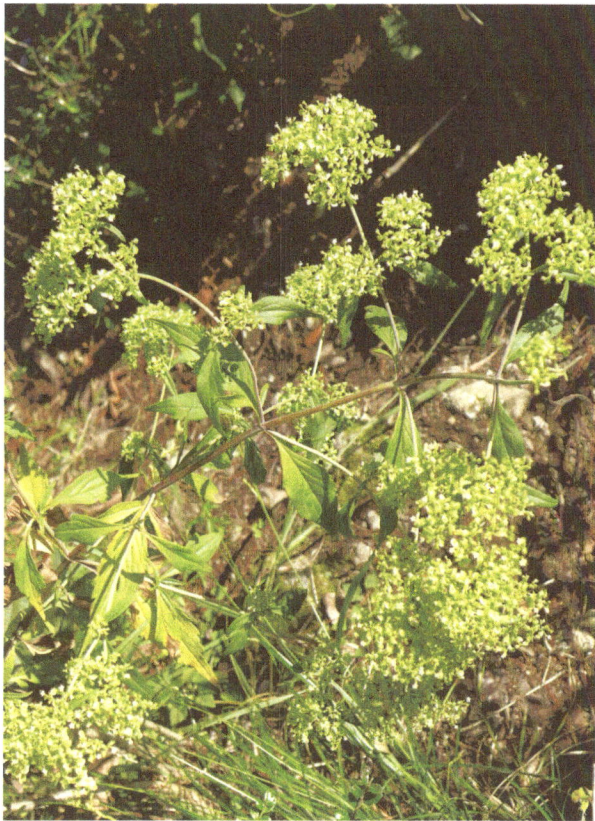

【性味功效】辛、苦、凉。清热解毒,消痈排脓,祛瘀止痛。

【古方选录】《太平圣惠方·卷七十九》败酱散:败酱一两,桂心一两,川芎一两,当归一两(锉,微炒),延胡索一两。用法:上为散。每服四钱,以水一中盏,煎至五分,次入酒二合,更煎三二沸,去滓,食前温服。主治:产后血气攻注,腰痛,痛引腹中,如锥刀所刺。

【用法用量】内服:煎汤,9~15 g,大剂量可用至15~30 g;或入丸、散。外用:适量。

【使用注意】阴疽者不宜使用。孕妇慎用。

【现代研究】含三萜类、皂苷类、黄酮类、环烯醚萜类、甾醇、香豆素、挥发油类、生物碱、鞣质、有机酸类等。有抑菌、镇静、增强免疫力、抗肿瘤、抗氧化、抗前列腺增生等作用。

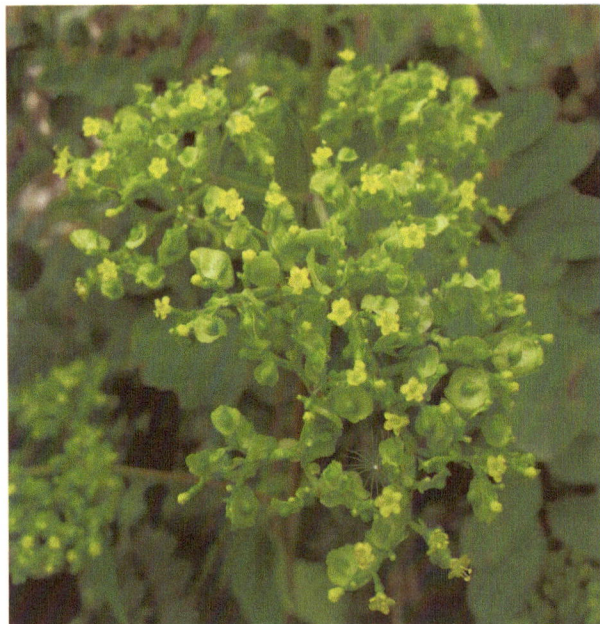

82 败 蒲①

【古籍原文】气平。

《本草》云:主筋溢恶疮。

《药性论》云:亦可单用,主破血。取蒲黄、赤芍药、当归、大黄、朴硝同服,治跌扑瘀血。

陈藏器云:《圣惠方》治霍乱。

【现代研究】现代不用。

83 苇叶(芦叶)

【古籍原文】《液》云:同芦,差大耳。

【药物来源】为禾本科植物芦苇 *Phragmites australis* (Cav.) Trin. ex Steud. 的叶。

【形态特征】多年生草本。根状茎发达。秆直立。叶舌有毛,叶片披针状线形,无毛,顶端长渐尖呈丝形,排列成2行。圆锥花序大型,分枝多数,着生稠密下垂的小穗。颖果。

【性味功效】甘,寒。清热辟秽,止血,解毒。

【古方选录】方出《太平圣惠方·卷四十七》、名见《普济方·卷二○二》芦叶汤:芦叶一两(锉),糯米半两。用法:上药,以水一大盏,入竹茹一分,煎至六

分,后入蜜半合、生姜汁半合,煎三两沸,去滓,放温,时时呷之。主治:霍乱吐泻,烦渴心躁。

【用法用量】内服:煎汤,15～30 g;或烧存性研末服;或入丸、散。外用:适量,研末撒敷。

【现代研究】含芹菜素、木犀草素等黄酮类,氨基酸类,亚精胺,维生素 C,纤维素,木质素,叶绿素,小麦黄素等。有抗氧化、抗衰老、抑菌、降血脂、增强免疫力等作用。

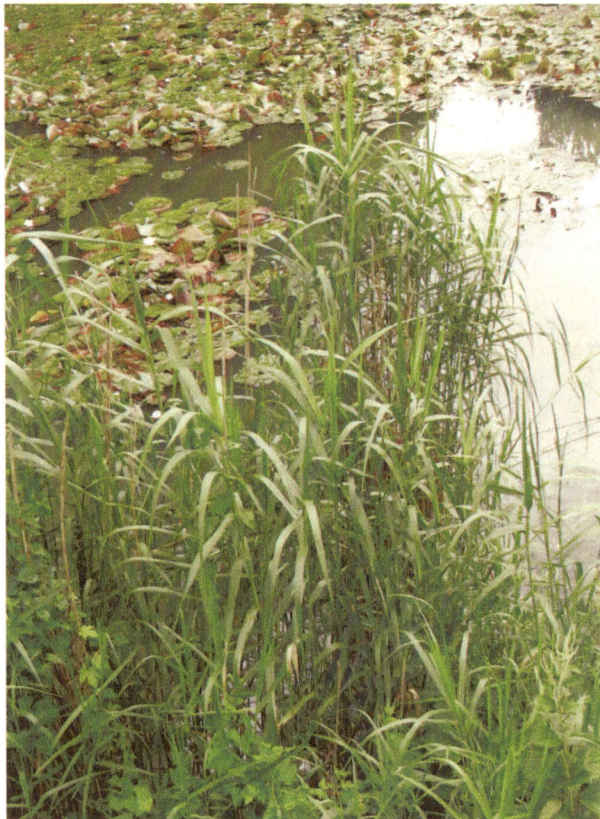

84 防 己

【古籍原文】气寒,味大苦辛。苦,阴也,平,无毒。

通行十一经。

《象》云:治腰以下至足湿热肿盛脚气,补膀胱,去留热,通行十二经。去皮用。

《本草》云:主风寒,温疟,热气诸痫,除邪,利大小便。疗水肿、风肿,去膀胱热,伤寒寒热邪气,中风,手脚挛急,止泄,散痈肿恶结,诸蜗疥癣虫疮,通

① 本品种因在现代文献中查证不到相关材料,故只给予"古籍原文""现代研究"两条。

腠理,利九窍。

《药性论》云:汉防己,君。又云:木防己,使。畏女菀、卤咸。去血中湿热。

【药物来源】为防己科植物粉防己 *Stephania tetrandra* S. Moore 的干燥根。

【形态特征】多年生缠绕藤本。根圆柱状。茎柔韧,圆柱形,长达 2.5 ~ 4.0 m,具细条纹,基部梢带红色。叶互生,质薄柔,阔三角形。花小,雌雄异株,头状聚伞花序。核果球形,熟时红色。

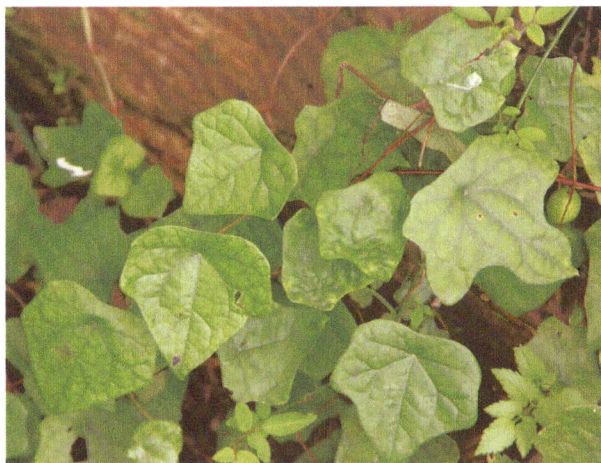

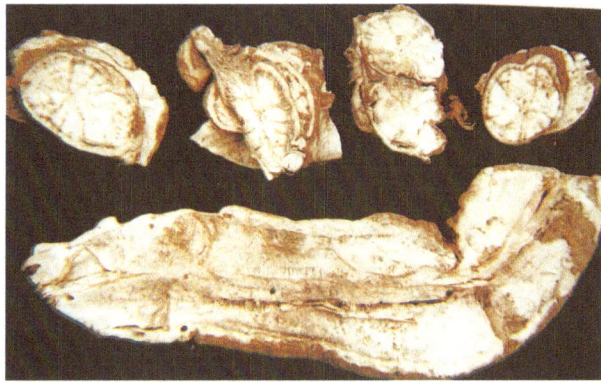

【性味功效】苦,寒。祛风止痛,利水消肿。

【古方选录】《金匮要略·卷中》防己茯苓汤:防己三两,黄芪三两,桂枝三两,茯苓六两,甘草二两。用法:以水六升,煮取二升,分温三服。功用:益气健脾,温阳利水。主治:皮水为病,四肢肿,水气在皮肤中,四肢聂聂动者。

【用法用量】内服:煎汤,5 ~ 10 g;或入丸、散。

【使用注意】食欲不振、阴虚而内无湿热者慎用。

【现代研究】含粉防己碱、防己诺林碱等生物碱类,黄酮苷,酚类,有机酸,挥发油类等。有扩张血管,增加冠状动脉流量,抗血小板凝集,抗心律失常,抗炎,镇痛,利尿,抗肿瘤,降血压等作用。

85 牵牛(牵牛子)

【古籍原文】气寒,味苦,有小毒。黑白二种。

《本草》云:主下气,疗脚满水肿,除风毒,利小便。

海藏云:以气药引之则入气,以大黄引之则入血。

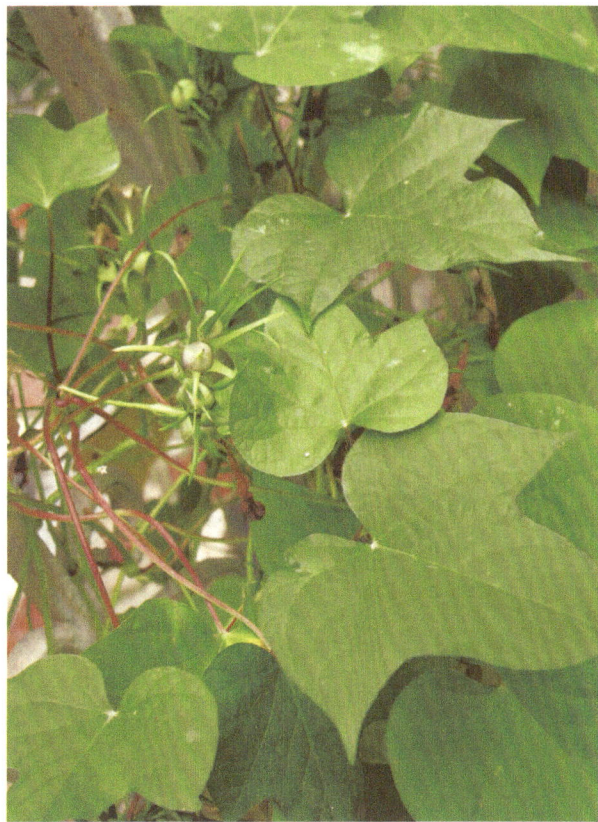

张文懿云:不可耽嗜,脱人元气。余初亦疑此药不可耽嗜,后见人有酒食病痞,多服食药,以导其气,及服藏用神芎丸,及犯牵牛等丸。如初服,即快,药过,再食,其病痞依然。依前又服,其痞随药而效,药过后病复至。以至久服,则脱人元气而犹不知悔,戒之! 惟当益脾健胃,使元气生而自能消磨水谷,其法无以加矣。

《心》云:泻元气,去气中湿热。凡饮食劳倦,皆血受病,若以此药泻之,是血病泻气,使气血俱虚损,所伤虽去,泻元气损人不知也。《经》所谓:毋盛盛,毋虚虚,毋绝人长命。此之谓也。用者戒之。白者亦同。

罗谦甫云:牵牛乃泻气之药,试取尝之,便得辛辣之味,久而嚼之,猛烈雄壮,渐渐不绝,非辛而何!续注:味苦寒,果安在哉?又曰:牵牛感南方热火之化所生者也,血热泻气,差误已甚。若病湿胜,湿气不得施化,致大小便不通,则宜用之耳。湿去,其气周流,所谓五脏有邪,更相平也。经所谓一脏未平,以所胜平之,火能平金,而泻肺气者即此也。然仲景治七种湿证,小便不利,无一药犯牵牛者,仲景岂不知牵牛能泻湿利小便,为湿病之根在下焦,是血分中气病,不可用辛辣气药,泻上焦太阴之气故也。仲景尚不轻用如此,世医一概而用之可乎?又曰:牵牛辛烈,泻人元气,比诸辛药尤甚,以辛之雄烈故也。

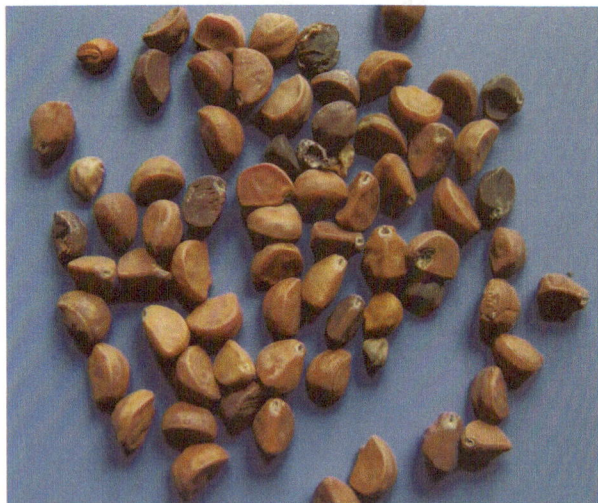

【药物来源】为旋花科植物牵牛 *Pharbitis nil*（L.）Choisy 或圆叶牵牛 *Pharbitis purpurea*（L.）Voisgt 的干燥成熟种子。

【形态特征】(1)牵牛:一年生攀缘草本。茎缠绕,多分枝。叶互生,深或浅的三裂,三角形。花腋生,花冠漏斗状,紫色或淡红色。蒴果球形。种子5～6枚,黑褐色或白色、浅黄色。

(2)圆叶牵牛:一年生攀缘草本,全体具白色长毛。叶阔心脏形,基部心形,全缘。花1～5朵成簇腋生,花冠漏斗状,通常为蓝紫色、粉红或白色。蒴果球形。种子黑色或黄白色,无毛。

【性味功效】苦,寒;有毒。泻水通便,消痰涤饮,杀虫攻积。

【古方选录】《圣济总录·卷一三〇》牵牛子散:牵牛子二两(一半生,一半炒)、木香、青橘皮(汤浸,去白,焙)、陈曲(炒)各半两。用法:上为细散。每服

三钱匕,五更初以生姜茶调下。至天明通转三二行,自止,后以薤白粥补之。功用:疏通脏腑。主治:一切痈疽疮疖,嫩肿未穴。

【用法用量】内服:煎汤,3～6 g;或入丸、散,每次1.5～3.0 g。

【使用注意】孕妇禁用。体质虚弱者慎用。不宜与巴豆、巴豆霜①同用。

【现代研究】含牵牛子苷、脂肪油、生物碱、糖类、甾酮等。有兴奋子宫平滑肌、泻下、利尿、驱虫、抑菌、兴奋子宫等作用;大量使用可引起呕吐、腹痛、腹泻及黏液血便、血尿等。

86 三 棱

【古籍原文】气平,味苦,阴中之阳,无毒。

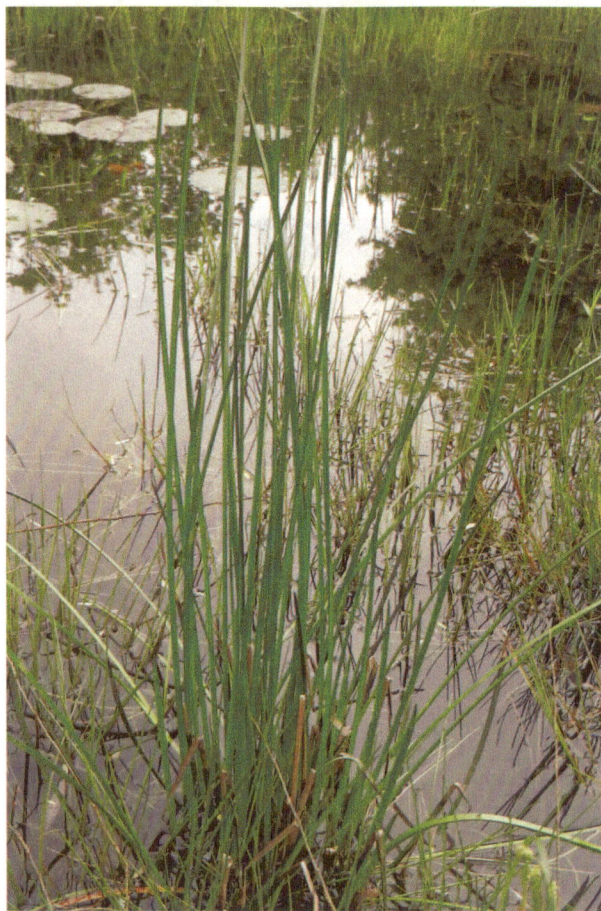

《象》云:治老癖症瘕结块,妇人血脉不调,心腹刺痛。须炮用。

_____

① 巴豆霜,详见本书第155条"巴豆(附巴豆霜)"。

《珍》云:破积气,损真气,虚者勿用。

《液》云:又治气胀,血脉不调,补五劳,通月经,消瘀血。色白,破血中之气。

【药物来源】为黑三棱科植物黑三棱 *Sparganium stoloniferum* (Graebn.) Buch.-Ham. 的干燥块茎。

【形态特征】多年生草本。根茎横走,下生粗而短的块茎。茎直立,圆柱形。叶丛生,2 列;叶片线形。花茎由叶丛抽出,单一,有时分枝;花单性,集成头状花序。果呈核果状,倒卵状圆锥形。

【性味功效】辛、苦,平。破血行气,消积止痛。

【古方选录】《普济方·卷三九九》引《全婴方论》三棱散:京三棱(面裹,煨焦,去面)。用法:上为末。三岁半钱,空心盐汤调下。主治:小儿阴疝核肿。

【用法用量】内服:煎汤,5~10 g;或入丸、散。

【使用注意】孕妇禁用。气虚体弱、血枯经闭者忌用。不宜与芒硝、玄明粉同用。

【现代研究】含挥发油类、苯丙素类、黄酮类、皂苷、有机酸等。有抗血小板凝集、抗炎、镇痛、抗肿瘤、保肝等作用。

87 蓬莪茂①(莪术)

【古籍原文】气温,味苦辛,无毒。

《象》云:治心膈痛,饮食不消,破痃癖气最良。炮用。

《本草》云:治妇人血气,丈夫贲豚,治心腹痛,中恶,疰忤,鬼气,霍乱冷气,吐酸水,解毒,饮食不消。酒研服。

《液》云:色黑,破气中之血,入气药发诸香。虽为泄剂,亦能益气,故孙用和治气短不能接续,所以大小七香丸,集香丸、散及汤内,多用此也。

【药物来源】为姜科植物莪术 *Curcuma zedoaria* (Christm.) Rosc.、广西莪术 *Curcuma kwangsiensis* S. G. Lee et C. F. Liang 或温郁金 *Curcuma aromatica* Salisb. 的干燥根茎。

【形态特征】(1)莪术:多年生草本,植株高约 1 m。根茎圆柱形,肉质,具樟脑般香味,淡黄色或白色;根细长或膨大成块根。叶直立,长圆形。花葶由根茎单独发出,先叶而生;穗状花序阔椭圆形。蒴果球形。

(2)广西莪术:多年生草本。根茎卵球形,有呈横纹状的节,节上残存叶鞘。须根细长,末端膨大成近纺锤状块根。叶基生,2~5 片,椭圆状披针形。穗状花序从根茎抽出,和具叶的营养茎分开。

(3)温郁金:多年生草本。根茎肉质,肥大,椭圆形,黄色,芳香。根端膨大呈纺锤状。叶基生,叶片长圆形,叶两面均无毛。花葶单独由根茎抽出,与叶同发或先叶而出。穗状花序圆柱形。

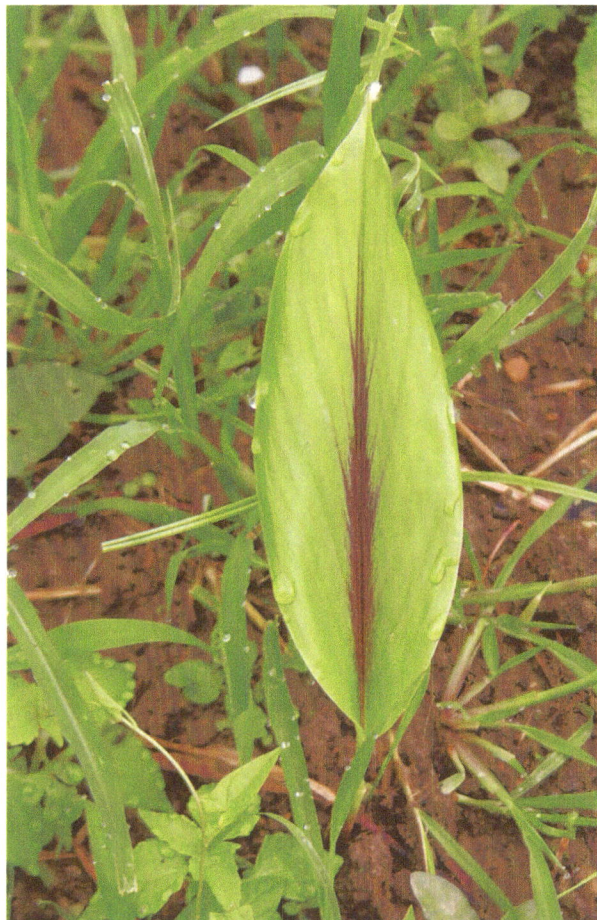

【性味功效】辛、苦,温。行气破血,消积止痛。

【古方选录】《普济方·卷一八四》引《卫生家宝方》蓬莪术散:蓬莪术二两(酽醋炙煮),木香一两(煨)。用法:上为末。每服半钱,淡醋汤送下。主治:一切冷气,抢心切痛,发即欲死;或久患腹痛,时复发动者。

【用法用量】内服:煎汤,6~9 g;或入丸、散。

【使用注意】孕妇禁用。月经过多者慎用。

【现代研究】含 β-榄香烯、莪术酮等挥发油类,姜

---

① 茂,音 shù。查《康熙字典》(申集上"艸"部),释义为"药名"。

黄素类等。有抗肿瘤、抑菌、抗炎、保肝、抗血小板凝集、抗早孕、抗组织纤维化、抗病毒、抗氧化等作用。

88 草龙胆(龙胆)

【古籍原文】气寒,味大苦,气味俱厚,阴也,无毒。

《珍》云:纯阴,酒浸上行。

《心》云:除下焦之湿,及臀膜之湿。

《象》云:治两目赤肿,睛胀,瘀肉高起,疼痛不可忍。以柴胡为主,治眼中疾必用之药也。去芦。

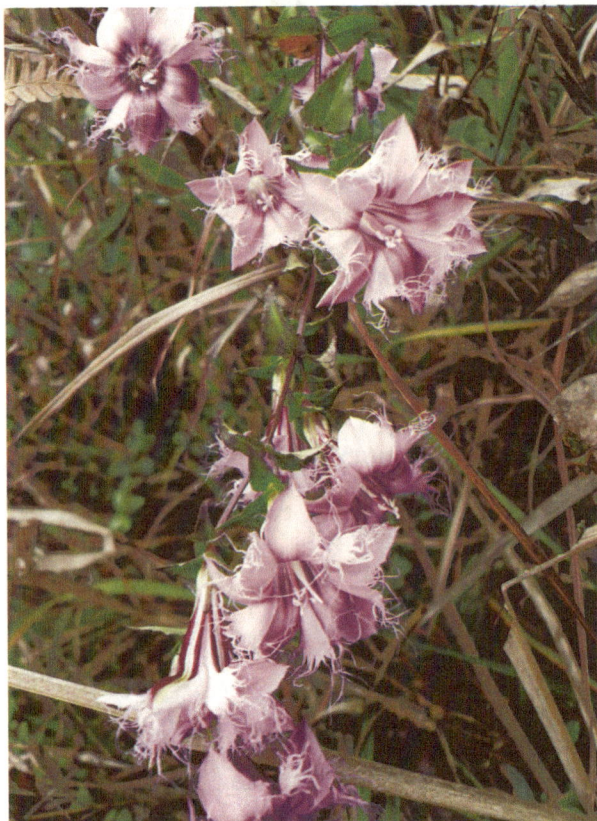

【药物来源】为龙胆科植物条叶龙胆 *Gentiana manshurica* Kitag.、龙胆 *Gentiana scabra* Bunge、三花龙胆 *Gentiana triflora* Pall. 或滇龙胆草 *Gentiana rigescens* Franch. ex Hemsl. 的干燥根或根茎。

【形态特征】(1)条叶龙胆:多年生草本。根茎短缩或长达 4 cm,具多数粗壮、略肉质的须根。花茎单生。叶厚,近革质,线状披针形至线形,无柄。花顶生或腋生。蒴果内藏,宽椭圆形,有柄。种子褐色。

(2)龙胆:多年生草本,高 30~60 cm。根茎短,丛生多数细长的根。花茎单生,不分枝。叶对生。

花多数簇生枝顶和叶腋,花萼钟形,花蓝紫色。蒴果内藏,长圆形,有柄。种子多数。

(3)三花龙胆:本种与前2种区别点为中上部叶近革质,线状披针形至线形,基部圆形;花3朵,稀5朵,花萼裂片狭三角形,短于萼筒,花冠裂片先端钝圆。

(4)滇龙胆草:本种与前3种区别点为无莲座叶丛,茎生叶多对;花多数,簇生枝顶呈头状,稀腋生,被包围于最上部苞叶状的叶丛中,花萼裂片不整齐,基部狭缩成爪,雄蕊着生于冠筒下部。

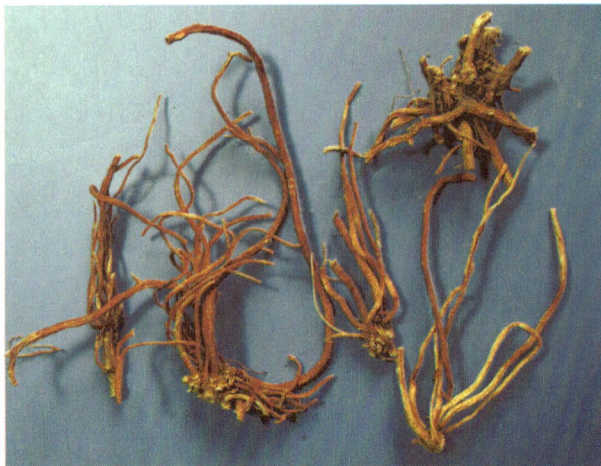

【性味功效】苦,寒。清热燥湿,泻肝胆火。

【古方选录】《太平惠民和剂局方·卷十》龙胆丸:龙胆草、黄连、使君子仁、青皮各等份。用法:上药为细末,猪胆汁和丸,梧桐子大。每服三十丸,临卧热汤送下。主治:疳病发热。

【用法用量】内服:煎汤,3~6 g;或入丸、散。

【使用注意】本品苦寒,易苦燥伤阴、寒凉败胃。脾胃虚弱者不宜使用。阴虚津伤者应慎用。

【现代研究】含裂环烯酸萜类、生物碱类、多糖类、酯苷类等。有抗病原微生物、解热、抗炎、利胆、保肝、健胃、兴奋中枢神经等作用。

89 瓜蒌根(天花粉)

【古籍原文】气寒,味苦。味厚,阴也,无毒。

《本草》云:主消渴,身热,烦满大热,补虚安中,通月水。消肿毒瘀血,及热狂。

《心》云:止渴,行津液。苦寒,与辛酸同用,导肿气。

《珍》云:苦,纯阴。若心中枯渴者,非此不能除。

【药物来源】为葫芦科植物栝楼 *Trichosanthes kirilowii* Maxim.、中华栝楼 *Trichosanthes rosthornii* Harms 的干燥块根。

【形态特征】(1)栝楼:多年生攀缘藤本,长可达10 m。块根圆柱状,肥厚。茎较粗,多分枝,具纵棱及槽。叶互生,叶片近圆形或近心形,浅裂至中裂。雌雄异株,雄花总状花序单生或并生。瓠果椭圆形。

(2)中华栝楼:多年生攀缘藤本。块根条状,肥厚,具瘤状突起。茎具纵棱及槽,被短柔毛。叶片纸质,轮廓阔卵形至近圆形,深裂。雌雄异株;雄花为总状花序或单生,雌花单生。果实球形。

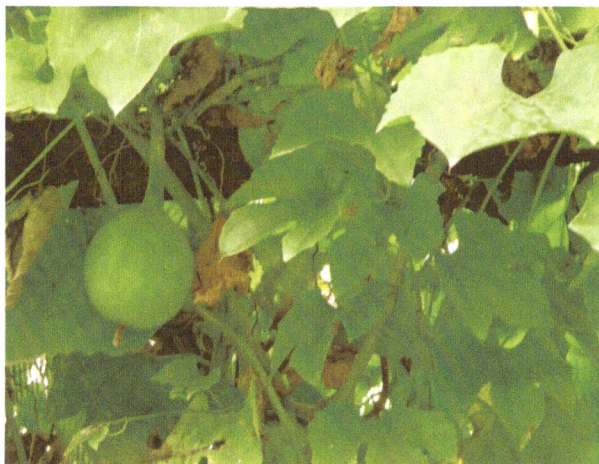

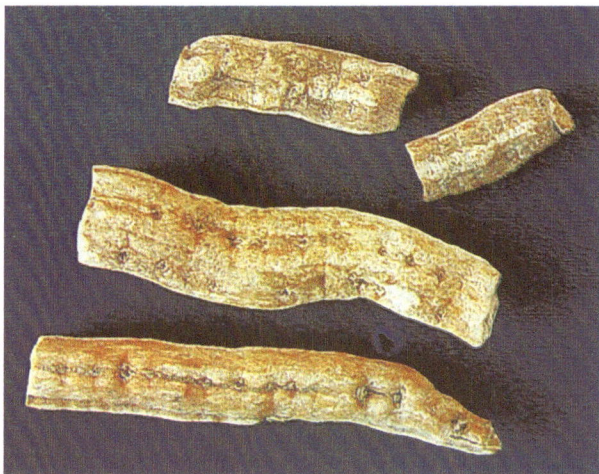

【性味功效】甘、微苦,微寒。清热泻火,生津止渴,消肿排脓。

【古方选录】《万病回春·卷七》参花散:人参、天花粉各等份。用法:上为末。每服五分,蜜水调下。功用:益气养阴,生津润燥。主治:咳嗽发热,气喘吐血。

【用法用量】内服:煎汤,10～15 g;或入丸、散。

【使用注意】孕妇慎用。不宜与川乌、制川乌、草乌、制草乌、附子等同用。

【现代研究】含氨基酸、糖类、蛋白质、多肽、酶类、皂苷、多糖类等。有增强免疫力、抗肿瘤、抗病毒、降血糖、引产等作用。

90 地 榆

【古籍原文】气微寒,味甘酸。苦而酸,气味俱厚,阴也。

《本草》云:主妇人乳产,七伤,带下,月水不止,血崩之疾。除恶血,止疼痛,肠风泄血。

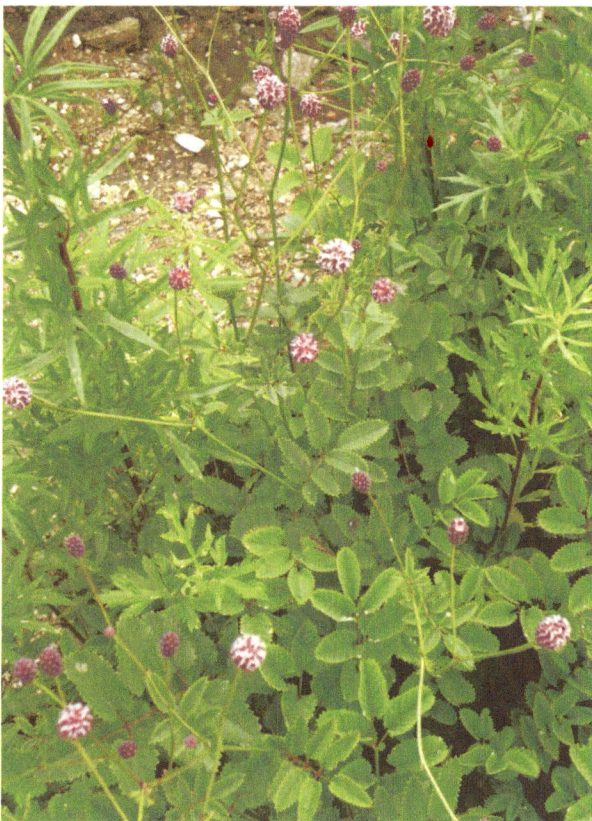

《象》云:治小儿疳痢。性沉寒,入下焦,治热血痢。去芦。

《心》云:去下焦之血,肠风下血及泻痢下血,须用之。

《珍》云:阳中微阴,治下部血。

【药物来源】为蔷薇科植物地榆 *Sanguisorba officinalis* L. 或长叶地榆 *Sanguisorba officinalis* L. var. *longifolia* (Bertol.) Yü et Li 的干燥根。

【形态特征】（1）地榆：多年生草本，高1～2 m。根茎粗壮，生多数肥厚的长圆柱形的根。茎直立，有棱。奇数羽状复叶，互生。花小，密集成近球形的穗状花序，疏生于茎顶。瘦果椭圆形。

（2）长叶地榆：特点是基生叶小叶带状长圆形至带状披针形，基部微心形，茎生叶较多，与基生叶相似，但长而狭窄；花穗长圆柱形，雄蕊与萼片近等长。

【性味功效】苦、酸、涩，微寒。凉血止血，解毒敛疮。

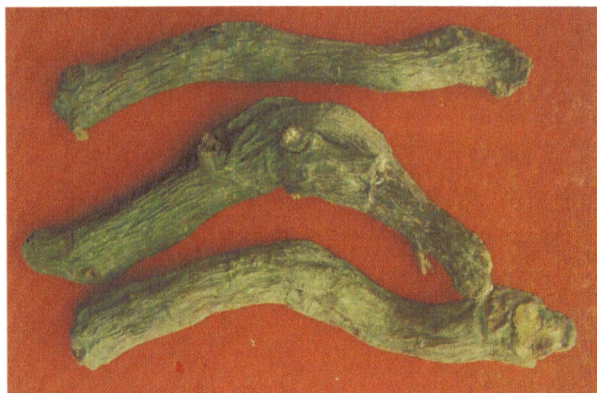

【古方选录】《圣济总录·卷七十六》地榆汤：地榆二两，甘草半两（炙，锉）。用法：上二味粗捣筛。每服五钱匕，以水一盏，煎取七分，去渣，温服，日二次，夜一次。主治：血痢不止。

【用法用量】内服：煎汤，9～15 g；或入丸、散。外用：适量，研末涂敷患处。止血多宜炒炭用，解毒敛疮宜生用。

【使用注意】虚寒性出血、有瘀血者慎用。烫伤者不宜大面积使用。

【现代研究】含鞣质、三萜皂苷类、黄酮类、甾体类、糖类、维生素、多种微量元素等。有抗氧化、抗过敏、抗炎、抑菌、止血、抗肿瘤、调节心血管功能、止泻、止呕、抗溃疡等作用。

91 紫 草

【古籍原文】气寒，味苦，无毒。

《本草》云：主心腹邪气，五疸，补中益气，利九窍，通水道。治腹肿胀满。去土，用茸。

【药物来源】为紫草科植物软紫草 *Arnebia euchroma* (Royle) Johnst. 或黄花软紫草 *Arnebia guttata* Bge. 的干燥根。

【形态特征】（1）软紫草：多年生草本，高15～40 cm，被黄白色长硬毛。根粗壮，圆锥形，与数个侧根扭卷，外皮暗红紫色。茎直立。基生叶丛生，线形。镰状聚伞花序密集于叶腋。小坚果宽卵形。

（2）黄花软紫草：多年生草本，高10～35 cm。根圆锥形，稍扭曲，外皮紫褐色，呈片状剥离。茎直立，基部分枝，密被长硬毛和短伏毛。叶无柄，互生。镰状聚伞花序。小坚果三角状卵形。

【性味功效】甘、咸，寒。清热凉血，活血解毒，透疹消斑。

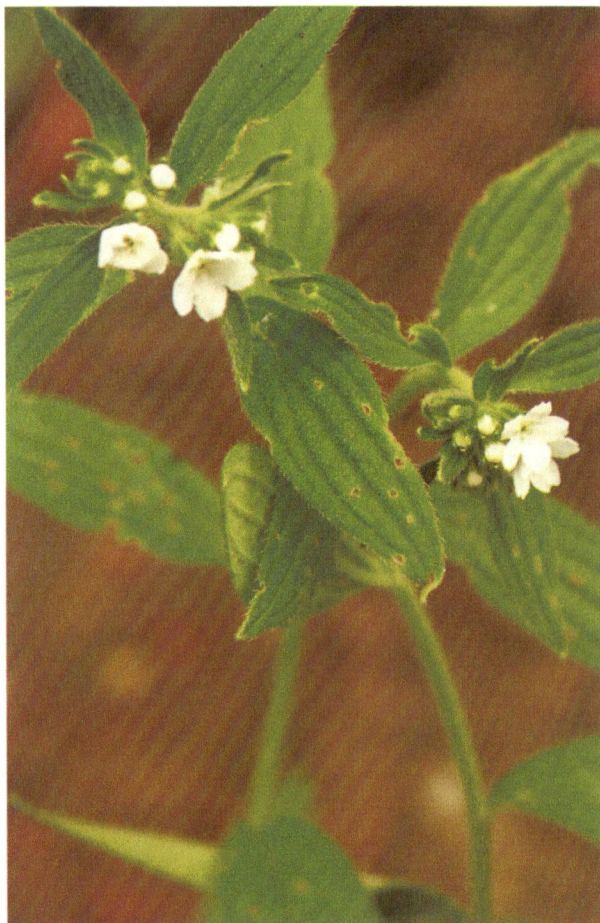

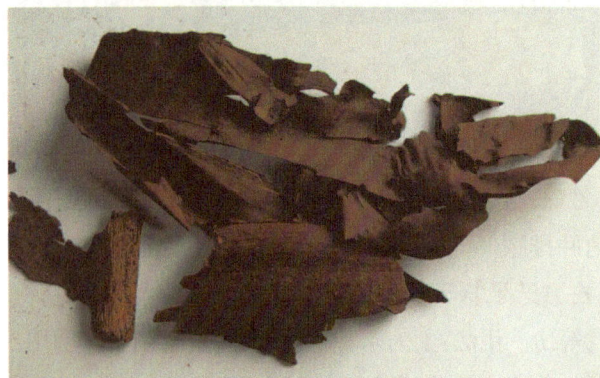

【古方选录】《圣济总录·卷二十八》紫草饮:紫草二两(并根,细锉)。用法:上为粗末。每服三钱匕,水一盏,煎至七分,去滓,不拘时候。主治:伤寒热病,生疱疮,烦躁迷闷。

【用法用量】内服:煎汤,5~10 g;或入丸、散。外用:适量,熬膏;或用植物油浸泡涂擦。

【使用注意】胃肠虚弱、大便溏泄者禁服。

【现代研究】含萘醌类色素、黄酮类、苯酚类、苯醌类、甾醇类、生物碱类、酚酸类、三萜酸、酸性多糖等。有抗病毒、抗炎、保肝、抗肿瘤、抑菌、抗氧化、促进伤口愈合等作用。

92 茜根(茜草)

【古籍原文】味苦,阴中微阳。

《珍》云:去诸死血。

《药性论》云:主治六极伤心肺,吐血,泻血。

《日华子》云:止鼻洪,月经不止。

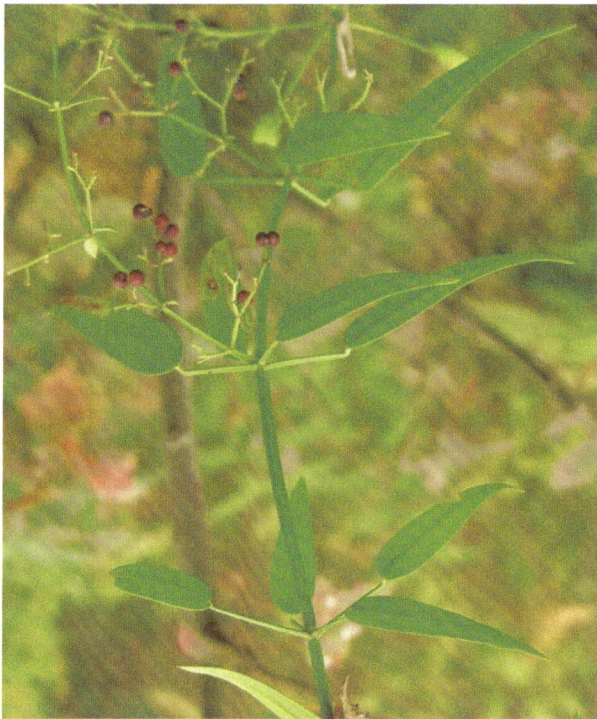

【药物来源】为茜草科植物茜草 *Rubia cordifolia* L. 的干燥根及根茎。

【形态特征】多年生攀缘草本。根数条至数十条丛生,外皮紫红色至橙红色。茎四棱,生多数倒生的小刺。叶4片轮生,具长柄。聚伞花序圆锥状,腋生或顶生;花黄白色。浆果球形,熟时黑色。

【性味功效】苦,寒。凉血,祛瘀,止痛,通经。

【古方选录】《普济本事方·卷五》茜梅丸:茜草根、艾叶各一两,乌梅肉半两(焙干,去皮)。用法:上研细末,炼蜜为丸,如梧子大,乌梅汤下三十丸。主治:衄血无时。

【用法用量】内服:煎汤,6~10 g;或入丸、散。止血炒炭用,活血通经生用或酒制用。

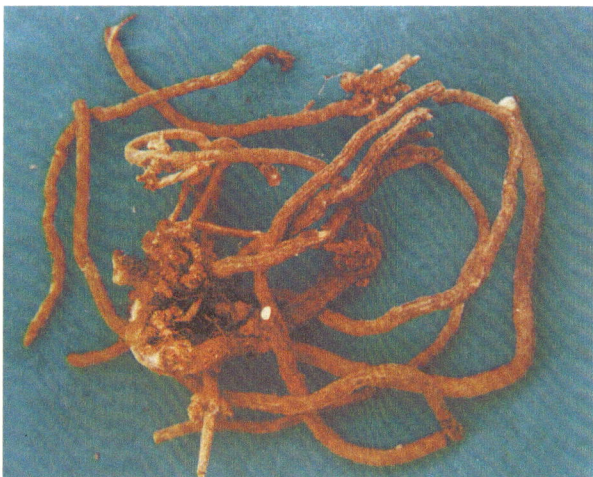

【使用注意】孕妇慎用。

【现代研究】含蒽醌衍生物、萘醌衍生物、萘氢醌衍生物、三萜化合物、皂苷、多糖等。有缩短凝血时间、止血、升高白细胞、抗血小板凝集、抗肿瘤、抑菌、抗炎、保护神经等作用。

93 菊 花

【古籍原文】苦而甘寒,无毒。

《心》云:去翳膜,明目。

《珍》云:养目血。

《药性论》云:使。治身上诸风。

《日华子》云:治四肢游风,利血脉,心烦,胸膈壅闷。

【药物来源】为菊科植物菊花 *Dendranthema morifolium* (Ramat.) Tzvel. 的头状花序。

【形态特征】多年生草本,高60~150 cm。茎直立,被柔毛。叶互生,有短柄;叶片卵形至披针形,羽状浅裂或半裂,两面密被白茸毛。头状花序单个或数个集生于茎枝顶端。瘦果矩圆形。

【**性味功效**】甘、苦,微寒。散风清热,平肝明目,清热解毒。

【**古方选录**】《太平圣惠方·卷二十》菊花散:菊花一两,芎䓖(即川芎)一两。用法:上为散。每服二钱,温酒调下,不拘时候。主治:风头痛,每欲天阴先发者。

【**用法用量**】内服:煎汤,5～10 g;或入丸、散。疏散风热宜用黄菊花,平肝、清肝明目宜用白菊花。

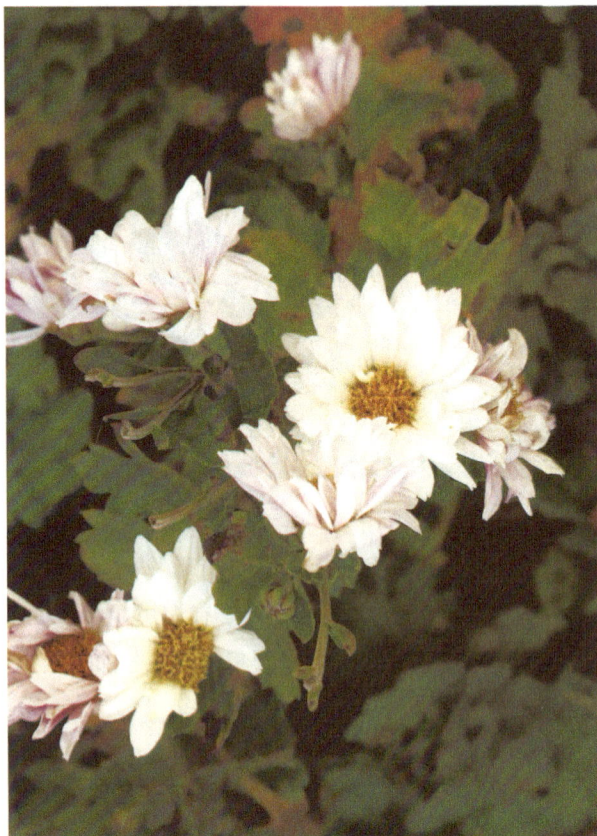

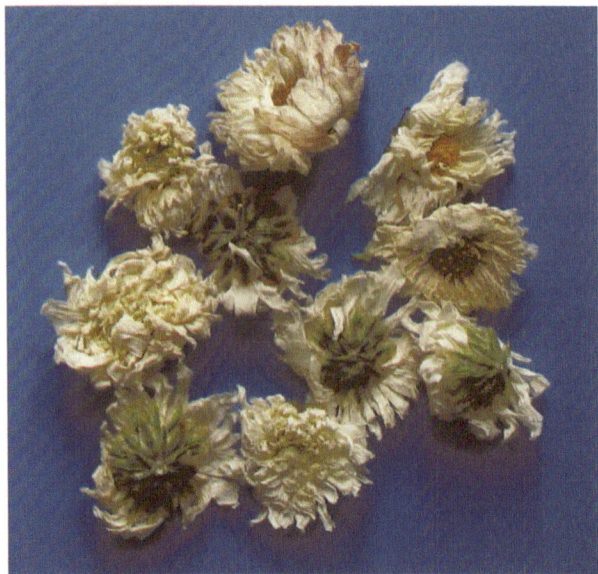

【**使用注意**】气虚胃寒、食少泄泻者慎用。

【**现代研究**】含黄酮类、三萜、挥发油类、有机酸等。有抗炎、抑菌、抗病毒、抗氧化、抗衰老、抗肿瘤、抗诱变、驱铅、抗疲劳、保肝、抗黑色素沉着、抗溃疡、调节免疫功能等作用。

94　葶苈(葶苈子)

【**古籍原文**】气大寒,味苦辛,无毒。

《本草》云:主症瘕积聚结气,饮食寒热,破坚逐邪,通利水道,下膀胱水,伏留热气,及皮间邪水上出,面目浮肿,身暴中风,热痱痒,利小便。久服令人虚。又云:疗肺壅上气咳嗽,定喘促,除胸中痰饮。

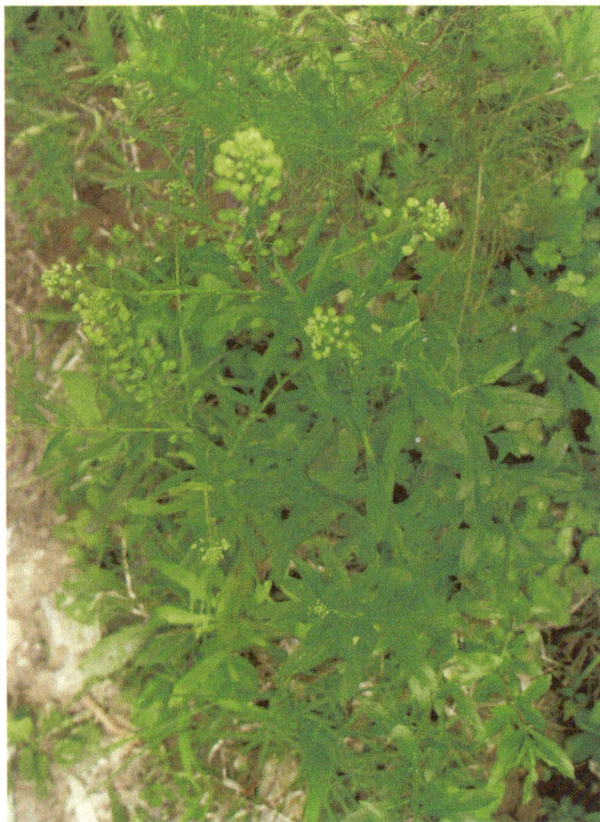

《液》云:苦甜二味,主治同。仲景用苦,余方或有用甜者,或有不言甜苦者。大抵苦则下泄,甜则少缓。量病虚实用之,不可不审。《本草》虽云治同,甜苦之味安得不异?榆白皮为之使,恶僵蚕、石龙芮。仲景葶苈大枣泻肺汤用之。

【**药物来源**】为十字花科植物播娘蒿 *Descurainia sophia*(L.)Webb. ex Prantl 或独行菜 *Lepidium apetalum* Willd. 的干燥成熟种子。前者习称"南葶

荙子"，后者习称"北葶苈子"。

【形态特征】（1）播娘蒿：一年生或二年生草本，高30～70 cm，全体灰白色，被叉状或分歧柔毛。茎上部多分枝，较柔细。叶互生；二至三回羽状分裂，最终的裂片狭线形。总状花序顶生。长角果线形。

（2）独行菜：一年生或二年生草本，高10～30 cm。茎直立，上部多分枝，被多数微小的头状毛。叶互生；茎下部叶狭长椭圆形，浅裂或深裂；茎上部叶线形。总状花序，顶生。短角果。

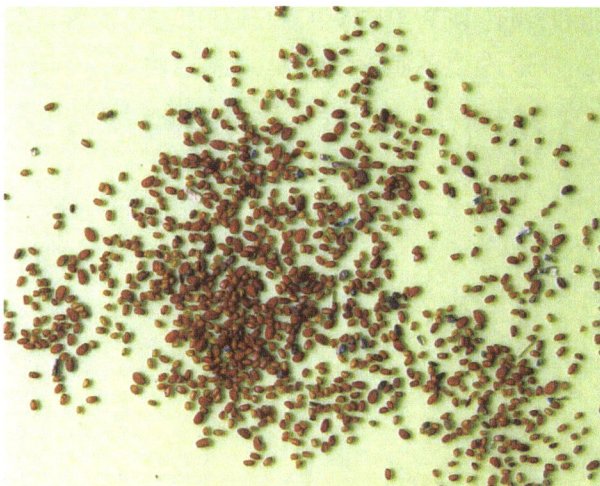

【性味功效】辛、苦，大寒。泻肺平喘，行水消肿。

【古方选录】方出《太平圣惠方·卷六十一》、名见《世医得效方·卷五》葶苈散：甜葶苈二两半（隔纸炒，令紫）。用法：上为末，每服二钱，水一盏，煎至六分，不拘时候，温服。主治：肺壅咳唾脓血，喘嗽不得睡卧。

【用法用量】内服：煎汤，3～10 g，包煎。炒用可缓和其寒性。

【使用注意】肺虚喘咳、脾虚肿满者忌用。

【现代研究】含挥发油类、内酯类、硫苷类、黄酮醇类、酚酸类、苯丙素类、生物碱、色酮类等。有降血压、抗肿瘤、强心、利尿、抑菌等作用。

95　王不留行

【古籍原文】味苦，阳中之阴。甘平，无毒。

《珍》云：下乳，引导用之。

《药性论》云：治风毒，通血脉。

《日华子》云：治游风风疹，妇人月经不匀。

【药物来源】为石竹科植物麦蓝菜 *Vaccaria segetalis*（Neck.）Garcke 的干燥成熟种子。

【形态特征】一年生或二年生草本，高30～70 cm，微被白粉。茎单生，直立，上部分枝。叶片卵状披针形或披针形。伞房花序稀疏，雄蕊内藏。蒴果近圆球形。种子近圆球形，红褐色至黑色。

【性味功效】苦，平。活血通经，下乳消肿，利尿通淋。

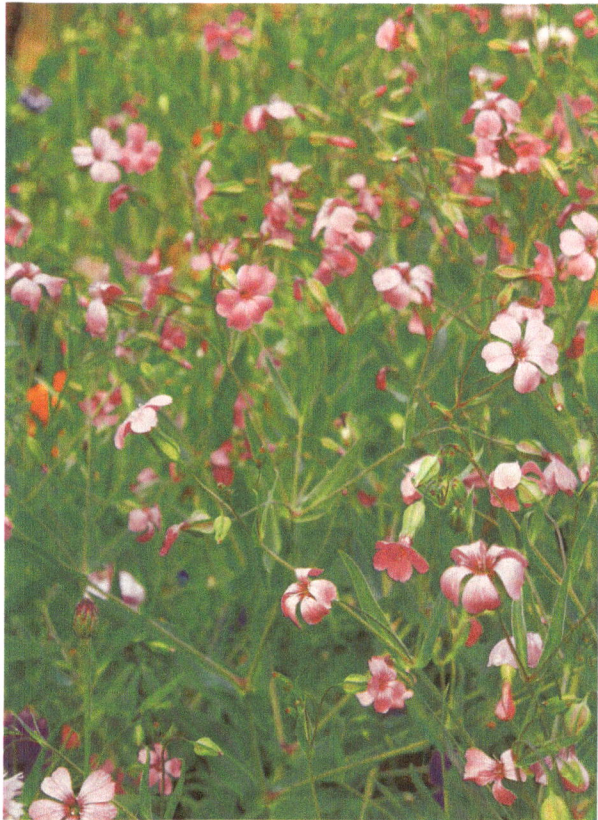

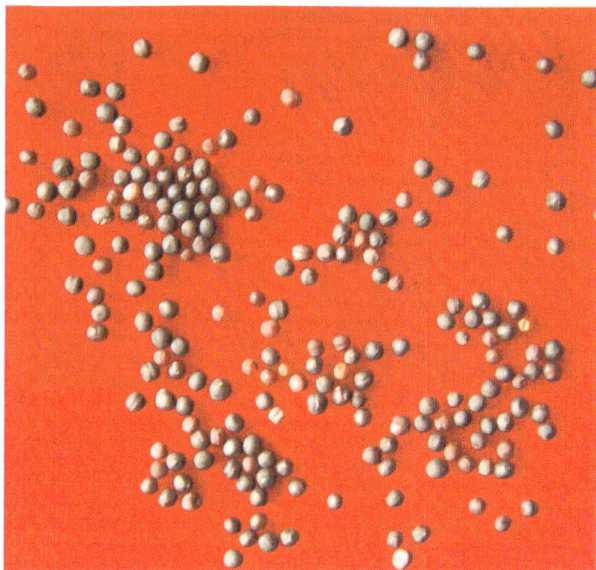

【古方选录】《卫生宝鉴·卷十八》涌泉散:瞿麦穗、麦门冬(去心)、王不留行、紧龙骨、穿山甲(炮黄)各等份。用法:上五味为末,每服一钱,热酒调下,后食猪蹄羹少许,投药,用木梳左右乳上梳三十来梳。一日三服,食前服,三次羹汤投,三次梳乳。主治:妇人因气,奶汁绝少。

【用法用量】内服:煎汤,5~10 g;或入丸、散。

【使用注意】孕妇慎用。血虚无瘀者忌用。

【现代研究】含三萜皂苷、环肽、黄酮类、氨基酸、多糖等。有促进乳汁分泌、抗氧化、抗肿瘤、抗凝血、兴奋子宫、抗早孕、抗着床等作用。

96 通 草

【古籍原文】气平,味甘辛,阳也,无毒。灯草同。

《象》云:治阴窍不利,行小水,除水肿闭,治五淋。生用。

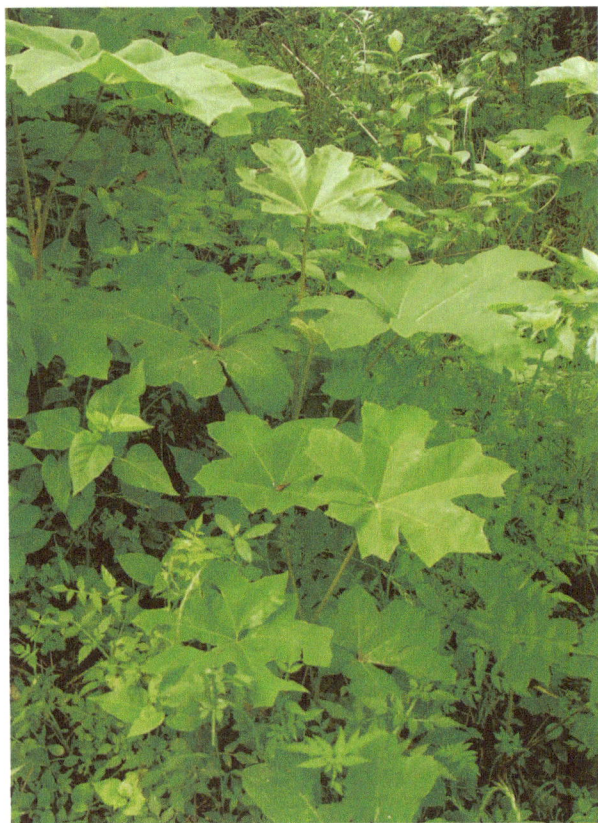

《珍》云:泻肺,利小便。甘平,以缓阴血。

《日华子》云:明目退热,催生,下胞,下乳。

【药物来源】为五加科植物通脱木 *Tetrapanax papy-rifer*(Hook.)K. Koch 的干燥茎髓。

【形态特征】常绿灌木或小乔木,高1.0~3.5 m。茎木质而不坚,中有白色的髓。树皮深棕色,皱裂,有叶痕和皮孔。叶大,互生,集生茎顶;叶片纸质。圆锥花序分枝多。果实球形,紫黑色。

【性味功效】甘、淡、微寒。清热利尿,通气下乳。

【古方选录】《三因极一病证方论·卷一十六》通草散:木通、细辛、附子(炮,去皮、脐)各等份。用法:上为末,蜜和。绵裹少许,纳鼻中。一法,以瓜蒂为末,绵裹纳鼻中;或吹入亦可。一法,以枯矾研为面,脂和,绵裹少许纳入鼻中,数日息肉与药消落。主治:鼻齆,气息不通,不闻香臭,并有息肉。

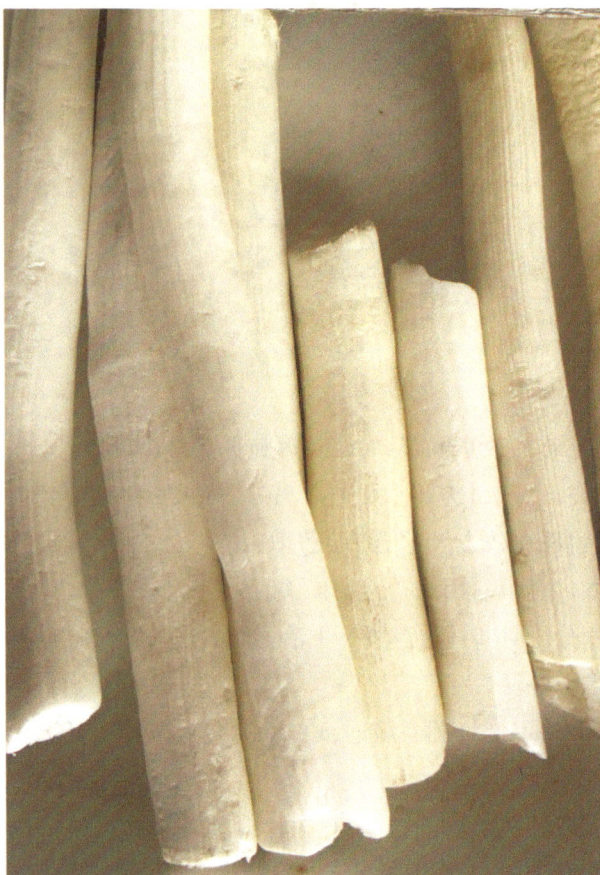

【用法用量】内服:煎汤,3~5 g;或入丸、散。

【使用注意】孕妇慎用。气阴两虚、内无湿热者不宜使用。

【现代研究】含三萜类、皂苷类、黄酮类、苯衍生物类、神经酰胺类、微量元素等。有利尿、增加尿钾排出量、促进乳汁分泌、调节免疫功能、抗氧化、抗炎、解热等作用。

97 木 通

【古籍原文】气平,味甘。甘而淡,性平,味薄,阳也,无毒。

《象》云:主小便不利,导小肠热。去皮用。

《心》云:通经利窍。

《本草》云:除脾胃寒热,通利九窍血脉关节,令人不忘。散痈肿诸结不消,堕胎,去虫。

【药物来源】为木通科植物木通 *Akebia quinata* (Houtt.) Decne.、三叶木通 *Akebia trifoliata* (Thunb.) Koidz. 或白木通 *Akebia trifoliata* (Thunb.) Koidz. subsp. *australis* (Diels) T. Shimizu 的干燥藤茎。

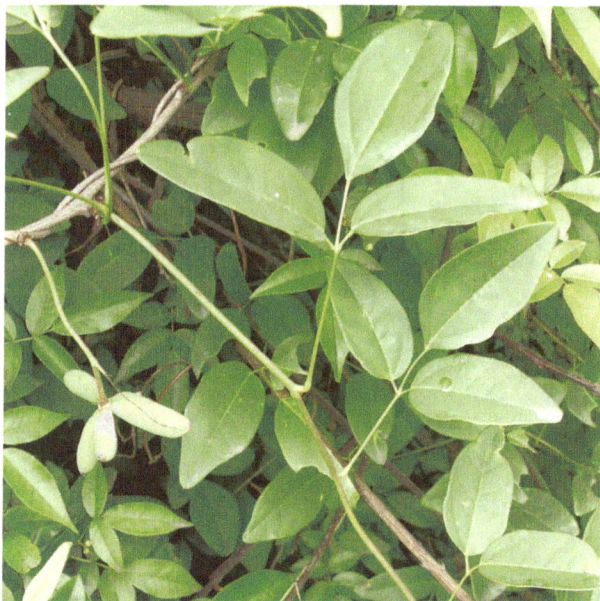

【形态特征】(1)木通:多年生落叶木质缠绕灌木。茎纤细,圆柱形,缠绕,幼枝灰绿色,有纵纹。掌状复叶,互生或在短枝上簇生。短总状花序腋生,雌雄同株。浆果状肉质果,长椭圆形。种子多数。

(2)三叶木通:特点是叶为三出复叶,小叶卵圆形、宽卵圆形或长卵形,长、宽变化很大,先端钝圆、微凹或具短尖,基部圆或楔形,边缘浅裂或呈波状。

(3)白木通:本种与三叶木通相近,区分点为小叶全缘,质地较厚。

【性味功效】苦,寒。利尿通淋,清心除烦,通经下乳。

【古方选录】《小儿药证直诀·卷下》导赤散:生地黄、木通、生甘草梢、竹叶各等份。用法:上药为末,每服三钱,水一盏,入竹叶,同煎至五分,食后温服。主治:心经火热证。心胸烦热,口渴面赤,意欲冷饮,以及口舌生疮;或心热移于小肠,小便赤涩刺痛,舌红,脉数。

【用法用量】内服:煎汤,3～6 g;或入丸、散。

【使用注意】内无湿热、津亏、滑精者,儿童,年老体弱者,孕妇均应慎用。

【现代研究】含多种齐墩果酸、木通皂苷、常春藤皂苷等三萜皂苷类,三萜类,多糖类,氨基酸,苯乙醇苷,木脂素苷等。有抗炎、镇痛、利尿、抑菌、抗血栓形成等作用。

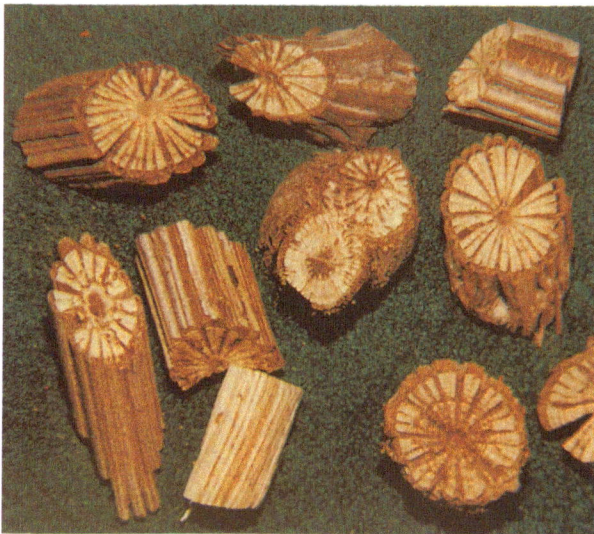

98 瞿 麦

【古籍原文】气寒,味苦辛,阳中微阴也。

《象》云:主关格诸癃结,小便不通,治痈肿,排脓,明目去翳,破胎下闭血。逐膀胱邪热。用穗。

《珍》云:利小便,为君主之用。

《本草》云:出刺,决痈肿,明目去翳,破胎堕子,下闭血。养肾气,逐膀胱邪逆,止霍乱,长毛发。

【药物来源】为石竹科植物瞿麦 *Dianthus superbus* L. 或石竹 *Dianthus chinensis* L. 的干燥地上部分。

【形态特征】(1)瞿麦:多年生草本,高达 1 m。茎丛生,直立,上部二歧分枝,节明显。叶互生,线形。花单生或数朵集成稀疏分枝的圆锥花序,先端深裂成细线条,基部有须毛。蒴果长圆形。

（2）石竹：本种形态与前种相似，区别点为苞片卵形叶状，长为萼筒的1/2，先端尾状渐尖；裂片阔披针形；花瓣通常紫红色，先端浅裂呈锯齿状。

【性味功效】苦，寒。利尿通淋，活血通经。

【古方选录】《太平惠民和剂局方·卷八》立效散：山栀子半两（去皮，炒），瞿麦穗一两，甘草三分（炙）。用法：上为末。每服五至七钱，水一碗，入连须葱根七个，灯心五十茎，生姜五七片，同煎至七分，时时温服。主治：下焦结热，小便黄赤，淋闭疼痛，或有血出，及大小便俱出血者。

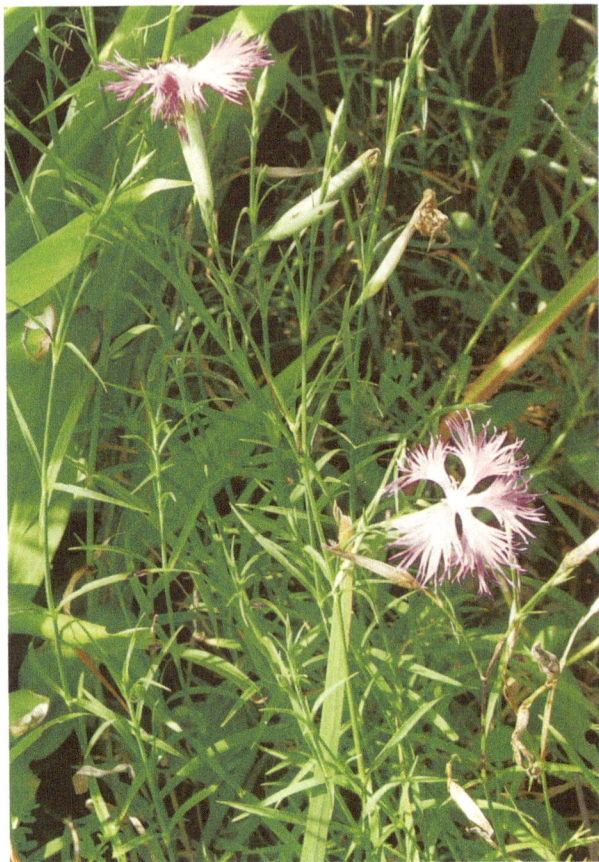

【用法用量】内服：煎汤，9～15 g；或入丸、散。

【使用注意】孕妇慎用。

【现代研究】含皂苷类、生物碱类、挥发油类、黄酮类等。有利尿、抗氧化、抗衣原体、抗肿瘤、兴奋肠平滑肌、降血压、兴奋子宫、抗早孕等作用。

99 车前子

【古籍原文】气寒，味甘咸，无毒。

《象》云：主气癃闭，利水道，通小便，除湿痹，肝中风热，冲目赤痛。

《本草》云：主气癃，止痛，利水道，通小便，除湿痹。男子伤中，女子淋沥，不欲食，养肺，强阴益精，令人有子。明目，治目热赤痛。轻身耐老。

东垣云：能利小便而不走气，与茯苓同功。

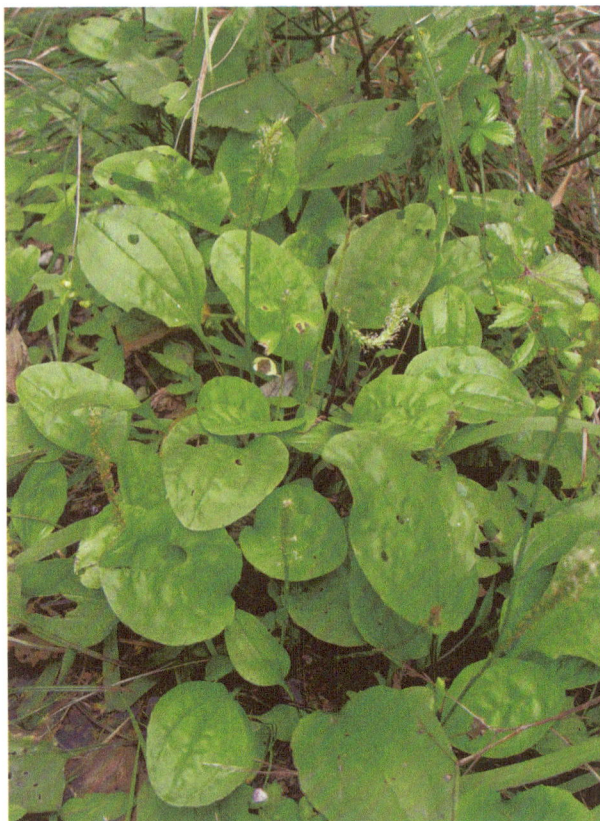

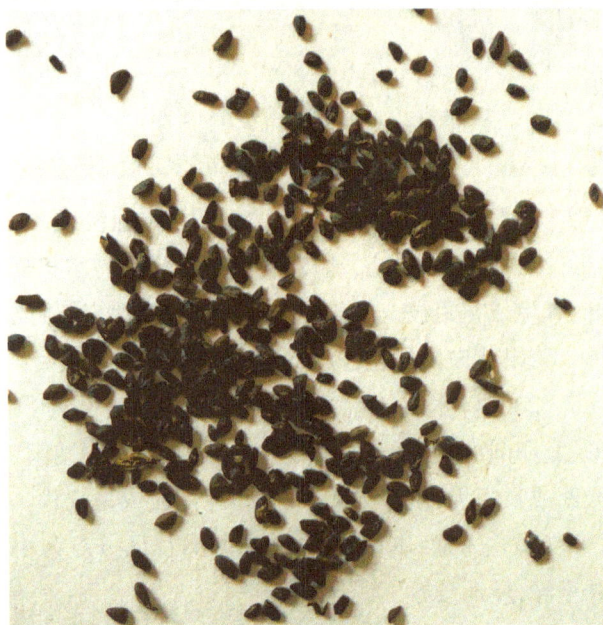

【药物来源】为车前科植物车前 *Plantago asiatica* L. 或平车前 *Plantago depressa* Willd. 的干燥成熟种子。

【形态特征】（1）车前：多年生草本，连花茎可高达50 cm。叶基生，呈莲座状，叶片薄纸质或纸质，宽卵形。花序直立，穗状花序细圆柱状。蒴果纺锤状卵形或圆锥状卵形。种子卵状椭圆形。

（2）平车前：植株具圆柱形直根。叶片椭圆形、椭圆形状披针形或卵状披针形，基部狭窄。萼裂片与苞片约等长。蒴果圆锥状。种子长圆形，棕黑色。

【性味功效】甘，寒。清热利尿通淋，渗湿止泻，明目，祛痰。

【古方选录】《太平圣惠方·卷三十三》驻景丸：菟丝子五两（酒浸三日，晒干，别捣为末），车前子一两，熟干地黄三两。用法：上为末，炼蜜为丸，如梧桐子大。每服三十丸，空心以温酒送下，晚食前再服。功用：久服补肝肾，增目力。主治：肝肾俱虚，眼常昏暗，多见黑花，或生障翳，视物不明，迎风流泪。

【用法用量】内服：煎汤，9～15 g，宜包煎；或入丸、散。

【使用注意】阳气下陷、肾虚精滑、内无湿热者忌用。

【现代研究】含多糖类、苯乙醇苷、环烯醚萜、黄酮类、甾醇、微量元素、生物碱类、挥发油类等。有抑菌、抗炎、调节免疫功能、降血脂、降血糖、止咳、祛痰、平喘、利尿排石、保肝等作用。

100 石韦

【古籍原文】此一条，与《本经》无一字同，恐别是一物，有误，姑存之。名远墨子、血见愁、鹿经草也。

《时习》云：今一种作青苔帚，名蚁子槐，作血见愁。又隰①州鼓角楼上一种，名血见愁，俱能破瘀血。《时习》补：或人言紫花如旋风草，但花不白。又有一种，花黄，叶似槐，结角如菉豆②，俗呼夹竹梅。

《局方本草》：石韦味苦、甘、平，无毒。主劳热邪气，五癃闭不通，利小便水道，止烦下气，通膀胱满，补五劳，安五脏，去恶风，益精气。

《药性论》云：使。治劳及五淋，胞囊结热不通，膀胱热满。

《日华子》云：治淋遗溺。杏仁为之使，得菖蒲良。生华阴，又有生古瓦屋上者名瓦韦，用治淋亦佳。

【药物来源】为水龙骨科植物庐山石韦 *Pyrrosia shearer* （Baker） Ching、石韦 *Pyrrosia lingua*（Thunb.） Farwell 或有柄石韦 *Pyrrosia petiolosa*（Christ）Ching 的干燥叶。

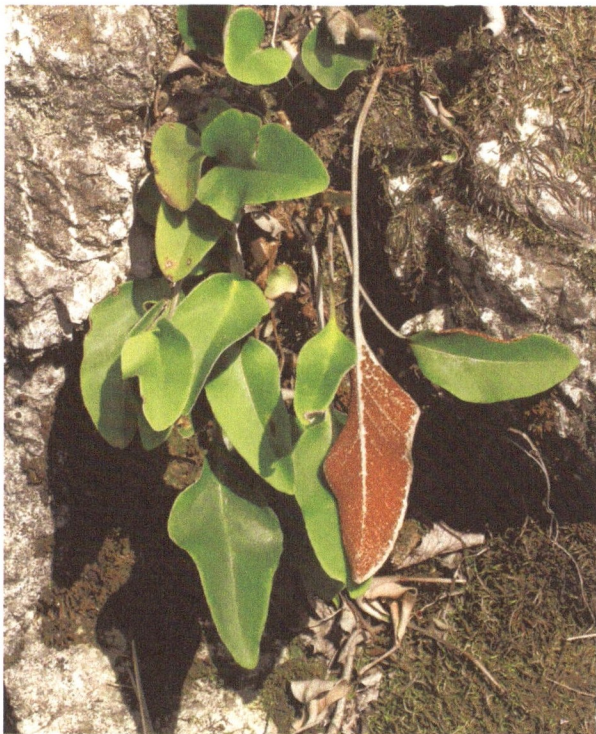

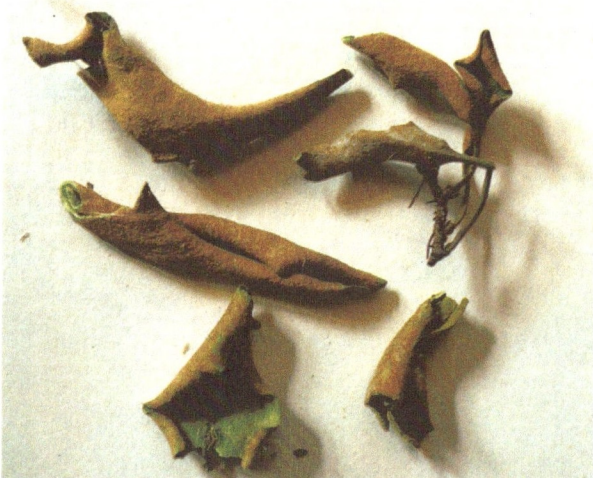

【形态特征】（1）庐山石韦：植株高20～60 cm。根状茎横生，密被披针形鳞片，边缘有锯齿。叶簇生，叶柄粗壮，着生于根状茎上；叶坚革质，阔披针形。孢子囊群小，在侧脉间排成多行，无囊群盖。

----

① 隰，音xí。隰州，查《辞海》（第六版），即今山西省之临汾市隰县。

② 菉豆，即绿豆。

（2）石韦：植株高 10～30 cm。根状茎细长横生，密被披针形鳞片，顶端渐尖。叶远生，近二型；叶柄有浅沟，着生于根状茎上；叶革质，披针形。孢子囊群满布叶背或上部，无盖。

（3）有柄石韦：植株高 5～20 cm。根状茎长而横生，密被卵状披针形鳞片。叶远生，一型；叶长圆形，厚革质，有排列整齐的小凹点。孢子囊群满布叶背，呈圆的两面形，无盖。

【性味功效】甘、苦，微寒。利尿通淋，清肺止咳，凉血止血。

【古方选录】《千金方·卷二十一》石韦散：石韦、当归、蒲黄、芍药各等份。用法：上四味，治下筛，每服方寸匕，酒送下，日三服。主治：血淋。

【用法用量】内服：煎汤，6～12 g；或入丸、散。

【使用注意】阴虚、内无湿热者忌用。

【现代研究】含皂苷类、绵马三萜、黄酮类、蒽醌类、多糖、甾醇等。有抗泌尿系统结石、镇咳、祛痰、降血糖、抗病毒、升高白细胞、抑菌等作用。

101　白附子

【古籍原文】阳，微温。

《珍》云：主血痹，行药势。

《本草》云：主心痛血痹，面上百病。行药势。

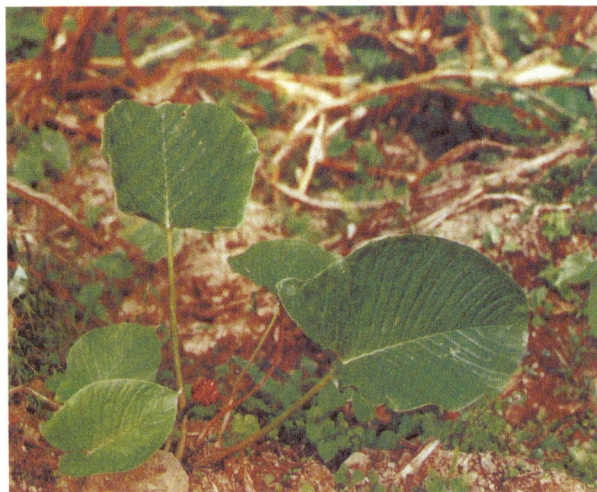

【药物来源】为天南星科植物独角莲 *Typhonium giganteum* Engl. 的干燥块茎。

【形态特征】多年生草本。块茎倒卵形、卵球形或卵状椭圆形，直径 2～4 cm，外被暗褐色小鳞片。通常

一年生至二年生只有 1 叶，三年生至四年生有 3～4 叶，与花序同时抽出。花梗自块茎抽出，佛焰苞紫色，肉穗花序位于佛焰苞内。浆果熟时红色。

【性味功效】辛，温；有毒。祛风痰，定惊搐，解毒散结，止痛。

【古方选录】《杨氏家藏方·卷一》牵正散：白附子、白僵蚕、全蝎（去毒）各等份（一并生用）。用法：上为细末。每服一钱，热酒调下，不拘时候。主治：中风口眼㖞斜，或面肌抽动，半身不遂，舌淡红，苔白。

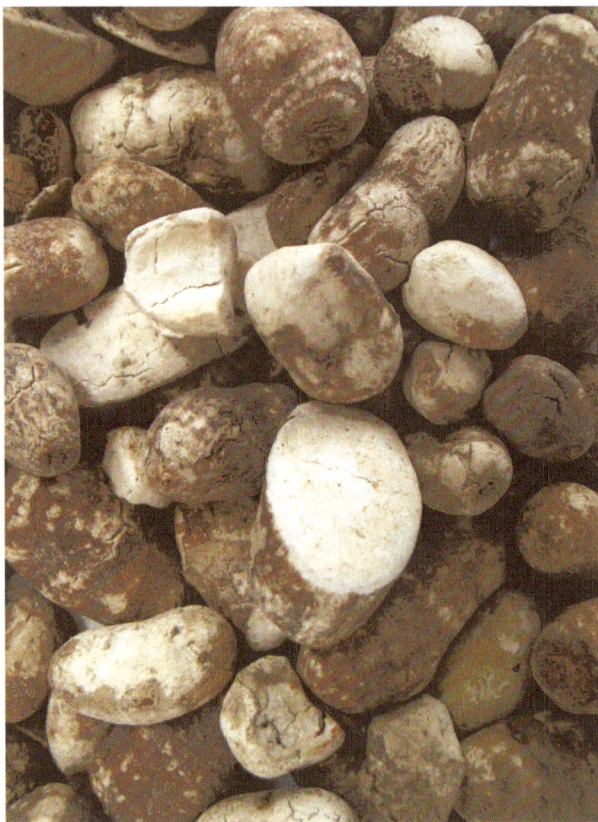

【用法用量】内服：煎汤，3～6 g，炮制后用；或入丸、散。外用：生品，适量，捣烂熬膏；或研末，以酒调敷患处。

【使用注意】孕妇慎用。生品内服宜慎。

【现代研究】含挥发油类、有机酸类、氨基酸类、微量元素、含氮杂环类、脑苷类等。有抗肿瘤、美白、抗粉刺、抗破伤风、抗中风、祛痰、抗炎、抑菌、镇静、止痛等作用。

102　胡芦巴

【古籍原文】苦，纯阴。

《珍》云:治元气虚冷,及肾虚冷。

《本草》云:得槐香子、桃仁治膀胱气甚效。腹胁胀满,面色青黑,此肾虚证也。

【药物来源】为豆科植物胡卢巴 *Trigonella foenum-graecum* Linn. 的干燥成熟种子。

【形态特征】一年生草本,高 20 ~ 80 cm,全株有香气。茎直立,多丛生,被疏毛。三出复叶互生,小叶长卵形。花无梗,1 ~ 2 朵腋生。荚果细长,扁圆筒状,喙略弯曲。种子 10 ~ 20 粒。

【性味功效】苦,温。温肾助阳,祛寒止痛。

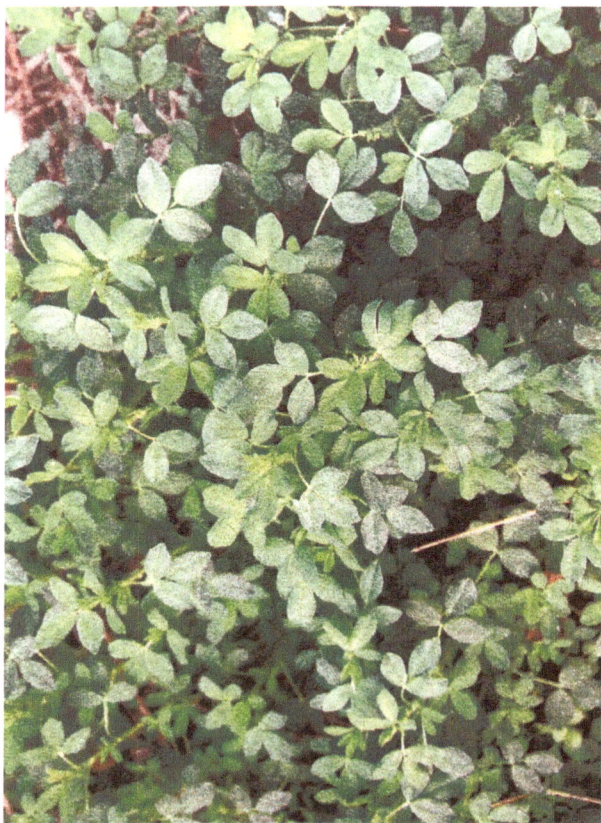

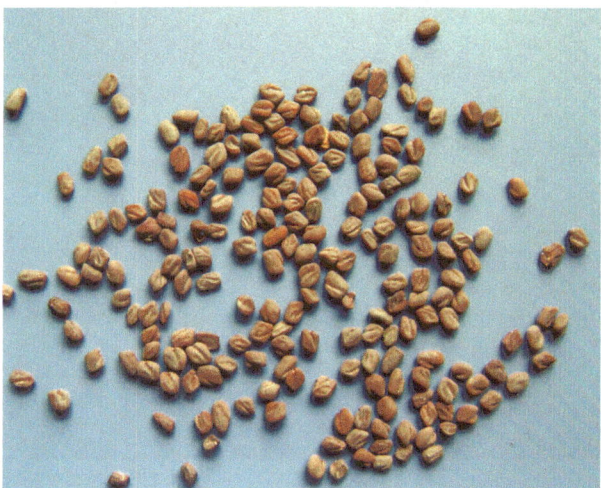

【古方选录】《圣济总录·卷五十二》胡卢巴饮:胡卢巴一两,白茯苓一两(去黑皮),舶上茴香一两,肉豆蔻半两(去壳),木香半两,附子半两(炮裂,去皮、脐),沉香三分。用法:上咬咀,如麻豆大。每服三钱匕,水一盏,盐一捻,煎至七分,去滓,空心、食前温服。主治:肾脏气冷,腹痛呕逆,腹胁胀满,四肢少力,不思饮食。

【用法用量】内服:煎汤,5 ~ 10 g;或入丸、散。

【使用注意】阴虚火旺者忌用。

【现代研究】含黄酮类、生物碱类、大量甘露半乳糖、挥发油类、蛋白质、少量脂肪油、维生素 B$_1$ 等。有调节免疫功能、降血糖、降血脂、抗肿瘤等作用。

103 马兜铃

【古籍原文】苦,阴中微阳。味苦寒,无毒。

《珍》云:去肺热,安肺气,补肺。

《本草》云:主咳嗽痰结。

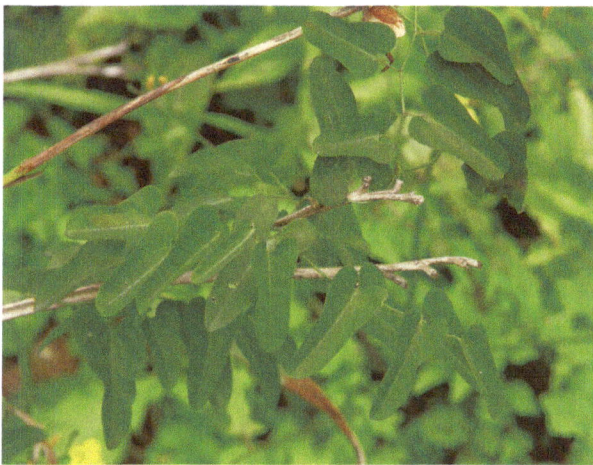

《药性论》云:平。能主肺气上急,坐息不得,主咳逆连连不可。

《日华子》云:治痔瘘疮,以药瓶中,烧,熏病处。入药炙用,是土青木香独行根子也。

《圣惠方》:治五种蛊毒。

《图经》云:亦名土青木香[①]。实,主肺病;根,治气、下膈、止刺痛。

【药物来源】为马兜铃科植物北马兜铃 *Aristolochia contorta* Bunge 或马兜铃 *Aristolochia debilis* Sieb. et Zucc. 的干燥成熟果实。

————————

① 土青木香,此系根名。马兜铃是其果实之名,勿混。

【形态特征】（1）北马兜铃：草质藤本。根细长。茎草质，长达 1 m。叶互生，卵状心形，叶柄丝状。总状花序，有花 2～8 朵，生于叶腋。蒴果卵形。种子扁平，三角状，具翅。

（2）马兜铃：草质藤本。根圆柱形。茎柔弱，无毛。叶互生，卵状三角形、卵形或戟形，叶柄长 1～2 cm。花单生或 2 朵聚生于叶腋。蒴果近球形。种子扁平，具翅。

【性味功效】苦，微寒。清肺降气，止咳平喘，清肠消痔。

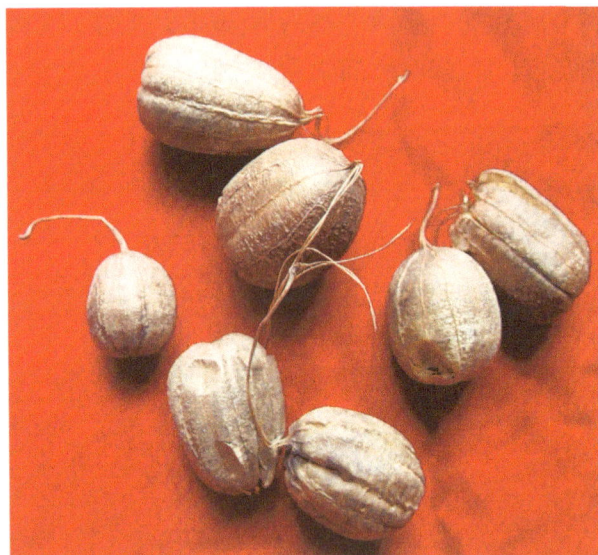

【古方选录】《普济方·卷一六三》马兜铃散：马兜铃一两（炒），甘草一两（炒），百部一两，杏仁一两（去皮、尖，炒熟）。用法：上为末。每服三钱，水一盏，煎至七分，去滓，食后温服。主治：喘嗽，咳脓涎。

【用法用量】内服：煎汤，3～9 g；或入丸、散。外用：适量，煎汤熏洗。

【使用注意】虚寒咳喘、脾弱便泄者慎用。本品含马兜铃酸，可引起肾脏损害等不良反应，儿童及老年人慎用。孕妇、婴幼儿及肾功能不全者禁用。

【现代研究】含马兜铃酸类、马兜铃内酰胺类、生物碱、酚酸类等。有祛痰，止咳，平喘，抗炎，抗肿瘤，镇痛，抑菌，收缩血管、肠管、子宫平滑肌，抗生育等作用。马兜铃酸有肾毒性、致突变性和致癌性，使用时要高度注意。

104 白 及

【古籍原文】苦甘，阳中之阴。味辛苦，平，微寒，无毒。

《珍》云：止肺涩，白蔹治证同。

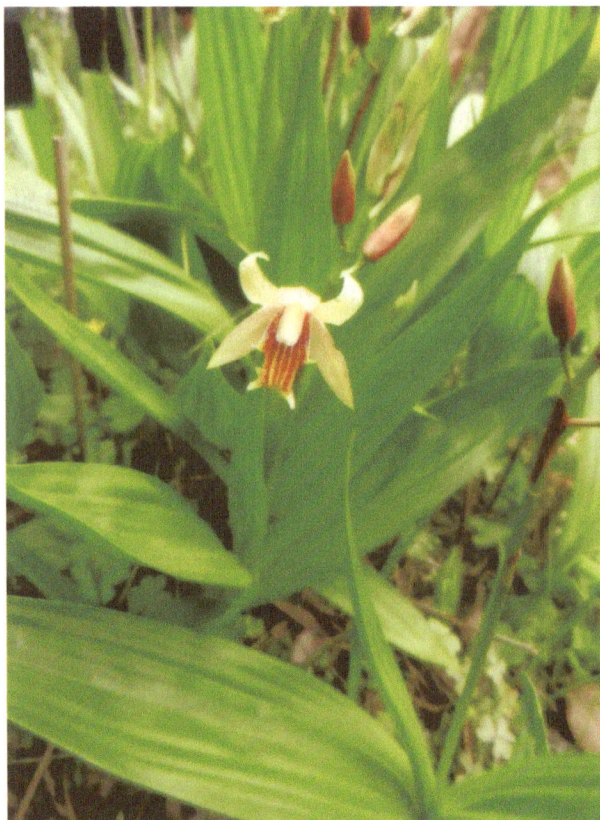

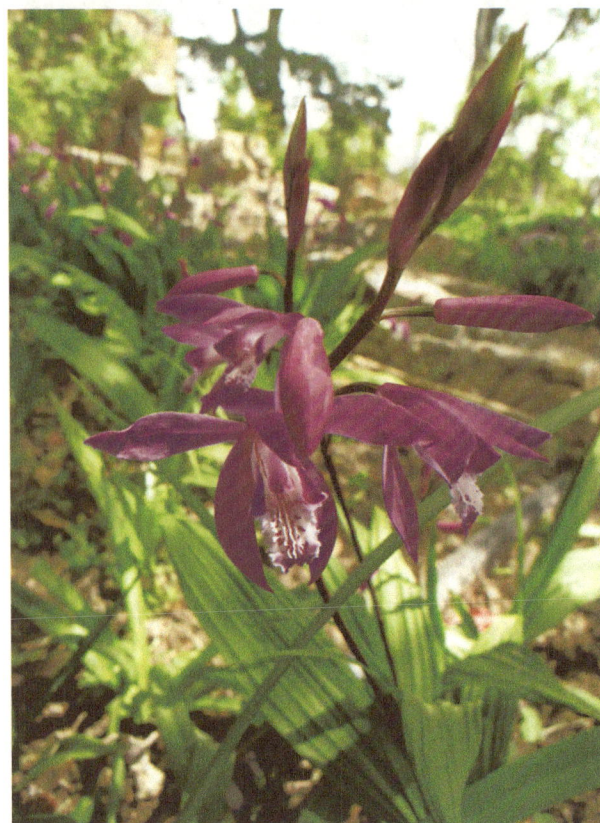

《本草》云:主痈肿恶疮、败[1],伤阴死肌,胃中邪气,贼风鬼击,痱缓不收,白癣疥虫。

《药性论》云:使。治热结不消,主阴下痿,治面上皯疱。

【药物来源】为兰科植物白及 *Bletilla striata*（Thunb. ex A. Murray）Rchb. f. 的干燥块茎。

【形态特征】多年生草本,高 15～70 cm。块茎三角状扁球形或不规则菱形,肉质,肥厚,富黏性,常数个相连。茎直立。叶 3～5 片,披针形或宽披针形。总状花序顶生,花 3～8 朵。蒴果圆柱形。

【性味功效】苦、甘、涩,微寒。收敛止血,消肿生肌。

【古方选录】《证治准绳·卷三》白及枇杷丸:白及一两,枇杷叶(去毛,蜜炙)、藕节各五钱。用法:上为细末,另以阿胶五钱,锉如豆大,蛤粉炒成珠,生地黄自然汁调之,火上炖化,入前药为丸,如龙眼大。每服一丸,嚼化。主治:咯血。

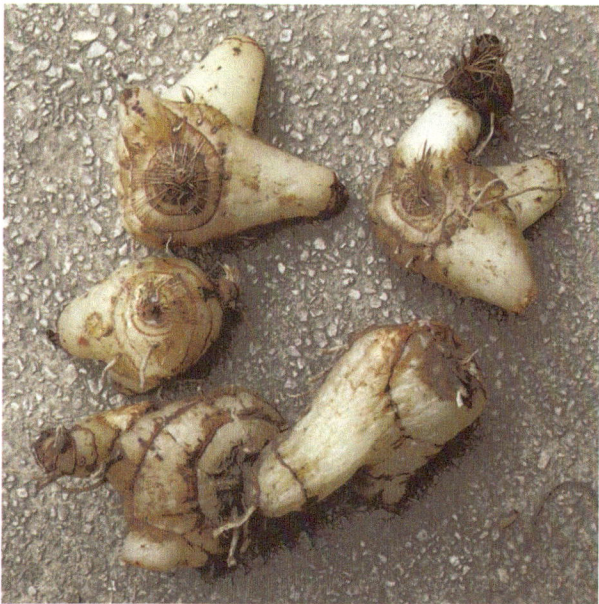

【用法用量】内服:煎汤,6～15 g;或研末吞服,每次3～6 g;或入丸剂。外用:适量。

【使用注意】反乌头,不宜与川乌、制川乌、草乌、制草乌、附子等同用。

【现代研究】含联苄类、二氧菲类、蒽醌类、联菲类、苄类、酚酸类、三萜、醚类等。有止血、保护胃黏膜、抑菌、抗真菌、抗血栓形成、抗心肌缺血、抗炎、镇痛、利尿、调节脂质代谢等作用。

105 天南星

【古籍原文】味苦辛,有毒。

《珍》云:治同半夏。

陈藏器云:主金疮伤折瘀血,取根,捣傅伤处。

《日华子》云:味辛烈。治扑损瘀血,主蛇虫咬,傅疥癣毒疮。

【药物来源】为天南星科植物一把伞南星 *Arisaema erubescens*（Wall.）Schott.、天南星 *Arisaema heterophyllum* Blume 或东北南星 *Arisaema amurense* Maxim. 的干燥块茎。

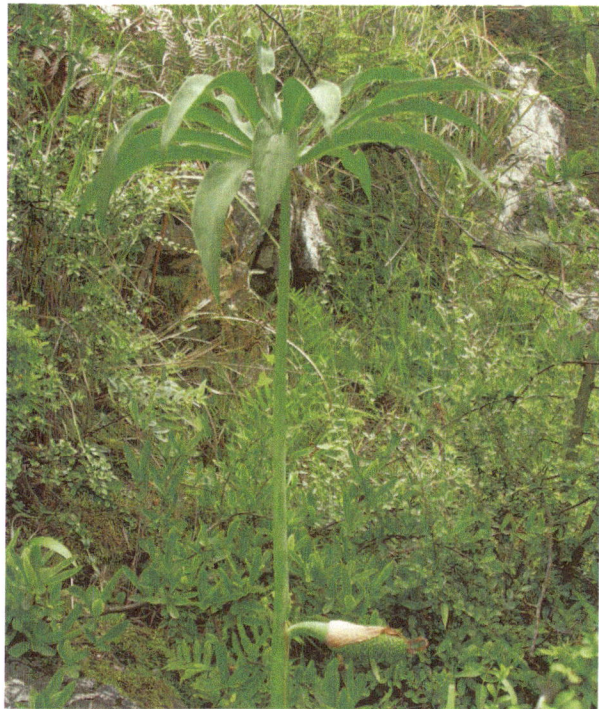

【形态特征】(1)一把伞南星:多年生草本,高 40～90 cm。块茎扁球形,外皮黄褐色。叶常单一,基生;叶柄肉质,圆柱形,直立叶片全裂呈小叶片状。花雌雄异株,肉穗花序,佛焰苞绿色。浆果红色。

(2)天南星:多年生草本,高 60～80 cm。块茎球状或扁球状。叶 1 片,鸟趾状全裂。花序柄长50～80 cm;佛焰苞绿色,下部筒状,花序轴先端附属物鼠尾状,延伸于佛焰苞外。浆果红色。

(3)东北南星:多年生草本,高 35～60 cm。块茎球状或扁球状,上方须根呈放射状分布。叶 1 片,

① 败,疑为"败疽"(据《证类本草·卷十一》)。

鸟趾状全裂。佛焰苞下部筒状,绿色或带紫色;花序轴先端附属物棍棒状。浆果红色。

【性味功效】苦,辛,温;有毒。生天南星:内服,散结消肿;外用,治痈肿、蛇虫咬伤。制天南星:燥湿化痰,祛风止痉,散结消肿。

【古方选录】《杨氏家藏方·卷一》天南星膏:天南星不拘多少。用法:上为细末,生姜自然汁调,摊纸上贴之。左歪贴右,右歪贴左,才正便洗去。主治:暴中风,口眼㖞斜。

【用法用量】生天南星:外用,生品适量,研末以醋或酒调敷患处。制天南星:煎汤,3~9 g;或入丸、散。

【使用注意】孕妇慎用。生品内服宜慎用。

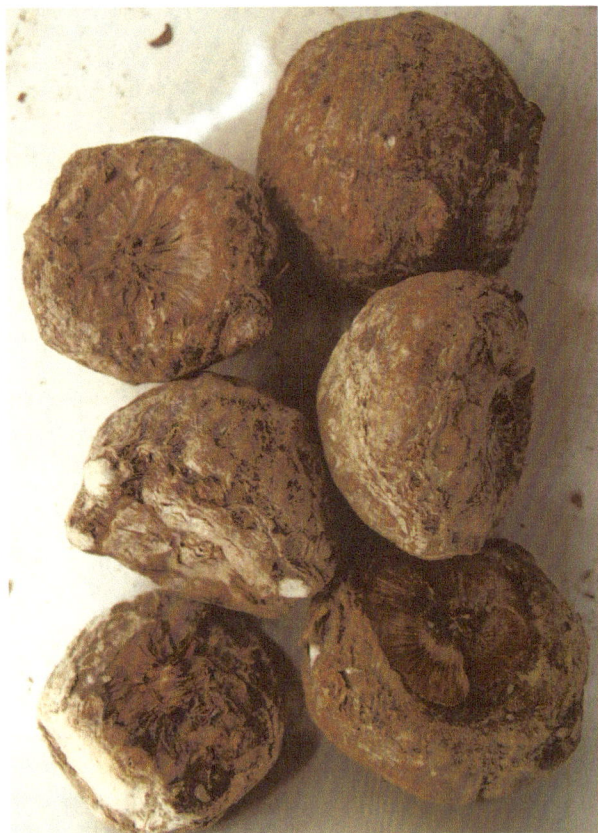

【现代研究】含苷类、甾醇类、脂肪酸类、黄酮类、糖类、生物碱、凝集素类、核苷类等。有镇静、镇痛、抗惊厥、抑菌、抗炎、抗肿瘤、祛痰、抗心律失常、抗凝血、抗氧化等作用。

106 郁 金

【古籍原文】味辛苦,纯阴。

《珍》云:凉心。

《局方本草》:郁金,味辛苦寒,无毒。主血积,下气,生肌止血,破恶血,血淋,尿血,金疮。

《药性论》云:单用亦可。治妇人宿血结聚,温醋磨服。

《经验方》云:尿血不定,葱白相和,煎服效。

《本草》云:生蜀者佳。胡人谓之马蒁①,亦啖马。药用治胀痛,破血而补。

【药物来源】为姜科植物温郁金 *Curcuma aromatica* Salisb.、姜黄 *Curcuma longa* L.、广西莪术 *Curcuma kwangsiensis* S. G. Lee et C. F. Liang 或莪术 *Curcuma zedoaria*(Christm.)Rosc. 的块根。

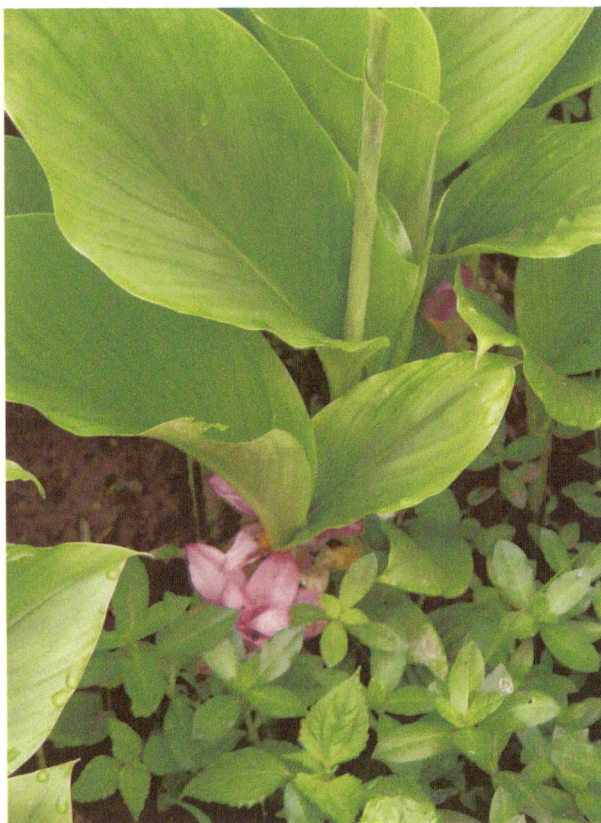

【形态特征】(1)温郁金:多年生草本,高80~160 cm。根茎肉质,肥大,椭圆形或长椭圆形,黄色,芳香;根端膨大呈纺锤状。叶基生,叶片长圆形。穗状花序圆柱状,花冠裂片纯白色而不染红。

(2)姜黄:多年生草本,高1.0~1.5 m。根茎发达,成丛,分枝呈椭圆形或圆柱状,橙黄色,极香;根粗壮,末端膨大成块根。叶基生,5~7片,2列。穗状花序圆柱状,花冠裂片白色带粉红。

_____

① 蒁,音 shù。其异体字即"莪"。莪,详见本书第101页。

（3）广西莪术：多年生草本，高 50～110 cm。主根茎圆形，侧根茎指状，断面微黄色。须根末端常膨大成纺锤状块根，断面白色。叶基生，叶片长椭圆形。穗状花序从根茎中抽出，圆柱形。

（4）莪术：多年生草本，高 80～150 cm。主根茎肉质，侧根茎指状，内面黄绿色至墨绿色，或有时发蓝色；须根末端膨大成肉质纺锤状，内面黄绿色或近白色。叶鞘下段常为褐紫色；叶基生。

【性味功效】辛、苦，寒。活血止痛，行气解郁，清心凉血，利胆退黄。

【古方选录】《圣济总录·卷二十八》郁金散：郁金三分，大黄三分（细锉，微炒），山栀子仁三分，桂半两（去粗皮），甘草一分（炙，锉）。用法：上为细散。每服二钱匕，食后以葱豉汤调下。主治：伤寒阳盛发狂，大便不通，腹胀满欲走。

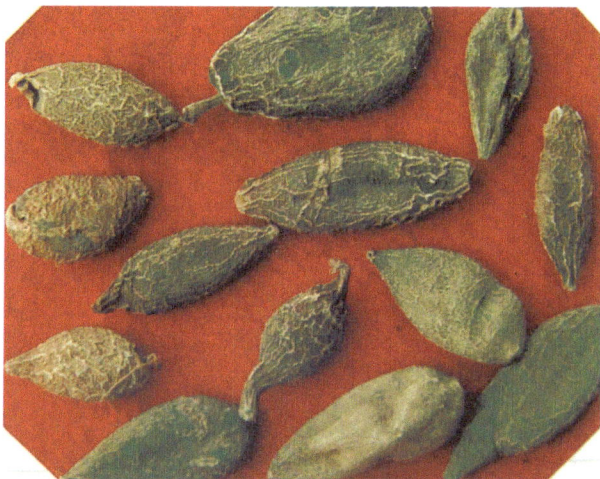

【用法用量】内服：煎汤，3～10 g；或入丸、散。

【使用注意】不宜与丁香、母丁香同用。阴虚失血者忌用。孕妇慎用。

【现代研究】含挥发油类、姜黄素类、多糖类、微量元素、甾醇类等。有抗肿瘤、保肝、降血脂、抑菌、抗炎、促进胆汁分泌和排泄、促凝血等作用。

107 佛耳草（鼠曲草）

【古籍原文】气热，味酸。

《象》云：治寒嗽及痰，除肺中寒，大升肺气，少用。款冬花为使。过食损目。

【药物来源】为菊科植物鼠麹草 *Gnaphalium affine* D. Don 的全草。

【形态特征】一年生草本，高 10～50 cm。茎直立，簇生，不分枝或少有分枝，密被白色厚绵毛。叶无柄，两面被白色绵毛。头状花序多数，在枝顶密集成伞房花序。瘦果倒卵形，有乳头状突起。

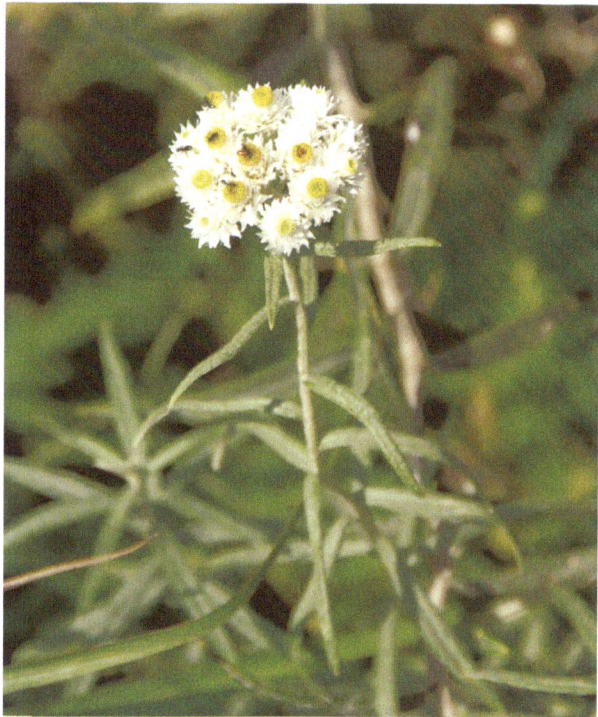

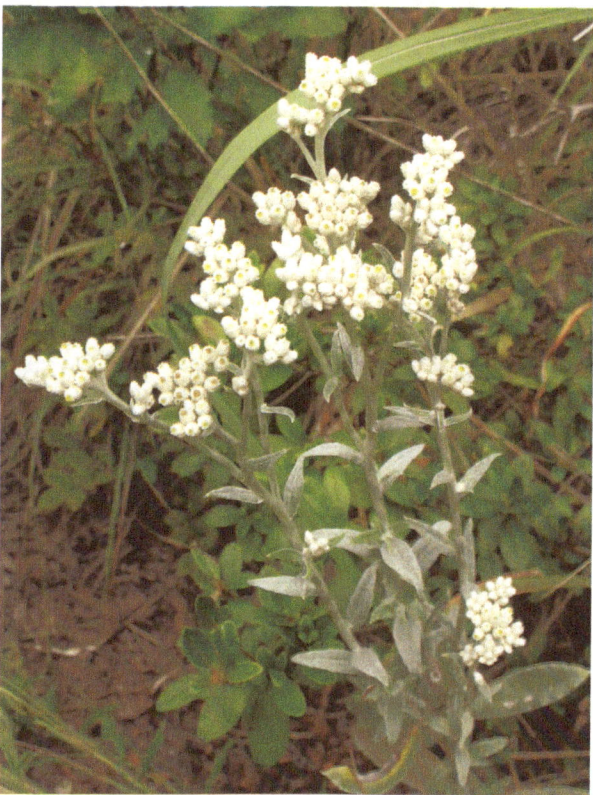

【性味功效】甘，平。化痰止咳，祛风除湿，解毒。

【古方选录】《宣明论方·卷九》焚香透膈散：雄黄、

佛耳草、鹅管石、款冬花各等份。用法:上为末。每用药一钱,放香炉上焚烧令烟出。开口吸烟在喉中。主治:一切劳咳嗽,胸膈壅滞痞满。

【用法用量】内服:煎汤,6～15 g;或入丸、散。外用:适量,煎水洗;或用鲜品捣敷患处。

【使用注意】过食可能损伤眼目,故津亏目涩者应慎用。

【现代研究】含黄酮苷、二萜类、三萜类、挥发油类、植物甾醇、有机酸、蒽醌类、倍半萜类等。有抑菌、抗病毒、止咳、平喘、降血压、抗辐射、抑制对醛糖还原酶、降血脂、保肝等作用。

108 蛇床(蛇床子)

【古籍原文】味苦辛。甘平,无毒。

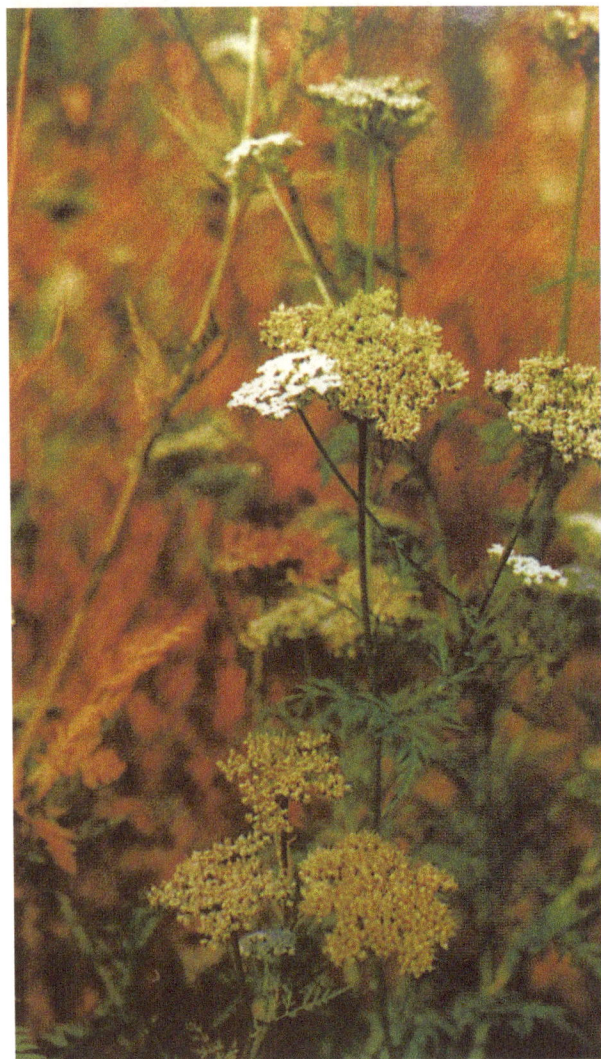

《本草》云:主妇人阴中肿痛,男子阴痿湿痒,除痹气,利关节,癫痫恶疮,温中下气,令妇人子脏热,男子阴强。久服轻身好颜色,令人有子。一名蛇粟、蛇米。五月采,阴干。恶牡丹、巴豆、贝母。

【药物来源】为伞形科植物蛇床 *Cnidium monnieri* (L.) Cuss.的成熟果实。

【形态特征】一年生草本,高20～80 cm。根细长,圆锥形。茎圆柱形,多分枝,中空,表面具深纵条纹,棱上具短毛。叶片卵形,二至三回三出式羽状全裂。复伞形花序顶生或侧生。分生果,长圆形。

【性味功效】辛、苦,温;有小毒。燥湿祛风,杀虫止痒,温肾壮阳。

【古方选录】《太平圣惠方·卷九十一》蛇床子散:蛇床子一分,吴茱萸一分,腻粉一钱,硫黄一分(细研),芜荑一分。用法:上为细散。入硫黄研匀,用油一合,葱一茎,切,入油内,煎葱黄黑色,去葱,候油冷,调散涂之。主治:小儿疥瘙,搔痒不止。

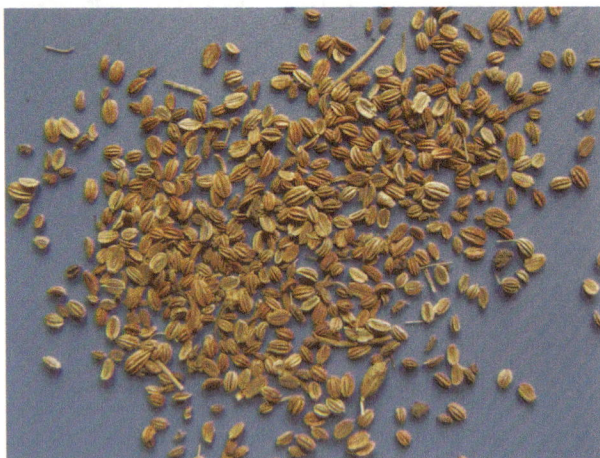

【用法用量】内服:煎汤,3～10 g;或入丸、散。外用:适量,煎汤熏洗;或研末调敷。

【使用注意】下焦有湿热、阴虚火旺者不宜内服。

【现代研究】含香豆素类、色原酮类、苯并呋喃类、糖类、萜醇类、酸类、无机元素等。有降血压、抑菌、抗病毒、抗炎、抗肿瘤、抗心律失常、抗滴虫、杀精、祛痰等作用。

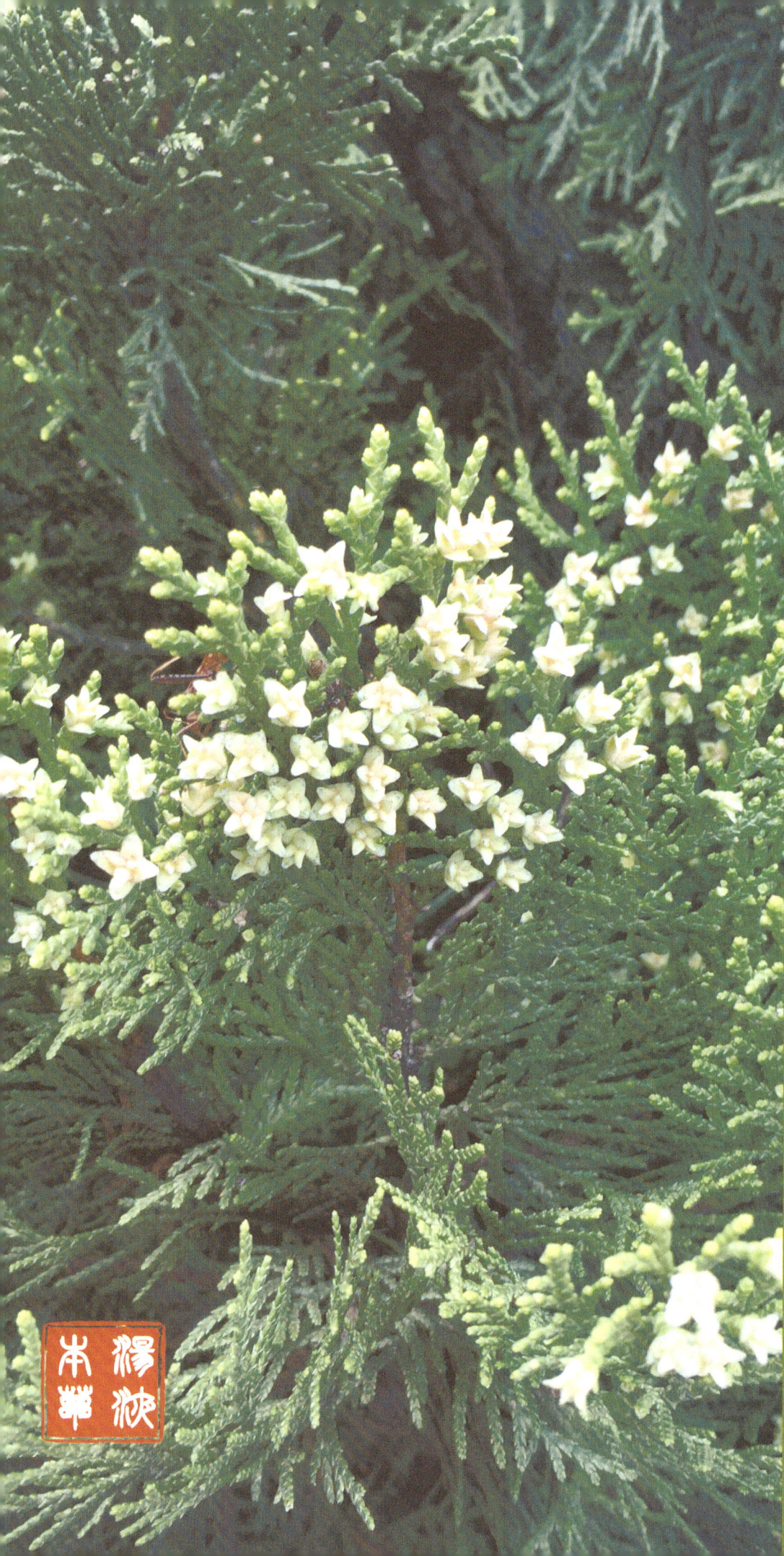

卷之五

木 部

109 桂 桂心、肉桂、桂枝附

【古籍原文】气温,味甘辛,有小毒。

入手少阴经。桂枝入足太阳经。

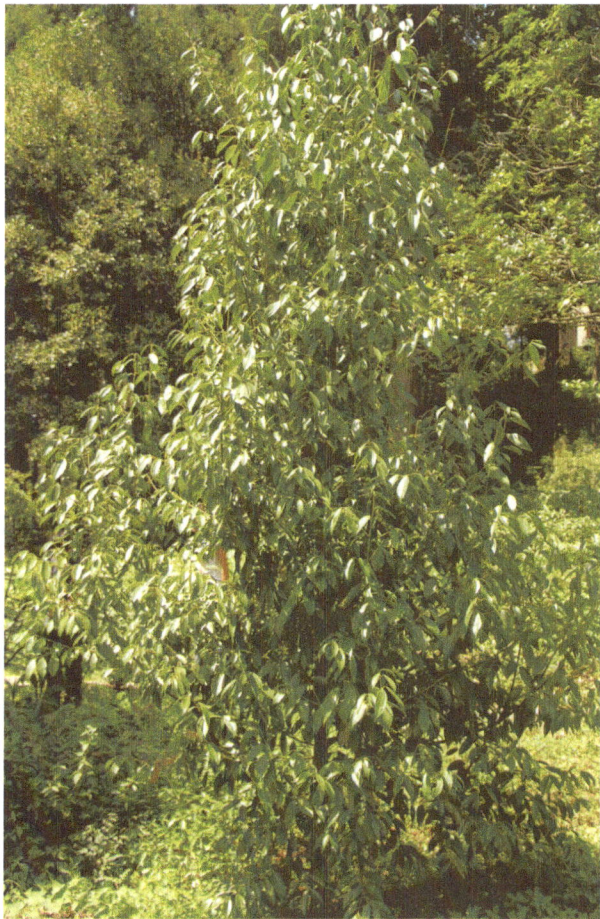

《本草》云:主温中利肝肺气,心腹寒热冷疾,霍乱转筋,头痛腰痛,出汗、止烦、止唾、咳嗽鼻齆①。能堕胎,坚骨节,通血脉,理疏不足。宣导百药,无所畏。久服神仙不老。生桂阳,二月、八月、十月采皮,阴干。有菌桂、牡桂、木桂、筒桂、肉桂、板桂、桂心、官桂之类。用者罕有分别。《衍义》所言,不知何缘而得官之名。予考《本草》有出观、宾、宜、韶、钦诸州者佳。世人以笔画多而懒书之,故只作官也。如写黄蘗作黄柏,薑②作姜同意。菌桂生交阯山谷,牡

桂生南海山谷,木桂生桂阳,从岭至海尽有桂树,惟柳州、象州最多。《本草》所说菌桂、牡桂、板桂,厚薄不同。大抵细薄者为枝、为嫩,厚脂者为肉、为老,处其身者为中也。不必黄色为桂心,但不用皮与里,止用其身中者为桂心。不经水而味薄者亦名柳桂。易老用此以治虚人使不生热也。《衍义》谓桂大热,《素问》谓辛甘发散为阳,故张仲景桂枝汤治伤寒表虚,皆须此药,是专用辛甘之意也。又云:疗寒以热。故知三种之桂,不取菌桂、牡桂者,盖此二种性止温而已,不可以治风寒之病。独有一字桂,《本经》谓甘辛大热,正合《素问》辛甘发散为阳之说,尤知菌桂、牡桂不及也。然《本经》止言桂,而仲景又言桂枝者,盖亦取其枝上皮也,其本身粗厚处亦不中用。诸家之说,但各执一己见,终无证据。今又谓之官桂,不知何缘而立名,虑后世以为别物,故于此书之。又有桂心,此则诸桂之心,不若一字桂也。别说交广商人所贩者,及医家见用,惟陈藏器之说最是。然筒桂厚实,气味厚重者,宜入治脏及下焦药。轻薄者,宜入治眼目发散药。《本经》以菌桂养精神,以牡桂利关节。仲景伤寒发汗用桂枝。桂枝者桂条也,非身干也,取其轻薄而能发散。一种柳桂乃小嫩枝条也,尤宜入上焦药。仲景汤液用桂枝发表,用肉桂补肾,本乎天者亲上,本乎地者亲下,理之自然,性分之所不可移也。一有差易,为效弥远。岁月既久,习以成弊,宜后世之不及古也。桂心通神,不可言之,至于诸桂数等,皆大小老壮之不同。观,作官也。《本草》所言有小毒,或云久服神仙不老。虽云小毒,亦从类化。与黄芩、黄连为使,小毒何施;与乌、附为使,止是全得热性;若与有毒者同用,则小毒既去,大毒转甚;与人参、麦门冬、甘草同用,能调中益气,则

---

① 齆,音 wèng,同"齆"。齆,详见本书第 34 页。
② 薑,音 jiāng。即"姜"之繁体字。为尊重《汤液本草》原文,保留繁体字形。

可久服。可知此药能护荣气而实卫气,则在足太阳经也。桂心入心,则在手少阴也。若指荣字立说,止是血药,故经言通血脉也。若与巴豆、硇①砂、干漆、川山甲、水蛭、虻虫如此有毒之类同用,则小毒化为大毒,其类化可知矣。汤液发汗用桂枝,补肾用肉桂,小柴胡止云加桂何也?《药象》谓肉桂大辛,补下焦热火不足,治沉寒痼冷,及治表虚自汗。春夏二时为禁药。

《珍》云:秋冬治下部腹痛,非桂不能止也。

《心》云:桂枝气味俱轻,故能上行发散于表。内寒则肉桂,补阳则柳桂。桂,辛热散经寒,引导阳气。若正气虚者,以辛润之。散寒邪,治奔豚。

【附】肉桂(附药:桂心) 桂枝

肉桂(附药:桂心)

【药物来源】为樟科植物肉桂 *Cinnamomum cassia* Presl 的干燥树皮。桂心为去掉外层粗皮的树皮,功效、主治同肉桂。

【形态特征】常绿乔木,高 12 ～ 17 m。树皮灰褐色,芳香,幼枝略呈四棱形。叶互生,革质;长椭圆形至近披针形。圆锥花序腋生或近顶生,被短柔毛。浆果椭圆形或倒卵形。种子长卵形,紫色。

【性味功效】辛、甘,大热。补火助阳,引火归原,散寒止痛,温通经脉。

【古方选录】《普济方·卷三九七》桂连丸:桂心、黄连各等份。用法:上为末,白糊丸小豆大三十丸,米汤送下。主治:小儿下痢赤白。腹痛不可食。

【用法用量】内服:煎汤,1 ～ 5 g;或入丸、散。入汤剂宜后下。

【使用注意】本品为辛甘大热之品,有助火伤阴及动血之弊,故阴虚火旺者忌用。有出血倾向者与孕妇慎用。不宜与赤石脂同用。

【现代研究】含挥发油类、多糖类、多酚类、黄酮类、微量元素等。有扩张血管、抗血小板凝集、抗胃溃疡、抑菌、抗氧化、镇静、镇痛、解热、抗惊厥、促进肠运动、降血糖等作用。

桂枝

【药物来源】为樟科植物肉桂 *Cinnamomum cassia* Presl 的干燥嫩枝。

【形态特征】同"肉桂"。

【性味功效】辛、甘,温。发汗解肌,温通经脉,助阳化气,平冲降气。

【古方选录】《伤寒论·卷二》桂枝汤:桂枝三两(去皮),芍药三两,甘草二两(炙),生姜三两(切),大枣十二枚(擘)。用法:上五味,细切三味,以水七升,微火煮取三升,去滓,适寒温,服一升;服已须臾,啜热稀粥一升余,以助药力,温覆令一时许,遍身漐②漐微似有汗者益佳。主治:太阳中风,阳浮而阴弱。阳浮者,热自发;阴弱者,汗自出。啬啬恶寒,淅淅恶风,翕翕发热,鼻鸣干呕者。

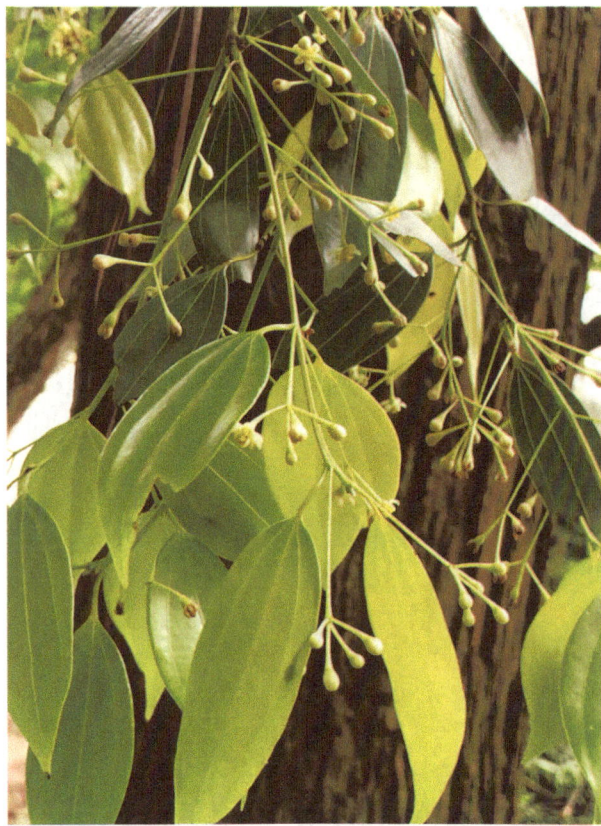

【用法用量】内服:煎汤,3 ～ 10 g;或入丸、散。

【使用注意】本品辛温助热,易伤阴动血,凡外感热病、温热病、阴虚火旺、血热妄行诸证者均当忌用。孕妇与月经量过多者慎用。

【现代研究】含挥发油类、有机酸类、多糖类、苷类等。有解热、镇痛、抑菌、抗病毒、抗炎、抗过敏、抗肿瘤、利尿、扩张血管、抗惊厥、抗凝血等作用。

---

① 硇,疑为原作者笔误,应为"硇"。
② 漐,音 zhí。查《康熙字典》(巳集上"水"部),"出汗的样子"之义。

110 柏子仁

【古籍原文】气平，味甘辛，无毒。

《本草》云：主安五脏，除风湿痹，益气血，能长生，令人润泽，美颜色，耳目聪明，用之则润，肾之药也。

《药性论》云：柏子仁，君。恶菊花，畏羊蹄草。能治腰肾中冷，膀胱冷脓宿水，兴阳道，益寿。去头风，治百邪鬼魅，主小儿惊痫，柏子仁古方十精丸用之。

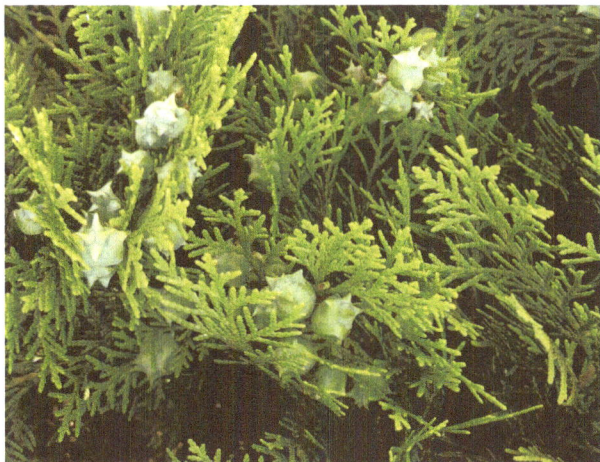

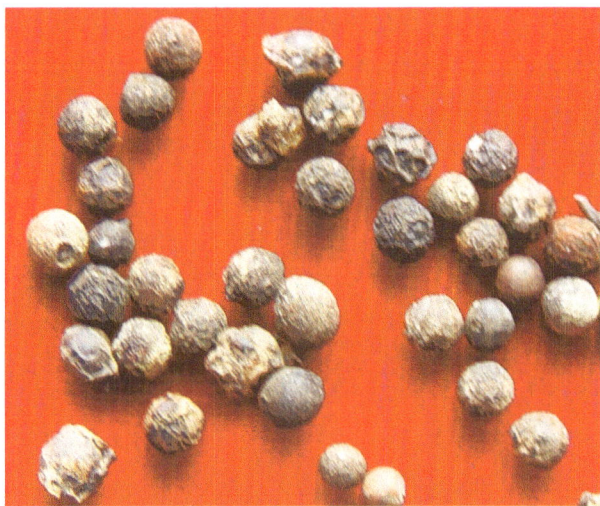

【药物来源】为柏科植物侧柏 *Platycladus orientalis* (L.) Franco 的干燥成熟种仁。

【形态特征】常绿乔木，高达 20 m，胸径可达 1 m。树皮薄，浅灰褐色，纵裂成条片。小枝扁平，直展，排成一平面。叶鳞形，交互对生。雌雄同株，球花单生于短枝顶端。种子卵圆形或长卵形。

【性味功效】甘，平。养心安神，润肠通便，止汗。

【古方选录】《普济方·卷三三三》引《指南方》柏子仁丸：柏子仁（锉，另研）、牛膝、卷柏各半两，泽兰叶、川续断各二两，熟地黄三两。用法：研为细末，炼蜜为丸，如梧桐子大。每服三十丸，空腹时米饮送下。主治：阴虚血弱，水少火盛，经候微少，月经耗损，渐渐不通，手足骨肉烦痛，日渐羸瘦，渐生潮热，脉象微数。

【用法用量】内服：煎汤，3～10 g；或入丸、散。大便溏薄者宜用"柏子仁霜"。

【使用注意】本品质润，助湿，滑肠，故大便溏薄、痰多者慎用。

【现代研究】含脂肪油（约 14%）、挥发油类、皂苷、甾醇、双萜类、蛋白质、木质素、维生素 A 等。有镇静、催眠、改善记忆力、润肤、恢复体力、抗虚损等作用。

111 侧柏叶

【古籍原文】气微温，味苦，无毒。

《本草》云：主吐血、衄血及痢血，崩中赤白，轻身益气，令人耐寒暑。

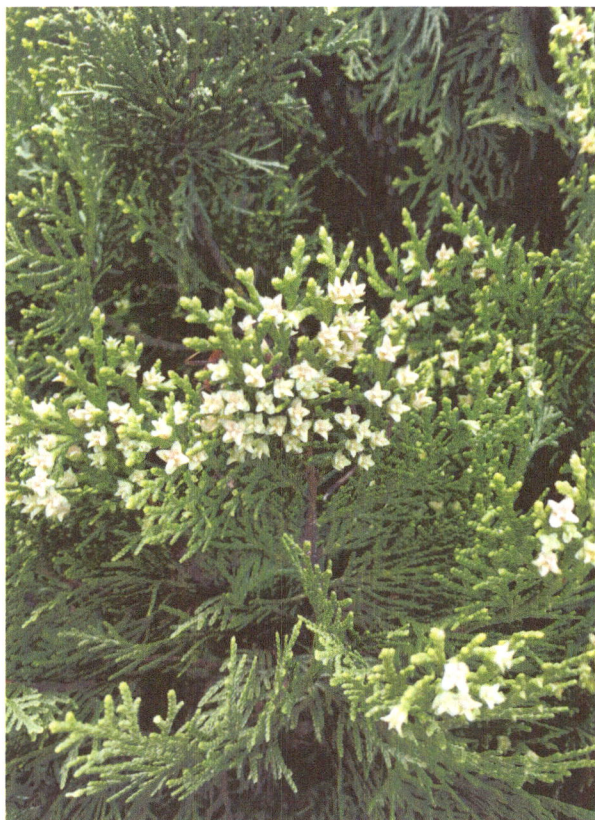

《药性论》云:侧柏叶苦辛,性涩。治冷风历节疼痛,止尿血。与酒相宜。

【药物来源】为柏科植物侧柏 *Platycladus orientalis* (L.) Franco 的干燥枝梢及叶。

【形态特征】同本书第110条"柏子仁"。

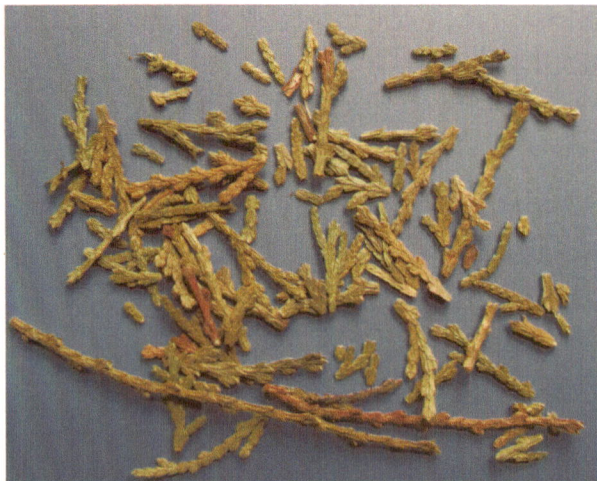

【性味功效】苦、涩,寒。凉血止血,化痰止咳,生发乌发。

【古方选录】《妇人大全良方·卷七》四生丸:生荷叶、生艾叶、生柏叶、生地黄各等份。用法:上药捣烂,丸如鸡头子大。每服一丸,水煎服。主治:血热妄行所致的吐血、衄血,血色鲜红,口干咽燥,舌红或绛,脉弦数有力。

【用法用量】内服:煎汤,10～15 g;或入丸、散。外用:适量。止血多炒炭用,化痰止咳宜生用。

【使用注意】多服、久服,可致恶心、胃部不适等,故脾胃虚弱者慎用。

【现代研究】含挥发油类、黄酮类、鞣质、无机元素等。有止血、抗炎、抑菌、抗肿瘤、防脱发、生发、抗氧化、抗凝血、镇咳、祛痰、平喘等作用。

112 柏皮(柏根白皮)

【古籍原文】《本草》黑字,柏白皮。主火灼烂疮,长毛发。

【药物来源】为柏科植物侧柏 *Platycladus orientalis* (L.) Franco 的去除栓皮的根皮。

【形态特征】同本书第110条"柏子仁"。

【性味功效】苦,平。凉血,解毒,敛疮,生发。

【古方选录】《太平圣惠方·卷六十八》柏皮膏:柏树柏皮末四两,猪脂半斤(炼为油),伏龙肝末四两。用法:上同熬成膏,滤去渣,入瓷器中收。每用时,薄薄涂之,上以油单隔,软帛裹。主治:灸疮久不愈。

【用法用量】内服:煎汤,6～12 g;或入丸、膏。外用:适量,入猪油或犬油内,煎枯去渣,涂搽。

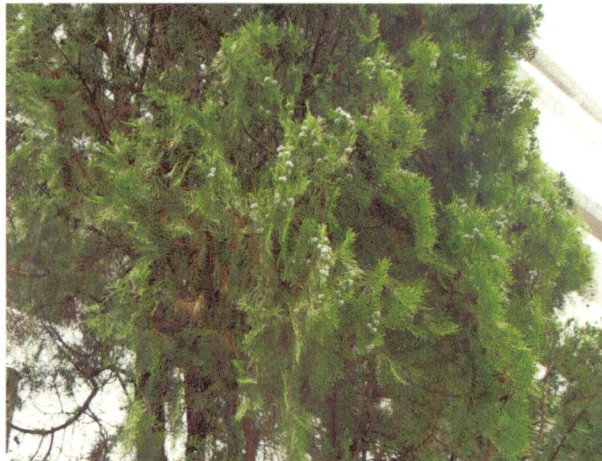

113 槐实(槐角)

【古籍原文】味苦酸咸,寒,无毒。

《珍》云:与桃仁治证同。

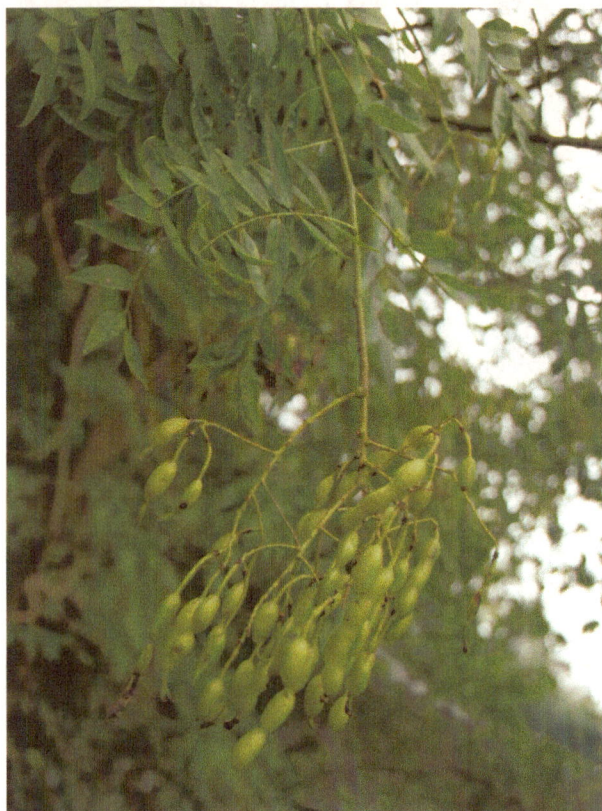

《药性论》云:臣。治大热难产。皮煮汁,淋阴囊坠肿,气瘤。又,槐白皮治口齿风疳。

《日华子》云:槐子,治丈夫女人阴疮湿痒,催生吞七粒。皮,治中风皮肤不仁,喉痹,洗五痔,产门痒痛,及汤火疮。煎膏,止痛,长肉,消痈肿。

《别录》云:八月断槐大枝生嫩蘖,煮汁酿酒,疗大风痿痹甚妙。槐耳,主五痔心痛,女人阴中疮痛,景天为之使。槐花,味苦,无毒。治五痔心痛眼赤,杀腹脏虫及热。治皮肤风,肠风泻血,赤白痢。槐胶,主一切风,化痰。治肝脏风,筋脉抽掣,急风口噤,四肢不收,顽痹或毒风,周身如虫行,或破伤风口眼偏斜,腰膝强硬。槐叶,平,无毒,煎汤,洗小儿惊痫壮热,疥癣丁疮。皮茎同用良。

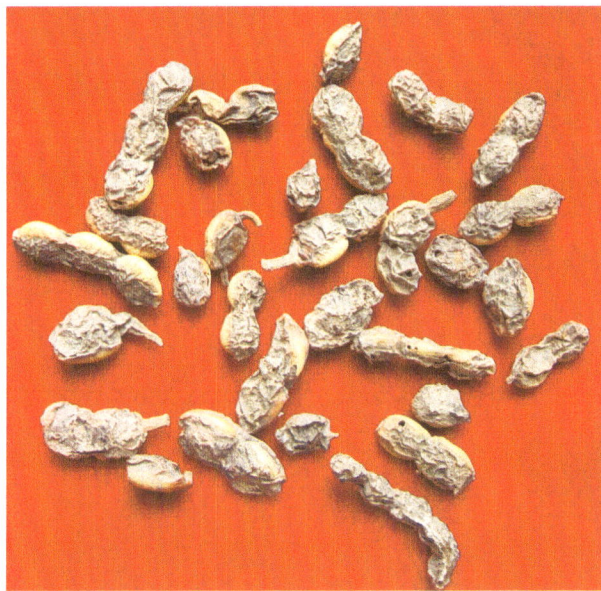

【药物来源】为豆科植物槐 *Sophora japonica* Linn. 的干燥成熟果实。

【形态特征】落叶乔木,高 8 ~ 20 m。树皮灰棕色,具不规则纵裂,皮孔明显。奇数羽状复叶,互生,叶轴有毛,基部膨大;小叶密生白色短柔毛。圆锥花序顶生,萼钟状。荚果肉质,串珠状。

【性味功效】苦,寒。清热泻火,凉血止血。

【古方选录】《太平惠民和剂局方·卷八》槐角丸:槐角一斤(去枝、梗,炒)、地榆、当归(酒浸一宿,焙)、防风(去芦)、黄芩、枳壳(去瓤,麸炒)各半斤。用法:上为末,酒糊为丸,如梧桐子大。每服三十九,米饮送下,不拘时候,久服。功用:止痒痛,消肿聚,驱湿毒。主治:五种肠风泻血。

【用法用量】内服:煎汤,6 ~ 9 g;或入丸、散。嫩角捣汁用。外用:适量,烧存性研末调敷。

【使用注意】脾胃虚寒者与孕妇忌服。

【现代研究】含黄酮类、异黄酮类、三萜、脂肪油、磷脂、植酸钙、植酸镁、植物血凝素等。有抗生育、类雌激素活性、增强心肌收缩力、降胆固醇、降转氨酶、抗血小板凝集等作用。

114 槐　花

【古籍原文】苦薄,阴也。

《珍》云:凉大肠热。

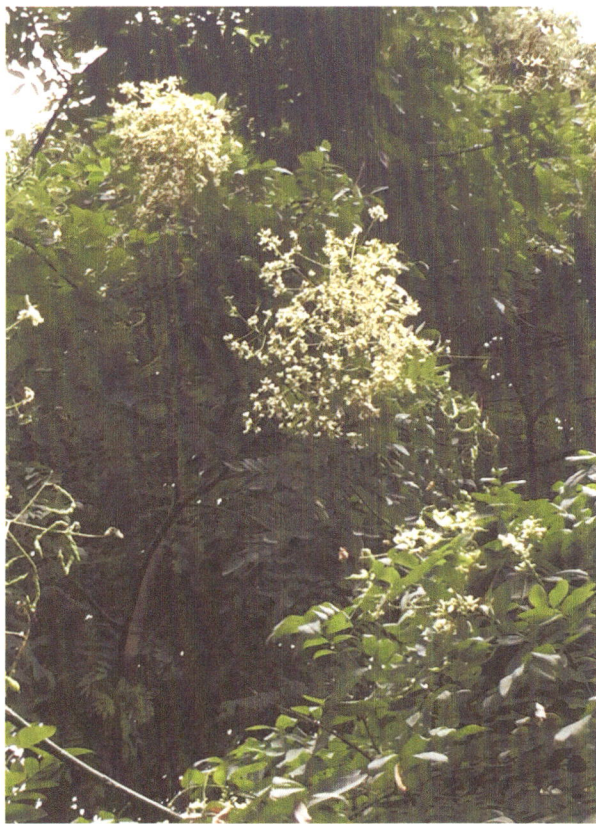

【药物来源】为豆科植物槐 *Sophora japonica* Linn. 的花及花蕾。

【形态特征】同本书第 113 条"槐实(槐角)"。

【性味功效】苦,微寒。凉血止血,清肝泻火。

【古方选录】《幼幼新书·卷三十》槐花散:槐花一两(炒),蒲黄半两,川面姜一分。用法:上为细末。每服半钱,新水调下。主治:衄血。

【用法用量】内服:煎汤,5 ~ 10 g;或入丸、散。止血多炒炭用,清热泻火宜生用。

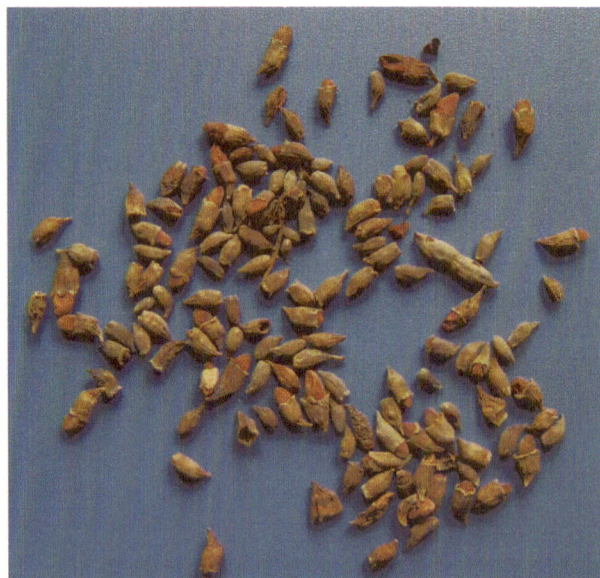

【使用注意】脾胃虚寒、阴虚发热而无实火者慎用。

【现代研究】含黄酮及其苷类、皂苷类、甾醇等。有抗炎、止血、抗病毒、抗真菌、抗肿瘤、降血压、扩张冠状动脉、降血脂、抑制醛糖还原酶、抗凝血、解痉、止痛、排石等作用。

115 蔓荆子

【古籍原文】气清，味辛温苦甘，阳中之阴。

太阳经药。

《象》云：治太阳经头痛，头昏闷，除目暗，散风邪药。胃虚人勿服，恐生痰疾。拣净杵碎用。

《珍》云：凉诸经血，止头痛，主目睛内痛。

《本草》云：恶乌头、石膏。

【药物来源】为马鞭草科植物单叶蔓荆 *Vitex trifolia* L. var. *simplicifolia* Cham. 或蔓荆 *Vitex trifolia* L. 的干燥成熟果实。

【形态特征】（1）单叶蔓荆：落叶小灌木，植株高约2 m。全株被灰白色柔毛。主茎匍匐地面，节上常生不定根，幼枝四棱形，老枝近圆形。单叶对生，具短柄；叶片倒卵形至椭圆形。核果球形。

（2）蔓荆：落叶灌木，植株高1.5～5.0 m。具香味。小枝四棱形，密生细柔毛。三出复叶，对生，有时偶有单叶。圆锥花序顶生，花萼钟形，花冠淡紫色或蓝紫色。核果近圆形，熟时黑色。

【性味功效】辛、苦，微寒。疏散风热，清利头目。

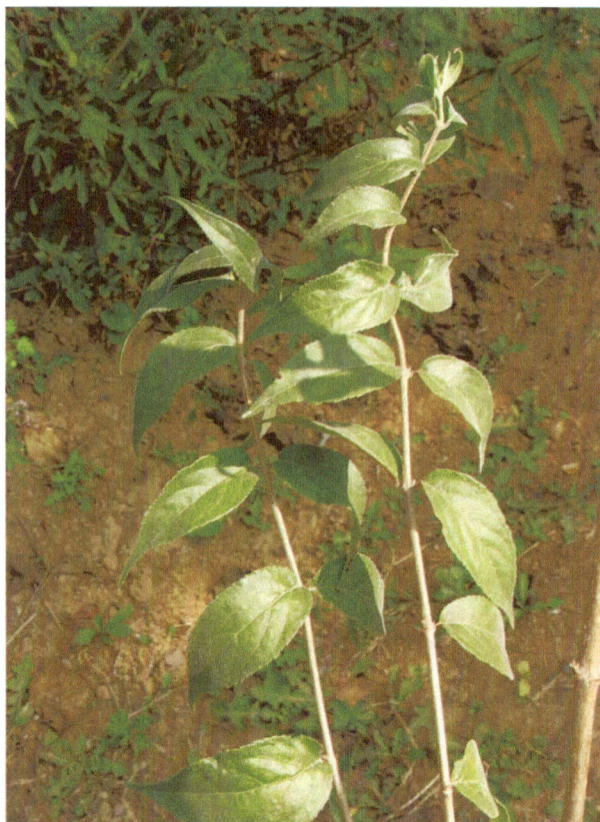
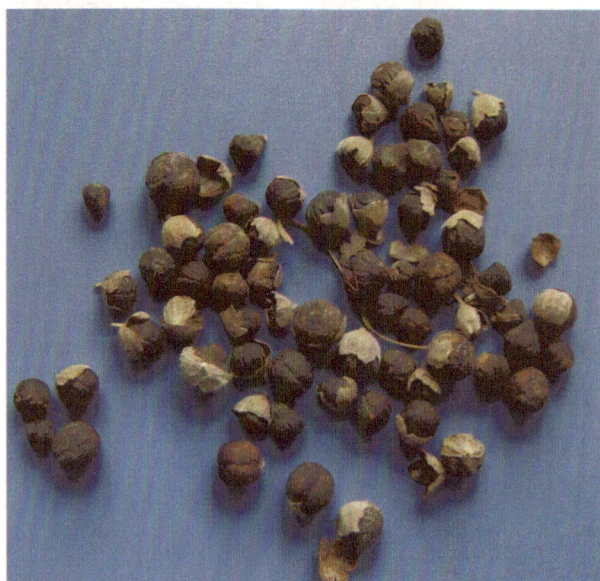

【古方选录】《普济方·卷五十三》蔓荆酒：蔓荆子一升（微炒）。用法：上以酒二升浸，寒七日，暑三日，去滓，任性饮之。主治：耳聋。

【用法用量】内服：煎汤，5～10 g；或入丸、散；或浸酒。

【使用注意】血虚有火所致头痛目眩、脾胃虚弱者慎用。

【现代研究】含萜类、蒽醌、木脂素、酚酸、挥发油类、生物碱、维生素 A、黄酮、脂肪油、甾醇等。有解热、镇痛、抑菌、消炎、降血压、祛痰、平喘、抗过敏、明目、抗肿瘤、抗衰老等作用。

116 大腹子（槟榔）

【古籍原文】气微温，味辛，无毒。

《本草》云：主冷热气攻心腹，大肠壅毒，痰膈醋心，并以姜、盐同煎。《时习》谓是气药也。

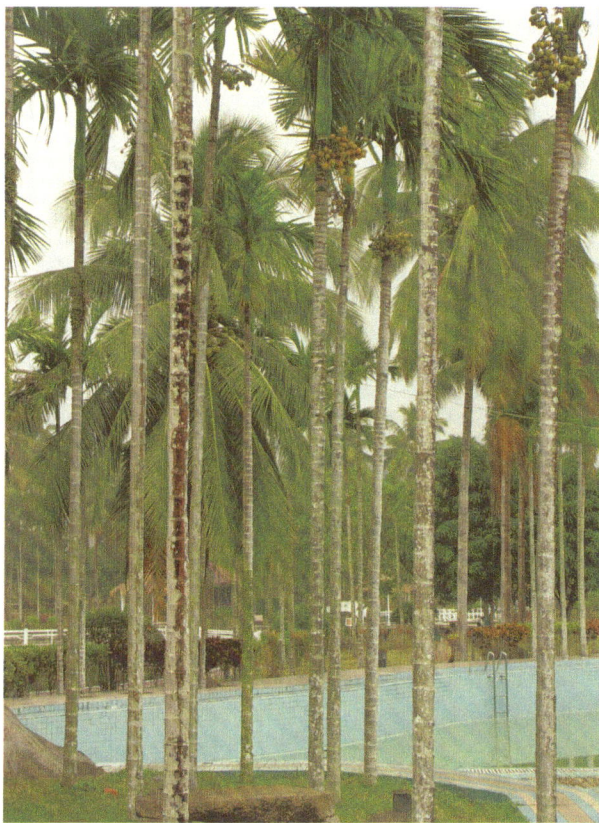

孙真人云：先酒洗，后大豆汁洗，仲景用。

《日华子》云：下一切气，止霍乱，通大小肠，健脾开胃调中。

【药物来源】为棕榈科植物槟榔 *Areca catechu* L. 的干燥成熟种子。

【形态特征】乔木，高 10～18 m，不分枝，叶脱落后形成明显的环纹。叶在顶端丛生，羽状复叶，丛生于茎顶端。花序着生于最下叶的基部，佛焰苞状大苞片，花序多分枝。坚果卵圆形或长圆形。

【性味功效】苦、辛、温。生槟榔：杀虫，消积，行气，利水，截疟；焦槟榔：消食导滞。

【古方选录】《太平圣惠方·卷十四》大腹子散：大腹

子一两，木香一两，当归半两（锉，微炒），芎䓖（即川芎）半两，瞿麦半两，柴胡一两（去苗）。用法：上为散。每服四钱，用水一中盏，加生姜半分，煎至五分，去滓温服，不拘时候。主治：伤寒后，真气尚虚，因合阴阳，致小腹拘急，便溺涩痛。

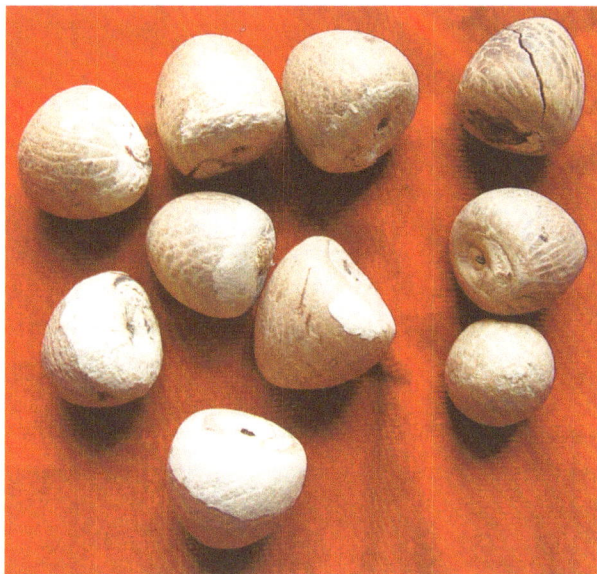

【用法用量】内服：煎汤，3～10 g；或入丸、散；驱绦虫、姜片虫，30～60 g。焦槟榔用于治疗食积不消，泻痢后重。

【使用注意】本品缓泻，并易耗气，故脾虚便溏、气虚下陷者忌用。孕妇慎用。

【现代研究】含生物碱类、酚类、多糖类、脂肪酸、鞣质、氨基酸等。有驱虫、抗氧化、抗病原微生物、调节胃肠道功能、抑菌、抗血栓形成、减慢心率、降血压、促进唾液分泌等作用。

117 酸枣（酸枣仁）

【古籍原文】气平，味酸，无毒。

《本草》云：主心腹寒热，邪结气聚，四肢酸疼湿痹，烦心不得眠，脐上下痛，血转久泄，虚汗烦渴，补中益肝气，坚筋骨，助阴气，令人肥健。久服安五脏，轻身延年。胡洽治振悸不得眠，人参、白术、白茯苓、甘草、生姜、酸枣仁六物煮服。

《圣惠方》：胆虚不眠，寒也，酸枣仁炒香，竹叶汤调服。

《济众方》：胆实多睡，热也。酸枣仁生用，末，茶、姜汁调服。

【药物来源】为鼠李科植物酸枣 *Ziziphus jujuba* Mill. var. *spinosa* (Bunge) Hu ex H. F. Chow 的干燥成熟种子。

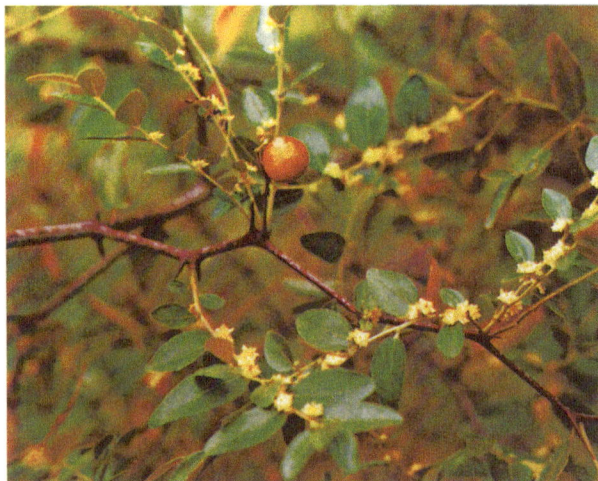

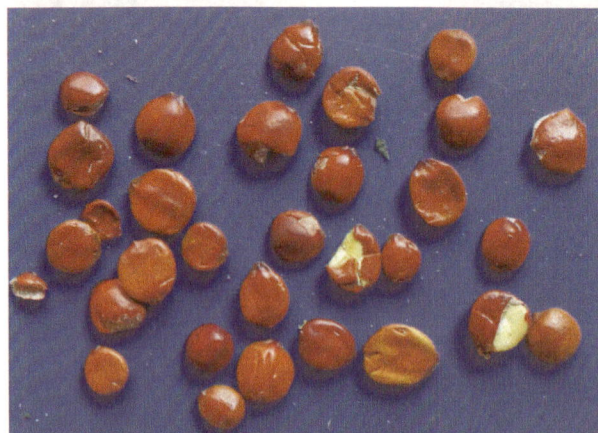

【形态特征】落叶灌木或小乔木，高 1~3 m。老枝灰褐色，幼枝绿色；枝上具刺 1 对。单叶互生，托叶针状，叶片长圆状卵形。花小，2~3 朵簇生于叶腋。核果肉质，近球形，熟时暗红色，有酸味。

【性味功效】甘、酸，平。养心补肝，宁心安神，敛汗，生津。

【古方选录】《金匮要略·卷上》酸枣仁汤：酸枣仁二升，甘草一两，知母二两，茯苓二两，芎藭（即川芎）二两。用法：上五味，以水八升，煮酸枣仁，得六升，纳诸药，煮取三升，分温三服。主治：虚劳虚烦，不得眠。

【用法用量】内服：煎汤，10~15 g；或入丸、散。

【使用注意】本品酸敛留邪兼有润性，故实邪郁火、遗精滑泄者慎用。

【现代研究】含皂苷类、黄酮类、生物碱类、脂肪油、三萜类、氨基酸、植物甾醇、微量元素等。有镇静、催眠、抗焦虑、抗抑郁、抗惊厥、改善记忆力、抗心肌缺血、抗心律失常等作用。

118 胡 椒

【古籍原文】气温，味辛，无毒。

《本草》云：主下气温中去痰，除脏腑中风冷。向阳者为胡椒，向阴者为荜澄茄。胡椒多服损肺。味辛辣，力大于汉椒。

《衍义》云：去胃中寒痰，吐水，食已即吐，甚验。过剂则走气。大肠寒滑亦用，须各以他药佐之。

【药物来源】为胡椒科植物胡椒 *Piper nigrum* L. 的干燥近成熟或成熟果实。

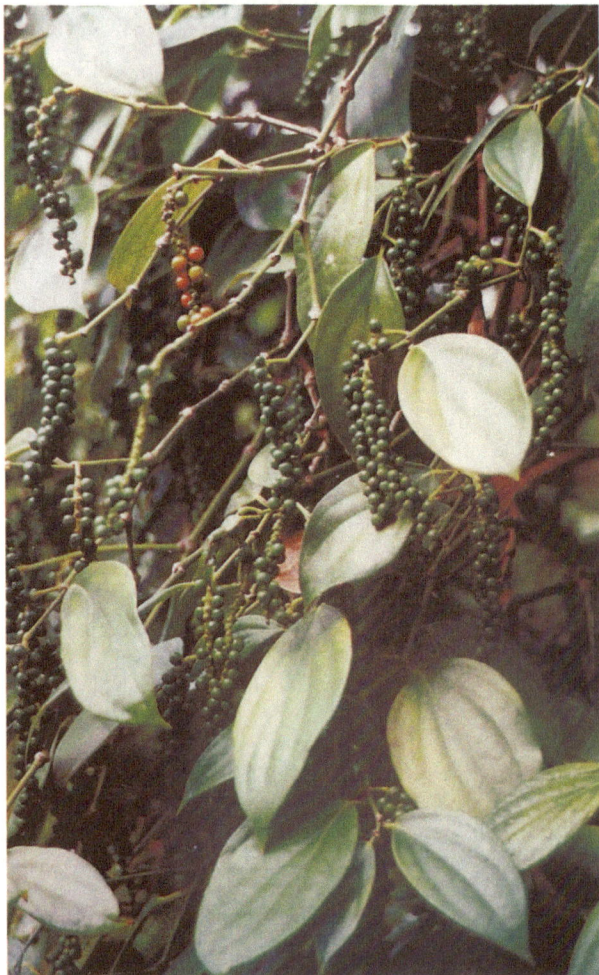

【形态特征】常绿藤本。茎长达 5 m，多节，节处略膨大，幼枝略带肉质。叶互生，叶革质，阔卵形。花单性，雌雄异株，穗状花序，侧生茎节上。浆果球形，稠密排列，果穗圆柱状。种子小。

【性味功效】辛,热。温中散寒,下气,消痰。

【古方选录】《三因极一病证方论·卷十一》胡椒汤:胡椒七粒,绿豆三七粒。用法:上为末。煎木瓜汤调下。主治:霍乱吐利。

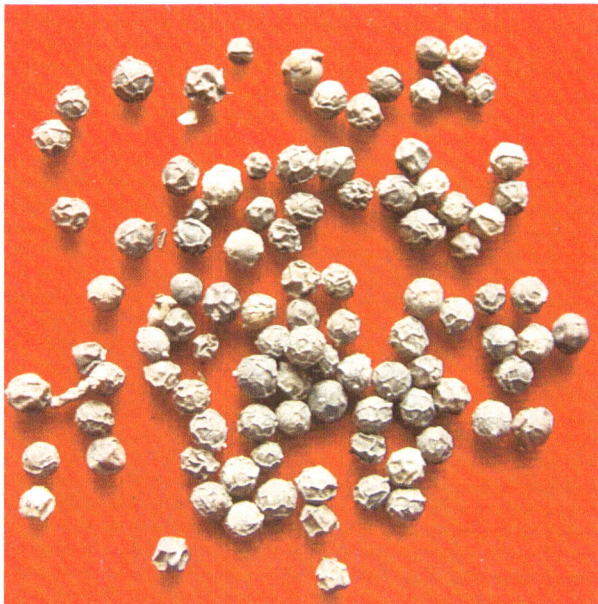

【用法用量】内服:0.6～1.5 g,研粉吞服。外用:适量。兼为食品调料。

【使用注意】阴虚有火者忌用。

【现代研究】含胡椒碱等酰胺类生物碱、挥发油类、有机酸类、木脂素类、酚类、微量元素等。有镇痛、镇静、抗炎、抑菌、杀虫、抗肿瘤、抗惊厥、升高血压、保肝、抗血小板凝集等作用。

119 川椒(花椒)

【古籍原文】气热温,味大辛。辛温,大热,有毒。

《象》云:主邪气,温中除寒痹,坚齿发,明目,利五脏。须炒去汗。

《心》云:去汗,辛热,以润心寒。

《本草》云:主邪气咳逆,温中,逐骨节皮肤死肌,寒湿痹痛,下气,除六腑寒冷,伤寒温疟,大风汗不出,心腹留饮,宿食,肠澼下痢,泄精,妇子字乳余疾,散风邪瘕结水肿,黄疸,鬼疰蛊毒,耐寒暑,开腠理。闭口者杀人。恶瓜蒌、防、葵,畏雌黄。

【药物来源】为芸香科植物花椒 *Zanthoxylum bungeanum* Maxim. 或青花椒 *Zanthoxylum schinifolium* Sieb. et Zucc. 的干燥成熟果皮。

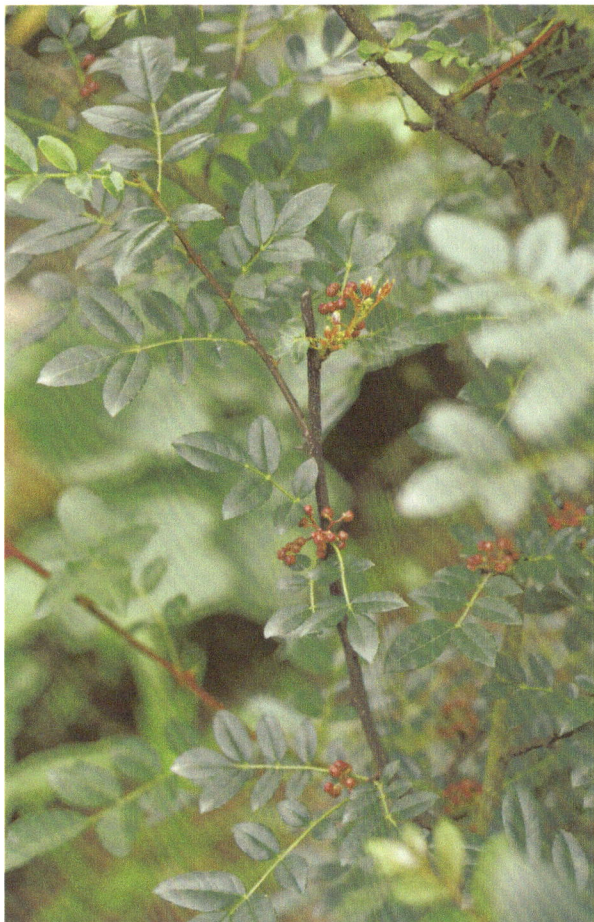

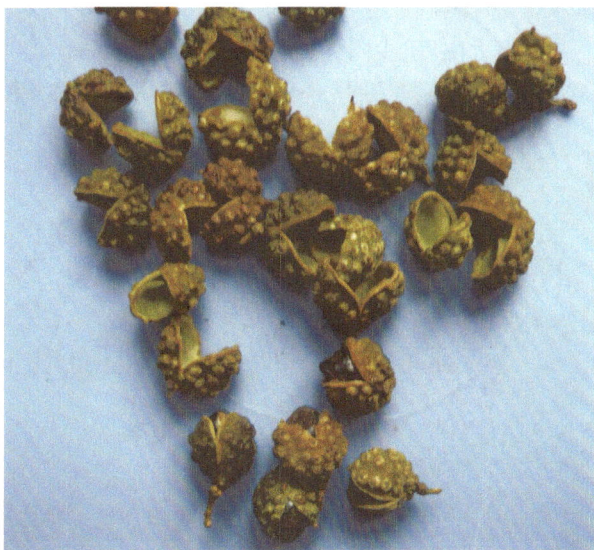

【形态特征】(1)花椒:落叶灌木或小乔木,高3～7 m。具香气。茎枝具皮刺,嫩枝被短柔毛。奇数羽状复叶互生。聚伞圆锥花序顶生。蓇葖果球形,红色,密生粗大而凸出的腺点。种子黑色。

(2)青花椒:本品与前种的区别点为小叶片对生或近对生,呈不对称的卵形;伞房圆锥花序顶生;

蓇葖果表面草绿色、暗绿色,有细皱纹,腺点色深,呈点状下陷,先端有极短的喙状尖。

【性味功效】辛,温。温中止痛,杀虫止痒。

【古方选录】《金匮要略·卷上》大建中汤:蜀椒二合(去汗),干姜四两,人参二两。用法:上三味,以水四升,煮取二升,去滓,纳胶饴一升,微火煮取一升半,分温再服。如一炊顷,可饮粥二升,后更服,当一日食糜,温覆之。主治:心胸中大寒痛,呕不能饮食,腹中寒,上冲皮起,出见有头足,上下痛而不可触近。

【用法用量】内服:煎汤,3~6 g;或入丸、散。外用:适量,煎汤熏洗。兼为食品调料。

【使用注意】阴虚火旺者与孕妇慎用。

【现代研究】含挥发油类、生物碱、酰胺类、香豆素、木脂素、三萜、黄酮苷、甾醇、微量元素等。有镇痛、抑菌、杀虫、保肝、利胆、抗溃疡、调节胃肠道功能、止咳、平喘、抗缺氧等作用。

120 吴茱萸

【古籍原文】气热,味辛苦,气味俱厚,阳中阴也。辛温大热,有小毒。

入足太阴经、少阴经、厥阴经。

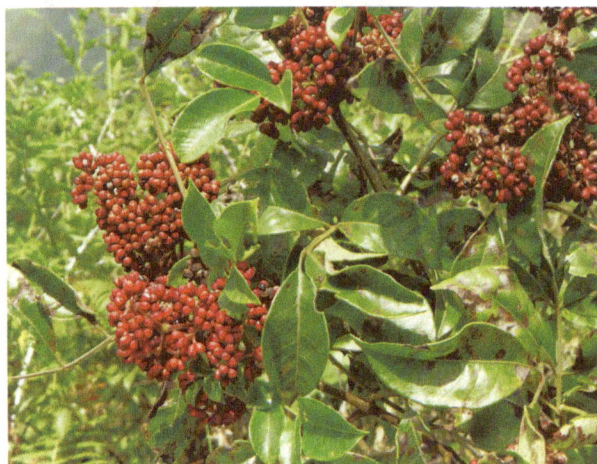

《象》云:食则令人口开目瞪,寒邪所隔,气不得上下,此病不已,令人寒中,腹满膨胀,下利寒气,诸药不可代也。洗去苦味,日干,杵碎用。

《心》云:去胸中逆气。不宜多用,辛热恐损元气。

《珍》云:温中下气,温胃。

《本草》云:主温中下气,止痛,咳逆寒热,除湿血痹,逐风邪,开腠理,去痰冷,腹内绞痛,诸冷实不消,中恶心腹痛逆气,利五脏。入足太阴、少阴、厥阴,震坤①合见,其色绿。

仲景云:吴茱萸汤,当归四逆汤,大温脾汤,及脾胃药皆用此也。

《衍义》云:此物下气最速,肠虚人服之愈甚。蓼实为之使,恶丹参、硝石、白垩,畏紫石英。

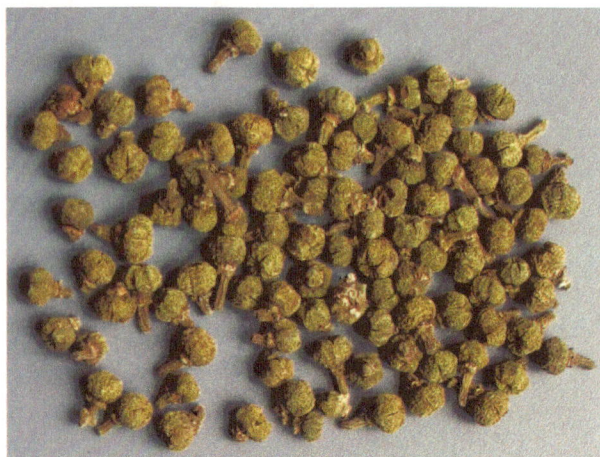

【药物来源】为芸香科植物吴茱萸 *Evodia rutaecarpa* (Juss.) Benth.、石虎 *Evodia rutaecarpa* (Juss.) Benth. var. *officinalis* (Dode) Huang 或波氏吴萸 *Evodia rutaecarpa* (Juss.) Benth. var. *bodinieri* (Dode) Huang 的干燥近成熟果实。

【形态特征】(1)吴茱萸:常绿灌木或小乔木,高2.5~5.0 m。幼枝、叶轴、小叶柄被黄褐色长柔毛。奇数羽状复叶对生。花单性,雌雄异株,聚伞花序,偶呈圆锥状,顶生。果扁球形,紫红色,有腺点。

(2)石虎:特点是小叶纸质,宽稀超过5 cm,叶背密被长毛,油点大;果序上的果较少,彼此密集或较疏松。

(3)波氏吴萸:特点是小叶薄纸质,叶背仅叶脉被疏柔毛;雌花序上的花彼此疏离,花瓣长约4 mm,内面被疏毛或几无毛;果梗纤细且延长。

【性味功效】辛、苦,热;有小毒。散寒止痛,降逆止呕,助阳止泻。

【古方选录】《伤寒论·卷第五》吴茱萸汤:吴茱萸一升(洗),人参三两,生姜六两(切),大枣十二枚(擘)。用法:水煎,去滓,温服,日三服。主治:阳明

---

① 震坤,震,东方木;坤,属土。此处意指此药入肝脾。

寒呕,厥阴头痛,少阴吐利。

【用法用量】内服:煎汤,2～5 g;或入丸、散。外用:适量。

【使用注意】本品辛热,有小毒,不宜过量或久服。阴虚有热者忌用。孕妇慎用。

【现代研究】含喹啉类、吲哚类生物碱,苦味素,挥发油类等。有镇痛、抗炎、抗病毒、强心、抗心肌缺血、抗血小板凝集、保肝、利胆、促进脂质代谢、抗溃疡、止泻等作用。

121 山茱萸

【古籍原文】气平微温,味酸,无毒。

入足厥阴经、少阴经。

《本草》云:主温中,逐寒湿痹,强阴益精,通九窍,止小便。入足少阴、厥阴。

《圣济经》云:滑则气脱,涩剂所以收之。山茱萸之涩以收其滑。仲景八味丸用为君主,知是涩剂以通九窍。

《雷公》云:用之去核,一斤取肉四两,缓火熬用,能壮元气,秘精。核,能滑精,故去之。

《珍》云:温肝。

《本经》云:止小便利,以其味酸也。观八味丸用为君主,其性味可知矣。

《药性论》亦云:补肾添精。

《日华子》亦云:暖腰膝,助水脏也。

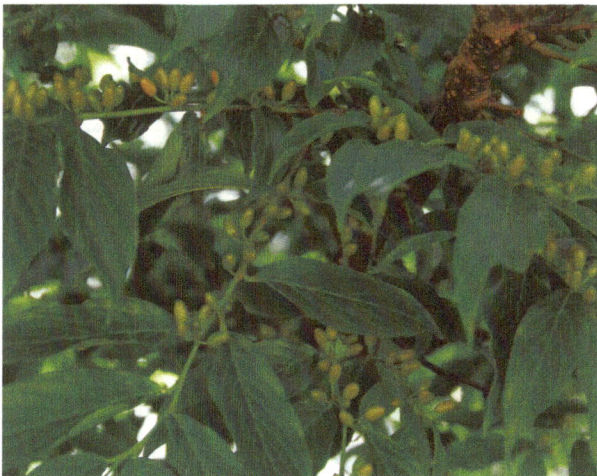

【药物来源】为山茱萸科植物山茱萸 *Cornus officinalis* Sieb. et Zucc. 的干燥成熟果肉。

【形态特征】落叶小乔木,高4 m。枝皮灰棕色,小枝无毛。单叶对生;叶片椭圆形或长椭圆形。花先叶开放,伞形花序,簇生于小枝顶端。核果长椭圆形,成熟后红色。种子长椭圆形,两端钝圆。

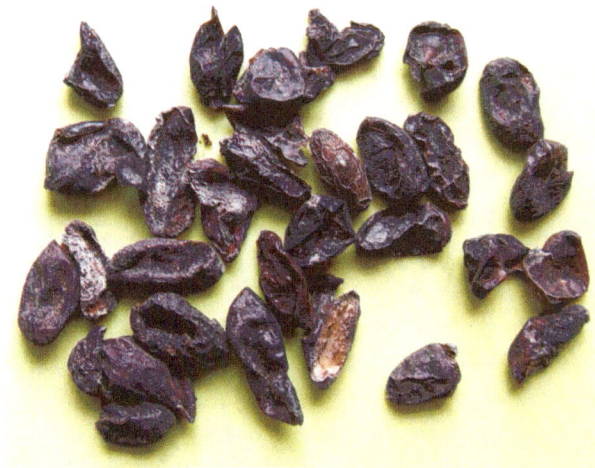

【性味功效】酸、涩,微温。补益肝肾,收涩固脱。

【古方选录】《扶寿精方·诸虚门》草还丹:山茱萸一斤(酒浸,取肉),破故纸半斤(酒浸一日,焙干),当归四两,麝香一钱。用法:上为细末,炼蜜为丸,如梧桐子大,每服八十一丸,临卧,酒、盐汤下。主治:阴阳虚惫,盛年早衰;或阴阳两虚之阳痿、遗精、滑泄。

【用法用量】内服:煎汤,6～12 g;或入丸、散。

【使用注意】素有湿热、小便淋沥者不宜使用。

【现代研究】含环烯醚萜类、多糖类、鞣质、苷类、挥发油类、有机酸类等。有增强免疫力、抗炎、抑菌、抗失血性休克、抗氧化、降血糖、降血脂、强心、抗疲劳、抗血小板凝集等作用。

122 益智(益智仁)

【古籍原文】气热,味大辛。辛温,无毒,主君相二火。

手、足太阴经,足少阴经,本是脾经药。

《象》云:治脾胃中受寒邪,和中益气,治多唾,当于补中药内兼用之,勿多服。去皮用。

《本草》云:主遗精虚漏,小便遗沥,益气安神。补不足,安三焦,调诸气。夜多小便者,取二十四枚,碎之,入盐同煎服,有神效。

《液》云:主君相二火,手、足太阴,足少阴,本是脾药。在集香丸则入肺,在四君子汤则入脾,在大凤髓丹则入肾。脾肺肾,互有子母相关。

【药物来源】为姜科植物益智 *Alpinia oxyphylla* Miq. 的干燥成熟果实。

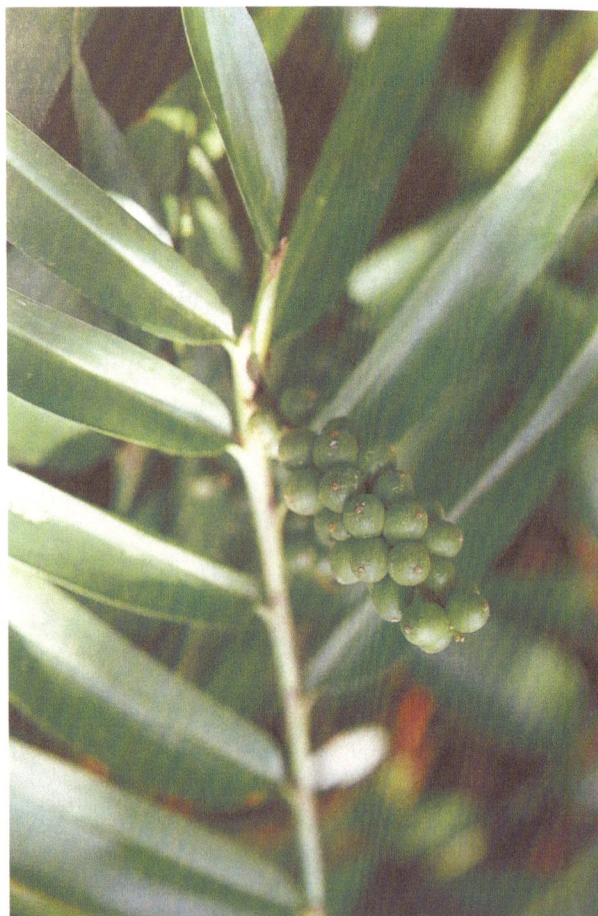

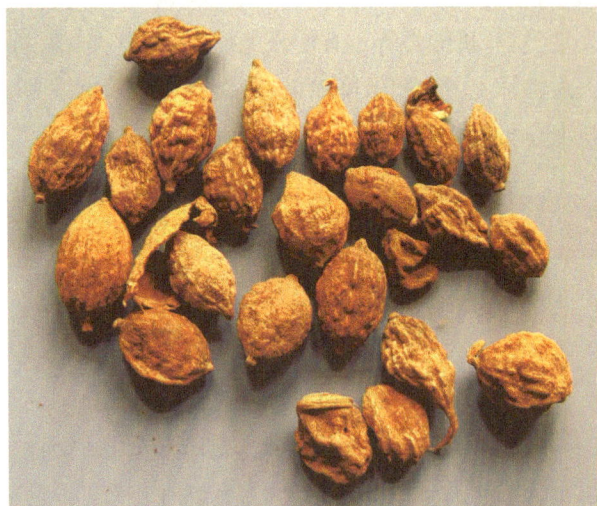

【形态特征】多年生草本,株高 1 ~ 3 m。茎丛生,根茎短。叶片披针形,边缘具脱落性小刚毛。总状花序。蒴果鲜时球形,干时纺锤状,被短柔毛。种子不规则扁圆形,被淡黄色假种皮。

【性味功效】辛,温。暖肾固精缩尿,温脾止泻摄唾。

【古方选录】《魏氏家藏方·卷四》(引史越王方)缩泉丸:乌药、川椒(去目并合口者,出汗)、吴茱萸(九蒸九晒)、益智(炒)各等份。用法:制法上药为细末,酒煮面糊为丸,如梧桐子大。每服五六十丸,临卧盐汤下。主治:丈夫小便频数。

【用法用量】内服:煎汤,3 ~ 10 g;或入丸、散。

【使用注意】阴虚火旺、大便秘结者忌用。

【现代研究】含倍半萜类、黄酮类、二芳基庚烷类、甾醇及其苷类化合物等。有抗肿瘤、强心、镇痛、镇静、抗溃疡、止泻、抗氧化、抗衰老、降血脂、保肝、增强记忆力等作用。

123 厚 朴

【古籍原文】气温,味辛,阳中之阴。苦而辛,无毒。

《象》云:能治腹胀,若虚弱,虽腹胀宜斟酌用之。寒胀,是大热药中兼用。结者散之,神药。误用脱人元气,切禁之。紫色者佳。去皮,姜汁制,微炒。

《珍》云:去腹胀,厚肠胃。

《心》云:味厚,阴也。专去腹胀满,去邪气。

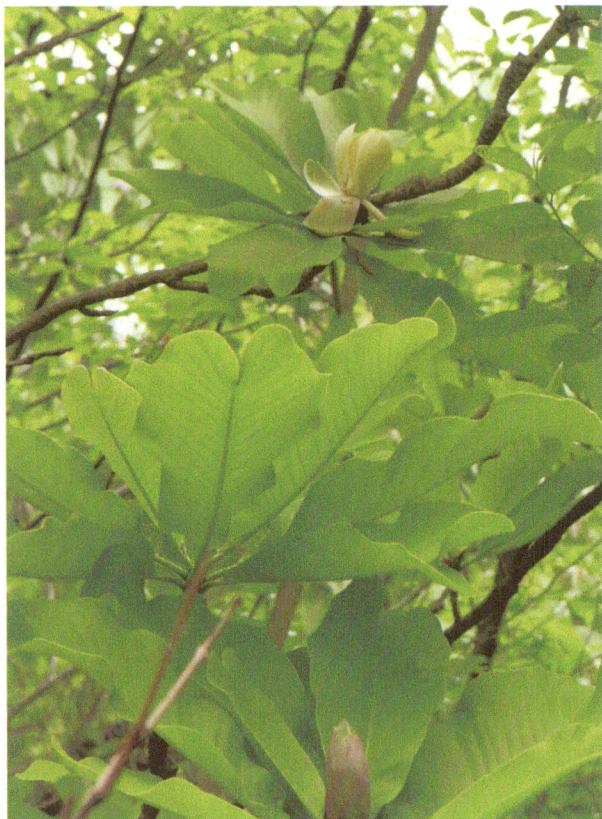

《本草》云:主中风,伤寒头痛寒热,惊悸,气血痹,死肌,去三虫,温中益气,消痰下气,疗霍乱及腹痛胀满,胃中冷逆,胸中呕不止,泄痢,淋露,除惊,去留热,心烦满,厚肠胃。

《本经》云:治中风伤寒头痛,温中益气,消痰下气,厚肠胃,去腹胀满。果泄气乎?果益气乎?若与枳实、大黄同用则能泄实满,《本经》谓消痰下气者是也;若与橘皮、苍术同用,则能除湿满,《本经》谓温中益气者是也。与解利药同用,则治伤寒头痛;与痢药同用,则厚肠胃。大抵苦温,用苦则泄,用温则补。

《衍义》云:平胃散中用之,最调中,至今盛行。既能温脾胃,又能走冷气。

海藏云:加减随证,如五积散治疗同。

《本草》又云:干姜为使,恶泽泻、寒水石、硝石。

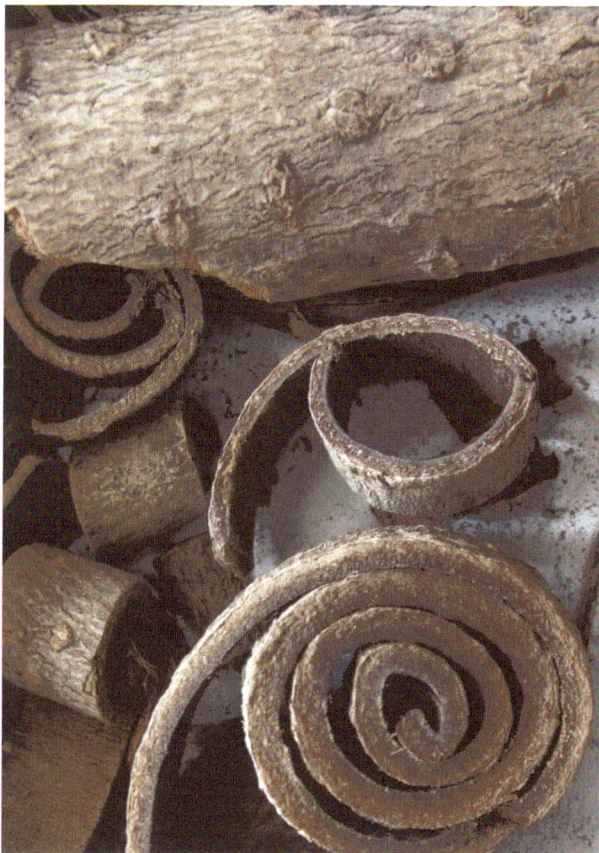

【药物来源】为木兰科植物厚朴 *Magnolia officinalis* Rehd. et Wils. 或凹叶厚朴 *Magnolia officinalis* Rehd. et Wils. subsp. *biloba*(Rehd. et Wils.)Law 的干燥干皮、根皮及枝皮。

【形态特征】(1)厚朴:落叶乔木,高5~15 m。树皮厚,褐色,不开裂。小枝粗壮,幼时有绢毛。叶互生。花与叶同时开放,单生枝顶,杯状,白色,芳香。聚合果长圆状卵圆形。种子倒卵形。

(2)凹叶厚朴:特点是叶先端凹缺,形成先端钝圆的浅裂片,但幼苗之叶先端钝圆,并不凹缺。聚合果基部较窄。

【性味功效】苦、辛,温。燥湿消痰,下气除满。

【古方选录】《金匮要略·卷上》厚朴三物汤:厚朴八两,大黄四两,枳实五枚。用法:水先煮二味,纳大黄再煮,温服,以利为度。主治:腹满痛而闭者。实热内积,气滞不行,腹部胀满疼痛,大便不通。

【用法用量】内服:煎汤,3~10 g;或入丸、散。

【使用注意】气虚津亏者与孕妇慎用。

【现代研究】含木脂素类、生物碱类、皂苷类、挥发油类、黄酮类、甾醇等。有抑菌、抗肿瘤、抗炎、抗凝血、抗溃疡、镇痛、调节胃肠道功能、保肝、保护心肌缺血等作用。

124 丁 香

【古籍原文】气温,味辛,纯阳,无毒。

入手太阴经,足阳明经、少阴经。

《象》云:温脾胃,止霍乱,消疰癖,气胀反胃,腹内冷痛,壮阳,暖腰膝,杀酒毒。

《珍》云:去胃中之寒。

《本草》云:主温脾胃,止霍乱,壅胀,风毒诸肿,牙齿疳䘌。能发诸香。能疗反胃,肾气奔豚气,阴痛。壮阳,暖腰膝,消疰癖,除冷劳。

《液》云:与五味子、广术同用,亦治奔豚之气,能泄肺,能补胃,大能疗肾。

【药物来源】为桃金娘科植物丁子香 *Syzygium aromaticum*(L.)Merr. & L. M. Perry 的干燥花蕾。

【形态特征】常绿乔木,高达10 m。叶对生,叶柄细长,叶长方倒卵形或椭圆形。秋季开花,花有浓香,聚伞圆锥花序顶生。浆果红棕色,稍有光泽,长方椭圆形。种子数粒,长方形。

【性味功效】辛,温。温中降逆,补肾助阳。

【古方选录】《圣济总录·卷七十三》丁香丸:丁香、沉香、附子(炮裂,去皮、脐)、硇砂(研)各半两,陈曲末三两。用法:上药除硇砂、陈曲外,捣罗为末,用木瓜一枚大者,破开去瓤,入硇砂于木瓜内,甑上蒸烂;次入诸药末,即看软硬;次入陈曲末,看得所为丸,如梧桐子大。每服五丸,茶汤或温酒嚼下;如要疏转,可服十丸。小儿一丸。主治:寒癖积块。

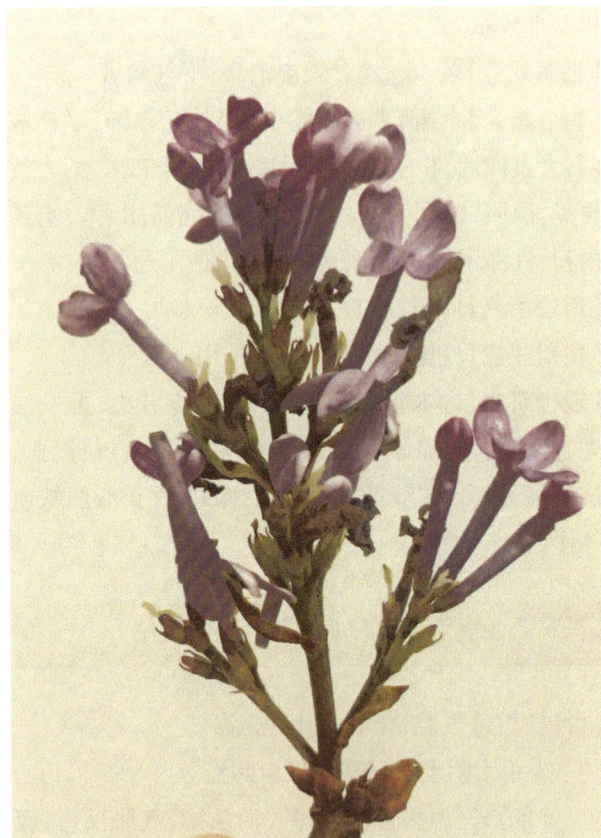

【用法用量】内服:煎汤,1~3 g;或入丸、散。外用:适量,研末撒敷。

【使用注意】热证患者及阴虚内热者忌用。不宜与郁金同用。

【现代研究】含环烯醚萜苷类、苯乙醇苷类、木脂素、三萜类、苯丙素类、挥发油类、无机元素等。有抗炎、抑菌、抗病毒、抗氧化、强心、抗惊厥、保肝、调节胃肠道功能、抗血栓形成等作用。

125 沉 香

【古籍原文】气微温,阳也。

《本草》云:治风水毒肿,去恶气,能调中壮阳,暖腰膝,破症癖,冷风麻痹,骨节不任,湿风皮肤痒,心腹痛,气痢,止转筋吐泻。

东垣云:能养诸气,上而至天,下而至泉。用为

使,最相宜。

《珍》云:补右命门。

【药物来源】为瑞香科植物土沉香 *Aquilaria sinensis* (Lour.) Spreng. 含有树脂的干燥木材。

【形态特征】常绿乔木,植株高达 15 m。树皮灰褐色,小枝和花序被柔毛。叶互生,革质,长卵形。伞形花序顶生和腋生。蒴果倒卵形,木质扁压状,密被灰白色毛。种子棕黑色,卵形,先端渐尖。

【性味功效】辛、苦,微温。行气止痛,温中止呕,纳气平喘。

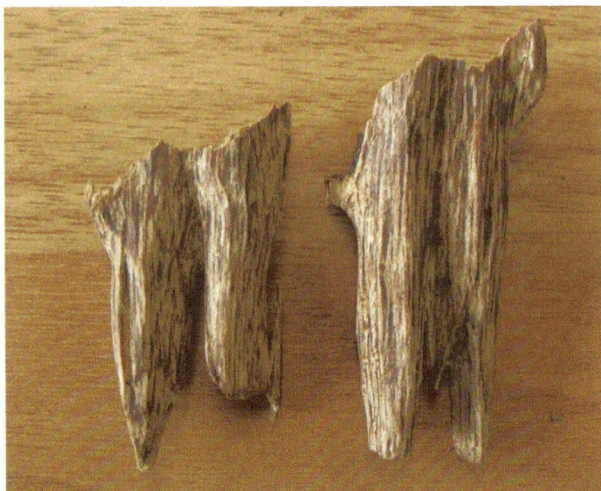

【古方选录】《重订严氏济生方·卷二》四磨汤:人参、槟榔、沉香、天台乌药。用法:上各浓磨,水和作七分盏,煎三五沸,放温服。或下养正丹尤佳。功用:破滞降逆,补气扶正。主治:七情伤感,上气喘息,妨闷不食。

【用法用量】内服:煎汤,1~5 g;或入丸、散。入汤剂宜后下。

【使用注意】阴虚火旺、气虚下陷者忌用。

【现代研究】含倍半萜类、色酮类、三萜类、芳香族类、脂肪酸类、挥发油类等。有镇静、镇痛、抗溃疡、解痉、抑制胃肠道运动、促进消化液分泌、利胆、平喘、麻醉、抑菌、降血压等作用。

126 乳 香

【古籍原文】苦,阳。

《珍》云:定诸经之痛。

【药物来源】为橄榄科植物阿拉伯乳香 *Boswellia*

carteri Birdw. 的树皮渗出的干燥树脂。

【形态特征】阿拉伯乳香:矮小灌木,高 4 ~ 5 m,稀达 6 m。树干粗壮,树皮光滑,淡棕黄色,粗枝的树皮鳞片状,渐剥落。奇数羽状复叶互生。花小,排列成稀疏的总状花序。核果倒卵形,果皮肉质。

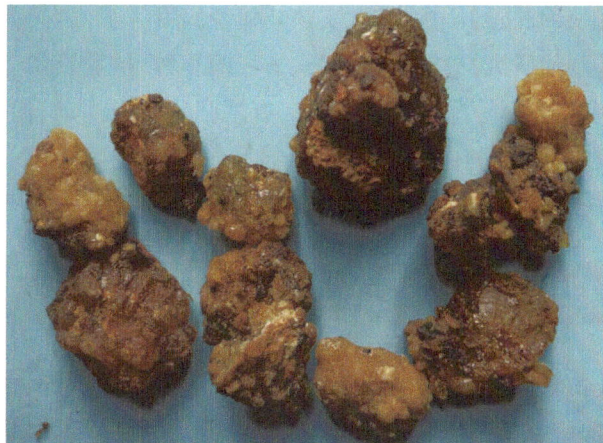

【性味功效】辛、苦,温。活血定痛,消肿生肌。

【古方选录】《医学衷中参西录·医方·(二十八)》活络效灵丹:当归五钱,丹参五钱,生明乳香五钱,生明没药五钱。用法:上药四味,作汤服;若为散,一剂分作四次服,温酒送下。主治:气血凝滞,疬癖症瘕,心腹疼痛,腿酸臂疼,内外疮疡,一切脏腑积聚,经络湮淤。

【用法用量】内服:煎汤,3 ~ 5 g;或入丸、散。外用:适量,研末调敷。

【使用注意】孕妇与胃弱者慎用。

【现代研究】含五环三萜、四环三萜、大环二萜、挥发油类、树脂、树胶等。有镇痛、抗炎、抗肿瘤、抗哮喘、抗溃疡、促进伤口愈合、抗血小板黏附、抗氧化等作用。

127 藿香(广藿香)

【古籍原文】气微温,味甘辛,阳也。甘苦,纯阳,无毒。

入手、足太阴经。

《象》云:治风水,去恶气,治脾胃,吐逆,霍乱,心痛。去枝、梗用叶。

《心》云:芳馨之气,助脾开胃,止呕。

《珍》云:补卫气,益胃进食。

《本草》云:主脾胃呕逆,疗风水毒肿,去恶气,

疗霍乱心痛。温中快气,治口臭,上焦壅,煎汤漱口。入手、足太阴,入顺气乌药汤则补肺,入黄芪四君子汤则补脾。

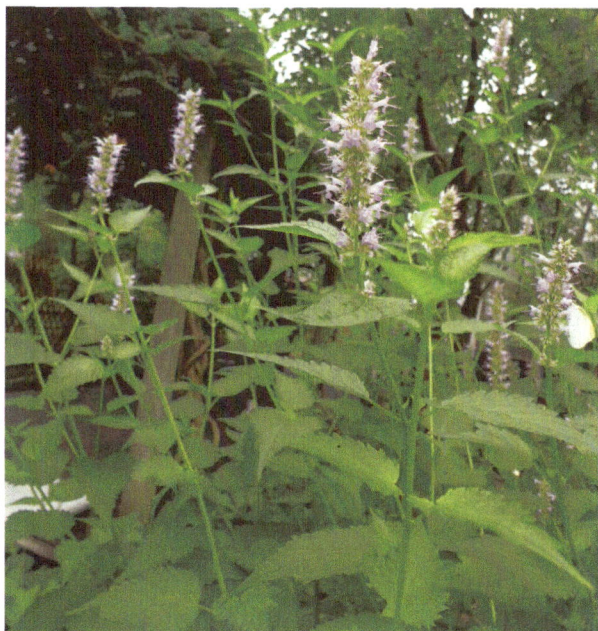

【药物来源】为唇形科植物广藿香 *Pogostemon cablin* (Blanco) Bent. 的干燥地上部分。

【形态特征】多年生草本,高 30 ~ 100 cm,有香气。茎直立,粗壮,四棱形,被灰黄色长柔毛,上部多分枝。叶对生,阔卵形、卵形或卵状椭圆形。轮伞花序密集成穗状,顶生或腋生。小坚果椭圆形。

【性味功效】辛,微温。芳香化浊,和中止呕,发表解暑。

【古方选录】《是斋百一选方·卷六第八门》回生散:陈皮(去白)、藿香叶(去土)各等份。用法:上等分,粗末,每服五钱,水一盏半,煎至七分,温服,不拘时候。功用:芳香化湿,理气和胃。主治:霍乱吐泻。但一点胃气存者,服之无不回生。

【用法用量】内服:煎汤,3 ~ 10 g;或入丸、散。鲜品加倍。藿香叶偏于发表,梗偏于和中。鲜藿香气味芳香,夏季可泡水代茶饮,作解暑饮品。

【使用注意】本品芳香温燥,故阴虚火旺、胃热呕逆者不宜使用。

【现代研究】含百秋李醇、广藿香醇等挥发油类,黄酮类,生物碱类,微量元素等。有调节胃肠道功能、促进胃液分泌、促排便、抗炎、镇痛、解热、抗真菌、平喘、祛痰等作用。

128 檀 香

【古籍原文】气温,味辛热,无毒。

入手太阴经,足少阴经,通行阳明经药。

《本草》云:主心腹痛,霍乱,中恶,鬼气,杀虫。又云:治肾气诸痛,腹痛,消热肿。

东垣云:能调气而清香,引芳香之物,上行至极高之分,最宜橙橘之属,佐以姜、枣,将以葛根、豆蔻、缩砂、益智通行阳明之经,在胸膈之上,处咽嗌之中,同为理气之药。

《珍》云:主心腹,霍乱中恶,引胃气上升,进食。

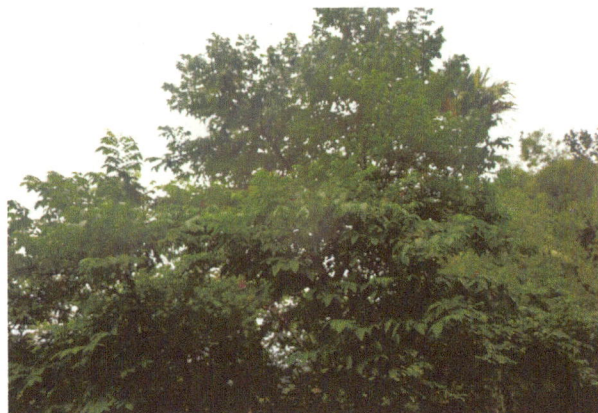

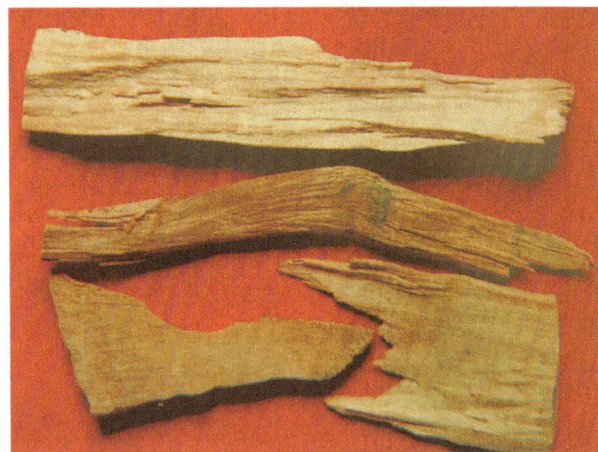

【药物来源】为檀香科植物檀香 *Santalum album* L. 树干的干燥心材。

【形态特征】常绿小乔木,高 10 m。树皮有多数皮孔和叶痕,多分枝,小枝节间稍肿大。叶对生,革质。花腋生和顶生,为三歧式的聚伞圆锥花序。核果球形,似樱桃核,成熟时黑色。种子圆形。

【性味功效】辛,温。行气温中,开胃止痛。

【古方选录】《圣济总录·卷一三五》檀香饮:白檀香、沉香各一块重一分,槟榔一枚。用法:上三味,各于砂盆中以水三盏细磨,取尽,一杯半,滤去滓,银石铫内煎沸,候温。分作三服。主治:解恶毒风肿。

【用法用量】内服:煎汤,2~5 g;或入丸、散。

【使用注意】阴虚火旺、实热吐衄者慎用。

【现代研究】含 α-檀香醇、β-檀香醇、檀香萜烯、檀萜烯酮等挥发油类成分。有增强胃肠道蠕动、促进消化液分泌、抗心律不齐、抗炎、抑菌、镇静、镇咳、祛痰、利尿等作用。

129 苏合香

【古籍原文】味甘,温,无毒。

《本草》云:主辟恶,杀鬼精物,温疟,蛊毒,痫痓,去三虫,除邪,令人无梦魇。久服通神明,轻身长年。生中台川谷。

禹锡云:按《梁书》云,中天竺国出苏合香,是诸香汁煎之,非自然一物也。

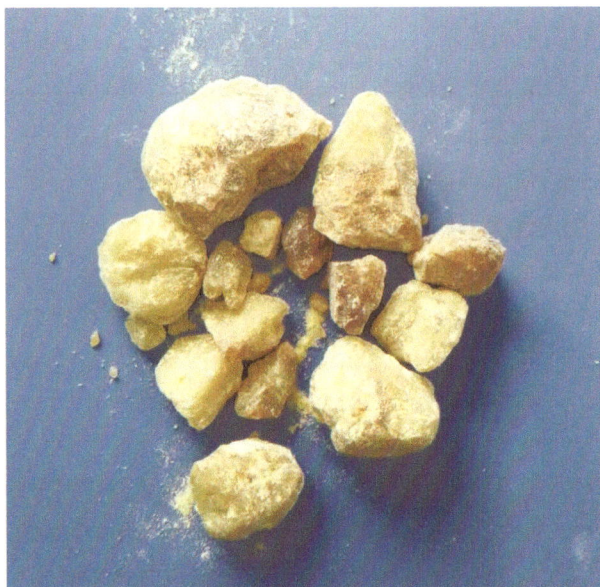

【药物来源】为金缕梅科植物苏合香树 *Liquidambar orientalis* Mill. 的树干渗出的香树脂经加工精制而成。

【形态特征】乔木,高 10~15 m。叶互生,具长柄。花小,单性,雌雄同株,多数排列成圆头状花序。果序圆球状,蒴果先端喙状,成熟时顶端开裂。种子 1 粒或 2 粒,狭长圆形,扁平,顶端有翅。

【性味功效】辛,温。开窍,辟秽,止痛。

【古方选录】《外科证治全书·卷三》苏合膏:苏合油、槐花(研粉)各一两,猩胆末、冰片末各五钱。用法:上研和,入洞天嫩膏一两五钱,和匀,固贮,勿令泄气。临用取涂患处,每日二次,至愈乃止。内服杜痔丸。主治:外痔。

【用法用量】内服:入丸、散,0.3～1.0 g。外用:适量。不入煎剂。

【使用注意】脱证忌用。阴虚有热、血燥津伤、气虚者与孕妇慎用。

【现代研究】含由树脂酯类、树脂酸类组成的树脂(约36%),水分,挥发油类等。有穿透血脑屏障、耐缺氧、改善记忆力、抗心肌缺血、抗血小板凝集、镇痛、祛痰、抑菌等作用。

130 槟榔

【古籍原文】气温,味辛苦,味厚气轻,阴中阳也。纯阳,无毒。

《象》云:治后重如神。性如铁石之沉重,能坠诸药至于下极。杵细用。

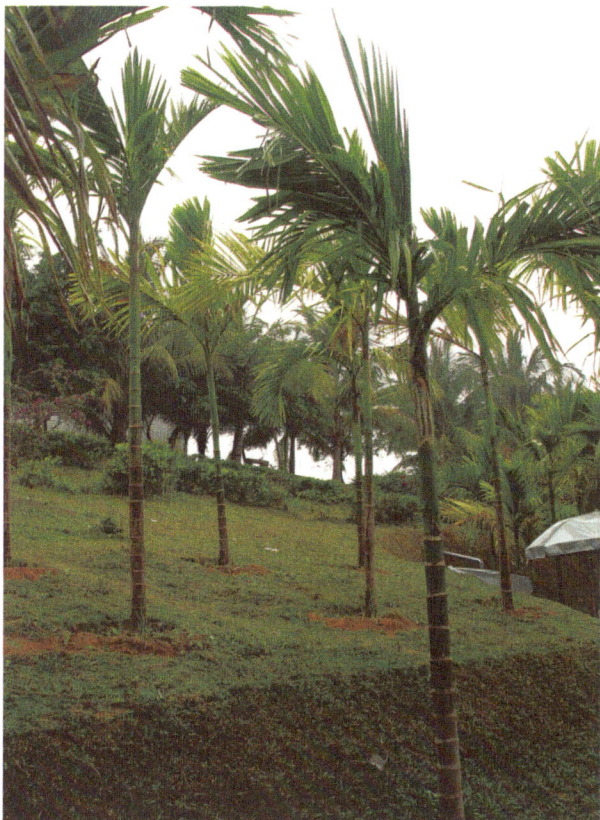

《心》云:苦以破滞,辛以散邪,专破滞气下行。

《珍》云:破滞气,泄胸中至高之气。

《本草》云:主消谷逐水,除痰癖,下三虫,去伏尸,疗寸白虫。

【药物来源】为棕榈科植物槟榔 *Areca catechu* L. 的干燥成熟种子。

【形态特征】同本书第116条"大腹子(槟榔)"。①

【性味功效】苦、辛,温。生槟榔:杀虫,消积,降气,行水,截疟;焦槟榔:消食导滞。

【古方选录】《普济方·卷三十九》槟榔散:槟榔半枚(至大者),麦门冬一钱(熟水磨)。用法:重汤烫热服之。一方为末,每服二钱,蜜汤点服;一方用童子便、葱白煎服。主治:大小便不通;亦治肠胃有湿,大便秘涩。

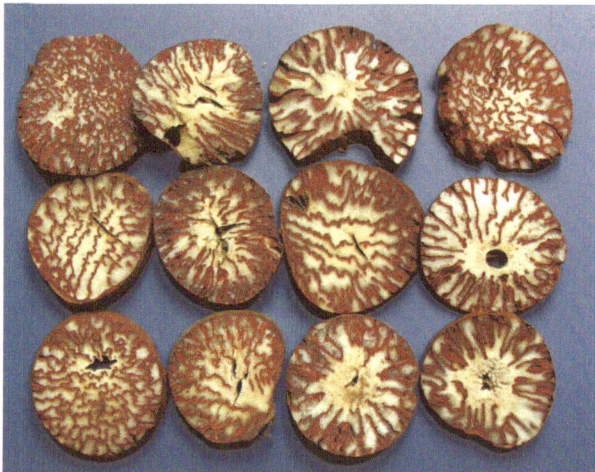

【用法用量】内服:煎汤,3～10 g;或入丸、散。驱绦虫、姜片虫,30～60 g。焦槟榔用于治疗食积不消,泻痢后重。

【使用注意】本品缓泻,并易耗气,故脾虚便溏、气虚下陷者忌用。孕妇慎用。

---

① 第116条"大腹子(槟榔)"与本条"槟榔"同为槟榔 *Areca catechu* L. 的种子,历代本草著作多有作两种药物收录。本书分条编录,系因按历代本草所载加以考辨,第116条与本条应属槟榔在不同产区、生境栽培后出现的种子性状差异。槟榔的种子呈扁平状、椭圆形、心形、卵形等形状,本草著作中将槟榔中一种腹大形扁者谓之"大腹子"。一般认为:大腹子质轻,偏入气分,药力较和缓;槟榔质重,偏入血分,药力较峻猛。现今临床虽同等入药,但古方中可见一方两药同用的情况。例如:明代董宿原所撰《奇效良方》一书中的"木香化滞丸""导气饮""沉香大腹皮散"等,在同一方剂中就使"大腹子""槟榔"同时配伍入药。有鉴于此,建议可将历代本草有关"大腹子""槟榔"的性味功效与主治有所差异的记载作为临床用药参考。

【现代研究】含生物碱类、酚类、多糖、脂肪酸、鞣质、氨基酸等。有驱虫、抗氧化、抗病原微生物、调节胃肠道功能、抑菌、抗血栓形成、改善脑功能、减慢心率、降血压、促进唾液分泌等作用。

131 栀 子

【古籍原文】气寒，味微苦。味苦，性大寒，味薄，阴中阳也，无毒。

入手太阴经。

《象》云：治心烦，懊侬而不得眠，心神颠倒欲绝，血滞，小便不利。杵细用。

《心》云：去心中客热，除烦躁，与豉同用。

《珍》云：止渴，去心懊侬烦躁。

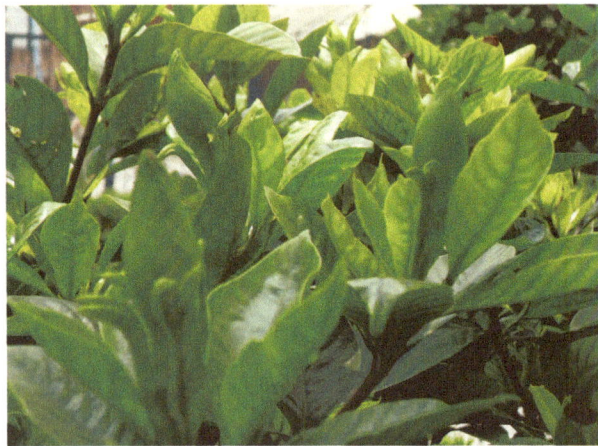

《本草》云：主五内邪气，胃中热气，面赤，酒疱皶①鼻，白癞、赤癞、疮疡。疗目热赤痛，胸心大小肠大热，心中烦闷，胃中热气。仲景用栀子治烦，胸为至高之分也。故易老云：轻浮而象肺也，色赤而象火，故能泻肺中之火。《本草》不言吐，仲景用此为吐药。栀子本非吐药，为邪气在上，拒而不纳，故令上吐，邪因得以出。《经》曰：其高者因而越之，此之谓也。或用栀子利小便，实非利小便，清肺也。肺气清而化，膀胱为津液之府，小便得此气化而出也。《本经》谓治大小肠热，辛与庚合，又与丙合，又能泄戊，其先入中州故也。入手太阴。栀子豉汤治烦躁，烦者气也，躁者血也。气主肺，血主肾。故用栀子以治肺烦，用香豉以治肾躁。躁者，懊侬不得眠也。少气虚满者加甘草，若呕哕者加生姜、橘皮。下后腹满而烦，栀子厚朴枳实汤；下后身热微烦，栀子甘草干

姜汤。栀子大而长者染色，不堪入药，皮薄而圆，七棱至九棱者，名山栀子，所谓越桃者是也。

《衍义》云：仲景治伤寒，发汗吐下后，虚烦不得眠。若剧者必反复颠倒，心中懊侬，以栀子豉汤治虚烦。故不用大黄，以有寒毒故也。栀子虽寒无毒，治胃中热气。既亡血、亡津液，脏腑无润养，内生虚热，非此不可除。又治心经留热，小便赤涩。去皮山栀子火煨，大黄、连翘、甘草炙，等分末之，水煎三钱匕，服之者无不效。

仲景《伤寒论》及古今诸名医，治发黄皆用栀子、茵陈、香豉、甘草四物，等分，作汤饮之。又治大病起，劳复，皆用栀子、鼠矢等汤，并利小便而愈。其方极多，不可悉载。用仁去心胸中热，用皮去肌表热。

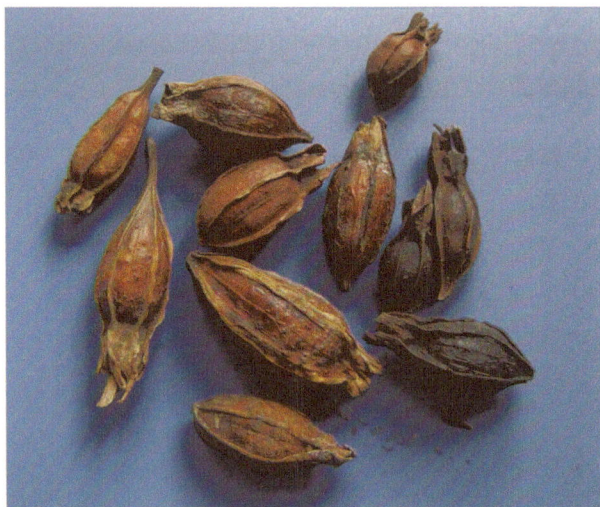

【药物来源】为茜草科植物栀子 *Gardenia jasminoides* Ellis 的干燥成熟果实。

【形态特征】常绿灌木，高 1～2 m。小枝绿色，幼时被毛。叶对生或三叶轮生，叶柄短；托叶 2 片，叶片革质。花大，极芳香，顶生或腋生。果实，倒卵形或长椭圆形，有翅状纵棱。种子多数。

【性味功效】苦，寒。内服：泻火除烦，清热利湿，凉血解毒。外用：消肿止痛。

【古方选录】《伤寒论·卷第三》栀子豉汤：栀子十四个(擘)，香豉四合(绵裹)。用法：水四升，先煮栀子，内豉，去滓，分为二服，温进一服，得吐者，止后

---

① 皶，音 zhā，古同"齇"。查《现代汉语词典》(第 7 版)，"鼻子上的红斑，就是酒渣鼻的渣"之义。

服。主治:发汗吐下后,余热郁于胸膈,身热懊憹,虚烦不得眠,胸脘痞闷,嘈杂似饥,但不欲食,舌红,苔微黄,脉数。

【用法用量】内服:煎汤,6～10 g;或入丸、散。外用:生品适量,研末调敷。焦栀子用于止血。

【使用注意】本品苦寒伤胃,脾胃虚寒、脾虚便溏、阴血亏虚者均不宜使用。

【现代研究】含环烯醚萜类、香豆素类、黄酮类、皂苷、木脂素、有机酸酯、挥发油类、多糖类等。有利胆、保肝、降血压、抑菌、促进胰腺分泌、解热、镇静、镇痛、止血、降血脂等作用。

132 黄柏(黄檗)

【古籍原文】气寒,味苦,苦厚微辛,阴中之阳,降也。无毒。

足太阳经引经药,足少阴经之剂。

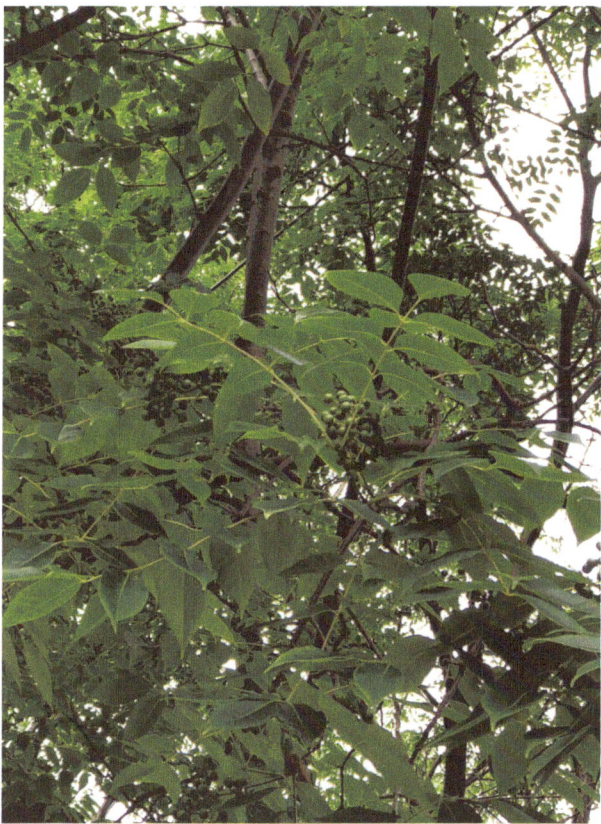

《象》云:治肾水膀胱不足,诸痿厥,脚膝无力,于黄芪汤中少加用之,使两膝中气力涌出,痿即去矣。蜜炒此一味,为细末,治口疮如神。瘫痪必用之药。

《珍》云:泻膀胱之热,利下窍。

《心》云:太阳经引经药,泻膀胱经火,补本经及肾不足。苦寒安蛔,疗下焦虚,坚肾。《经》曰:苦以坚之。

《本草》云:主五脏,肠胃中结热,黄疸,肠痔,止泄痢,女子漏下赤白,阴伤蚀疮,疗惊气,在皮间肌肤热,赤起,目热赤痛,口疮,久服通神。

《液》云:足少阴剂。肾苦燥,故肾停湿也。栀子、黄芩入肺,黄连入心,黄柏入肾,燥湿所归,各从其类也。《活人书》解毒汤,上下内外通治之。恶干漆。

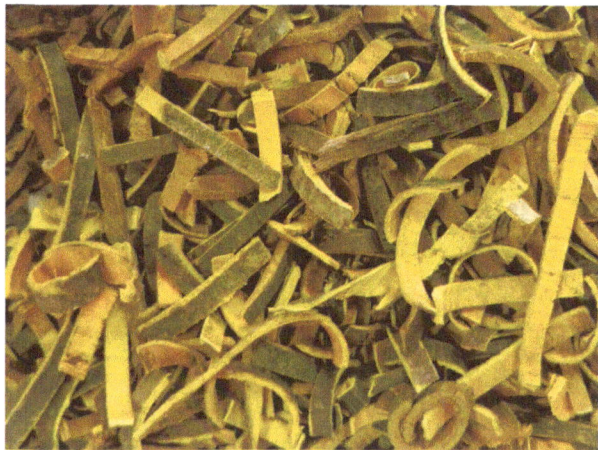

【药物来源】为芸香科植物川黄柏 *Phellodendron chinense* Schneid. 或黄柏 *Phellodendron amurense* Rupr. 的干燥树皮。

【形态特征】(1)川黄柏:落叶乔木,高 10～12 m。树皮薄,无加厚的木栓层,内层黄色。叶对生,奇数羽状复叶。花序圆锥状;花单性,雌雄异株;雄蕊花丝甚长。浆果状核果球形,密集成团。

(2)黄柏:落叶乔木,高 10～25 m。树皮有厚的木栓层,表面有纵向沟裂,内皮鲜黄色。叶对生,奇数羽状复叶。花序圆锥状;花单性,雌雄异株,较小。浆果状核果,圆球形,紫黑色。

【性味功效】苦,寒。清热燥湿,泻火除蒸,解毒疗疮。

【古方选录】《伤寒论·卷第五》栀子檗皮汤:肥栀子十五个(擘),甘草一两(炙),黄柏二两。用法:上三味,以水四升,煮取一升半,去滓,分温再服。主治:伤寒身黄,发热。

【用法用量】内服:煎汤,3～12 g;或入丸、散。外用:适量。生黄柏寒清苦燥,泻火解毒力、燥湿清热力较强;盐制黄柏入肾泻相火,退虚热效果较好;炭炒黄柏则兼具涩味,清热止血效佳。

【使用注意】脾胃虚寒者忌用。

【现代研究】含黄酮类、生物碱类、酚酸类、三萜等。有降血糖、降血压、抗心律失常、促进胰腺分泌、抗炎、抑菌、抗肿瘤、抗溃疡、抗肾炎、抗病毒、抗痛风、抗变态反应等作用。

133 枳 实

【古籍原文】气寒,味苦酸咸,纯阴,无毒。

《象》云:除寒热,破结实,消痰癖,治心下痞,逆气胁痛。麸炒用。

《心》云:洁古用去脾经积血,故能去心下痞,脾无积血,则心下不痞。治心下痞,散气消宿食。苦寒,炙用,破水积,以泄里除气。

《珍》云:去胃中湿。

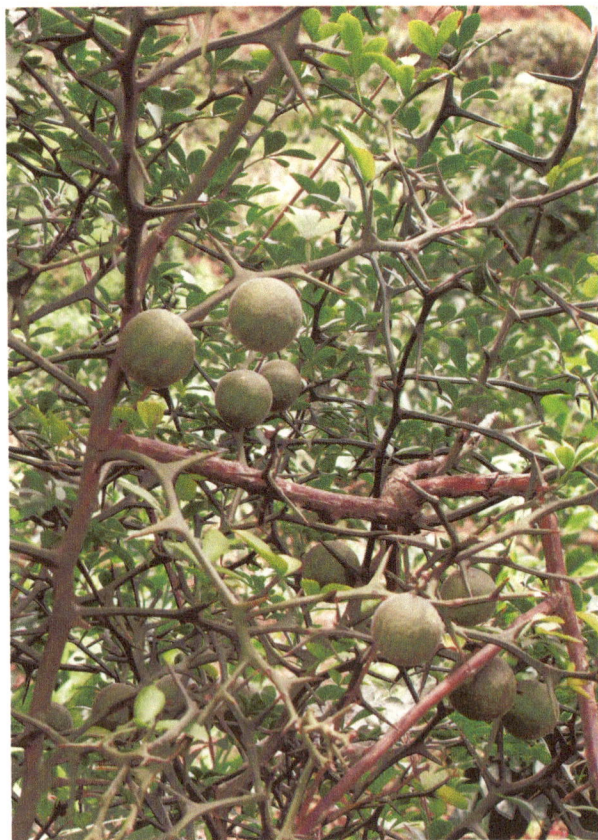

《本草》云:主大风在皮肤中,如麻豆,苦痒。除寒热结,止痢,长肌肉,利五脏,益气轻身。除胸胁痰癖,逐停水,破结实,消胀满,心下急,痞痛,逆气,胁风痛。安胃气,止溏泄,明目。生河内川泽,商州者

佳。益气,则佐之以人参、干姜、白术;破气,则佐之以大黄、牵牛、芒硝。此《本经》所以言益气而复言消痞也。非白术不能去湿,非枳实不能除痞。壳主高而实主下。高者主气,下者主血。主气者在胸膈,主血者在心腹。仲景治心下坚大如盘,水饮所作,枳实白术汤主之。枳实七枚,术三两,水一斗,煎取三升,分三服。腹中软即消。

《衍义》云:枳壳、枳实一物也。小则性酷而速,大则性详而缓。故仲景治伤寒仓卒之病,承气汤中用枳实,此其意也。皆取其疏通决泄,破结实之意。他方但导败风壅之气,可常服者,故用枳壳。故胸中痞有桔梗枳壳汤,心下痞有枳实白术汤。高低之分,易老详定为的也。

【药物来源】为芸香科植物酸橙 *Citrus aurantium* L. 及其栽培变种或甜橙 *Citrus sinensis*（L.）Osbeck 的干燥幼果。

【形态特征】(1)酸橙:常绿小乔木。枝三棱形,有长刺。叶互生;叶柄有狭长形或狭长倒心形的叶翼,叶片革质。花单生或数朵簇生于叶腋及当年生枝条的顶端。柑果近球形,熟时橙黄色;味酸。

(2)甜橙:常绿小乔木,高 3~8 m。树冠圆形,分枝多,幼枝有棱角。叶互生,单生复叶;叶质较厚。花 1 朵至数朵簇生叶腋。柑果近球形,橙黄色或橙红色,果皮较厚,不易剥离,味甜。

【性味功效】苦、辛、酸、微寒。破气消积,化痰散痞。

【古方选录】《金匮要略·卷上》枳实薤白桂枝汤:枳实四枚,厚朴四两,薤白半升,桂枝一两,栝楼实一枚(捣)。用法:上五味,以水五升,先煮枳实、厚朴,取二升,去滓,纳诸药,煮数沸,分温三服。主治:胸痹心中痞气,气结在胸,胸满胁下逆抢心。

【用法用量】内服:煎汤,3~10 g;或入丸、散。麸炒后药性较为和缓。

【使用注意】孕妇与脾胃虚弱者慎用。

【现代研究】含黄酮类、生物碱类、挥发油类等。有调节肠胃道运动、调节子宫机能、升高血压、强心、抗氧化、抑菌、镇痛、消炎、抗焦虑、抗血栓形成等作用。

134 枳 壳

【古籍原文】气寒,味苦。苦而酸,微寒,味薄气厚,阳也。阴中微阳,无毒。

《象》云:治脾胃痞塞,泄肺气。麸炒用。

《心》云:利胸中气,胜湿化痰。勿多用,损胸中至高之气。

《珍》云:破气。

《本草》云:主风痒麻痹,通利关节,劳气咳嗽,背膊闷倦。散留结,胸膈痰滞,逐水,消胀满,大肠风,安胃,止风痛。

《药性论》云:枳壳,使。味苦辛。治遍身风疹,肌中如麻豆,恶痒。壳,高,主皮毛、胸膈之病;实,低,主心胃之病。其主治大同小异。

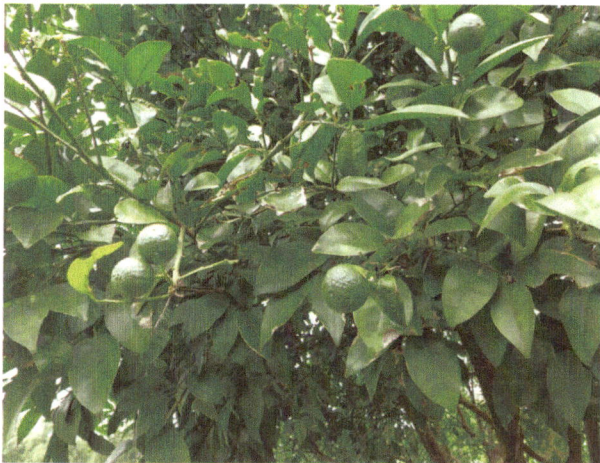

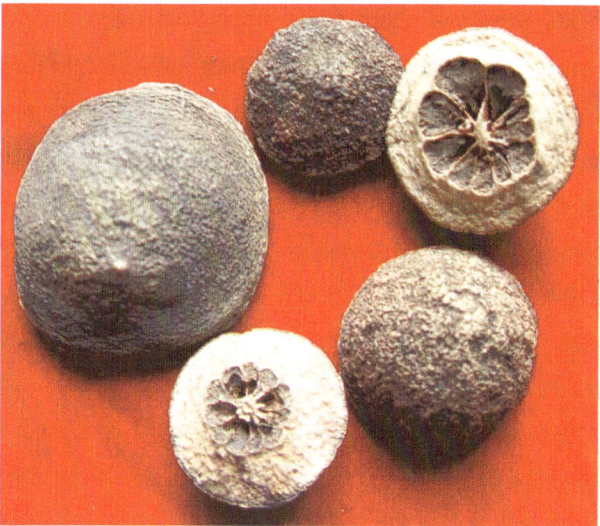

【药物来源】为芸香科植物酸橙 *Citrus aurantium* L. 及其栽培变种或甜橙 *Citrus sinensis*（L.）Osbeck 的

干燥未成熟果实。

【形态特征】同本书第 133 条"枳实"。

【性味功效】苦、辛、酸,微寒。理气宽中,行滞消胀。

【古方选录】《太平惠民和剂局方·卷九(吴直阁增诸家名方)》滑胎枳壳散:枳壳二十四两(去瓤,炒),甘草六两(爁)①。用法:上为细末。每服一钱,空心沸汤点下,一日三次。主治:妇人胎气不足,及胎中一切恶疾。

【用法用量】内服:煎汤,3～10 g;或入丸、散。

【使用注意】孕妇慎用。

【现代研究】含挥发油类、黄酮、香豆素、生物碱、微量元素等。有调节胃肠道功能、利胆、排石、降血脂、抗肿瘤、调节免疫功能、抗血栓形成、抗炎、镇痛、保肝、抗抑郁等作用。

135 牡丹皮

【古籍原文】气寒,味苦辛。阴中微阳。辛苦微寒,无毒。

手厥阴经,足少阴经。

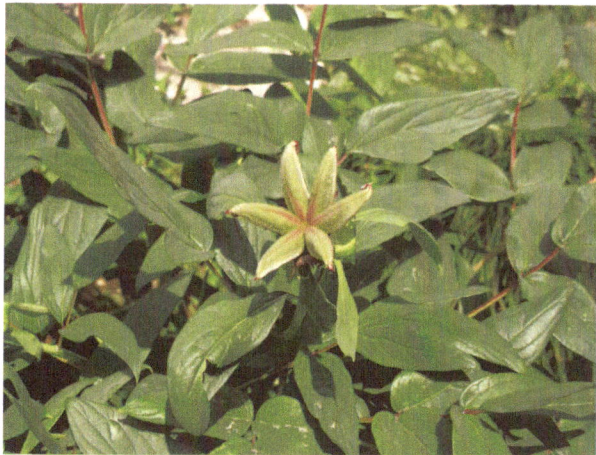

《象》云:治肠胃积血,及衄血、吐血必用之药。

《珍》云:凉骨蒸。

《本草》云:主寒热,中风,瘛疭,痉,惊痫邪气。除症坚瘀血留舍肠胃。安五脏,疗痈疮,除时气头痛,客热,五劳之气,腰痛,风噤,癫疾。

易老云:治神志不足,神不足者手少阴,志不足

---

① 爁,音 làn。为尊重《汤液本草》原文,保留繁体字形。查《康熙字典》(巳集中"火"部),"火焚"之义,可引申为"烤"。

者足少阴,故仲景八味丸用之。牡丹乃天地之精,群花之首。叶为阳,发生;花为阴,成实;丹为赤,即火。故能泻阴中之火。牡丹皮,手厥阴,足少阴,治无汗骨蒸;地骨皮,足少阴,手少阳,治有汗骨蒸也。

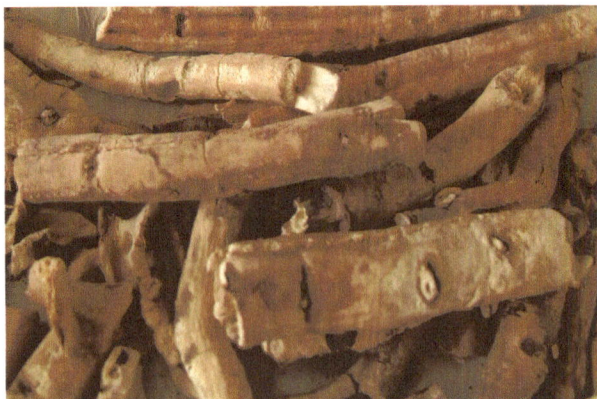

【药物来源】为毛茛科植物牡丹 *Paeonia suffruticosa* Andr. 的干燥根皮。

【形态特征】多年生落叶小灌木,高 1.0～1.5 m。根茎肥厚。枝短而粗壮。叶互生,通常为二或三出复叶,有叶柄;小叶卵形。花单生于枝端,大型,呈玫瑰色、红色、紫色或白色。蓇葖果聚生。

【性味功效】苦、辛,微寒。清热凉血,活血化瘀。

【古方选录】《圣济总录·卷八十五》牡丹汤:牡丹皮、桂(去粗皮)、续断、牛膝(去苗,酒浸一宿,焙)、萆薢(锉)各一两。用法:上为粗末。每服三钱匕,水七分,酒三分,同煎七分,去滓,温服,不拘时候。主治:卒腰痛。

【用法用量】内服:煎汤,6～12 g;或入丸、散。清热凉血宜生用,活血化瘀宜酒炙用。

【使用注意】孕妇慎用。血虚有寒、月经过多者不宜使用。

【现代研究】含酚及其苷类、单萜及单萜苷、三萜、甾醇及其苷类、黄酮、有机酸、香豆素等。有抑菌、镇静、镇痛、解热、解痉、降血压、抗凝血、抗炎、抗溃疡、增强免疫力、抗肿瘤等作用。

136 地骨皮

【古籍原文】气寒,味苦,阴也。大寒,无毒。

足少阴经,手少阳经。

《象》云:解骨蒸肌热,主风湿痹,消渴。坚筋骨。去骨,用根皮。

《心》云:去肌热及骨中之热。

《珍》云:凉血凉骨。

《本草》云:主五内邪气,热中消渴,周痹风湿,下胸胁气,客热头痛,补内伤大劳嘘吸,坚筋骨,强阴,利大小肠。

《药性论》云:根皮细锉,面拌,熟煮吞之。主肾家风,益精气。

《衍义》云:枸杞当用梗皮,地骨当用根皮。枸杞子当用其红实。实微寒,皮寒,根大寒。

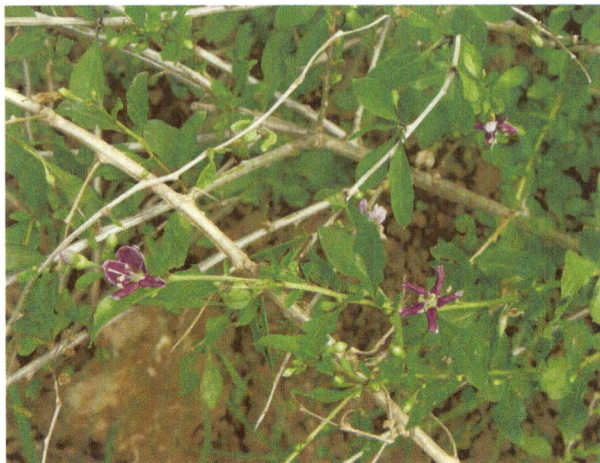

【药物来源】为茄科植物枸杞 *Lycium chinense* Mill. 或宁夏枸杞 *Lycium barbarum* L. 的干燥根皮。

【形态特征】(1)枸杞:多分枝灌木,高 0.5～1.0 m,栽培时可达 2 m 多。枝条细弱,有棘刺。叶纸质,单叶互生或 2～4 片簇生。花在长枝上单生或双生于叶腋,在短枝上则同叶簇生。浆果红色,卵状。

(2)宁夏枸杞:灌木,高 0.8～2.0 m。小枝弓曲而树冠多呈圆形。叶互生或簇生,长椭圆状披针形。花在长枝上 1～2 朵生于叶腋,在短枝上 2～6 朵同叶簇生。浆果红色、橙色,果皮肉质。

【性味功效】甘,寒。凉血除蒸,清肺降火。

【古方选录】《普济本事方·卷四》地仙散:地骨皮(洗,去心)、防风(去钗股)各一两,甘草一分(炙)。用法:上为细末,每服二钱。水一盏,加生姜三片,竹叶七片,煎至七分服。主治:骨蒸肌热,伤寒、伏暑后烦热不安。

【用法用量】内服:煎汤,9～15 g;或入丸、散。

【使用注意】外感风寒发热、脾虚便溏者不宜使用。

【现代研究】含生物碱、有机酸、蒽醌、黄酮、香豆素、苷类、环肽类等。有降血压、降血脂、降血糖、解热、抑菌、抗病毒、调节免疫功能、抗生育、改善睡眠等作用。

137 猪 苓

【古籍原文】气平,味甘苦,甘寒。甘苦而淡,甘重于苦,阳也,无毒。

入足太阳经、少阴经。

《象》云:除湿,比诸淡渗药大燥,亡津液,无湿证勿服。去皮用。

《心》云:苦以泄滞,甘以助阳,淡以利窍。故能除湿利小便。

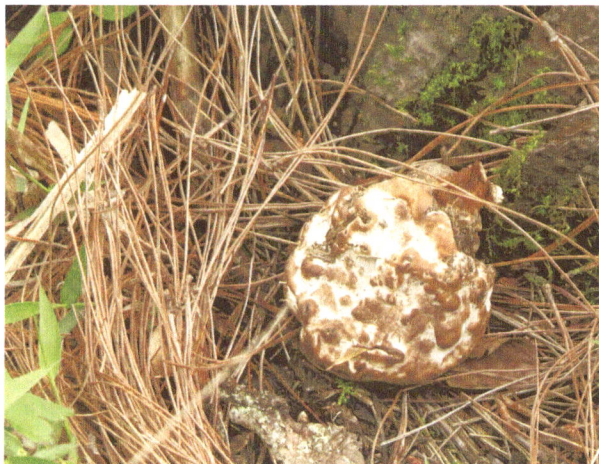

《珍》云:利小便。

《本草》云:主痎疟,解毒蛊疰不祥。利水道,能疗妊娠淋。又治从脚上至腹肿,小便不利。仲景,少阴渴者猪苓汤。入足太阳、少阴。

《衍义》云:行水之功多,久服必损肾气,昏人目。果欲久服者,更宜详审。

【原 真 菌】为多孔菌科真菌猪苓 *Polyporus umbellatus*（Pers.）Fries 的干燥菌核。

【形态特征】菌核形状不规则,呈大小不一的团块状,坚实,表面紫黑色,内部白色。子实体从地下的菌核上发出,有柄并多次分枝,形成一丛菌盖。菌肉薄,白色。菌管下延。孢子卵圆形。

【性味功效】甘、淡,平。利水渗湿。

【古方选录】《伤寒论·卷第五》猪苓汤:猪苓（去皮）、茯苓、泽泻、阿胶、滑石（碎）各一两。用法:上五味,以水四升,先煮四味,取二升,去滓,纳阿胶烊

消,温服七合,日三服。功用:利水,养阴,清热。主治:脉浮发热,渴欲饮水,小便不利。

【用法用量】内服:煎汤,6~12 g。

【使用注意】内无水湿者忌用。

【现代研究】含多糖类、甾体、蛋白质、氨基酸、维生素、微量无机元素等。有利尿、抗肿瘤、抗炎、抗氧化、调节免疫功能、保肝、抑菌、促进头发生长等作用。

138 茯 苓

【古籍原文】气平,味淡。味甘而淡,阳也,无毒。

白者入手太阴经,足太阳经、少阳经;赤者入足太阴经,手太阳经、少阴经。

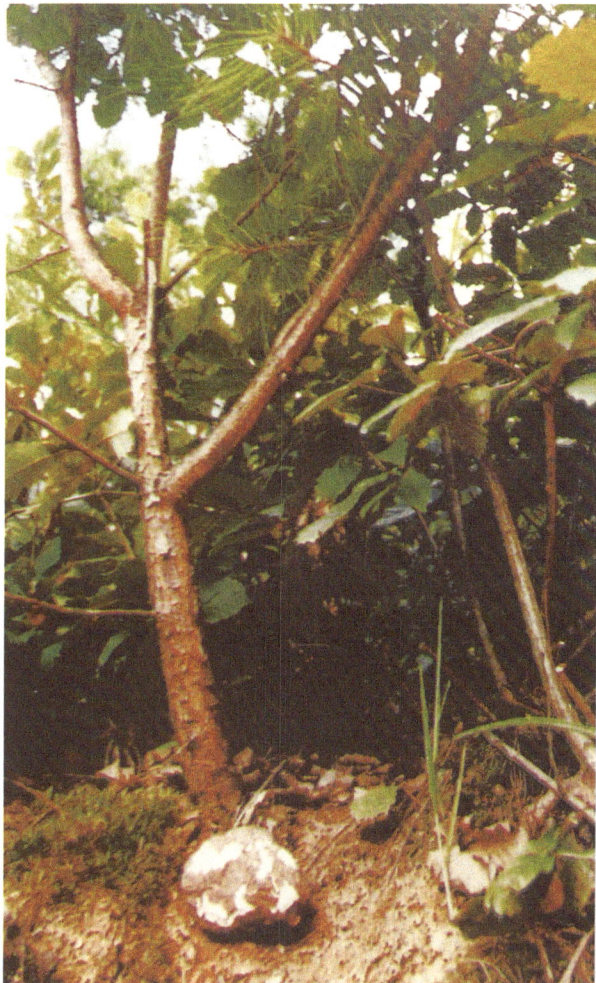

《象》云:止渴利小便,除湿益燥,和中益气,利腰脐间血为主。治小便不通,溺黄而赤或不利。如小便利或数服之,则大损人目;如汗多人服之,损真

气,夭人寿。医云赤泻白补,上古无此说。去皮用。

《心》云:淡能利窍,甘以助阳,除湿之圣药也。味甘平,补阳,益脾逐水。湿淫所胜,小便不利。淡味渗,泄阳也。治水缓脾,生精导气。

《珍》云:甘,纯阳。渗泄止渴。

《本草》云:胸胁逆气,忧恚惊邪恐悸,心下结痛,寒热烦满,咳逆,口焦舌干。利小便,止消渴,好睡,大腹淋沥,消膈中痰水、水肿,淋结,开胸腑,调脏气,伐肾邪,长阴益气力,保神守中。

《液》云:入足少阴,手、足太阳。色白者入辛壬癸,赤者入丙丁。伐肾邪,小便多能止之,小便涩能利之。与车前子相似,虽利小便而不走气。酒浸,与光明朱砂同用,能秘真。味甘平,如何是利小便。

【原真菌】为多孔菌科真菌茯苓 *Paria cocos* (Schw.) Wolf 的干燥菌核。

【形态特征】菌核球形、卵形、椭圆形至不规则形,长10～30 cm,一般重500～5000 g。表面黑褐色或棕褐色,外皮薄而粗糙,有明显隆起的皱纹;内部白色或淡粉红色,粉粒状。菌管密长。孢子长方形。

【性味功效】甘、淡,平。利水渗湿,健脾,宁心安神。

【古方选录】《金匮要略·卷中》茯苓桂枝白术甘草汤(简称苓桂术甘汤):茯苓四两,桂枝、白术各三两,甘草二两。用法:上四味,以水六升,煮取三升,分温三服,小便则利。主治:心下有痰饮,胸胁支满,目眩。

【用法用量】内服:煎汤,10～15 g;或入丸、散。

【使用注意】阴虚而内无湿热、虚寒滑精、气虚下陷者慎用。

【现代研究】含多糖类、脂肪酸、甾醇、三萜类、微量元素、蛋白质、脂肪等。有抗肿瘤、保肝、利尿、抗氧化、抗衰老、抗炎、抗病毒、降血脂、增强免疫力、催眠等作用。

139 茯 神

【古籍原文】阳也,味甘,无毒。

《珍》云:治风眩心虚,非此不能安。

《药性论》云:君,主惊痫,安神定志,补虚乏。主心下急痛坚满,人虚而小便不利者。

【药物来源】为多孔菌科真菌茯苓 *Paria cocos* (Schw.) Wolf 的菌核中间带有松根的部分。

【形态特征】菌核形态与茯苓相同,唯中间有1根松树根贯穿。

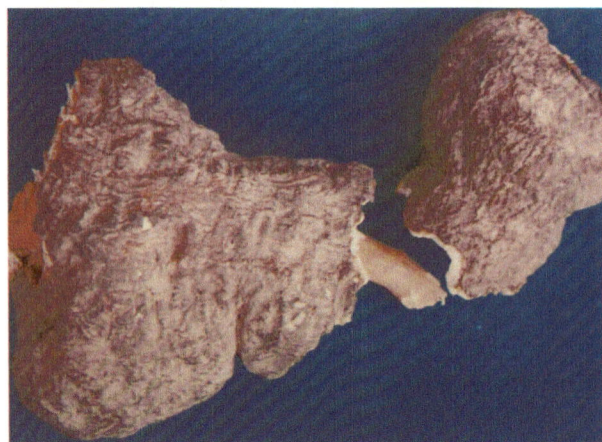

【性味功效】甘、淡,平。宁心安神。

【古方选录】《医学入门·卷七》茯神汤:茯神一钱半,白术、当归各一钱,酸枣仁八分,人参、黄芪、黄柏各五分,甘草二分。用法:加灯心,水煎,先用朱砂末两分点舌上,后以此汤送下。主治:神不守舍。

【用法用量】内服:煎汤,10～15 g;或入丸、散。

【使用注意】肾虚小便不利或不禁、虚寒滑精者慎用。

【现代研究】含多糖类、脂肪酸类、甾醇类、三萜类等。有抗肿瘤、保肝、利尿、抗衰老、抗炎、降血脂、增强免疫力、催眠等作用。

140 乌 药

【古籍原文】气温,味辛,无毒。

入足阳明经、少阴经。

《本草》云:主中恶心腹痛,蛊毒,疰忤鬼气,宿食不消,天行疫瘴,膀胱、肾间冷气,攻冲背膂。妇人血气,小儿腹中诸虫。又云:去猫涎极妙。乌药叶及根嫩时采,作茶片炙碾煎服,能补中益气,偏止小便滑数。

【药物来源】为樟科植物乌药 *Lindera aggregata* (Sims) Kosterm 的干燥块根。

【形态特征】常绿灌木或小乔木,高可达5 m。树皮灰褐色。根有纺锤状或结节状膨胀。叶互生,卵形、椭圆形至近圆形。伞形花序腋生,常6~8花序集生短枝上。核果近球形,熟后黑色。

【性味功效】辛,温。行气止痛,温肾散寒。

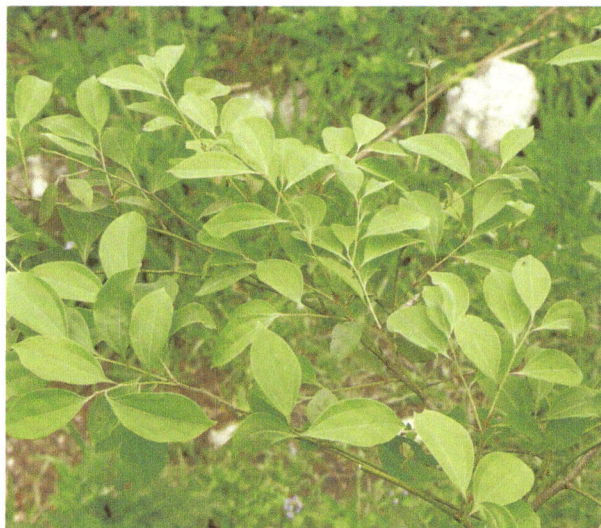

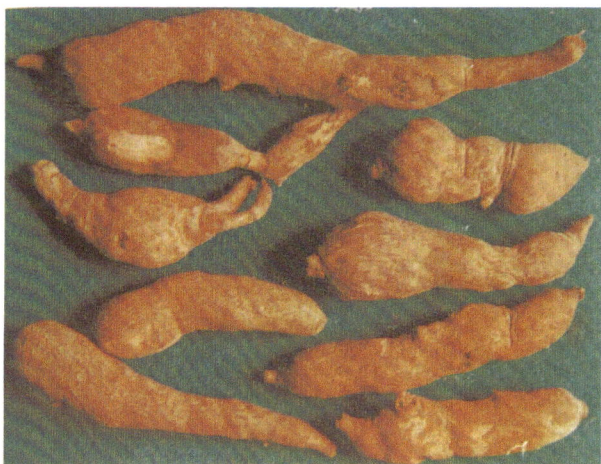

【古方选录】《太平圣惠方·卷四十五》乌药散:乌药半两,青橘皮半两(汤浸,去白瓤,焙),蛤粉半两,木香半两,槟榔半两。用法:上为细散。每服一钱,煎生姜、葱白汤调下,不拘时候。

【用法用量】内服:煎汤,6~10 g;或入丸、散。

【使用注意】气虚证、内热证患者忌用。孕妇与体虚者慎用。

【现代研究】含呋喃倍半萜及其内酯、挥发油类、黄酮类、异喹啉生物碱等。有抑菌、抗病毒、抗炎、镇痛、抗肿瘤、抗高血压、保肝、抗氧化、调节胃肠道功能、抗疲劳等作用。

141 干 漆

【古籍原文】气温平,味辛,无毒。有毒。

《本草》云:主绝伤,补中,续筋骨,填髓脑,安五脏,治五缓六急,风寒湿痹。疗咳嗽,消瘀血痞结腰痛,女子疝瘕,利小肠,去蛔虫。生漆,去长虫。半夏为之使,畏鸡子,忌油脂。

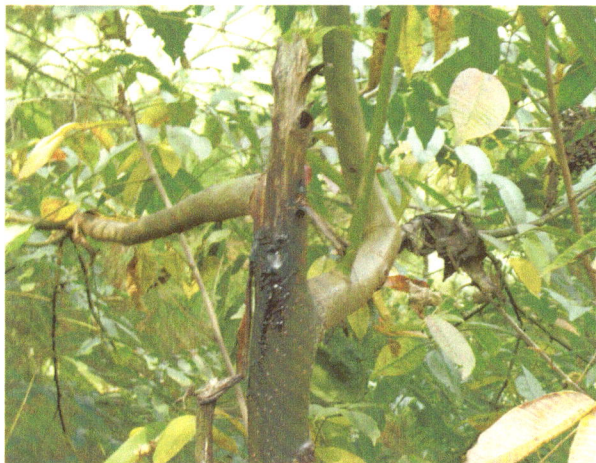

【药物来源】为漆树科植物漆 *Toxicodendron vernicifluum* (Stokes) F. A. Barkl. 的树脂经加工后的干燥品。

【形态特征】落叶乔木,高达20 m。树皮幼时灰白色,平滑;老则深灰色,粗糙,呈不规则的纵裂。奇数羽状复叶,螺旋状互生。花单性或两性;雌雄异株或杂生;花序圆锥状,腋生。核果扁圆。

【性味功效】辛,温;有毒。破瘀通经,消积杀虫。

【古方选录】《圣济总录·卷一〇一》干漆丸:炒干漆(炒令烟尽)、炒柏子仁、生地黄、熟地黄各一两。用法:上为末,研糯米饭和捣三五百杵,涂酥为丸,如梧桐子大。每服二十丸,空心温酒送下。主治:髭发白。

【用法用量】内服:煎汤,2~5 g;或入丸、散。

【使用注意】孕妇与对漆过敏者禁用。体虚无瘀者慎用。

【现代研究】干漆是生漆中的漆酚在虫漆酶作用下氧化成的黑色树脂状物质,生漆中含漆酚、漆酶、漆多糖、甘露醇、二黄烷酮等。有耐缺氧、抗凝血、抗血栓形成、解痉、保护心肌等作用。

142 皂荚

【古籍原文】气温,味辛咸,有小毒。

引入厥阴经药。

《本草》云:主风痹死肌邪气,风头泪出,利九窍,疗腹胀满,消谷,除咳嗽。治囊缩,妇人胞不落,明目,益精,可为沐药,不入汤。

《日华子》云:通关节,除头风,消痰,杀劳虫,治骨蒸,开胃,破坚瘕,腹中痛,能堕胎。柏实为之使,恶麦门冬,畏空青、人参、苦参。

仲景治咳逆上气,唾浊,但坐不得卧,皂荚丸主之,杵末,一物蜜丸桐子大,用枣汤服一丸,日三夜一。

《活人书》云:治阴毒,正阳散内用皂荚,引入厥阴也。用之有蜜炙、酥炙、烧灰之异,等分依方。

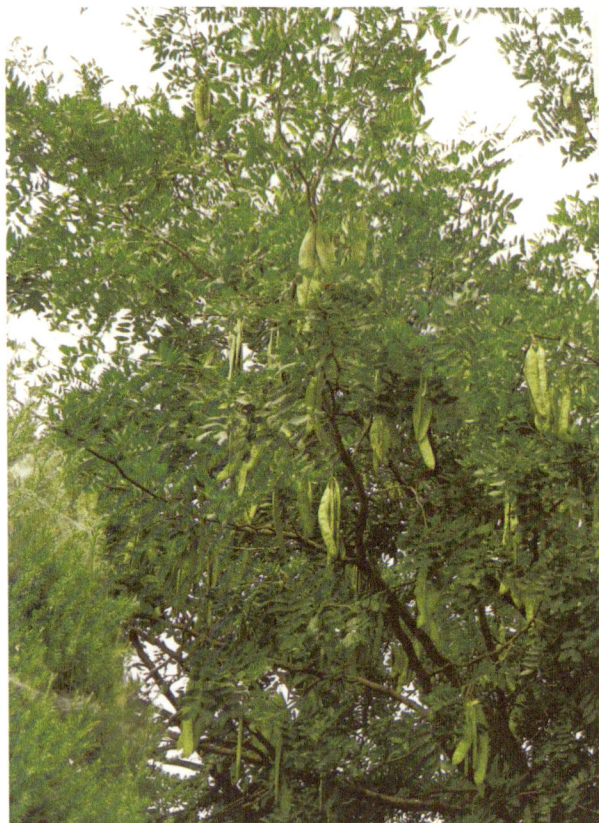

【药物来源】为豆科植物皂荚 *Gleditsia sinensis* Lam. 的干燥成熟果实。

【形态特征】落叶乔木,高达 15 m。棘刺粗壮,红褐色,常分枝。偶数羽状复叶。花杂性,成腋生、顶生总状花序,花部均有细柔毛。荚果直而扁平,有光泽,紫黑色,被白色粉霜。种子多数。

【性味功效】辛、咸,温;有小毒。祛痰开窍,散结消肿。

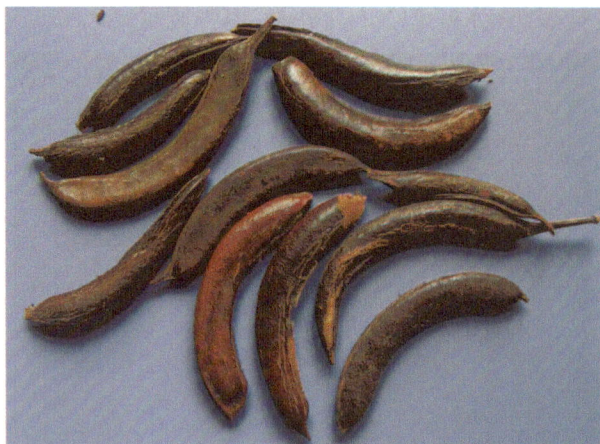

【古方选录】《金匮要略·卷上》皂荚丸:皂荚八两(刮去皮,酥炙)。用法:上一味,研末,蜜和为丸,如梧桐子大。以枣膏和汤服三丸,日三夜一服。主治:咳气上逆,时时吐浊,但坐不得眠。

【用法用量】内服:研末,1.0～1.5 g;入汤剂,1.5～5.0 g。外用:适量,研末吹鼻取嚏;或调敷患处。

【使用注意】本品辛散走窜力较强,有耗气动血、温燥伤津之弊,故非顽疾实证体壮者宜慎用。孕妇与气虚阴亏、有出血倾向者忌用。

【现代研究】含三萜及其糖苷类、黄酮类、酚酸类、甾体、多糖类等。有抑菌、杀虫、抗病毒、抗肿瘤、调节免疫功能、抗凝血、保护心肌、抗炎等作用。

143 竹叶

【古籍原文】气平,味辛。又苦大寒,辛平,无毒。

《本草》云:主咳逆上气,溢①筋,急恶疡,杀小虫。除烦热,风痉,喉痹,呕吐。仲景竹叶汤用淡竹叶。

《心》云:除烦热,缓皮而益气。

《珍》云:阴中微阳,凉心经。

【药物来源】为禾本科植物毛金竹 *Phyllostachys nigra* (Lodd. ex Lindl.) Munro var. *henonis* (Mitford) Stapf ex Rendle 的叶。

_____

① 溢,同"益"。

【形态特征】植株木质化,呈乔木状。竿高 6 ~ 18 m。竿环及箨环均隆起。箨叶长披针形;箨鞘背面无毛或上部具微毛;叶片深绿色,无毛,窄披针形。穗状花序小枝排列成覆瓦状圆锥花序。

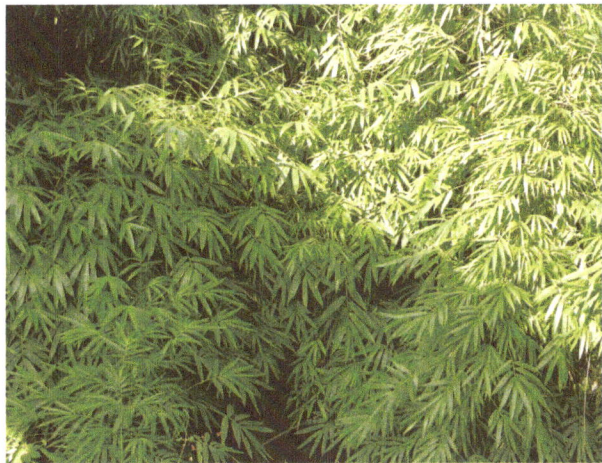

【性味功效】甘、辛、淡,寒。清热除烦,生津,利尿。

【古方选录】《伤寒论·卷第七》竹叶石膏汤:竹叶二把,石膏一升,半夏半斤(洗),人参二两,麦冬一升(去心),甘草二两(炙),粳米半升。用法:上七味,以水一斗,煮取六升,去滓,纳粳米,煮米熟,汤成去米,温服一升,日三服。主治:《伤寒论》,伤寒解后,虚羸少气,气逆欲呕。

【用法用量】内服:煎汤,6 ~ 15 g,鲜品用至 15 ~ 30 g;或入丸、散。

【使用注意】脾胃虚寒、便溏者忌用。

【现代研究】含黄酮及其苷类、多糖类、氨基酸、叶绿素、挥发油类、微量元素等。有耐缺氧、扩张冠状动脉血管、降血脂、利尿、增强免疫力、抗氧化、抑菌、抗病毒、抗过敏等作用。

144 竹 茹

【古籍原文】气微寒,味苦。

《本草》云:主呕哕,温气寒热。吐血崩中,溢筋。

【药物来源】为禾本科植物青竿竹 *Bambusa tuldoides* Munro、大头典竹 *Dendrocalamopsis beecheyana* (Munro) Keng var. *pubescens* (P. F. Li) Keng f. 或毛金竹 *Phyllostachys nigra* (Lodd. ex Lindl.) Munro var. *henonis* (Mitford) Stapf ex Rendle 的茎秆的干燥中间层。

【形态特征】(1)青竿竹:植株木质化,乔木状。植株丛生,无刺。竿直立或近直立,高达 15 m,直径约 6 cm。顶端不弯垂,竿的节上分枝较多;节间圆柱形,竿的节间和箨光滑无毛。

(2)大头典竹:植株木质化,乔木状。竿高达 15 m。幼竿被毛;中部以下的竿节上通常具毛环,节间通常较短。小穗通常呈麦秆黄色。叶鞘通常被毛;叶舌较长,外稃背面被疏柔毛。

(3)毛金竹:同本书第 143 条"竹叶"。

【性味功效】甘,微寒。清热化痰,除烦,止呕。

【古方选录】《普济本事方·卷四》竹茹汤:干葛三两,甘草三分(炙),半夏三分(姜汁半盏、浆水一升煮,耗半)。用法:上为粗末。每服五钱,水二盏,加生姜三片,竹茹一弹子大,大枣一个,同煎至一盏,去滓,温服。主治:胃热呕吐。

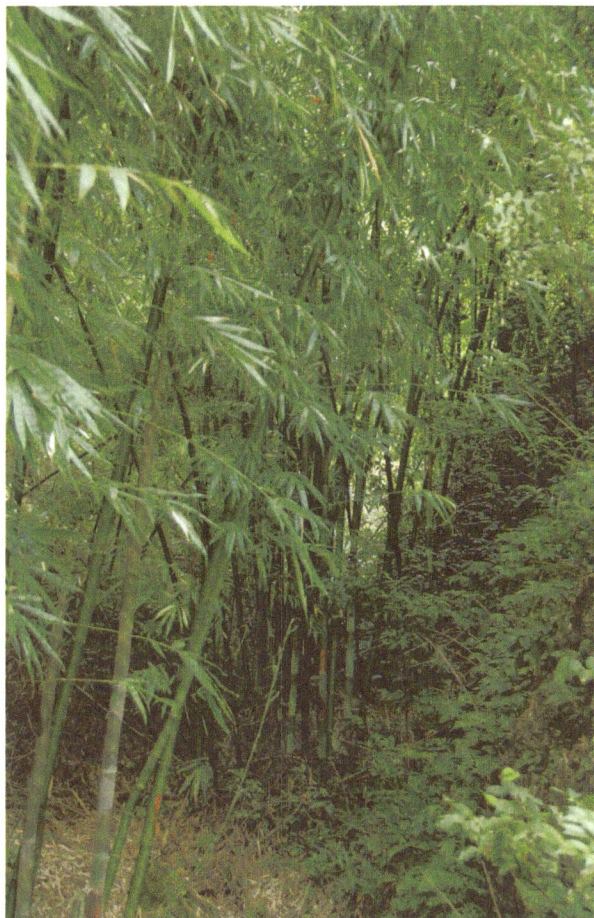

【用法用量】内服:煎汤,5 ~ 10 g。生用偏于清热化痰,姜汁炙用长于和胃止呕。

【使用注意】胃寒呕逆、感寒挟食作吐、脾虚泄泻者不宜使用。

【现代研究】含多糖类、氨基酸类、酚类、树脂类、黄酮类等。有利尿、抑菌、升高血糖、祛痰、止咳、止吐、抗氧化等作用。

145 淡竹叶

【古籍原文】气寒,味辛平。

《本草》云:主胸中痰热,咳逆上气。

《药性论》云:淡竹叶主吐血,热毒风,压丹石药毒,止渴①。

《日华子》云:淡竹及根,消痰,治热狂烦闷,中风失音不语,壮热头痛,头风,并怀孕妇人头旋倒地,止惊悸,温疫迷闷,小儿惊痫天吊。茎叶同用。见《局方本草》。今录附于此。

【药物来源】为禾本科植物淡竹叶 *Lophatherum gracile* Brongn. 的叶。

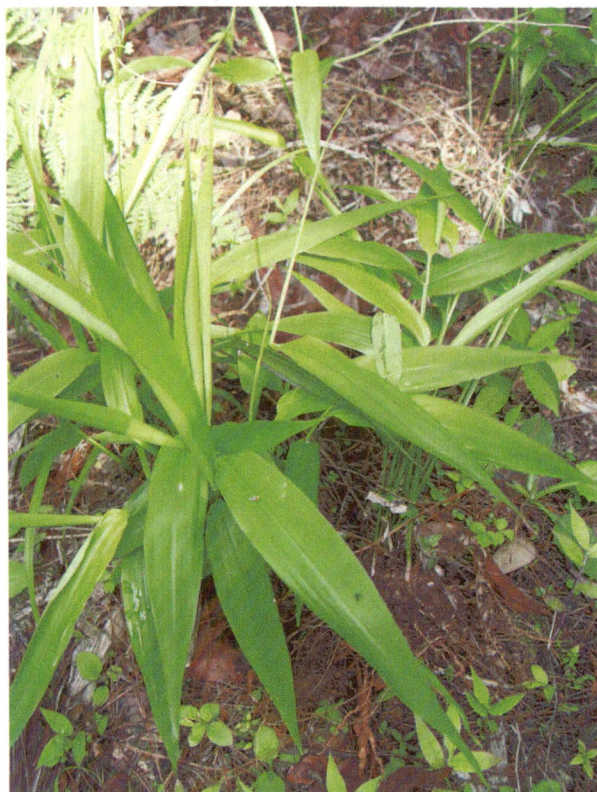

【形态特征】多年生草本。具木质根头。须根中部膨大呈纺锤状小块根。秆直立,疏丛生。叶披针形,叶鞘平滑或外侧边具纤毛;叶舌质硬,背有糙毛。圆锥花序分枝斜生或开展。颖果长椭圆形。

【性味功效】甘、淡,寒。清热泻火,除烦止渴,利尿

通淋。

【古方选录】《医学心悟·卷五》淡竹叶汤:淡竹叶七片,黄芩、知母、麦冬各一钱,茯苓二钱。用法:水煎服。主治:子烦。孕妇火盛内热而烦者。

【用法用量】内服:煎汤,6～10 g。

【使用注意】阴血火旺、骨蒸潮热者慎用。脾胃虚寒、食少便溏者不宜使用。

【现代研究】含生物碱类、香豆素、黄酮类、三萜、挥发油类、酚酸、多糖类、氨基酸、微量元素等。有抑菌、保肝、抗病毒、收缩血管、降血脂、保护心肌、退热、利尿、升高血糖等作用。

146 茗苦茶(茶叶)

【古籍原文】气微寒,味苦甘,无毒。

入手、足厥阴经。

《液》云:腊茶是也。清头目,利小便,消热渴,下气消食,令人少睡。中风昏愦,多睡不醒宜用此。入手、足厥阴。茗苦茶,苦甘微寒,无毒。主瘘疮,利小便,去痰热渴,治阴证汤药内用此去格拒之寒。及治伏阳,大意相似。茶苦,《经》云:苦以泄之,其体下行,如何是清头目。

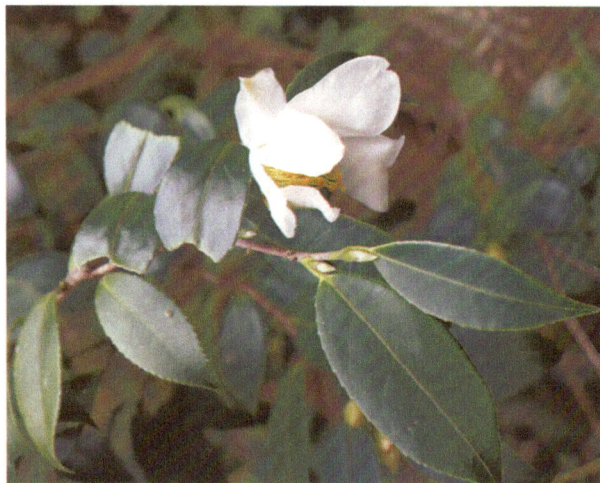

【药物来源】为山茶科植物茶 *Camellia sinensis* (L.) O. Ktze. 的嫩叶或嫩芽。

【形态特征】常绿灌木或小乔木,高1～6 m。嫩枝无毛。单叶互生,长圆形或椭圆形,叶被初时有柔毛。

---

① 止渴,《证类本草·卷十三》作"止消渴",以供参考。

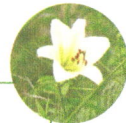

老叶带革质,经长期广泛栽培,毛被及叶型变化很大。花1~3朵腋生。蒴果,扁球三角形。

【性味功效】苦、甘,凉。清利头目,除烦止渴,消食化痰,利尿,解毒。

【古方选录】《圣济总录·卷四十》姜茶散:干姜二钱匕(炮,为末),好茶末一钱匕。用法:上二味,以水一盏,先煎茶末令熟,即调干姜末服之。主治:霍乱后烦躁,卧不安。

【用法用量】内服:煎汤,3~10 g;或入丸、散;或以沸水泡服。外用:适量,研末调敷;或鲜品捣敷。

【使用注意】失眠者忌用。脾胃虚寒者慎服绿茶。

【现代研究】含嘌呤类生物碱、鞣质、精油、维生素、三萜皂苷、糖类等。有兴奋中枢、降血压、松弛平滑肌、利尿、降血脂、抗动脉硬化、抗病原微生物、抗过敏等作用。

147 秦 皮

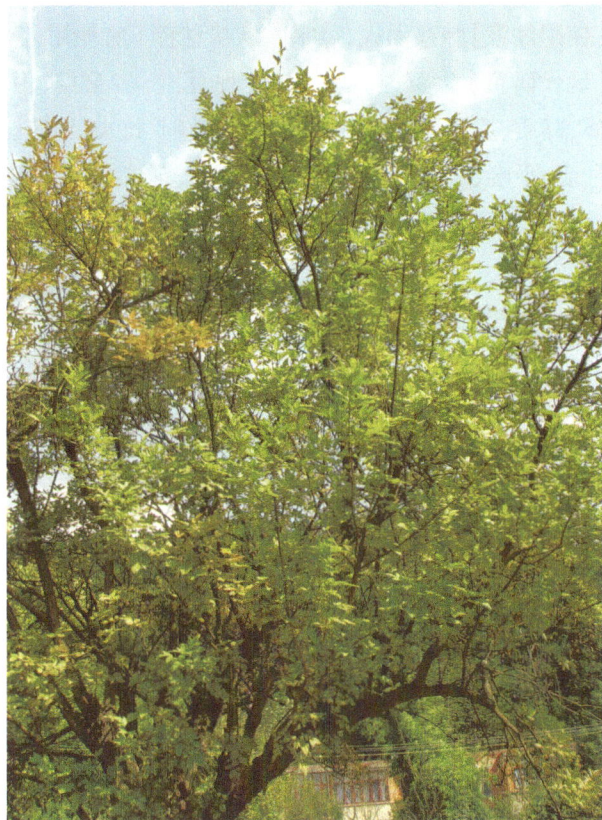

【古籍原文】气寒,味苦,无毒。

《液》云:主热利下重,下焦虚。《经》云:以苦坚之。故用白头翁、黄柏、秦皮,苦之剂也。治风寒湿痹,目中青翳白膜,男子少精,妇人带下,小儿惊痫,宜作汤洗目,俗呼为白桪木。取皮渍水,浸出青蓝色,与紫草同用,以增光晕尤佳。大戟为之使,恶吴茱萸。

【药物来源】为木犀科植物花曲柳 *Fraxinus rhyncho-phylla* Hance、白蜡树 *Fraxinus chinensis* Roxb.、尖叶梣 *Fraxinus szaboana* Lingelsh. 或宿柱梣 *Fraxinus stylosa* Lingelsh. 等的干燥枝皮或树皮。

【形态特征】(1)花曲柳:落叶大乔木,高12~15 m。树皮灰褐色,光滑,老时浅裂。当年生枝淡黄色,去年生枝暗褐色,皮孔散生。羽状复叶,小叶革质。圆锥花序顶生或腋生。翅果线形,坚果略隆起。

(2)白蜡树:落叶乔木,高10~12 m。树皮灰褐色,纵裂。小枝黄褐色,皮孔小。羽状复叶,小叶硬纸质。圆锥花序顶生或腋生枝梢。翅果匙形,翅平展;坚果圆柱形。

(3)尖叶梣:落叶小乔木,高3~8 m。树皮灰色。小枝黄色,皮孔小而凸起,散生。羽状复叶,小叶硬纸质。圆锥花序顶生或腋生枝梢。翅果匙形,坚果隆起。

(4)宿柱梣:落叶小乔木,高约8 m。树皮灰褐色,纵裂。枝稀疏,小枝淡黄色,皮孔凸起疏生。羽状复叶,小叶硬纸质。圆锥花序顶生或腋生当年枝梢。翅果倒披针状。坚果隆起。

【性味功效】苦、涩,寒。清热燥湿,收涩止痢,止带,明目。

【古方选录】《外台秘要·卷二》(引张文仲方)秦皮汤:秦皮、升麻、黄连各一两。用法:上切,以水洗去尘。用水四升,煮取二升半,冷之,分用三合,仰眼,以绵绕箸头,取汤以滴眼中,如屋漏状,尽三合止。须臾复用,日五六遍乃佳。主治:伤寒病热毒气入眼,生赤脉赤膜,白肤白翳者;及赤痛不得见光,痛毒烦恼者。宜忌:忌猪肉、冷水。

【用法用量】内服:煎汤,6~12 g;或入丸、散。外用:适量,煎洗患处。

【使用注意】脾胃虚寒者忌用。

【现代研究】含香豆素类、木脂素类、环烯醚萜类、苯乙醇苷类、黄酮类、酚酸类、三萜类等。有抗病原微生物、抗炎、抗肿瘤、抗氧化、利尿、抗高尿酸血症、保护神经、保护血管等作用。

148 桑白皮

【古籍原文】气寒,味苦酸。甘而辛,甘厚辛薄,无毒。

入手太阴经。

《象》云:主伤中五劳羸瘦,补虚益气,除肺气,止唾血热渴,消水肿,利水道。

《心》云:甘以固元气,辛以泻肺气之有余。

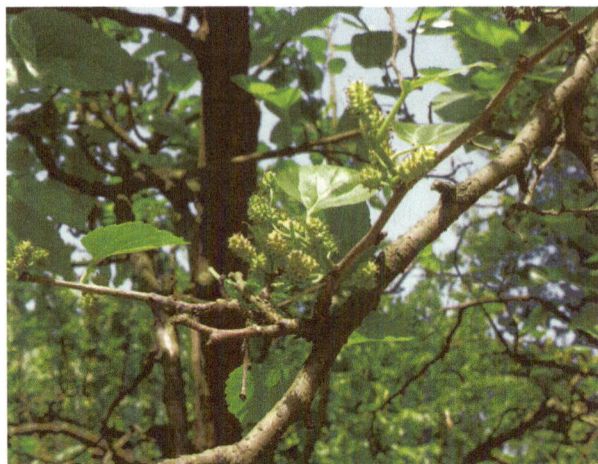

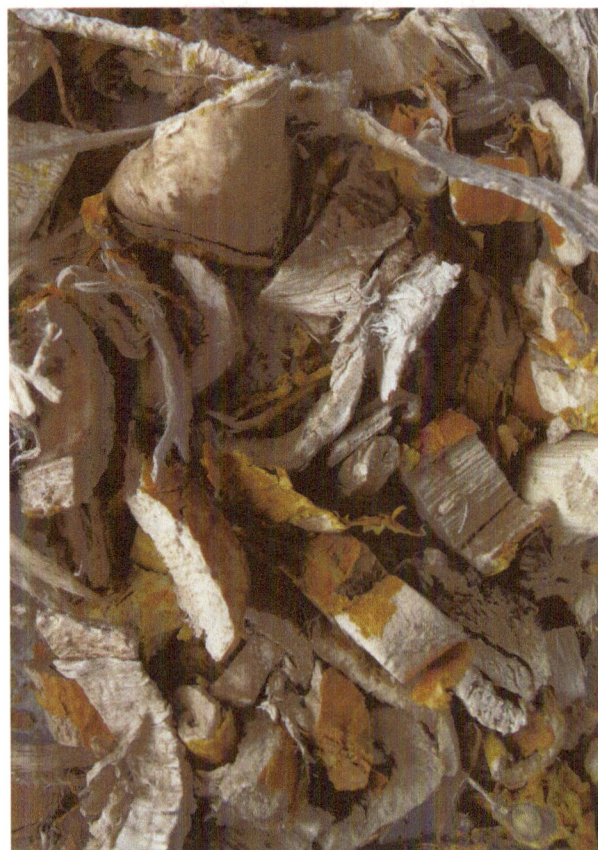

《本草》云:治伤中五劳六极羸瘦,崩中脉绝,补虚益气。去肺中水气,唾血热渴,水肿,腹满胪胀,利水道,去寸白,可缝金疮。出土者杀人。续断、麻子、桂心为之使。忌铁铅。

【药物来源】为桑科植物桑 *Morus alba* L. 的干燥根皮。

【形态特征】落叶灌木或小乔木,高 3～15 m。根皮黄棕色。单叶互生。花单性,雌雄异株;雌雄花序均排列成穗状荑黄花序,腋生。瘦果,多数密集成长圆形的聚合果,成熟后变肉质,黑紫色。

【性味功效】甘,寒。泻肺平喘,利水消肿。

【古方选录】《小儿药证直诀·卷下》泻白散:地骨皮、桑白皮(炒)各一两,甘草一钱(炙)。用法:上药锉散,入粳米一撮,水二小盏,煎七分,食前服。主治:小儿肺盛,气急喘嗽。

【用法用量】内服:煎汤,6～12 g;或入丸、散。外用:适量,捣汁涂敷;或煎水淋洗。泻肺利水宜生用,用于治肺虚咳嗽宜蜜炙入药。

【使用注意】肺寒无火、风寒咳嗽喘息者不宜使用。

【现代研究】含黄酮及其苷类、香豆素、多糖类、甾醇、鞣质、挥发油类等。有降血压、镇痛、抗炎、镇咳、祛痰、平喘、利尿、抗肿瘤、抗病毒、降血糖、止泻、抗溃疡等作用。

149 梓白皮

【古籍原文】气寒,味苦,无毒。

《本草》云:主热,去三虫,治目中疾。生河内山谷,今近道皆有之。木似梧桐。

【药物来源】为紫葳科植物梓 *Catalpa ovata* G. Don 的根皮或树皮的干燥韧皮部。

【形态特征】乔木,高达 15 m。树干通直,皮灰褐色,嫩枝常带紫色,具稀疏柔毛。单叶对生或近于对生,有时轮生,阔卵形,两面均粗糙,顶端常三裂。圆锥花序顶生,花黄白色。蒴果线形。

【性味功效】苦,寒。清热利湿,降逆止吐,解毒杀虫止痒。

【古方选录】《伤寒总病论·卷五》梓皮饮子:梓皮。用法:单煮梓皮汁,稍稍饮之佳。主治:①《伤寒总病论·卷五》：温病热未除，重被暴寒，寒毒入胃，蕴结不散变哕[1]。②《松峰说疫·卷五》：时气温病，头痛壮热，初得一二日者。

【用法用量】内服：煎汤，5～9 g；或入丸、散。外用：适量，研末调敷；或煎水洗浴。

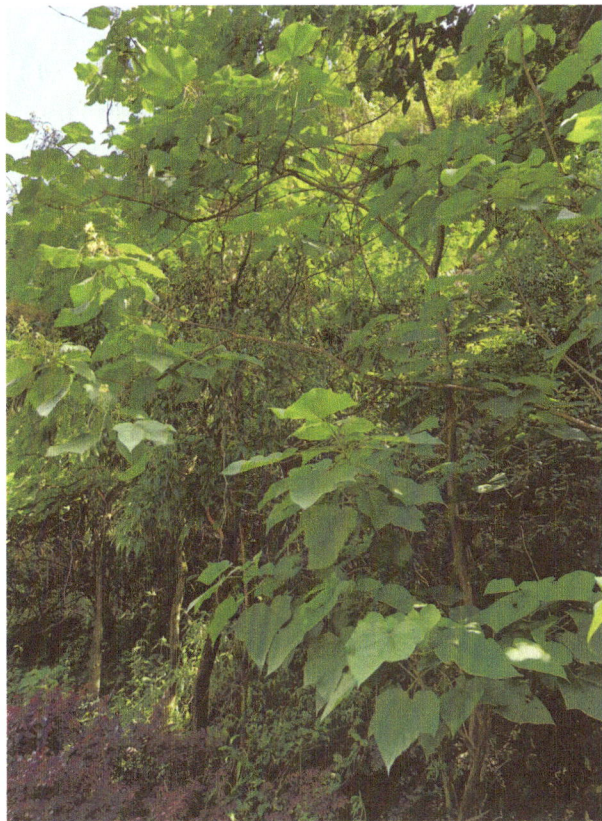

【使用注意】脾胃虚寒者慎用。

【现代研究】根皮含异阿魏酸、谷甾醇、对－羟基苯甲酸等，树皮含梓苷、对－香豆酸、阿魏酸、香草酸、β－胡萝卜苷、β－谷甾醇等。有利尿、抗诱变、保肝等作用。

150　紫葳 即凌霄花

【古籍原文】气微寒，味酸，无毒。

《本草》云：主妇人产乳余疾，崩中，症瘕血闭，寒热羸瘦，养胎。茎、叶味苦，无毒，主痿蹶，益气。

《日华子》云：根，治热风身痒，游风风疹。治瘀血带下，花、叶功用同。又云：凌霄花治酒齄热毒风刺，妇人血膈游风，崩中带下。

《衍义》云：木也，紫葳花是也。畏卤咸。

【药物来源】为紫葳科植物凌霄 Campsis grandiflora

（Thunb.）Schum. 或厚萼凌霄 Campsis radicans（L.）Seem. 的干燥花。

【形态特征】(1)凌霄：攀缘木质藤本。叶对生，奇数羽状复叶，小叶7～9枚，卵形至卵状披针形。顶生疏散的短圆锥花序；花萼裂至中部，裂片披针形；花大，橘红色。蒴果长如豆荚，顶端钝。

(2)厚萼凌霄：本种与前种相似，区别点为小叶9～11枚，椭圆形至卵状椭圆形；花萼五等裂，无凸起纵棱，花冠较前种小，橙红色至鲜红色，内有明显棕红色纵纹；蒴果长圆柱形，顶端具喙尖。

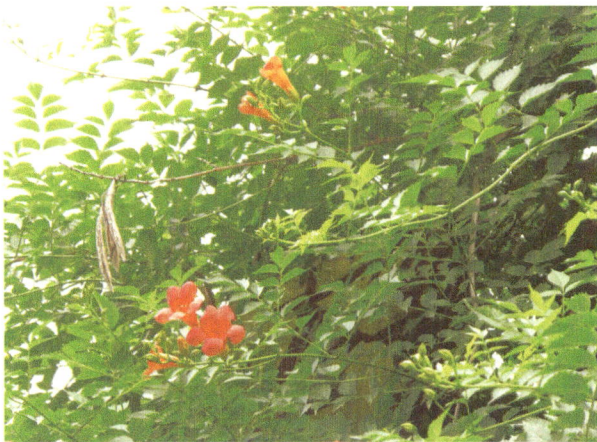

【性味功效】甘、酸，寒。活血通经，凉血祛风。

【古方选录】《圣济总录·卷一五一》紫葳散：紫葳（凌霄花是也）不以多少。用法：上为散。每服二钱匕，食前温酒调下。主治：妇人经脉不通，血热壅滞攻注，四肢皮肤瘾疹，并行经脉。

【用法用量】内服：煎汤，5～9 g；或入丸、散。

【使用注意】气血虚弱者与孕妇慎用。

【现代研究】含三萜类、黄酮类、苯丙醇苷类、花色素、甾醇、挥发油类等。有改善血液循环、抗血栓形成、抗氧化、抗炎、抑菌、显著抑制子宫收缩、镇痛、止痒等作用。

151　诃黎勒（诃子）

【古籍原文】气温，味苦。苦而酸，性平，味厚，阴也，降也。苦重酸轻，无毒。

《象》云：主腹胀满，不下饮食，消痰下气，通利

_____

[1]　哕，音 yuē。古同"哕"，"干呕"之义。

津液,破胸膈结气,治久痢赤白,肠风。去核,捣细用。

《心》云:《经》曰肺苦气上逆,急食苦以泄之,以酸补之。苦重泻气,酸轻不能补肺,故嗽药中不用。俗名诃子、随风子。

《本草》云:主冷气,心腹满,下食。仲景治气痢,以诃黎勒十枚,面裹,塘灰火中煨之。令面黄熟,去核,细研为末,和粥饮顿服。

《衍义》云:气虚人亦宜缓缓煨熟,少服。此物能涩肠而又泄气,盖其味苦涩故尔。其子未熟时,风飘堕者,谓之随风子。

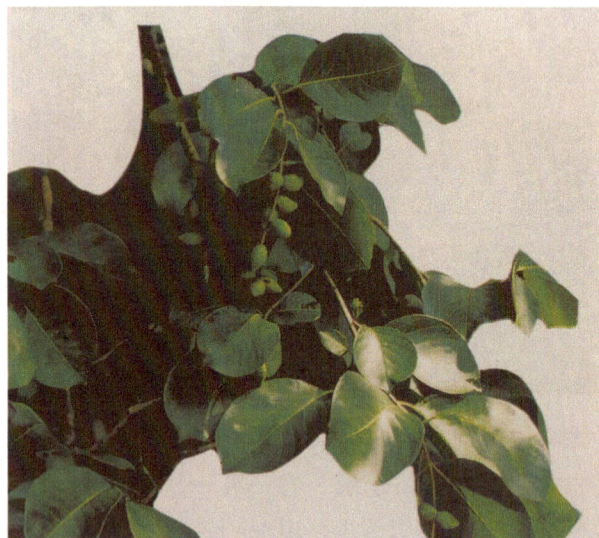

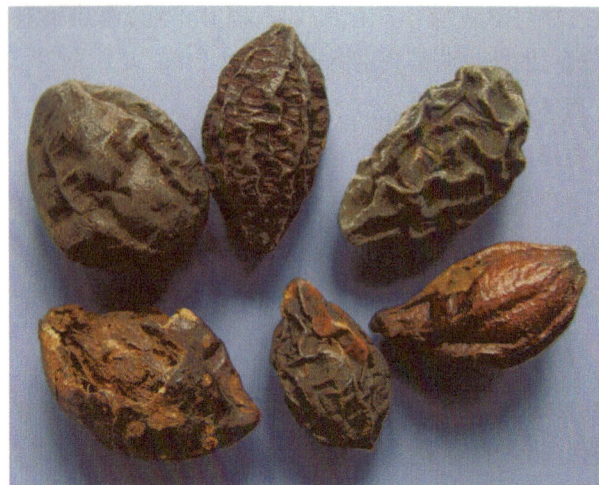

【药物来源】为使君子科植物诃子 *Terminalia chebula* Retz. 或微毛诃子 *Terminalia chebula* Retz. var. *tomentella*（Kurz.）C. B. Clarke 的干燥成熟果实。

【形态特征】(1)诃子:大乔木,高达 20～30 m。叶互生或近对生,卵形或椭圆形,先端短尖,基部钝或圆,全缘。穗状花序生于枝顶或叶腋;花两性,黄色。核果倒卵形或椭圆形,黄褐色。种子 1 颗。

(2)微毛诃子:特点是幼枝、幼叶全被铜色平伏长柔毛;苞片长过于花,花萼外无毛;果卵形。

【性味功效】苦、酸、涩,平。涩肠止泻,敛肺止咳,降火利咽。

【古方选录】《金匮要略·卷中》诃黎勒散:诃黎勒十枚(煨)。用法:上一味,为散,粥饮和,顿服。功用:调气固肠。主治:肠虚不固所致的气利①。

【用法用量】内服:煎汤,3～10 g;或入丸、散。涩肠止泻宜煨用,敛肺清热、利咽开音宜生用。

【使用注意】凡外邪未解、内有实火或湿热积滞者忌用。

【现代研究】含鞣质、三萜酸类、酯类、蒽醌、多酚、多糖、挥发油类等。有抑菌、收缩血管、增强免疫力、抗肿瘤、清除自由基、降血糖、止泻、抑制气管平滑肌收缩、强心等作用。

152 杜 仲

【古籍原文】味辛甘平温,无毒,阳也,降也。

《本草》云:主腰脊痛,补中益精气,坚筋骨,强志,除阴下湿痒。小便余沥,脚中酸疼,不欲践地。久服轻身耐老。恶蛇脱②皮、玄参。

《日华子》云:暖,治肾劳,腰脊挛,入药炙用。

【药物来源】为杜仲科植物杜仲 *Eucommia ulmoides* Oliver 的干燥树皮。

【形态特征】落叶乔木,高达 20 m。皮、枝、叶均含胶质,折断拉开有细丝。单叶互生,椭圆形或卵形,先端渐尖,边缘有锯齿。花单性,雌雄异株,与叶同时开放,或先叶开放。翅果。种子 1 粒。

【性味功效】甘,温。补肝肾,强筋骨,安胎。

【古方选录】《太平圣惠方·卷第四十四》杜仲散:杜仲二两(去粗皮,炙微黄,锉),丹参二两,芎䓖(即川芎)一两半,桂心一两,细辛三分。用法:上件药,捣粗箩为散,每服四钱,以水一中盏,煎至五分,去滓

---

① 气利,即"气痢",中医上指便痢赤白,同时伴有因冷气郁结肠道而导致肠鸣腹痛的痢疾。

② 脱,疑为"蜕"(据《证类本草·卷十二》)。

次入酒二分,更煎三两沸,每于食前温服。主治:卒腰痛不可忍。

【用法用量】内服:煎汤,6～9 g;或入丸、散。盐水炒用效果更佳。

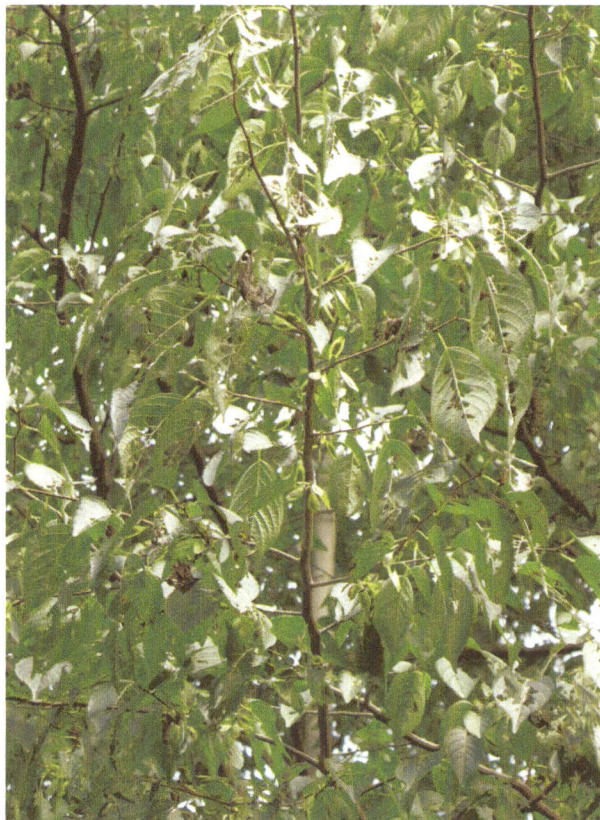

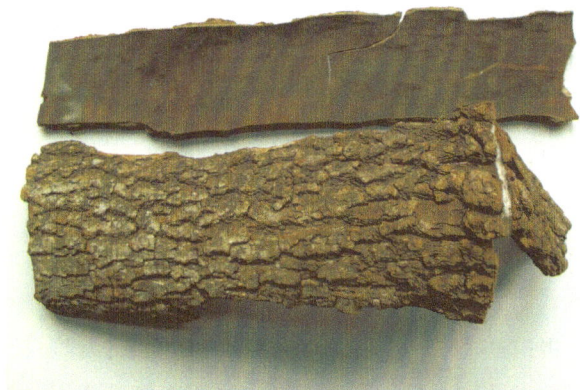

【使用注意】本品温补,阴虚火旺者慎用。

【现代研究】含杜仲胶、木质素、环烯醚萜、酚类、甾体、萜类、黄酮、苯丙素类、微量元素、氨基酸等。有降血压、降血脂、延缓衰老、利尿、升高白细胞、增强免疫力、镇静等作用。

153 琥 珀①

【古籍原文】气平,味甘,阳也。

《珍》云:利小便,清肺。

《本草》云:安五脏,定魂魄,消瘀血,通五淋。杵细用。

《药性论》云:君。治产后血疹痛②。

《日华子》云:疗蛊毒,壮心,明目磨翳,止心痛,癫邪,破症结。

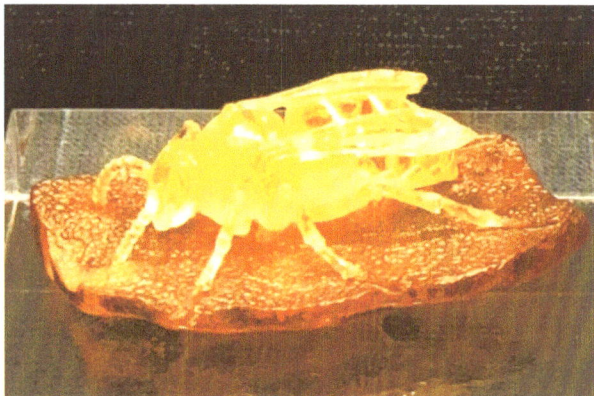

【药物来源】为古代松科植物等的树脂埋藏于地层下,经久凝结而成的化石样物质 Amber。

【形态特征】药材多呈不规则粒状、块状、钟乳状、粗颗粒状,黄色、棕黄色及红黄色。有时内部包含植物或昆虫化石。条痕白色或淡黄,具松脂光泽,透明至不透明。质脆,断口贝壳状极为显著。

【性味功效】甘,平。镇惊安神,活血散瘀,利尿通淋。

【古方选录】《杨氏家藏方·卷四》忘忧散:琥珀不以多少。用法:上为细末。每服半钱,食前浓煎萱草根汤调下。主治:心经蓄热,小便赤涩不通,淋沥作痛;亦治妊娠小便赤涩。

【用法用量】内服:研末冲服,1.5～3.0 g;或入丸、散,1.5～3.0 g。不入煎剂。外用:适量。

【使用注意】阴虚内热、无瘀滞者慎用。

【现代研究】含树脂类、挥发油类、无机元素、琥珀氧松香酸、琥珀脂醇、琥珀松香醇、琥珀酸等。有镇静、

① 此处尊重《汤液本草》原文,"琥珀"归于木部,不做调整。
② 血疹痛,诸本同,但《本草纲目·卷二十七》作"血枕痛",以供参考。

镇痛、安神、抗惊厥、抗休克、利尿等作用。

154 郁李仁

【古籍原文】味苦辛,阴中之阳。辛苦,阴也。

《珍》云:破血润燥。

《本草》云:郁李根主齿龈肿,龋齿,坚齿,去毒虫。

《药性论》云:根,治齿痛,宣结气,破积聚。

《日华子》云:根,凉无毒,治小儿发热,作汤浴。风蚛①牙,浓煎含之。

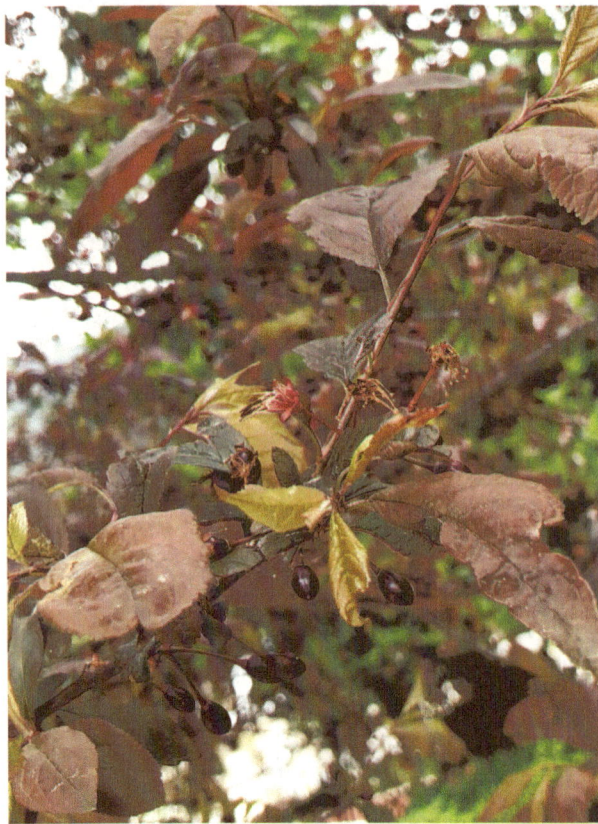

【药物来源】为蔷薇科植物欧李 *Cerasus humilis* (Bge.) Sok.、郁李 *Cerasus japonica* (Thunb.) Lois. 或长梗扁桃 *Amygdalus pedunculata* Pall. 的干燥成熟种子。

【形态特征】(1)欧李:落叶灌木,高1.0~1.5 m。多分枝,小枝被柔毛。叶互生,先端尖或短渐尖。花与叶同时开放,单生或2朵并生;白色或稍近粉红色。核果球形,成熟时鲜红色,有光泽。

(2)郁李:落叶灌木,高1.0~1.5 m。树皮灰褐色,有不规则的纵条纹。叶互生,先端渐尖,边缘具

不整齐的重锯齿。花先叶开放,2~3朵簇生,浅红色或近白色。核果近圆球形,暗红色。

(3)长梗扁桃:灌木,高1~2 m。枝开展,具大量短枝。叶片椭圆形、近圆形或倒卵形。花单生,先于叶开放。核果近球形或卵球形,成熟时暗紫红色,密被短柔毛;成熟时开裂,离核。

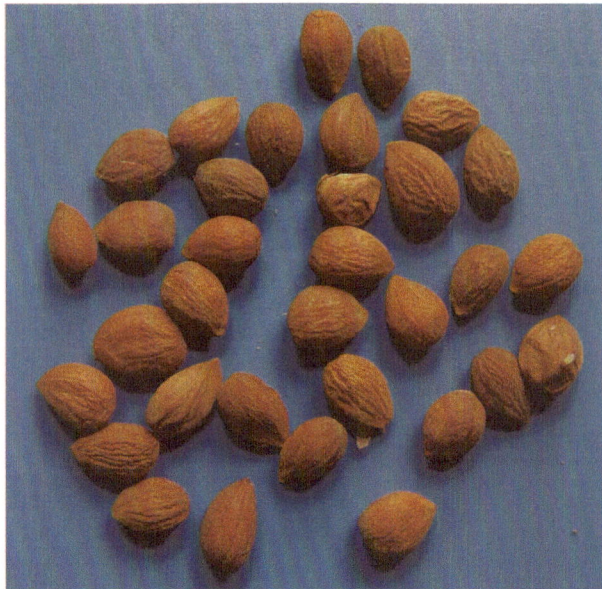

【性味功效】辛、苦、甘,平。润肠通便,下气利水。

【古方选录】《圣济总录·卷一六五》郁李仁饮:郁李仁(去双仁、皮、尖,研如膏)、朴硝(研)各一两,当归(切,焙)、生干地黄(焙)各二两。用法:上四味,将二味粗捣筛,与别研者二味和匀。每服三钱匕,水一盏,煎至七分,去滓,温服。未通更服。主治:产后肠胃燥热,大便秘涩。

【用法用量】内服:煎汤,6~10 g。宜打碎入煎。

【使用注意】孕妇慎用。

【现代研究】含黄酮类、氰苷、皂苷、多糖类、脂肪酸类、蛋白质类、矿物元素、甾醇等。有泻下、镇咳、祛痰、抗炎、镇痛、降血压、抗惊厥、扩张血管等作用。

155 巴豆(附巴豆霜)

【古籍原文】气温,味辛,生温熟寒,有大毒。

《本草》云:主伤寒,温疟寒热,破症瘕结聚,坚积,留饮痰癖。大腹水胀,荡涤五脏六腑,开通闭塞。

①　蚛,音zhòng。查《现代汉语词典》(第7版),"虫咬"之义。

利水谷道,去恶肉,除鬼毒蛊疰邪物,杀虫鱼,疗女子月闭,烂胎。金疮脓血不利。丈夫阴癫。杀斑猫毒,健脾开胃。

易老云:斩关夺门之将,大宜详悉,不可轻用。

《雷公》云:得火则良。若急治为水谷道路之剂,去皮、心膜油,生用;若缓治为消坚磨积之剂,炒烟去,令紫黑,研用。可以通肠,可以止泄,世所不知也。仲景治百病客忤,备急丸主之。巴豆、杏仁例,及加减寒热佐使,五色并余例,并见《元戎》。

《珍》云:去胃中寒湿。

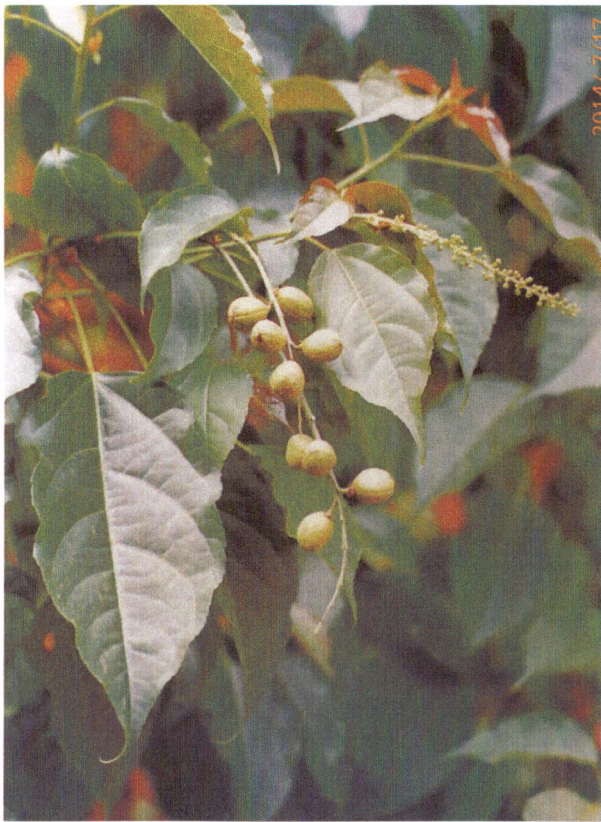

【药物来源】为大戟科植物巴豆 *Croton tiglium* L. 的干燥成熟果实。巴豆去皮取净仁,照制霜法制成的炮制加工品称"巴豆霜"。

【形态特征】灌木或小乔木,高3～6 m。幼枝被稀疏星状柔毛,老枝无毛。单叶互生,叶纸质,卵形。总状花序顶生。蒴果椭圆状,长约2 cm,直径1.4～2.0 cm,被疏生短星状毛或近无毛。种子椭圆状。

【性味功效】辛,热;有大毒。①巴豆霜:内服,峻下冷积,逐水退肿,豁痰利咽;外用,蚀疮。②巴豆:外用蚀疮。

【古方选录】《金匮要略·卷下》三物备急丸:大黄一

两,干姜一两,巴豆一两(去皮、心,熬,外研如脂)。用法:上药各须精新,先捣大黄、干姜为末,研巴豆内中,合治一千杵,用为散,蜜和丸亦佳,密器中贮之,莫令歇。功用:攻逐寒积。主治:主心腹诸卒暴百病,若中恶客忤,心腹胀满,卒痛如锥刺,气急口噤,停尸卒死者,以暖水若酒,服大豆许三四丸。或不下,捧头起,灌令下咽,须臾当差。如未差,更与三丸,当腹中鸣,即吐下便差。若口噤,亦须折齿灌之。

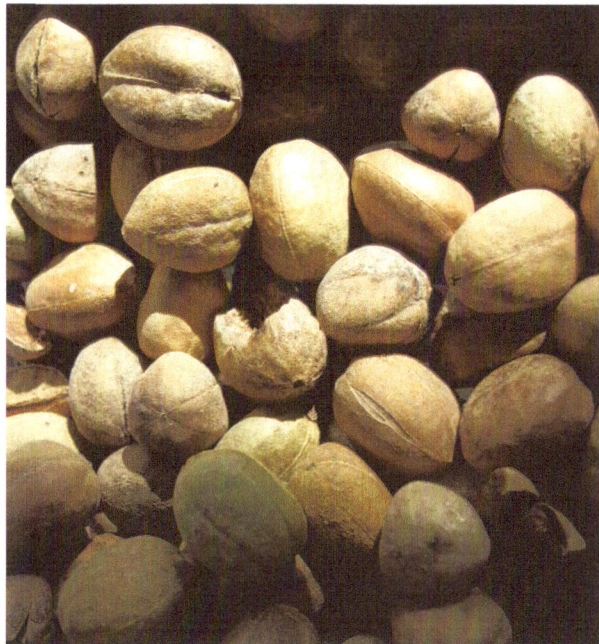

【用法用量】①巴豆:外用,适量,研末涂患处;或捣烂,以纱布包擦患处。②巴豆霜:内服,0.1～0.3 g,多入丸、散;外用,适量。

【使用注意】孕妇与体弱者禁用。不宜与牵牛子同用。传统中医学认为巴豆得热则泻痢加重,得冷则泻止,故服用巴豆霜时不宜饮食热粥、热水等。外用巴豆、巴豆霜会引致皮肤灼烧成脓疱样红疹或水疱,故禁止外用于皮肤破溃患处。

【现代研究】含脂肪油、二萜及其酯类、生物碱、植物毒蛋白等。本品能引起剧烈腹泻,有泻下、抗肿瘤、抗病原微生物、抗炎、促血小板凝集、镇痛等作用。

156 芫 花

【古籍原文】气温,味辛苦,有小毒。

《本草》云:主咳逆上气,喉鸣喘急,咽肿短气,蛊毒鬼疟,痈肿疝瘕,杀虫鱼。消胸中痰水,喜[①]唾,水肿,五水在五脏、皮肤及腰痛。下寒毒、肉毒,久服令人虚。仲景治太阳中风,胁下痛,呕逆者可攻,十枣汤主之。

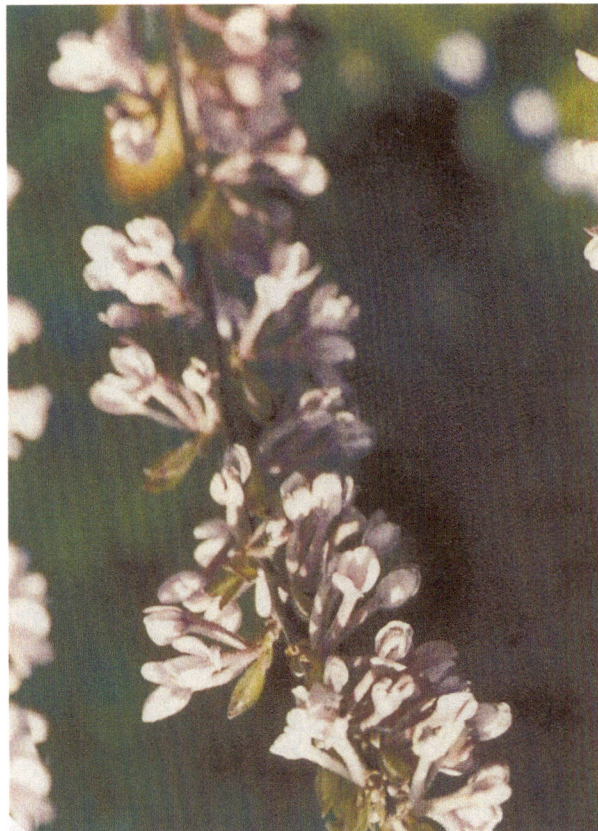

《液》云:胡洽治痰癖饮,加以大黄、甘草,五物同煎。以相反主之,欲其大吐也。治之大略,水者,肺肾胃三经所主,有五脏六腑十二经之部分,上而头,中而四肢,下而腰脐,外而皮毛,中而肌肉,内而筋骨。脉有尺寸之殊,浮沉之异,不可轻泻,当知病在何经何脏,误用则害深。然大意泄湿,内云五物者,即甘遂、大戟、芫花、大黄、甘草也。

【药物来源】为瑞香科植物芫花 Daphne genkwa Sieb. et Zucc. 的干燥花蕾。

【形态特征】落叶灌木,高可达 1 m。茎细长而直立。叶对生,偶为互生,椭圆形至长椭圆形,略为革质。花先叶开放,淡紫色,通常出于枝顶叶腋,3~7 朵簇生。核果,白色。种子 1 粒,黑色。

【性味功效】辛、苦,温;有毒。内服:泻水逐饮。外用:杀虫疗疮。

【古方选录】《魏氏家藏方》芫花散:芫花。用法:上为末。擦痛处令热。主治:牙痛,诸药不效者。

【用法用量】内服:煎汤,1.5~3.0 g;醋芫花研末吞服,一次 0.6~0.9 g,一日 1 次。外用:适量。

【使用注意】虚弱者与孕妇禁用。不宜与甘草配伍同用。

【现代研究】含芫花萜等二萜原酸酯类、芫花素等黄酮类、挥发油类、萜类、香豆素类、木脂素类、甾醇类、酰胺类等。有镇痛、镇咳、抗炎、利尿、抑菌、抗肿瘤、抗生育、杀虫等作用。

157 苏 木

【古籍原文】气平,味甘咸。甘而酸辛,性平。甘胜于酸辛,阳中之阴,无毒。

《本草》云:主破血,产后血胀闷欲死者。排脓止痛,消痈肿瘀血,妇人月水不调及血晕口噤。

《心》云:性平,甘胜于酸辛。去风与防风同用。

《珍》云:破死血。

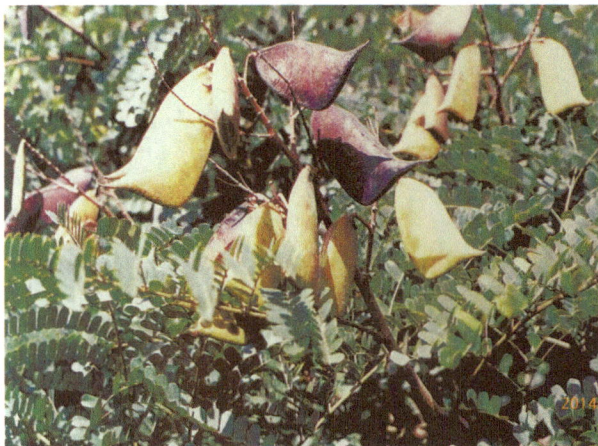

【药物来源】为豆科植物苏木 Caesalpinia sappan Linn. 的干燥心材。

【形态特征】小乔木,高达 6 m,具疏刺。二回羽状复叶,对生,小叶片纸质,长圆形至长圆状菱形。圆锥花序顶生或腋生。荚果木质,近长圆形,红棕色,有光泽。种子 3~4 颗,长圆形,稍扁。

【性味功效】甘、咸,平。活血祛瘀,消肿止痛。

【古方选录】《圣济总录·卷一三九》苏木酒:苏木二两(槌令烂,研)。用法:用酒二升,煎取一升。分三服,空心、午时、夜卧各一服。主治:跌打损伤,因疮

———————
① 喜,据《证类本草·卷十四》,音 xì,以供参考。

中风。

【用法用量】内服:煎汤,3～9 g;或入丸、散;或浸酒。外用:适量,研末撒敷。

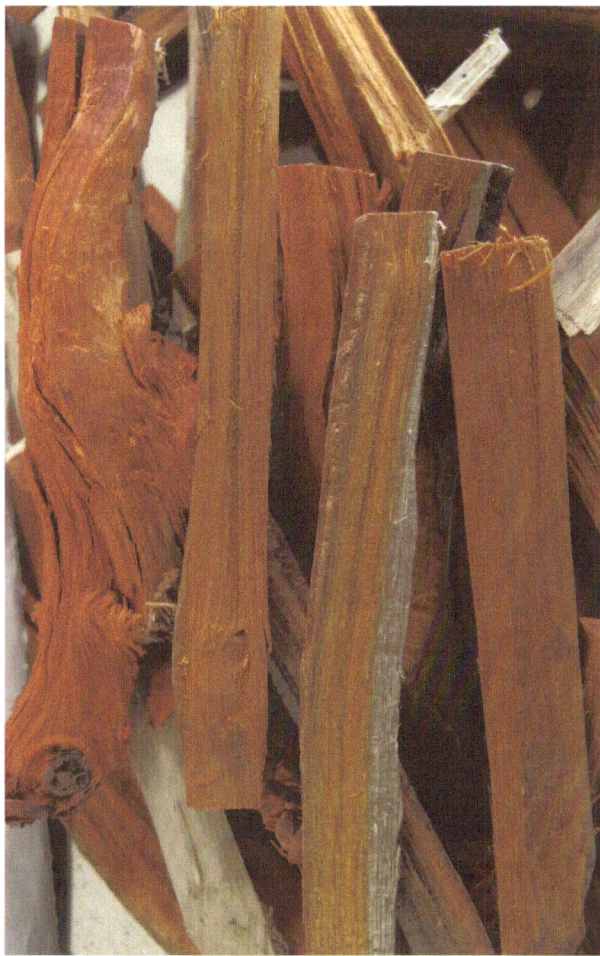

【使用注意】血虚无瘀滞者及月经过多者、孕妇均应慎用。

【现代研究】含苏木素类、原苏木素类、高异黄酮类、苏木查尔酮类、苯丙素类等。有抗肿瘤、抑菌、抑制醛糖还原酶、催眠、改善微循环、降血糖、抗血小板凝集等作用。

158 川楝子

【古籍原文】气寒,味苦平,有小毒。

《本草》云:治伤寒大热烦躁,杀三虫疗疡,利小便。杵细用。

《珍》云:入心,主上下部腹痛。

【药物来源】为楝科植物川楝 *Melia toosendan* Sieb. et Zucc. 的干燥成熟果实。

【形态特征】乔木,高达 10 m。树皮灰褐色,小枝灰黄色。二至三回奇数羽状复叶,互生;小叶 2～5 对,卵形或窄卵形。圆锥状聚伞花序,腋生,密生短毛与星状毛。核果大,近圆形。种子黑色。

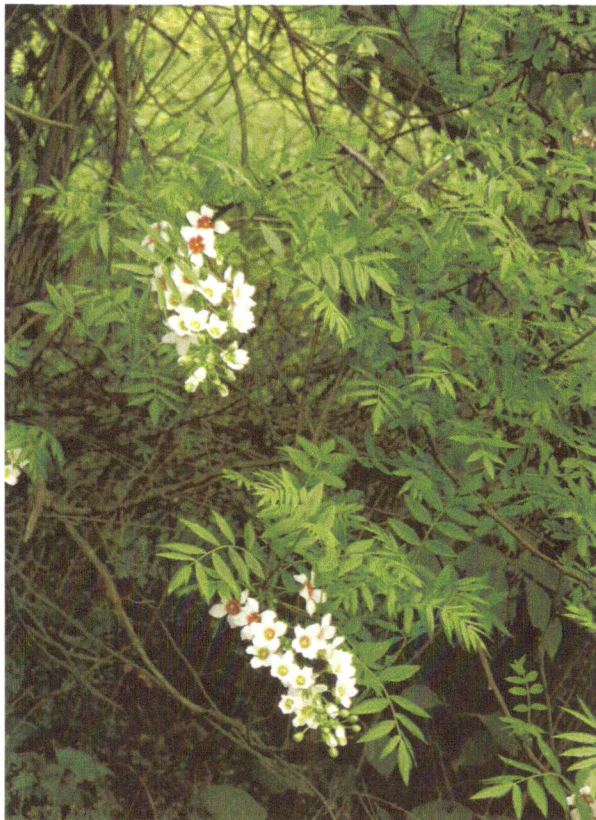

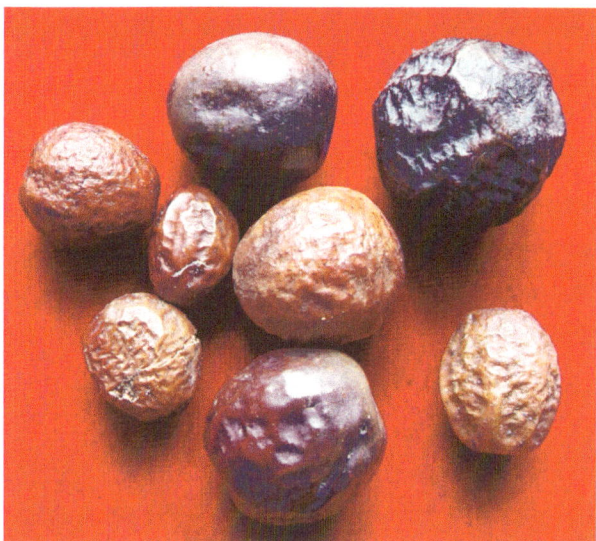

【性味功效】苦,寒;有小毒。疏肝泄热,行气止痛,杀虫。

【古方选录】《活法机要·心痛证》金铃子散:金铃子、玄胡索各一两。用法:上为细末,每服二三钱,酒调下,温汤亦得。主治:热厥心痛,或发或止,久不愈者。

【用法用量】内服:煎汤,5～10 g;或入丸、散。外用:适量,研末调涂。行气止痛宜炒用,杀虫宜生用。

【使用注意】脾胃虚寒者忌服。孕妇慎用。有小毒,内服不宜过量或持续服用。

【现代研究】含挥发油类、三萜类、黄酮类、多糖类等。有驱蛔虫、抗肿瘤、抗病毒、抑制呼吸、抗氧化、抑制破骨细胞、镇痛、抗生育等作用。

159 金铃子(川楝子)[①]

【古籍原文】酸苦,阴中之阳。

《珍》云:心暴痛非此不能除,即川楝子也。

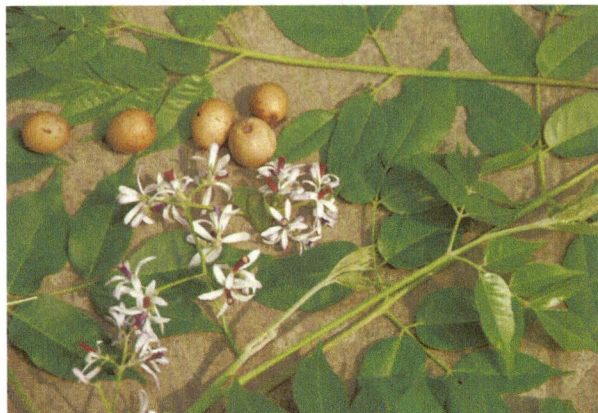

160 没 药

【古籍原文】味苦平,无毒。

《本草》云:主破血止痛,疗金疮杖疮,诸恶疮,痔漏卒下血,目中翳,晕痛,肤赤。生波斯国,似安息香,其块大小不定,黑色。

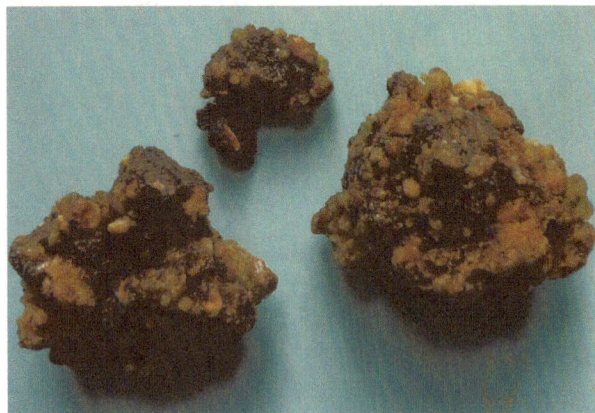

【药物来源】为橄榄科植物没药树及其同属植物

Commiphora myrrha Engl.（*Commiphora molmol* Engl.）[②] 的树干皮部渗出的油胶树脂。

【形态特征】没药树:低矮灌木或乔木,高3 m。树干粗,具多数不规则尖刺状的粗枝。树皮薄,光滑,小片状剥落。叶散生或丛生,单叶或三出复叶。花小,丛生短枝上。核果卵形,尖头,棕色。

【性味功效】辛、苦,平。散瘀定痛,消肿生肌。

【古方选录】《黄帝素问宣明论方·卷十三》没药散:没药、乳香各三钱,川山甲五钱(炙),木鳖子四钱。用法:上为细末。每服半钱至一钱,酒大半盏,同煎温服,不计时候。主治:心肚疼痛不可忍者。

【用法用量】内服:煎汤,3～5 g;或炮制去油,多入丸、散。外用:适量,研末调敷。

【使用注意】孕妇与胃弱者慎用。

【现代研究】含挥发油类、没药树脂、树胶、苦味素、没药酸、甲酸、乙酸、氧化酶等。有抗炎、镇痛、抗真菌、抗肿瘤、降血脂、保护黏膜、促进肠蠕动等作用。

161 梧桐泪(胡桐泪)

【古籍原文】味咸。

《珍》云:瘰疬非此不能除。

《本草》云:味咸苦大寒,无毒。主大毒热,心腹烦满,水和服之取吐。又主牛马急黄,黑汗,水研三二两,灌之立瘥。

《日华子》云:治风蛀牙齿痛,杀火毒并面毒。

《海药》云:主风疳蜃齿牙疼痛,骨槽风劳。能软一切物。多服令人吐也。又为金银焊药。

【药物来源】为杨柳科植物胡杨 *Populus euphratica* Oliv. 的树脂流入土中,经多年后形成的块状物。

【形态特征】乔木,高10～15 m。树皮灰黄色,纵裂,小枝灰色。叶互生,叶形变化大,长枝或幼树的叶披针形、条状披针形或菱形,短枝或老枝上的叶宽卵形、扇形或肾形。花单性,葇荑花序。蒴果长卵圆形。

【性味功效】苦、咸,寒。清热解毒,化痰软坚。

---

① 金铃子,即"川楝子"之异名,同本书第158条"川楝子"。
② 本条之拉丁学名引自《中华本草》(1999年版)。

【古方选录】《圣济总录·卷一七二》胡桐泪散:胡桐泪一两,铜绿一钱,麝香少许。用法:上药同研令匀。每用药少许,以鸡翎扫之。主治:小儿牙疳疮。

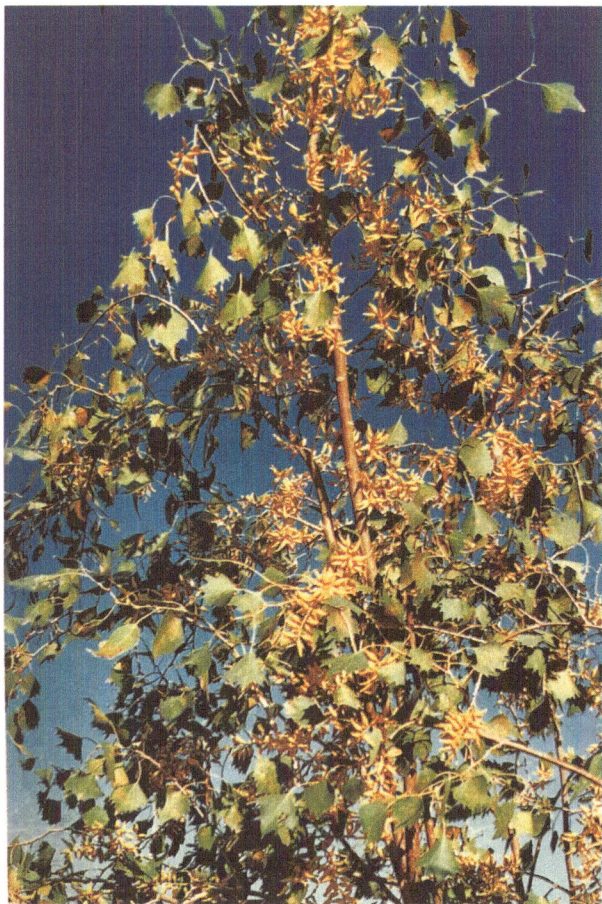

【用法用量】内服:煎汤,6~10 g;或入丸、散。外用:适量,煎水含漱;或研末撒敷。

【使用注意】多服可引致呕吐,脾胃虚寒者忌用。

【现代研究】含黄酮类、生物碱类、酚苷类、皂苷类、酯类、脂肪酸类、有机酸类、酰胺类等。有抑菌、抗炎、镇痛、抗病毒等作用。

162 桑东南根(桑根)

【古籍原文】《时习》云:根暖无毒,研汁,治小儿天吊,惊痫客忤,及傅鹅口疮大效。

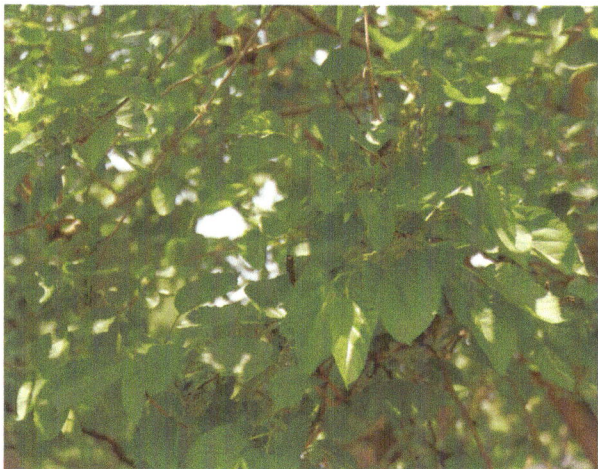

【药物来源】为桑科植物桑 *Morus alba* L. 的根。

【形态特征】同本书第148条"桑白皮"。

【性味功效】微苦,寒。清热定惊,祛风通络。

【古方选录】《圣济总录·卷一八二》桑木根洗方:桑木根五两。用法:上细锉。以水五升,煎至三升,去滓,温洗,一日五七度。主治:小儿尿灶火丹,发膝下,从两股起及脐间,走入阴头。

【用法用量】内服:煎汤,15~30 g。外用:适量,煎水洗浴。

【使用注意】脾胃虚寒者慎用。

【现代研究】含桑根酮、桑酮等黄酮类,桑多糖等多糖类,香豆素类、呋喃类、萜类、甾醇类、挥发油类等。有抗真菌、利尿、降血压、镇静、降低体温、镇痛、降血糖等作用。

果 部

163 大枣（红枣）

【古籍原文】气温，味甘。气厚，阳也，无毒。

《珍》云：味甘，补经不足，以缓阴血。

《液》云：主养脾气，补津液，强志。三年陈者核中仁，主腹痛，恶气卒痒忤，治心悬。《经》云助十二经脉，治心腹邪气，和百药，通九窍，补不足气。生者多食，令人腹胀注泄；蒸热食，补肠胃，肥中益气。中满者勿食甘，甘者令人中满，故大建中汤心下痞者，减饴、枣，与甘草同例。

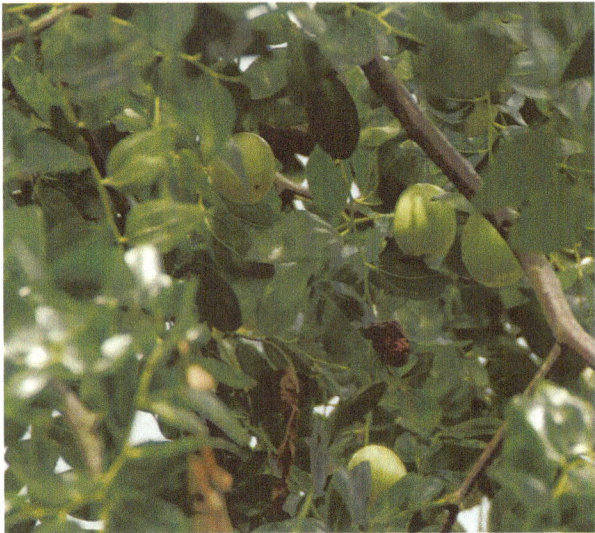

【药物来源】为鼠李科植物枣 *Ziziphus jujuba* Mill. 的干燥成熟果实。

【形态特征】落叶灌木或小乔木，高可达 10 m。枝具成对的针刺。单叶互生，叶纸质。花黄绿色，单生或 2 ~ 8 朵密集成腋生聚伞花序。核果卵形至长圆形，熟时深红色，果肉味甜，核两端锐尖。

【性味功效】甘，温。补中益气，养血安神，缓和药性。

【古方选录】《金匮要略·卷下》甘草小麦大枣汤（简称甘麦大枣汤）：甘草三两，小麦一升，大枣十枚。用法：上三味，以水六升，煮取三升，温分三服。主

治：妇人脏躁，喜悲伤欲哭，象如神灵所作，数欠伸。

【用法用量】内服：煎汤，6 ~ 15 g；或入丸、散。宜擘破或剪破入煎。

【使用注意】本品甘壅滞气，故凡内有痰湿食积者不宜过服。本品甘甜，会引动虫积，故虫积者或有齿病者慎用。

【现代研究】含生物碱类、三萜类、黄酮类、皂苷类、糖苷类、核苷类、蛋白质、氨基酸等。有抗肿瘤、抗变态反应、抑制中枢神经、保肝、增强肌力、增强免疫力、抗氧化、抗衰老等作用。

164 生枣（鲜大枣）

【古籍原文】味甘辛。

多食令人多寒热，羸瘦者不可食。叶，覆麻黄能令出汗。生河东平泽，杀乌头毒。

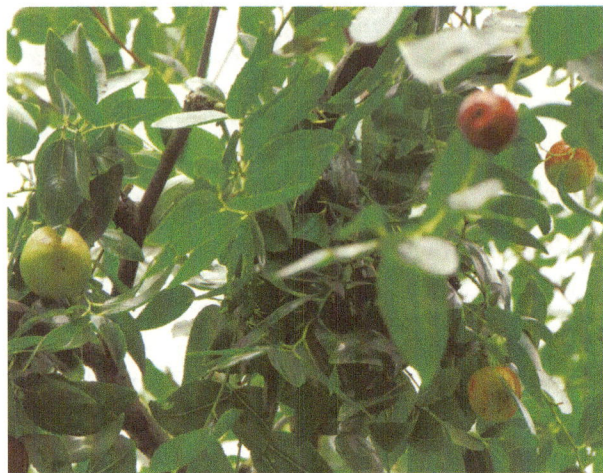

【药物来源】为鼠李科植物枣 *Ziziphus jujuba* Mill. 的新鲜成熟果实。

【形态特征】同本书第 163 条"大枣（红枣）"。

【性味功效】同本书第 163 条"大枣（红枣）"。

【用法用量】内服：鲜品入药，用量宜加倍，15 ~ 30 g。鲜果实采摘后，洗净，直接食用。

【使用注意】脾胃虚弱者不宜过量食用生枣。

【现代研究】较干燥后的大枣,生枣的维生素含量更高,汁液较多,多作水果食用。

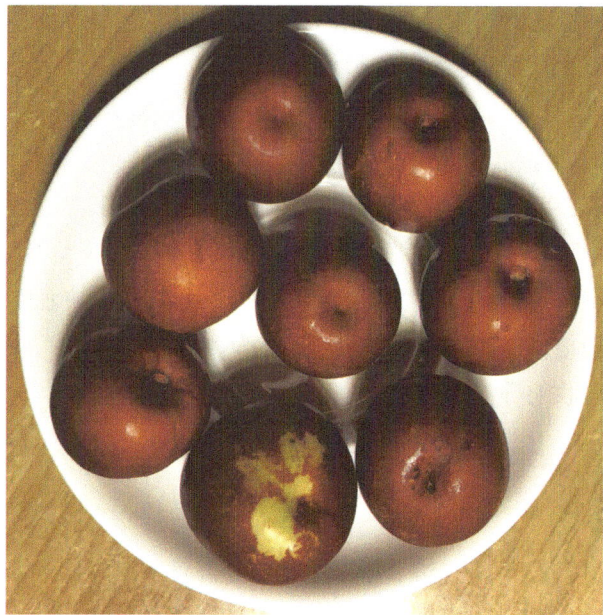

165 陈皮(橘皮)

【古籍原文】气温,味微苦。辛而苦,味厚,阴也,无毒。

《象》云:能益气,加青皮减半去滞气,推陈致新。若补脾胃,不去白;若调理胸中肺气,须去白。

《心》云:导胸中滞气,除客气。有白术则补脾胃,无白术则泻脾胃,然勿多用也。

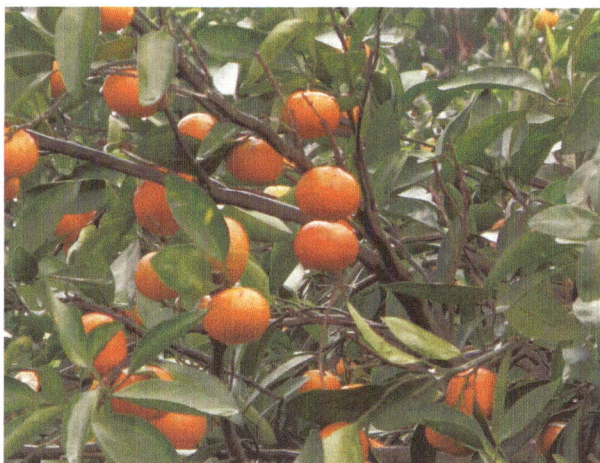

《珍》云:益气利肺,有甘草则补肺,无甘草则泻肺。

《本草》云:主胸中痰热逆气,利水谷。下气,止呕咳。除膀胱留热停水,五淋,利小便。主脾不能消

谷,气冲胸中,吐逆霍乱。止泻,去寸白虫。能除痰,解酒毒。海藏治酒毒,葛根陈皮茯苓甘草生姜汤。手太阴气逆,上而不下,宜以此顺之。陈皮、白檀为之使。其芳香之气,清奇之味,可以夺橙也。

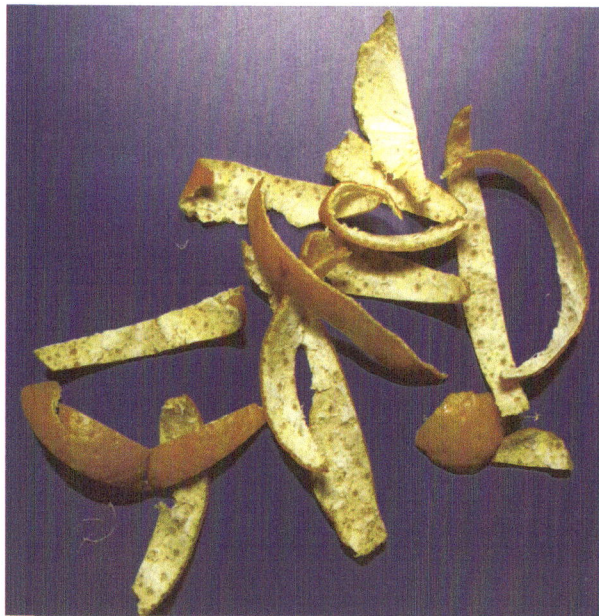

【药物来源】为芸香科植物柑橘 *Citrus reticulate* Blanco 及其栽培变种的干燥成熟果皮。

【形态特征】小乔木。分枝多,枝扩展或略下垂,刺较少。单生复叶;翼叶通常狭窄,或仅有痕迹。花单生或2~3朵簇生,白色。果实通常扁圆形至近圆球形;果肉酸或甜,或有苦味。种子或多数或少数。

【性味功效】苦、辛,温。理气健脾,燥湿化痰。

【古方选录】《鸡峰普济方·卷第八》大橘皮丸:陈橘皮四两,肥生姜三两,丁香半两,人参二两。用法:上为细末,蜜和丸,如弹子大,每服一丸,姜汤嚼下,不以时。主治:伤冷。胸膈噎塞,吞酸。

【用法用量】内服:煎汤,3~10 g;或入丸、散。

【使用注意】气虚、阴虚燥咳者不宜使用。吐血证患者慎用。

【现代研究】含黄酮类、生物碱类、柠檬苦素类、挥发油类、微量元素等。有促消化、抗溃疡、祛痰、平喘、保肝、利胆、降胆固醇、降血脂、抗血小板凝集、抗过敏、抑菌等作用。

166 青皮

【古籍原文】气温,味辛。苦而辛,性寒,气厚,阴也。

足厥阴经引经药,又入手少阳经。

《象》云:主气滞,消食,破积结膈气。去穰。

《心》云:厥阴经引经药也,有滞气则破滞气,无滞气则损真气。

《液》云:主气滞,下食,破积结及膈气。或云与陈皮一种。青皮小而未成熟,成熟而大者橘也,色红故名红皮,日久者佳,故名陈皮。如枳实、枳壳一种,"实"小而青未穰,"壳"大而黄紫色已穰,故壳高而治胸膈,实低而治心下,与陈皮治高、青皮治低同意。又云陈皮、青皮二种,枳实、枳壳亦有二种。

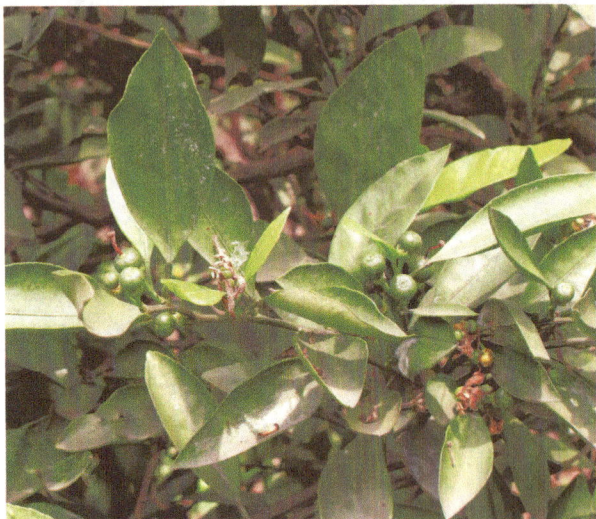

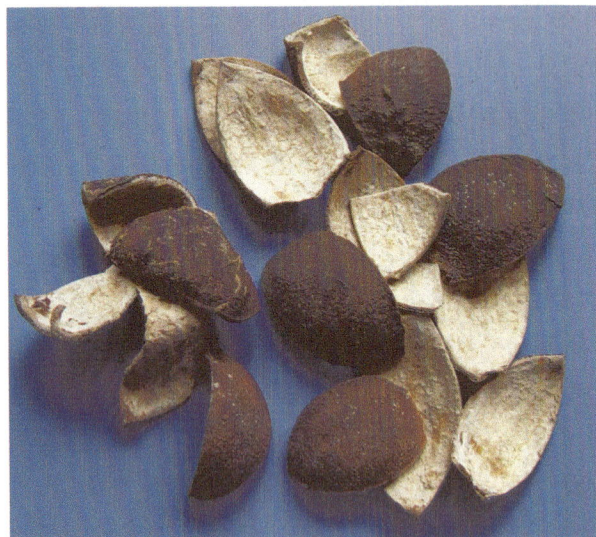

【药物来源】为芸香科植物柑橘 *Citrus reticulate* Blanco 及其栽培变种的干燥幼果(俗称"个青皮")、未成熟果实的果皮(俗称"四花青皮")。

【形态特征】同本书第165条"陈皮(橘皮)"。

【性味功效】苦、辛,温。疏肝破气,消积化滞。

【古方选录】《杂病源流犀烛·卷六》青皮丸:青皮,山楂,神曲,麦芽,草果。用法:上为细末,水泛为丸,熟汤送下。主治:由食生冷,或食物过多而致食必饱闷,噫败卵气之食痛。

【用法用量】内服:煎汤,3~10 g。醋炙后疏肝止痛力增强。

【使用注意】本品药性峻烈耗气,气虚者慎用。

【现代研究】含挥发油类、氨基酸、黄酮类、胺类等。有调节胃肠道功能、促消化、保肝、利胆、保护缺血性脑损伤、升高血压、祛痰、平喘、镇痛、抑制子宫平滑肌收缩等作用。

167　桃仁(核桃仁)

【古籍原文】气温,味苦甘性平。苦重于甘,阴中阳也,无毒。

入手、足厥阴经。

《象》云:治大便血结、血秘、血燥,通润大便。七宣丸中,专治血结,破血。以汤浸,去皮、尖,研如泥用。

《心》云:苦以泄滞血,甘以生新血,故凝血须用。又去血中之热。

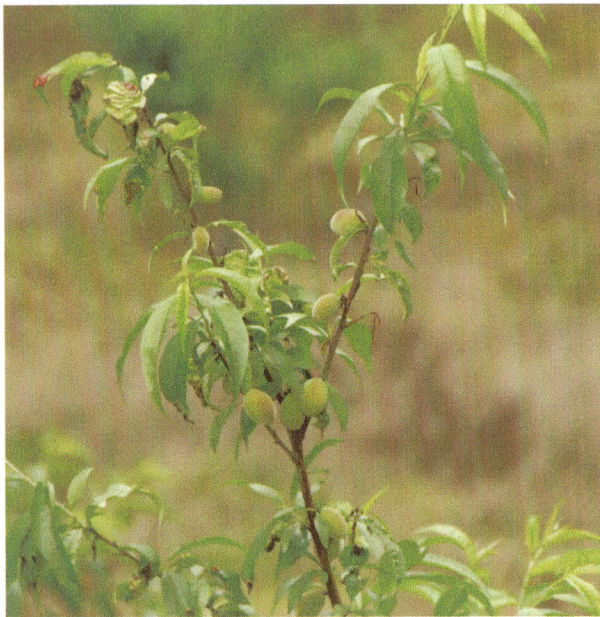

《本草》云:主瘀血血闭,症瘕邪气。杀小虫,止咳逆上气,消心下坚。除卒暴击血,通月水,止痛破血。入手、足厥阴。

《衍义》云:老人虚秘,与柏子仁、火麻仁、松子仁,等分同研,镕白蜡和丸如桐子大,以少黄丹汤下。仲景治中焦畜血用之。

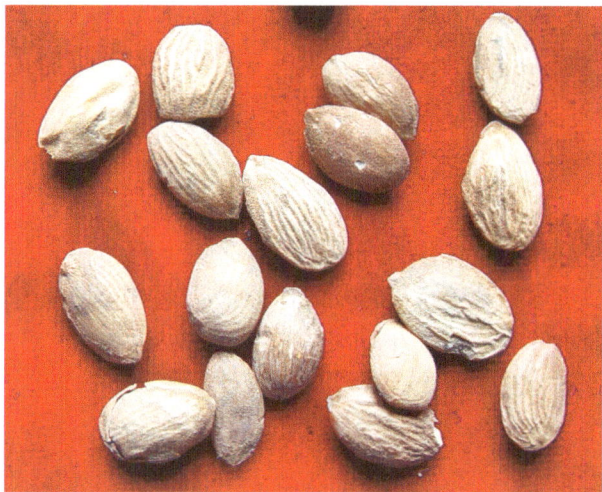

【药物来源】为蔷薇科植物桃 *Amygdalus persica* L. 或山桃 *Amygdalus davidiana*（Carrière）de Vos ex Henry 的干燥成熟种子。

【形态特征】(1)桃:落叶小乔木,高达 8 m。小枝绿色或红褐色。叶互生,在短枝上簇生;叶片椭圆状披针形至倒卵状披针形。花单生,红色。核果近球形,被柔毛,果肉黄白色;核极硬。种子 1 枚。

(2)山桃:落叶小乔木,高 5～9 m。叶互生,叶片卵状披针形。花单生,粉红色至白色。核果近圆形,黄绿色,表面被黄褐色柔毛,果肉离核;核小、坚硬,表面有网状的凹纹。种子 1 枚。

【性味功效】苦、甘,平。活血祛瘀,润肠通便,止咳平喘。

【古方选录】《杨氏家藏方·卷十六》桃仁散:桃仁(焙)、红花、当归(洗,焙)、杜牛膝各等份。用法:上为细末。每服三钱,空心、食前,温酒调下。主治:妇人、室女血闭不通,五心烦热。

【用法用量】内服:煎汤,5～10 g,用时打碎;或入丸、散。

【使用注意】无瘀滞者与孕妇慎用。过量服用可引起中毒。

【现代研究】含苦杏仁苷（约 3.6%）、挥发油类（0.4%）、脂肪油（45%）、糖类、蛋白质、氨基酸等。有抗凝血、抗血栓形成、抗心肌缺血、预防肝纤维化、抗炎、抗氧化、润滑肠道、镇咳、平喘等作用。

168 杏仁（苦杏仁）

【古籍原文】气温,味甘苦,冷利,有小毒。

入手太阴经。

《象》云:除肺燥,治风燥在胸膈间。麸炒,去皮、尖用。

《心》云:散结润燥,散肺之风及热,是以风热嗽者用之。

《本草》云:咳逆上气雷鸣,喉痹,下气,产乳金疮,寒心贲豚。惊痫,心下烦热,风气往来,时行头痛。解肌,消心下急,杀狗毒。破气,入手太阴。王朝奉治伤寒气上喘冲逆者,麻黄汤内加杏仁、陈皮;若气不喘冲逆者,减杏仁、陈皮,知其能泻肺也。

东垣云:杏仁下喘,用治气也;桃仁疗狂,用治血也。桃、杏仁俱治大便秘,当以气血分之。昼则难便,行阳气也;夜则难便,行阴血也。大肠虽属庚,为白肠,以昼夜言之,气血不可分也。年虚人大便燥秘、不可过泄者,脉浮在气,杏仁、陈皮;脉沉在血,桃仁、陈皮。所以俱用陈皮者,以其手阳明病,与手太阴俱为表里也。贲门上主往来,魄门下主收闭。故王氏言肺与大肠为通道也。

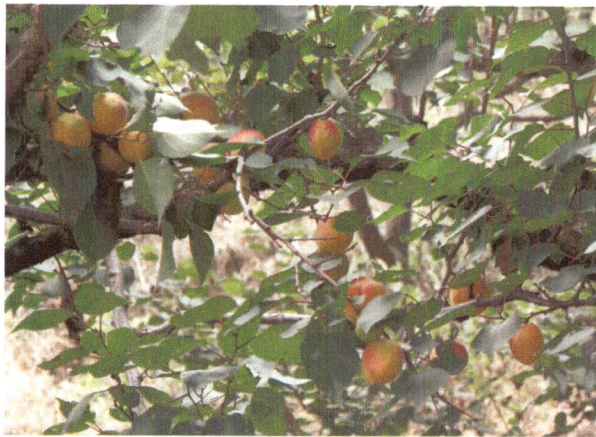

【药物来源】为蔷薇科植物山杏 *Armeniaca sibirica*（L.）Lam.、东北杏 *Armeniaca mandshurica*（Maxim.）Skv. 或杏 *Armeniaca vulgaris* Lam. 的干燥成熟种子。

【形态特征】(1)山杏:乔木,高 5～8(12) m。树皮灰褐色,纵裂。叶宽卵形或圆卵形。花单生,先于叶开放。果实球形,稀倒卵形,直径约 2.5 cm,果肉多汁,成熟时不开裂。核卵形或椭圆形。种仁味苦或甜。

（2）东北杏：乔木，高 5~15 m。树皮木栓质发达，深裂，暗灰色。叶片宽卵形至宽椭圆形。花单生，先于叶开放。果实近球形，直径 1.5~2.6 cm。核近球形或宽椭圆形。种仁味苦，稀甜。

（3）杏：小乔木，高 4~10 m。树皮暗红棕色，纵裂。单叶互生，叶片圆卵形或宽卵形。春季先叶开花；花单生枝端，白色或浅粉红色。核果圆形、稀倒卵形。种子 1，心状卵形。

【性味功效】苦，微温；有小毒。降气止咳平喘，润肠通便。

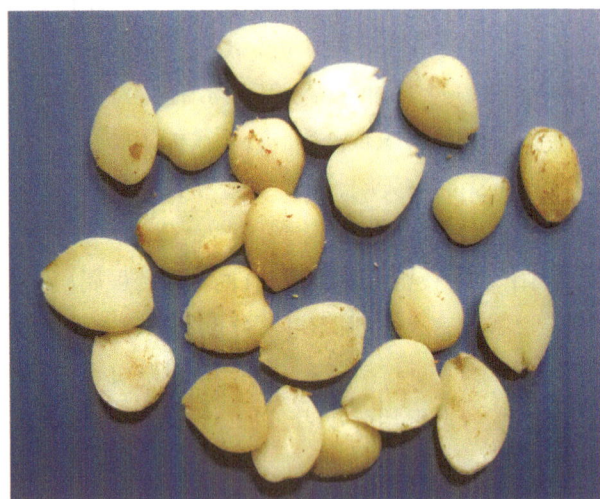

【古方选录】《太平惠民和剂局方·卷二》（续添诸局经验秘方）三拗汤：甘草（不炙）、麻黄（不去根、节）、杏仁（不去皮、尖）各等份。用法：上为粗散。每服五钱，水一盏半，姜五片，同煎至一盏，去滓，通口服。以衣被盖覆睡，取微汗为度。主治：感冒风邪，鼻塞声重，语音不出；或伤风伤冷，头痛目眩，四肢拘倦，咳嗽多痰，胸满气短，痰稠喘急。

【用法用量】内服：煎汤，5~10 g，宜打碎入煎；或入丸、散。生品入煎剂宜后下。

【使用注意】本品有小毒，内服不宜过量。阴虚咳喘、大便溏泻者忌用。婴儿慎用。

【现代研究】含苦杏仁苷（约3%）、脂肪油（又称"杏仁油"，约50%）、黄酮类、蛋白质、氨基酸、矿物质元素、维生素等。有镇咳、平喘、通便、抑菌、抗炎、镇痛、杀虫、抗肿瘤、抗突变、降血脂等作用。

169 乌 梅

【古籍原文】气平，味酸。酸温，阳也，无毒。

《象》云：主下气，除热烦满，安心调中，治痢止渴。以盐为白梅，亦入除痰药。去核用。

《心》云：收肺气。

《本草》云：主肢体痛，偏枯不仁，死肌。去青黑痣恶疾，止下痢，好唾口干，去骨间热。又方治一切恶疮肉出，以乌梅烧为灰，杵末，傅上恶肉立尽。仲景治吐蛔下利，乌梅丸。

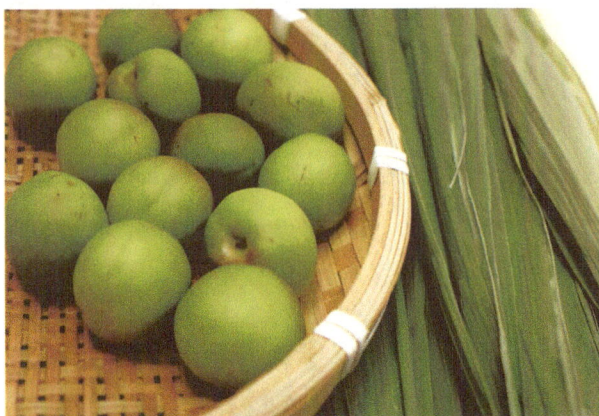

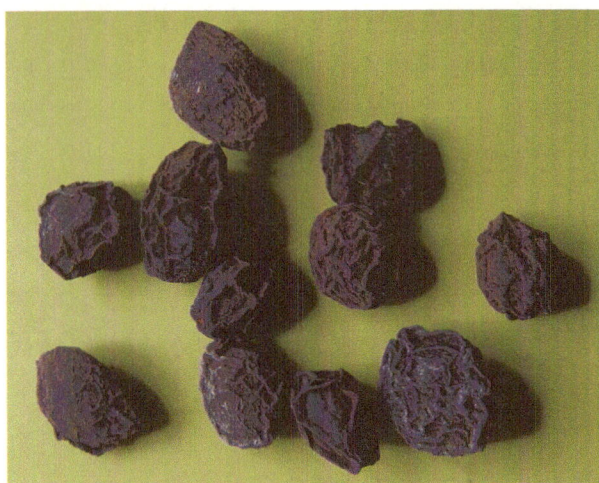

【药物来源】为蔷薇科植物梅 *Armeniaca mume* Sieb. 的干燥近成熟果实。

【形态特征】落叶小乔木，高可达 10 m。小枝细长，先端刺状。单叶互生。春季先叶开花，1~3 朵簇生于二年生侧枝叶腋，花白色或淡红色。果实近球形，黄色或绿白色，被柔毛。核表面蜂窝状孔穴。

【性味功效】酸、涩，平。敛肺，涩肠，生津，安蛔。

【古方选录】《外台秘要·卷五》乌梅饮：乌梅肉二十

枚(取好者,擘破)。用法:以水一大升,煮取一大盏,去梅,和一匙蜜,细细啜之。主治:瘴热兼痢,苦渴。

【用法用量】内服:煎汤,6~12 g;或入丸、散。

【使用注意】外有表邪、内有实热积滞者均不宜服用。

【现代研究】含有机酸类、萜类、挥发油类、氨基酸类、糖类、脂类、黄酮类、生物碱类等。有抗炎、收缩平滑肌、镇咳、止血、止泻、抑制细菌和皮肤真菌、体外抑制蛔虫活动等作用。

170 木 瓜

【古籍原文】气温,味酸。

入手、足太阴经。

《本草》云:治脚气湿痹,邪气霍乱,大吐下,转筋不止。益肺而去湿,和胃而滋脾。

《衍义》云:木瓜得木之正,故入筋。以铅白霜涂之,则失酸味,受金制也。此物入肝,故益筋与血。病腰肾脚膝无力,此物不可缺也。

东垣云:气脱则能收,气滞则能和。

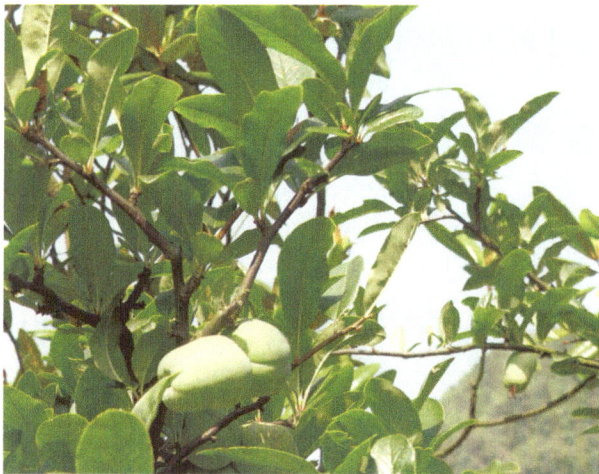

《雷公》云:调荣卫,助谷气是也。

【药物来源】为蔷薇科植物皱皮木瓜 *Chaenomeles speciosa*(Sweet)Nakai 的干燥近成熟果实。

【形态特征】落叶灌木,高2~3 m。枝棕褐色,有刺,皮孔明显。叶片卵形至椭圆状披针形。花先叶开放,数朵簇生于二年生老枝上,绯红色、白色或粉红色。梨果卵形或球形,黄色或黄绿色,芳香。

【性味功效】酸,温。舒筋活络,和胃化湿。

【古方选录】《三因极一病证方论·卷十一》木瓜汤:木瓜干一两,吴茱萸半两(汤浸七次),茴香一分,甘草一钱(炙)。用法:上锉为散,每服四大钱,水一盏半,姜三片,紫苏十叶,煎七分,去滓,食前服。主治:霍乱,吐下不已,举体转筋,入腹则闷绝。

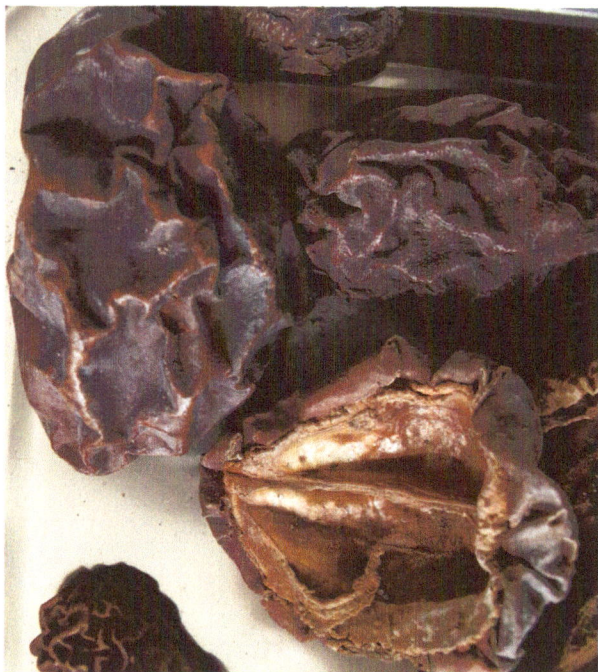

【用法用量】内服:煎汤,6~9 g;或入丸、散。外用:适量,煎水熏洗。

【使用注意】内有郁热、小便短赤者忌用。胃酸过多者不宜过服。

【现代研究】含三萜类、黄酮类、甾体、木脂素、香豆素类、有机酸等。有镇痛、保肝、抑菌、抗氧化、抗炎、止泻、抗肿瘤、松弛胃肠道平滑肌、降血糖、抗过敏等作用。

171 甘李根白皮(李根皮)

【古籍原文】《时习》云:根皮大寒,主消渴,止心烦,气逆奔豚。仲景奔豚汤中用之。

【药物来源】为蔷薇科植物李 *Prunus salicina* Lindl. 的干燥根皮。

【形态特征】乔木,高达9~12 m。树皮灰褐色,粗糙;小枝无毛,紫褐色,有光泽。叶片倒卵形或椭圆状倒卵形。花两性;通常3朵簇生,花白色。核果球形或卵球形,绿色、黄色或紫红色,有光泽。

【**性味功效**】苦、咸,寒。下气降逆,清热解毒。

【**古方选录**】《金匮要略·卷上》奔豚汤:甘草、芎䓖(即川芎)、当归各二两,半夏四两,黄芩二两,生葛五两,芍药二两,生姜四两,甘李根白皮一升。用法:上九味,以水二斗,煮取五升,温服一升,日三、夜一服。主治:奔豚气上冲胸,腹痛,往来寒热。

【**用法用量**】内服:煎汤,6~9 g。

【**使用注意**】脾胃虚寒者慎用。

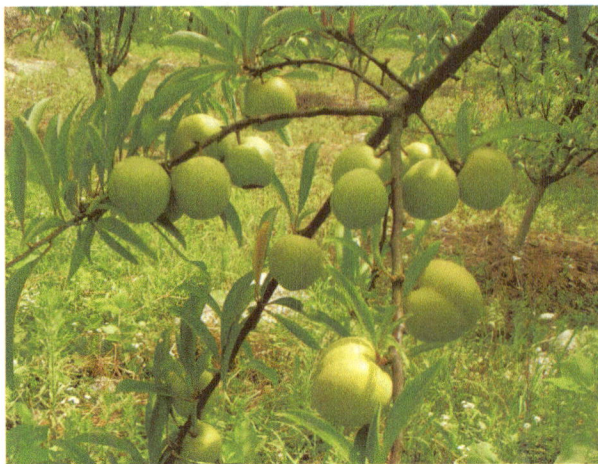

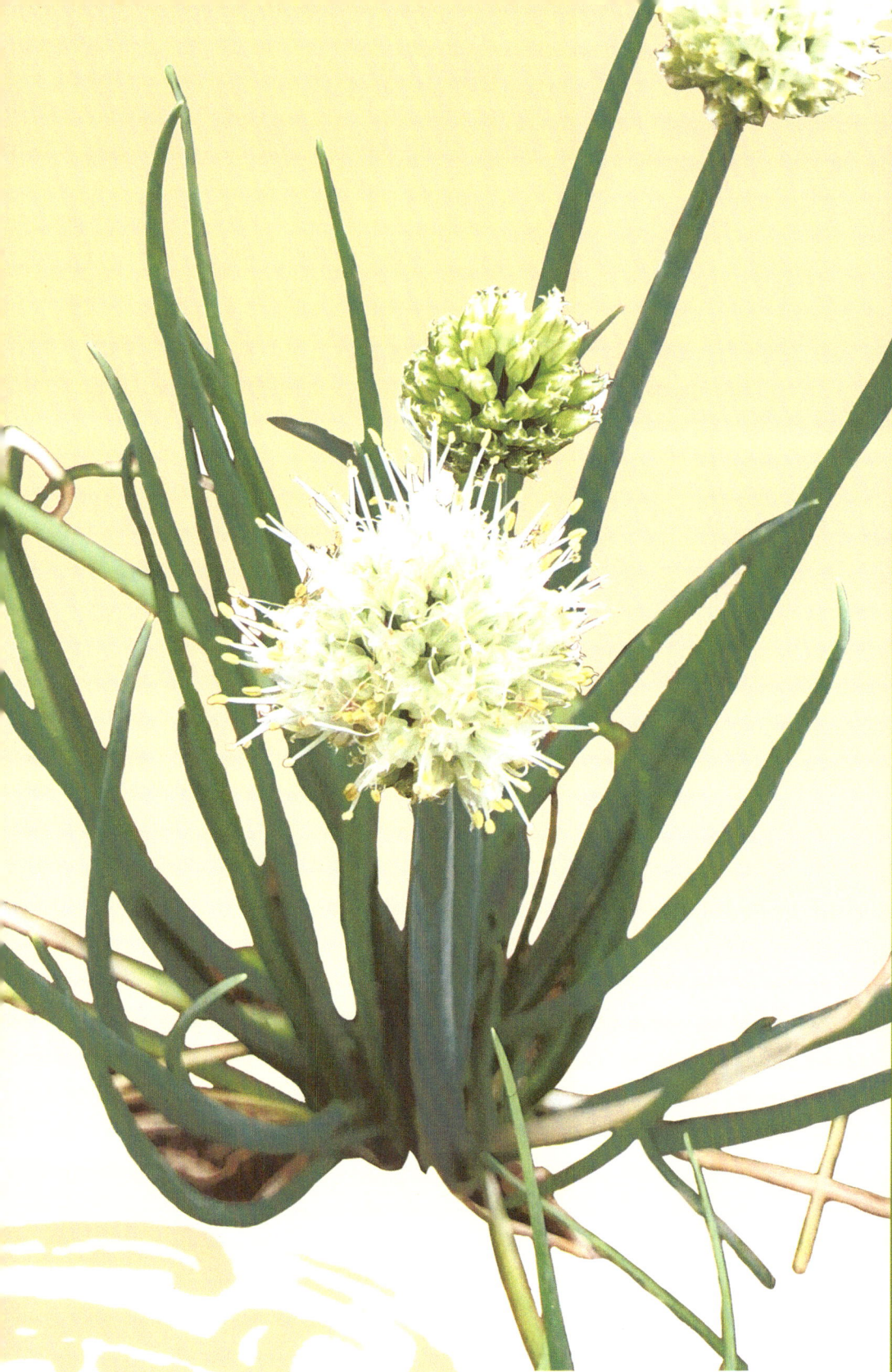

菜　部

172　荆芥穗

【古籍原文】气温，味辛苦。

《本草》云：辟邪毒，利血脉，通宣五脏不足气，能发汗，除劳渴。杵，和醋，封毒肿。去枝、梗，手搓碎用，治产后血晕如神。动渴疾。多食薰五脏神，破结气。

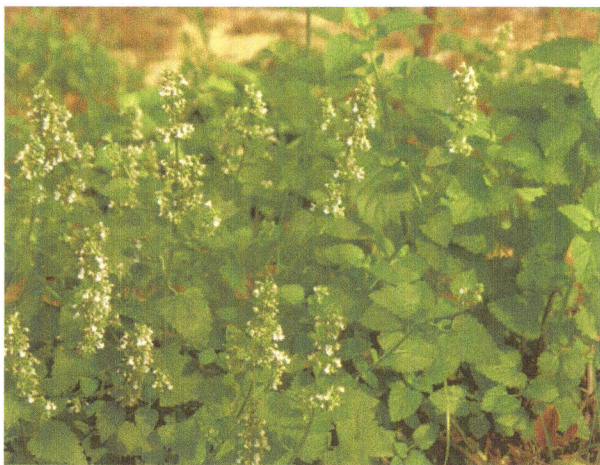

【药物来源】为唇形科植物裂叶荆芥 *Schizonepeta tenuifolia*（Benth.）Briq. 的干燥地上部分。

【形态特征】一年生草本，高 60～90 cm。茎直立，四棱形，基部稍带紫色，上部多分枝，全株被短柔毛。叶对生，羽状深裂，全缘，两面均被柔毛，下面具凹陷腺点。穗状轮伞花序，多密集于枝端；苞片叶状，线形，绿色，无柄；花萼钟形；花冠淡紫色。小坚果 4，卵形或椭圆形，棕色。

【性味功效】辛，微温。解表散风，透疹，消疮。荆芥穗炭：收涩止血。

【古方选录】《圣济总录·卷十一》荆芥散：荆芥穗、麻黄（去根、节，汤煮，掠去沫，焙）、羌活（去芦头）、独活（去芦头）各等份。用法：上四味，捣罗为细散。每服二钱匕。食后、临卧服，腊茶或温酒调下。主

治：风瘙痒，搔之成疮。

【用法用量】内服：煎汤，5～10 g。不宜久煎。解表、透疹、消疮宜生用，止血宜炒炭用。

【使用注意】表虚自汗、阴虚头痛者忌服。

【现代研究】含挥发油类、甾醇类、黄酮类等。有发汗、解热、镇痛、镇静、抗病原微生物、抑制平滑肌收缩、解痉、抗溃疡、抗炎、止血、抗过敏、抗肿瘤等作用。

173　生　姜

【古籍原文】气温，味辛。辛而甘，微温，气味俱轻，阳也，无毒。

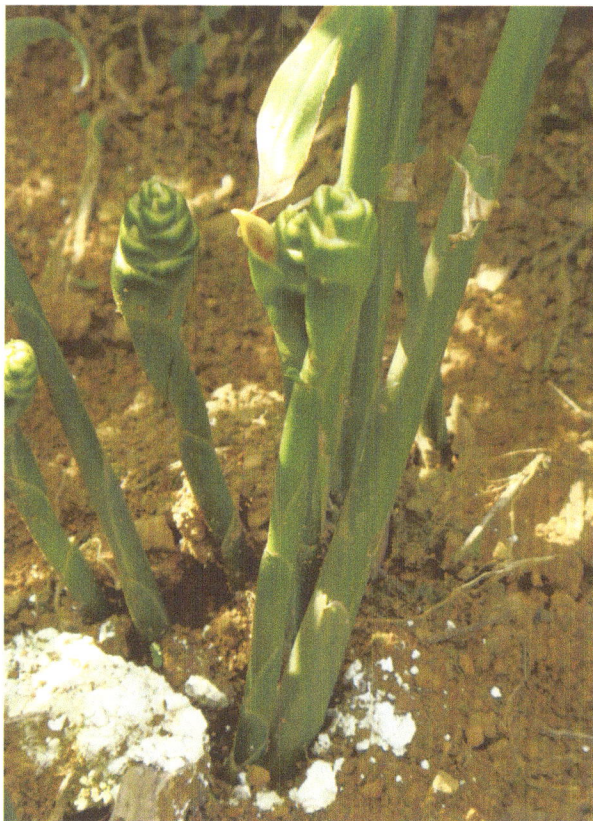

《象》云：伤寒头痛鼻塞，咳逆上气，止呕吐，治

痰嗽。生与干同治。与半夏等分,治心下急痛,鏾①细用。

《心》云:能制半夏、厚朴之毒,发散风寒,益元气,大枣同用。辛温,与芍药同用,温经散寒,呕家之圣药也。辛以散之,呕为气不散也。此药能行阳而散气。

《珍》云:益脾胃,散风寒,久服去臭气,通神明。

孙真人云:为呕家之圣药。

或问东垣曰:生姜辛温入肺,如何是入胃口?曰:俗皆以心下为胃口者,非也。咽门之下,受有形之物,系胃之系,便为胃口。与肺同处,故入肺而开胃口也。又问曰:人云夜间勿食生姜,食则令人闭气,何也?曰:生姜辛温,主开发,夜则气本收敛,反食之开发其气,则违天道,是以不宜食,此以平人论之可也。若有病则不然。姜屑比之干姜不热,比之生姜不润,以干生姜代干姜者,以其不僭故也。

《本草》云:秦椒为之使,杀半夏、莨菪毒,恶黄芩、黄连、天鼠粪。

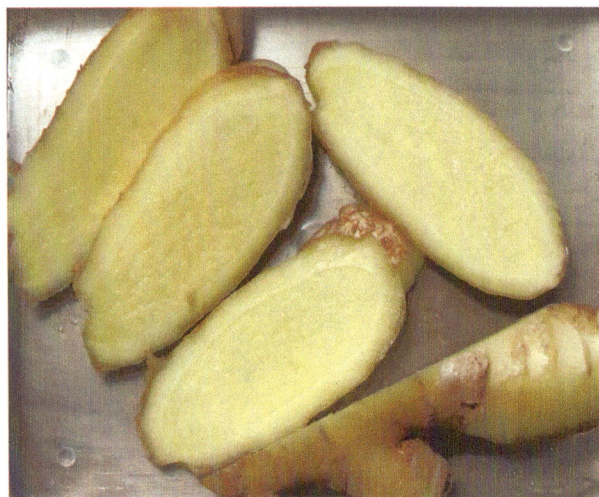

【药物来源】为姜科植物姜 *Zingiber officinale* Rosc. 的新鲜根茎。

【形态特征】多年生草本,高 40~100 cm。根茎肉质,扁圆横走,具芳香、辛辣气味。叶互生,2 列,有长鞘,抱茎;叶片线状披针形。花茎自根茎抽出,穗状花序椭圆形。蒴果 3 瓣裂。种子黑色。

【性味功效】辛,微温。解表散寒,温中止呕,温肺止咳,解鱼蟹毒。

【古方选录】《仙拈集·卷二》五汁膏:蜂蜜、姜汁各四两,白萝卜汁、梨汁各半斤,人乳一碗。用法:共熬成膏,早晚滚汤服数匙。二料除根。主治:劳嗽。

【用法用量】内服:煎汤,3~9 g;或捣汁饮服。

【使用注意】内火炽盛、阴虚内热者忌用。

【现代研究】含挥发油类、姜辣素、二苯基庚烷、树脂状物质、氨基酸等。有解热、镇痛、止吐、促进消化液分泌、保护胃黏膜、抗氧化、保肝、利胆、镇静、抗炎、抑菌、降低胆固醇等作用。

174 干姜

【古籍原文】气热,味大辛。辛,大热,味薄气厚,阳中之阳也。辛温,无毒。

《象》云:治沉寒痼冷,肾中无阳,脉气欲绝,黑附子为引,用水煎二物,名姜附汤,亦治中焦有寒。水洗,慢火炮。

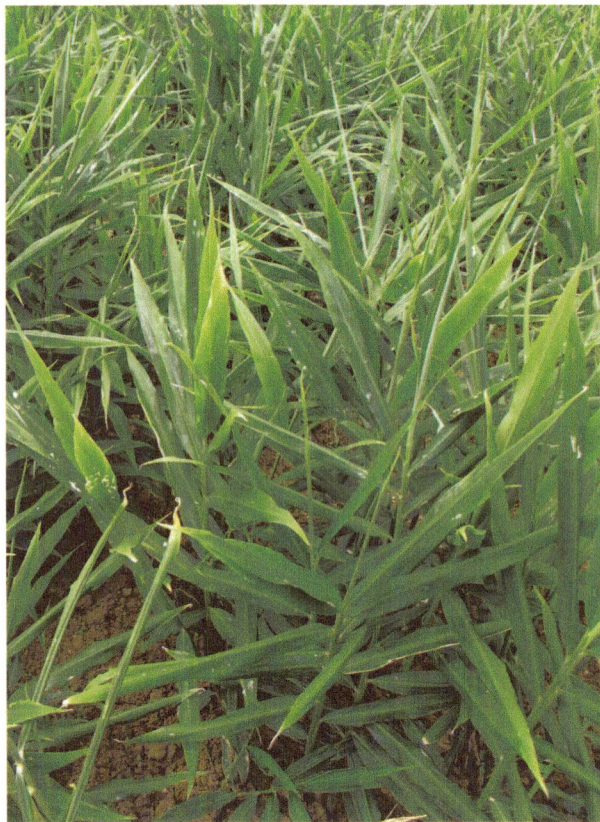

《心》云:发散寒邪,如多用则耗散元气,辛以散之,是壮火食气故也,须以生甘草缓之。辛热,散里寒、散阴寒、肺寒,与五味同用,治嗽,以胜寒蛔。正

---

① 鏾,音 qián。其释义已无处查考,为尊重《汤液本草》原文,保留繁体字形。

气虚者,散寒,与人参同补药,温胃腹中寒,其平以辛热。

《珍》云:寒淫所胜,以辛散之。经炮则味苦。

《本草》云:主胸满咳逆上气,温中止血,出汗,逐风湿痹,肠澼下利。寒冷腹痛,中恶霍乱,胀满,风邪诸毒,皮肤间结气,止唾血。生者尤良,主胸满,温脾燥胃,所以理中,其实主气而泄脾。

易老云:干姜能补下焦,去寒,故四逆汤用之。干姜本味辛,及见火候,稍苦,故止而不移,所以能治里寒。非若附子行而不止也。理中汤用此者,以其四顺也。

或云:干姜味辛热,人言补脾,今言泄而不言补者,何也? 东垣谓:"泄"之一字,非泄脾之正气也,是泄脾中寒湿之邪,故以姜辛热之剂燥之,故曰泄脾也。

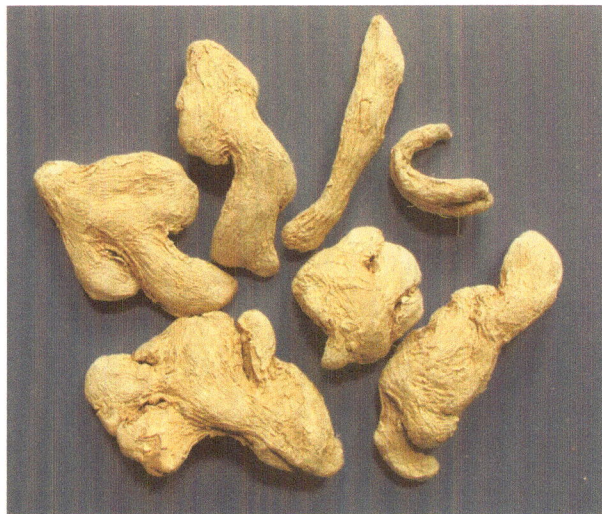

【药物来源】为姜科植物姜 *Zingiber officinale* Rosc. 的干燥根茎。

【形态特征】同本书第 173 条"生姜"。

【性味功效】辛,热。温中散寒,回阳通脉,温肺化饮。

【古方选录】《伤寒论·卷第三》干姜附子汤:干姜一两,附子一枚(生用,去皮,切八片)。用法:水三升,煮取一升,去滓,温服。主治:伤寒下之后,复发汗,昼日烦躁不得眠,夜而安静,不呕不渴,无表证,脉沉微,身无大热。

【用法用量】内服:煎汤,3～10 g;或入丸、散。

【使用注意】阴虚内热、血热妄行者忌用。孕妇慎用。

【现代研究】含挥发油类、姜辣素类、二苯基庚烷类等。有止呕、解热、抗炎、抑菌、保肝、利胆、降血脂、强心、升高血压、促进胃肠道消化、抗溃疡、改善局部血液循环、镇痛、抗缺氧等作用。

175 薄 荷①

【古籍原文】气温,味辛苦。辛凉,无毒。

手太阴经、厥阴经药。

《象》云:能发汗,通骨节,解劳乏。与薤相宜。新病瘥人勿多食,令虚汗出不止。去枝、梗,搓碎用。

《心》云:上行之药。

陈士良云:能引诸药入荣卫,又主风气壅并。

【药物来源】为唇形科植物薄荷 *Mentha haplocalyx* Briq. 的地上部分。

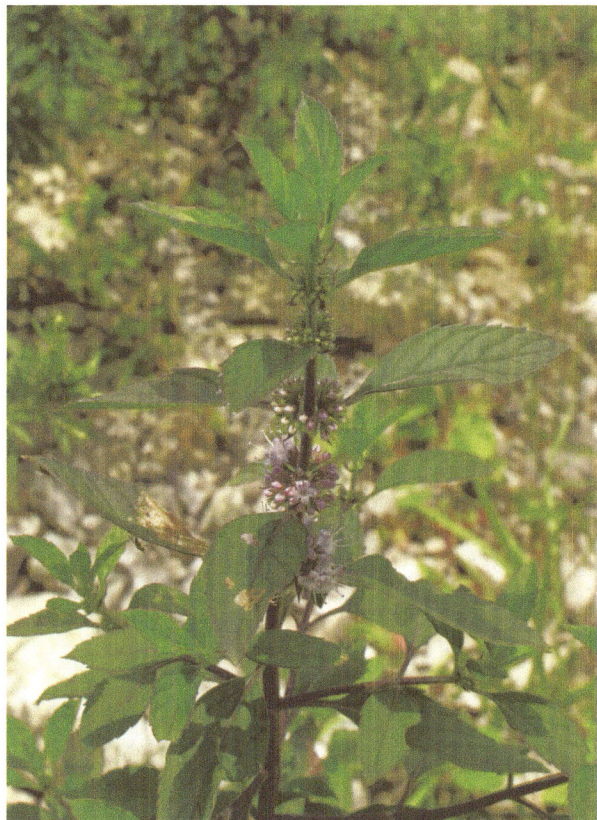

【形态特征】多年生草本,高 10～80 cm。茎四棱形,多分枝。单叶对生,密被白色短柔毛;叶片长卵形至椭圆状披针形。轮伞花序腋生;花萼钟状,具明显的

---

① 荷,原文作"苟",疑为原作者笔误,此处应为药材"薄荷"。

5 条纵脉,外面密生白色柔毛。小坚果。

【性味功效】辛,凉。疏散风热,清利头目,透疹,利咽,疏肝行气。

【古方选录】《洞天奥旨·卷十三》薄芥汤:薄荷二钱,荆芥二钱,苦参二钱。用法:煎汤一碗,洗之。即愈。主治:火斑疮。天气严寒,向火烘手,炙伤皮肤,因而成斑,变成痛痊。

【用法用量】内服:煎汤,3~6 g。入汤剂宜后下。薄荷叶长于发汗解表,薄荷梗偏于行气和中。

【使用注意】体虚多汗、阴虚血燥者慎用。

【现代研究】含挥发油类、黄酮类、有机酸、氨基酸等。有发汗、解热、镇痛、促透皮吸收、抗病毒、解痉、保肝、利胆、排石、抗早孕、祛痰止咳、抗病原体、抑制胃肠平滑肌收缩等作用。

176 葱白

【古籍原文】气温,味辛,无毒。

入手太阴经,足阳明经。

《液》云:以通上下之阳也。《活人书》:伤寒头痛如破,连须葱白汤主之。

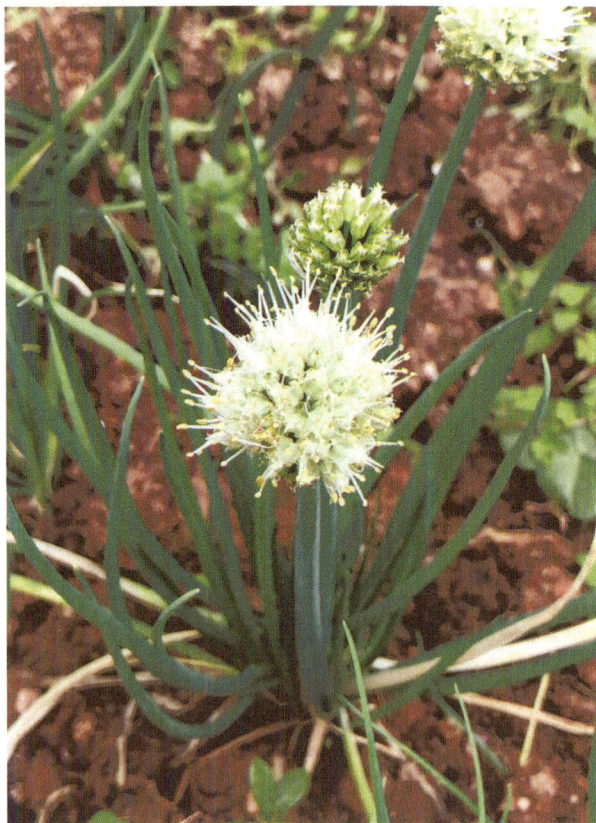

《心》云:通阳气,辛而甘,气厚味薄,阳也。发散风邪。

《本草》云:葱实,主明目,补中不足。其茎白,平。可作汤,主伤寒寒热,出汗,中风,面目肿。伤寒骨肉痛,喉痹不通,安胎,归目,除肝邪气。安中,利五脏,益目精,杀百药毒。葱根主伤寒头痛。葱汁平温,主溺血,解藜芦毒。

【药物来源】为百合科植物葱 Allium fistulosum L. 近根部白色部分的鳞茎。

【形态特征】多年生草本,高可达 50 cm。通常簇生,具辛辣味,折断后有黏液。须根丛生,白色。鳞茎圆柱形。叶基生,圆柱形,中空。花茎自叶丛抽出,通常单一;伞形花序圆球状。蒴果三棱形。

【性味功效】辛,温。发汗解表,通阳,利尿。

【古方选录】《肘后备急方·卷二》葱豉汤:葱白一虎口,豉一升。用法:上以水三升,煮取一升,顿服取汗。不汗复更作,加葛根二两,升麻三两,五升水,煎取二升,分再服,必得汗;若不汗,更加麻黄二两,又用葱汤研米二合,水一升,煮之。少时下盐豉,后纳葱白四物,令火煎取三升,分服取汗也。主治:伤寒初觉头痛,身热,脉洪起一二日。

【用法用量】内服:煎汤,9~15 g;或煮粥食,每次可用鲜品 15~30 g;地上部分可作食品调料用。外用:适量,鲜品捣敷。

【使用注意】表虚多汗者忌用。

【现代研究】含挥发油类、多糖、纤维素、蛋白质、维生素等。有抑菌、抗真菌、抗滴虫、解热、发汗、保护胃黏膜、促进消化液分泌、驱虫等作用。

177 韭白(韭根)

【古籍原文】气温,味辛,微酸,无毒。

《本草》云:归心,安五脏,除胃中热,利病人,可久食。子,主梦泄精、溺白;根,养发。阴物变为阳。

【药物来源】为百合科植物韭 Allium tuberosum Rottl. ex Spreng. 的根和鳞茎。

【形态特征】多年生草本,具特殊强烈气味。横生根茎倾斜。鳞茎近圆柱状,外皮暗黄色至黄褐色,簇生。叶条形,扁平,比圆柱状花葶短。伞形花序半球状或近球状,花白色。蒴果具倒心形的果瓣。

【**性味功效**】辛,温。温中行气,解毒,散瘀。

【**古方选录**】《圣济总录·卷一七四》韭根汁方:韭根汁。用法:上一味,滴少许入鼻中,出黄水,即瘥。主治:小儿黄病,小儿鼻干身热。

【**用法用量**】内服:煎汤,鲜者 30 ~ 60 g;或捣汁兑服;地上部分为韭菜,可食用。外用:适量,捣敷;或温熨。

【**使用注意**】阴虚内热、疮疡者或目疾患者均应忌食。

【**现代研究**】根含甲基烯丙基二硫化物、二甲基二硫化物、蒜氨酸等,鳞茎含蒜氨酸、皂苷等。有抑菌、祛痰等作用。

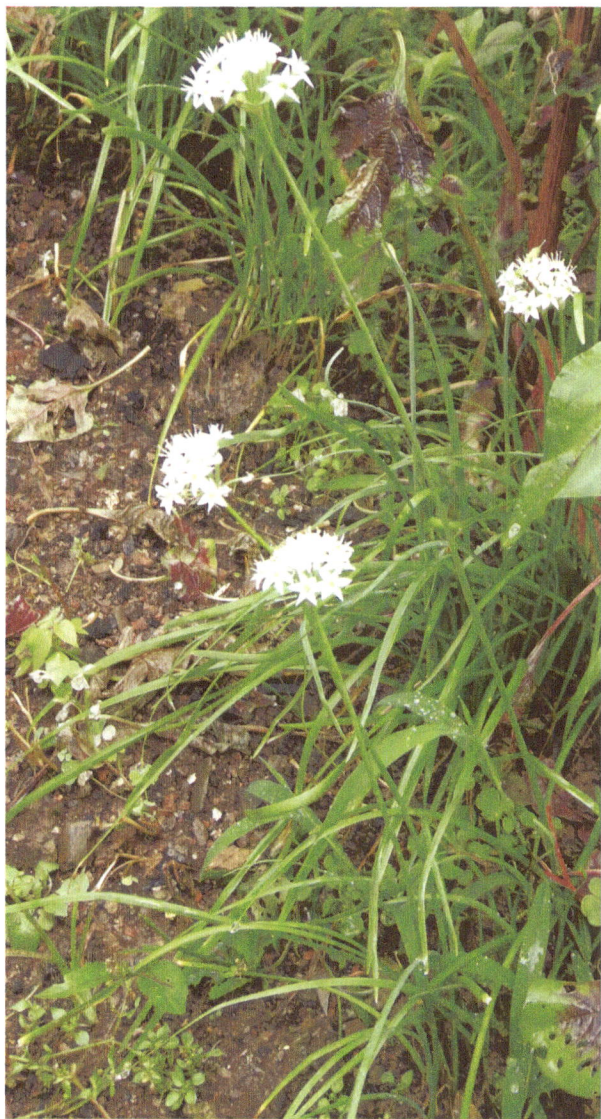

178 薤 白

【**古籍原文**】气温,味苦辛,无毒。

入手阳明经。

《本草》云:主金疮疮败,轻身不饥,耐老。除寒热,去水气,温中散结,利病人。诸疮中风寒水肿,以此涂之。下重者气滞也,四逆散加此,以泄气滞。

《心》云:治泄痢下重,下焦气滞,泄滞气。

【**药物来源**】为百合科植物薤白 *Allium macrostemon* Bunge、藠头 *Allium chinense* G. Don 的鳞茎。

【**形态特征**】(1)薤白:多年生草本,高 30 ~ 60 cm。鳞茎近球形,直径 0.7 ~ 1.5 cm,旁侧常有 1 ~ 3 个小鳞茎附着。叶互生,苍绿色,半圆柱状狭线形,中空。花茎单生;伞形花序顶生,球状。蒴果倒卵形。

(2)藠头:特点是鳞茎数枚聚生,狭卵状。叶基生,具 3 ~ 5 棱的圆柱状,中空,近与花葶长。伞形花序半球形,松散;花淡紫色至蓝紫色;花柱伸出花被。

【**性味功效**】辛、苦,温。通阳散结,行气导滞。

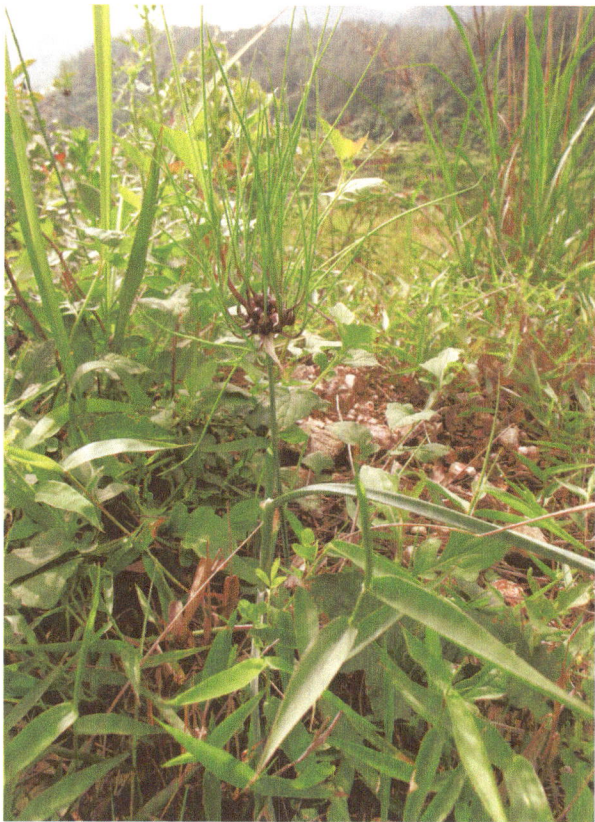

【**古方选录**】《金匮要略·卷上》栝楼薤白半夏汤:栝楼实一枚(捣),薤白三两,半夏半升,白酒一斗。用

法:上四味同煮,取四升。温服一升,日三服。主治:胸痹,不得卧,心痛彻背者。

【用法用量】内服:煎汤,5~10 g;兼为食品调料。

【使用注意】素体气虚、内无气滞、胃弱纳呆者不宜使用。

【现代研究】含甾体皂苷类、挥发油类、含氮化合物、酸性物质、多糖等。有增强免疫力、抗心肌缺血、降血脂、平喘、抗氧化、扩张血管、抗凝血、抗血栓形成、抑菌、抗炎等作用。

179 瓜蒂(甜瓜蒂)

【古籍原文】气寒,味苦,有毒。

《本草》云:治大水,身面四肢浮肿,下水,杀蛊毒。咳逆上气,及食诸果,病在胸腹中者,皆吐下之。去鼻中息肉,疗黄疸,鼻中出黄水。除偏头疼有神,头目有湿宜此。瓜蒂苦,以治胸中寒,与白虎同例,俱见"知母"条下。与麝香、细辛同为使。治久不闻香臭。仲景钤方:瓜蒂一十四个,丁香一个,黍米四十九粒,为末,含水搐一字,取下。

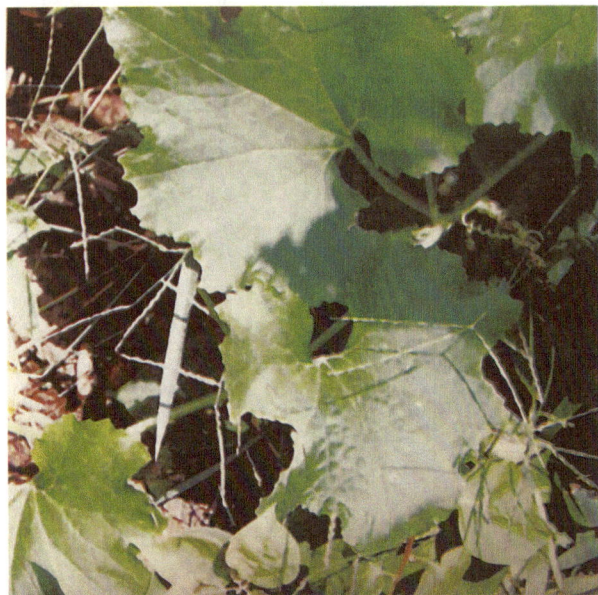

【药物来源】为葫芦科植物甜瓜 *Cucumis melo* L. 的干燥果柄。

【形态特征】一年生匍匐或攀缘草本。茎、枝有棱。卷须纤细,被微柔毛。叶片厚纸质,近圆形或肾形。花单性,雌雄同株。果实球形或长椭圆形;果皮平滑,有纵沟或斑纹;果柄细圆柱形,常扭曲。

【性味功效】苦,寒;有毒。涌吐痰食,祛湿退黄。

【古方选录】《伤寒论·卷第四》瓜蒂散:瓜蒂(炒黄)、赤小豆各一分。用法:研末和匀,每服一钱匕;豆豉一合煮作稀糜,去渣取汁,和散顿服。功效:涌吐痰食。主治:痰涎宿食壅于上焦,胸中痞闷,烦懊不安,气冲咽喉等。

【用法用量】内服:煎汤,2.5~5.0 g;或入丸、散,每次 0.3~1.0 g。外用:适量,研末吹鼻,待鼻中流出黄水即可停药。

【使用注意】孕妇与体虚、吐血、咯血、胃弱、上焦无实邪者均应忌用。

【现代研究】含葫芦素 B、葫芦素 E 等三萜类,甾醇,皂苷,氨基酸等。有强烈催吐、保肝、增强免疫力、抗肿瘤、降血压、退黄疸等作用。过量服用会引致电解质紊乱,甚至因循环衰竭、呼吸中枢麻痹而死亡。

180 冬葵子(冬葵果、葵子)

【古籍原文】气寒,味甘,无毒。

《本草》云:主五脏六腑寒热羸瘦,五癃,利小便。疗妇人乳难内闭,久服坚筋骨,长肌肉,轻身。

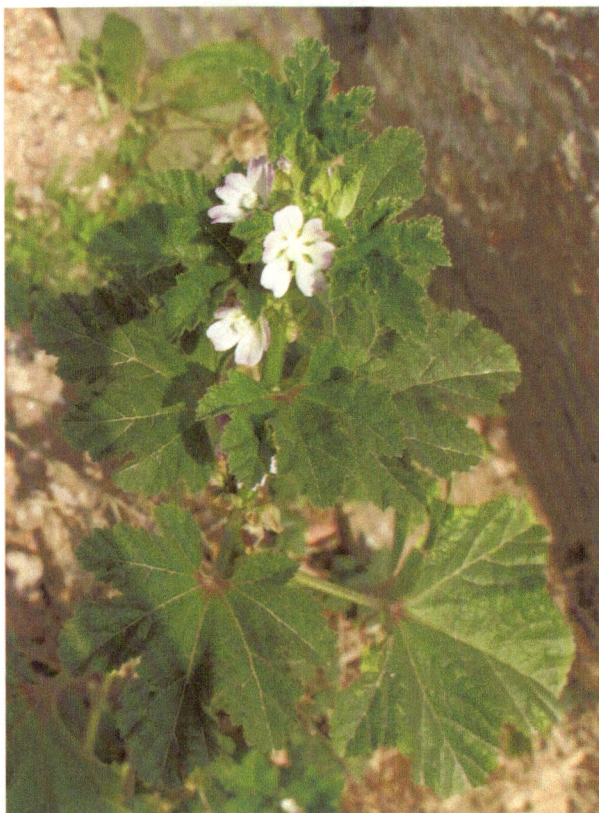

《衍义》云:性滑利,不益人。患痛疖毒热内攻,未出脓者,水吞三五粒,遂作窍,脓出。

【药物来源】为锦葵科植物野葵 *Malva verticillata* Linn. 的干燥成熟果实。

【形态特征】二年生草本,高50~100 cm。茎被星状长柔毛。叶肾形至圆形,互生,常为掌状五至七裂。花3朵至多朵簇生叶腋间,花冠淡白色至淡红色。果扁圆形。种子肾形,直径约1.5 mm,无毛,紫褐色。

【性味功效】甘、涩,寒。清热利尿,下乳,润肠。

【古方选录】《金匮要略·卷下》葵子茯苓散:葵子一斤,茯苓三两。用法:上二味,杵为散。饮服方寸匕,日三服。小便利则愈。主治:妊娠有水气,身重,小便不利,洒淅恶寒,起则头眩。

【用法用量】内服:煎汤,3~9 g;或入散剂。

【使用注意】本品性寒质润而滑利,故脾虚便溏者与孕妇慎用。

【现代研究】含甾体类、内酰胺类、脑苷类、脂肪油、挥发油类、蛋白质、淀粉、无机元素等。有排除或消除尿路结石、降血脂、抗动脉粥样硬化、抗肿瘤等作用。

181 蜀葵花

【古籍原文】冷,阴中之阳。

《珍》云:赤者治赤带,白者治白带。赤治血燥,白治气燥。

【药物来源】为锦葵科植物蜀葵 *Althaea rosea* (Linn.) Cavan. 的干燥花。

【形态特征】二年生直立草本,高达2 m,茎枝密被刺毛。叶互生,近圆心形,掌状五至七浅裂。花腋生、单生或近簇生,排成总状花序式;花大,有红色、紫色、白色、粉红色、黄色、黑紫色等。果盘状。

【性味功效】甘、咸,凉。活血止血,解毒散结。

【古方选录】《太平圣惠方·卷七十三》蜀葵散[1]:白蜀葵花五两(阴干)。用法:上药,捣细罗为散。每于食前,以温酒调下二钱。如赤带下,亦用赤花。主治:妇人白带下,脐腹冷痛,面色痿黄,日渐虚损。

【用法用量】内服:煎汤,3~9 g;或研末,1~3 g。外

用:适量,研末调敷;或鲜品捣敷。

【使用注意】孕妇忌用。

【现代研究】含银椴苷、柚皮素、茴香酸、肉桂酸、香豆酸、阿魏酸、水杨酸、β-谷甾醇、胡萝卜苷等。有利尿、通便、利咽等作用。

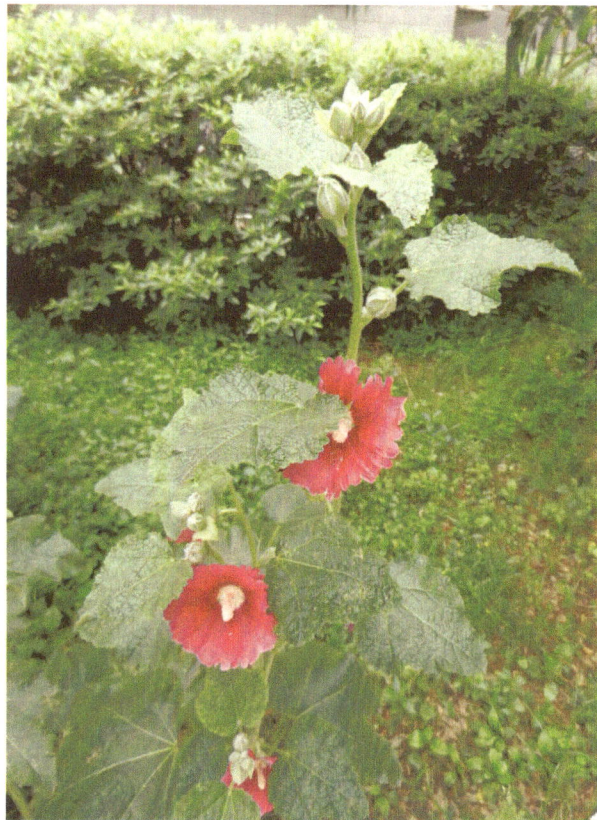

182 香薷

【古籍原文】味辛,微温。

《本草》云:主霍乱腹痛吐下,散水肿。

【药物来源】为唇形科植物石香薷 *Mosla chinensis* Maxim. 的干燥地上部分。

【形态特征】石香薷:直立草本。茎高9~40 cm,纤细,自基部多分枝,或植株矮小不分枝,被白色柔毛。叶线状长圆形至披针形。总状花序头状,花萼钟形,花冠紫红色、淡红色至白色。小坚果球形。

【性味功效】辛,微温。发汗解表,化湿和中,利水消肿。

———————

[1] 蜀葵散,乃本书编者自拟名,以便于读者记忆、理解。

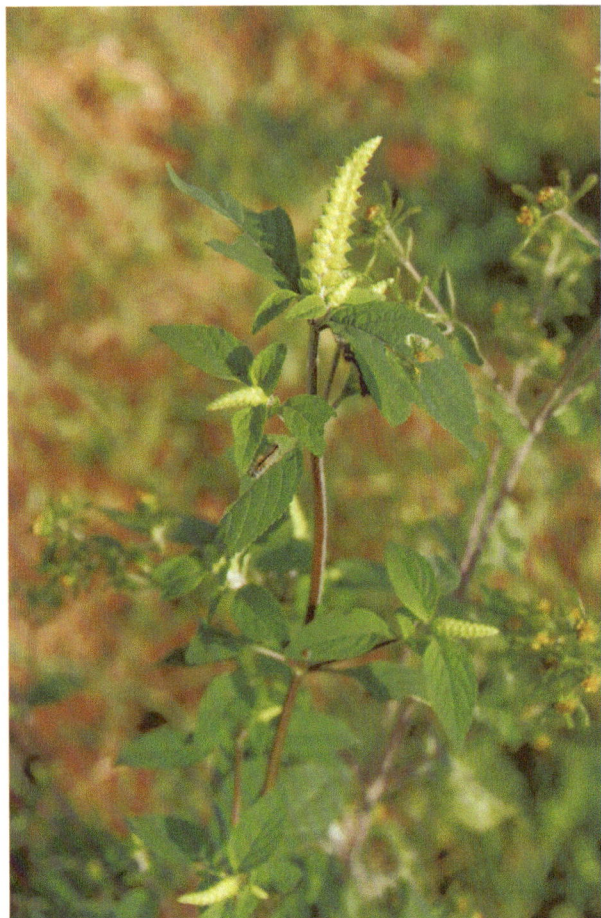

【古方选录】《太平惠民和剂局方·卷二》（续添诸局经验秘方）香薷汤：香薷二两（去土），甘草半两（炙），白扁豆（炒）、厚朴（去粗皮，锉，姜汁炒）、茯神各一两。用法：上为细末。每服二钱，沸汤点服，入盐点亦得，不拘时。主治：脾胃不和，胸膈痞滞满闷，内感风冷，外受寒邪，憎寒壮热，遍体疼痛，霍乱呕吐，脾疼翻胃，肢节倦怠，中酒不醒，四时伤寒头痛。

【用法用量】内服：煎汤，3～10 g。解表用量不宜过大，不宜久煎；利水消肿用量宜稍大，且需浓煎。

【使用注意】表虚有汗者忌用。

【现代研究】含挥发油类、黄酮类、甾醇、酚性物质、香豆素等。有解热、镇痛、镇静、增强免疫力、抑菌、抗病毒、利尿、镇咳祛痰、降血压、刺激消化液分泌、刺激胃肠道蠕动、降低胆固醇等作用。

183 炊单布①

【古籍原文】《液》云：仲景治坠马，及一切筋骨损方中用。《时习》补入。

【现代研究】即古人用厨房蒸笼垫布，现代不用。

---

① 本品种因现代已不使用，故只给予"古籍原文""现代研究"两条。

米谷部

184 粳米

【古籍原文】气微寒,味甘苦,甘平,无毒。

入手太阴经、少阴经。

《液》云:主益气,止烦止渴止泄。与熟鸡头相合,作粥食之,可以益精强志,耳目聪明。本草诸家共言益脾胃,如何白虎汤用之入肺?以其阳明为胃之经,色为西方之白,故入肺也。然治阳明之经,即在胃也。色白,味甘寒,入手太阴。又少阴证桃花汤用此,甘以补正气;竹叶石膏汤用此,甘以益不足。

《衍义》云:平和五脏,补益胃气,其功莫逮。然稍生则复不益脾,过熟则佳。

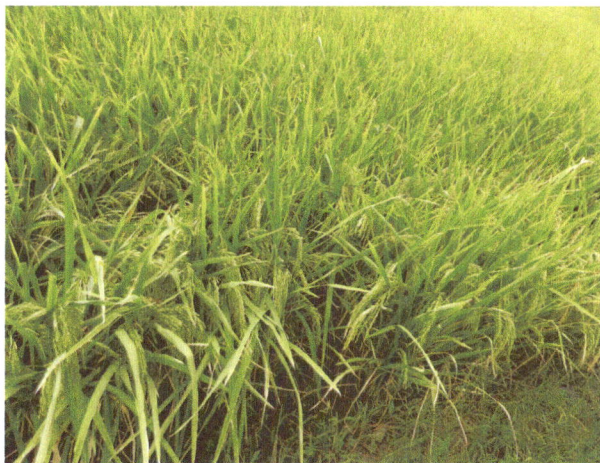

【药物来源】为禾本科植物粳稻 *Oryza sativa* L. subsp. *japonica* Kato 去壳的成熟种仁。

【形态特征】一年生水生草本。植株较矮,质地较硬;秆直立,分蘖直立。叶片线状披针形,色较深,无毛。圆锥花序大型疏展,主轴较长。小穗数多而密集,穗重,秤毛较长而密。颖果矩圆形,种粒形变卵圆而较短宽。

【性味功效】甘,平。补气健脾,除烦渴,止泻痢。

【古方选录】《太平圣惠方·卷九十六》粳米桃仁粥:粳米二合,桃仁一两(汤浸,去皮、尖、双仁,研)。用法:以桃仁和米煮粥。空腹食之。主治:上气咳嗽,胸膈伤痛,气喘。

【用法用量】内服:煎汤,9~30 g;或水研,取汁用;或作为主食煮饭、熬粥、研粉做糕饼食用。

【使用注意】《食疗本草》有记载:"不可和苍耳食之,令人卒心痛;不可与马肉同食之,发痼疾。"可资参考。

【现代研究】含淀粉(约 75% 以上)、蛋白质(约 8%)、维生素 B 族、甾醇、有机酸、糖类等。有抗氧化、保持血糖水平、抗衰老、一定程度的抗肿瘤等作用。

185 赤小豆

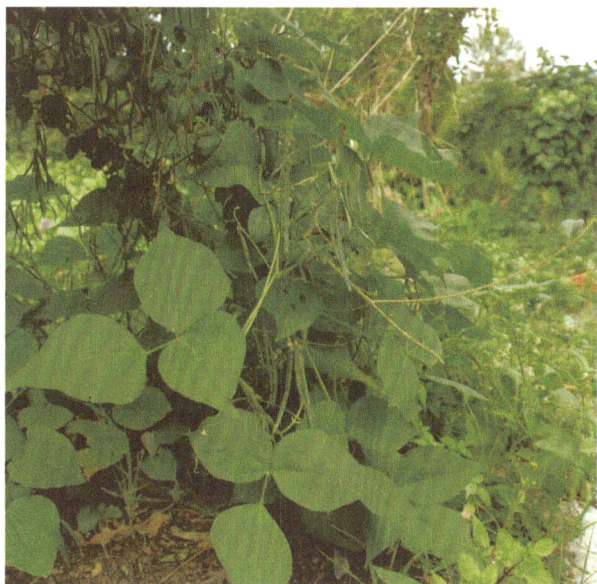

【古籍原文】气温,味辛甘酸,阴中之阳,无毒。

《本草》云:主下水,排脓,寒热热中消渴。止泄,利小便,吐逆卒澼,下胀满。又治水肿,通健脾胃,赤小豆食之行小便,久食则虚人,令人黑瘦枯燥。赤小豆花,治宿酒渴病,即腐婢也,花有腐气,故以名之。与葛花末,服方寸匕,饮酒不知醉。气味平辛。大豆黄卷,是以生豆为蘖,待其芽出,便曝干用。方书名黄卷皮,产妇药中用之。性平。

【药物来源】为豆科植物赤小豆 *Vigna umbellata* (Thunb.) Ohwi et Ohashi 或赤豆 *Vigna angularis* (Willd.) Ohwi et Ohashi 的干燥成熟种子。

【形态特征】(1)赤小豆:一年生半攀缘草本。茎长可达 1.8 m,被倒毛。羽状复叶具 3 小叶,卵形或披针形。总状花序腋生,有花 2~3 朵,黄色。荚果线状扁圆柱形。种子 6~10,长椭圆形,暗红色。

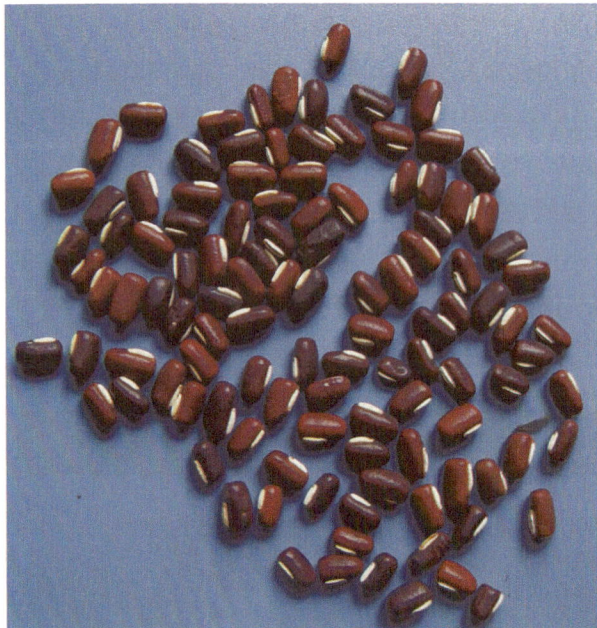

(2)赤豆:一年生直立或缠绕草本,高 30~90 cm。茎上被疏长毛。羽状复叶具 3 小叶,卵形至菱状卵形。花黄色,5~6 朵生于短的总花梗顶端。荚果扁圆筒状。种子 6~10 颗,长圆形,暗红色。

【性味功效】甘、酸,平。利水消肿,解毒排脓。

【古方选录】方出《太平圣惠方·卷九十六》、名见《普济方·卷二五九》赤小豆羹:赤小豆五合,桑根白皮三两(锉),白术二两,鲤鱼一头(三斤者,净洗如常)。用法:上以水一斗,都一处煮,候鱼熟,取出鱼,尽意食之。其豆亦宜吃,勿着盐味;其汁入葱白、生姜、橘皮,入少醋,调和作羹食之。主治:水气。腹大脐肿,腰痛,不能转动。

【用法用量】内服:煎汤,9~30 g;或入丸、散。煮汤羹等食用。外用:适量,研末调敷。

【使用注意】阴虚津伤者慎用。

【现代研究】含黄酮、三萜皂苷、呋喃甲醇苷、糖类、微量元素、蛋白质、碳水化合物等。有抑菌、利尿、对

胰蛋白酶的不可逆竞争性抑制、体外抑制人体精子、抑制顶体酶活性等作用。

186 黑大豆

【古籍原文】气平,味甘。

《本草》云:涂痈肿。煮汁饮,杀鬼毒,止痛。解乌头毒,除胃中热痹。伤中淋露,逐水胀,下瘀血。久服令人身重。炒令黑,烟未断,热投酒中,治风痹瘫痪,口噤,产后诸风。食罢,生服半掬,去心胸烦热。明目镇心,不忘。恶五参、龙胆,得前胡、乌喙、杏仁、牡蛎良。

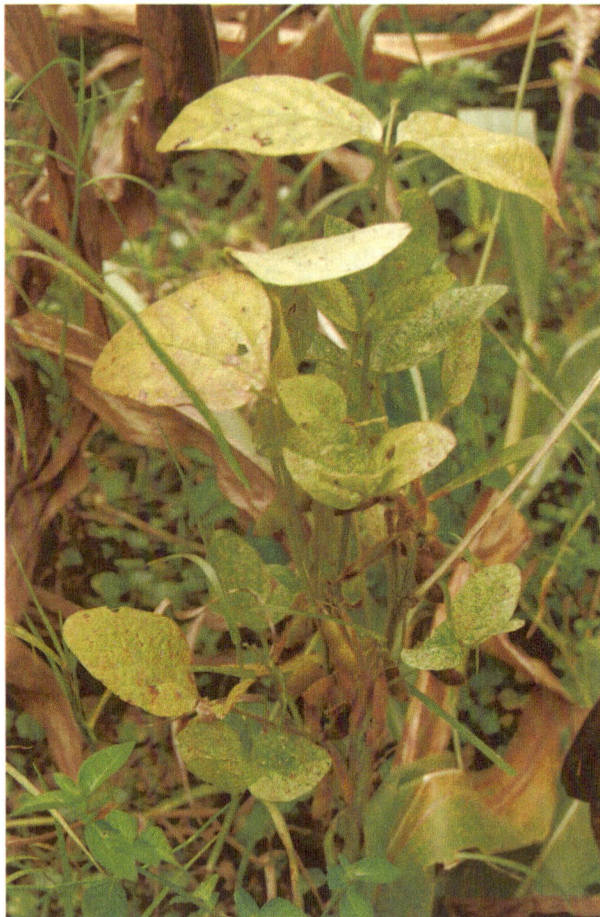

【药物来源】为豆科植物大豆 *Glycine max* (Linn.) Merr. 的黑色种子。

【形态特征】一年生草本,高 30~90 cm。茎粗壮,直立,密被褐色长硬毛。叶通常具 3 小叶,纸质,宽卵形。总状花序腋生。荚果肥大,长圆形。种子 2~5颗,近球形;种皮光滑,黑色;种脐明显。

【性味功效】甘,平。健脾益肾明目,活血养血,祛风

利水,解毒。

【古方选录】《普济方·卷一七八》救活丸:天花粉、大黑豆(炒)各等份。用法:上为末,面糊为丸,如梧桐子大。黑豆百粒煎汤下。主治:肾虚消渴难治者。

【用法用量】内服:煎汤,9～30 g;或入丸、散。炖汤、作羹食用。外用:适量,煎汤洗患处。

【使用注意】脾胃虚弱者不宜过服。

【现代研究】含异黄酮类、蛋白质、脂肪、碳水化合物、胡萝卜素、维生素 B 族、烟酸、皂苷类等。有类雌激素样作用及解痉、抗溶血、抗高血脂、抗动脉硬化、防治更年期综合征等作用。

187 大麦蘖(麦芽)

【古籍原文】气温,味甘咸,无毒。

《象》云:补脾胃虚,宽肠胃。先杵细,炒黄,取面用。

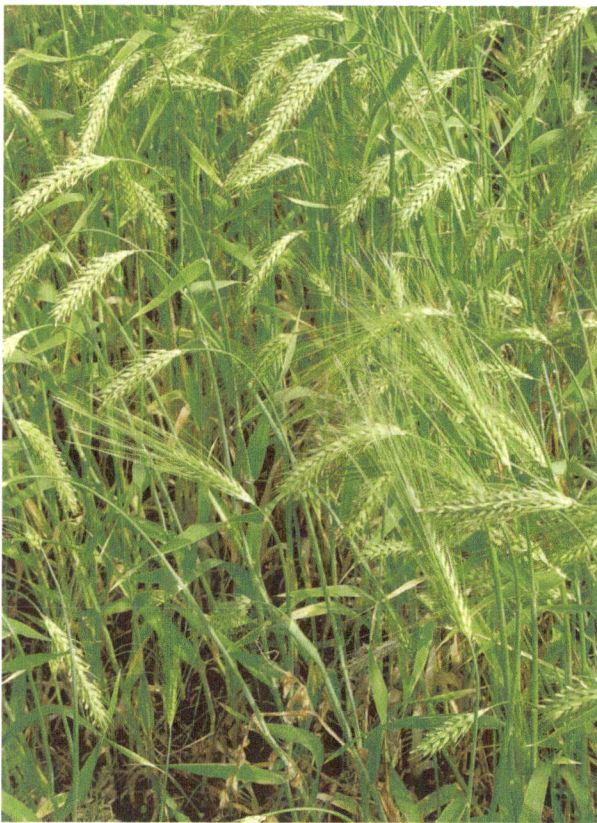

《本草》云:能消化宿食,破症结冷气,去心腹胀满。开胃,止霍乱,除烦去痰。治产后秘结,鼓胀不通。大麦蘖并神曲二药,气虚人宜服,以代戊己,腐熟水谷。与豆蔻、缩砂、木瓜、芍药、五味子、乌梅为

之使。

【药物来源】为禾本科植物大麦 *Hordeum vulgare* L. 的成熟果实经发芽干燥而制得的炮制加工品。

【形态特征】一年生草本。秆粗壮,直立,高 50～100 cm。叶鞘松弛抱茎,叶舌膜质,叶片扁平。穗状花序,小穗稠密,每节着生 3 枚发育的小穗。颖线状披针形,外被短柔毛,有芒,熟时黏着于稃内。

【性味功效】甘,平。行气消食,健脾开胃,回乳消胀。

【古方选录】《妇人大全良方·卷二十三》麦蘖散:大麦芽不以多少(炒黄)。用法:上为末,每服三钱,沸汤调下,与粥间服。主治:《妇人大全良方》:疗产后五七日不大便,切不宜妄服药,先宜用麦蘖散方。《丹溪心法》:产后发热,乳汁不通及膨,无子当消者。

【用法用量】内服:煎汤,10～15 g,回乳炒用 60 g;或入丸、散。生麦芽健脾和胃,疏肝行气,宜用于脾虚食少,乳汁郁积;炒麦芽行气消食回乳,宜用于食积不消,妇女断乳;焦麦芽消食化滞,宜用于食积不消,脘腹胀痛。

【使用注意】哺乳期妇女不宜使用。

【现代研究】含淀粉酶、转化糖酶、维生素 B、脂肪、磷脂、糊精、麦芽糖、葡萄糖等。有促进胃酸、胃蛋白酶分泌,促性激素分泌,调节肠道菌群失调,降血糖,抑菌等作用。

188 小 麦

【古籍原文】气微寒,味甘,无毒。

《本草》云:除热止燥渴,咽干,利小便,养肝气,止漏血、唾血。青蒿散有小麦百粒,治大人、小儿骨蒸肌热,妇人劳热。

【药物来源】为禾本科植物普通小麦 *Triticum aestivum* L. 的干燥种子。

【形态特征】一年生或二年生草本,高 60～100 cm。秆直立,具 6～7 节。叶鞘光滑,常较节间为短;叶舌膜质;叶片扁平,长披针形。穗状花序直立,外稃膜质,顶端具芒。颖果卵圆形。

【性味功效】甘,微寒。养心除烦,益肾止渴。

【古方选录】方出《太平圣惠方·卷九十一》、名见《圣济总录·卷一八二》小麦汤:小麦半升,穰草三握。用法:上件药,用醋一升,水二升,同煮至一升,去滓,温如人体,洗两脚,夜间频洗之,效。主治:小儿冻脚成疮,或痒或痛。

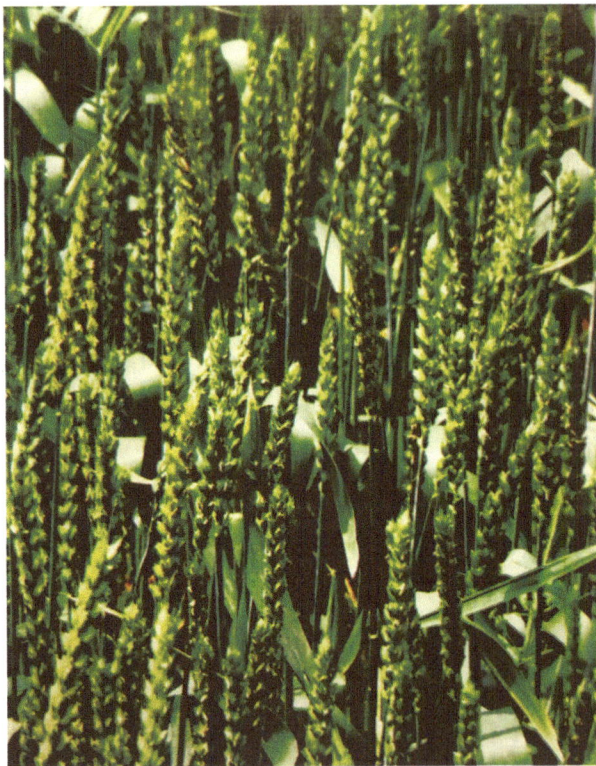

【用法用量】内服:煎汤,30~60 g。作为主食,煮粥或作为糕饼、面点食用,小麦面炒黄,温水调服。

【使用注意】内有湿热气滞者不宜过服。

【现代研究】含淀粉、蛋白质、糖类、糊精、脂肪、粗纤维、谷甾醇、卵磷脂、尿囊素、精氨酸、淀粉酶、麦芽糖酶、蛋白酶、维生素 B 等。有镇痛、抗病毒等作用。

189　神曲(六神曲)

【古籍原文】气暖,味甘。

入足阳明经。

《象》云:消食,治脾胃食不化,须于脾胃药中少加之。微炒黄用。

《珍》云:益胃气。

《本草》云:疗脏腑中风气,调中下气,开胃消宿食。主霍乱,心隔气痰逆。除烦,破症结及补虚,去冷气,除肠胃中塞,不下食,令人好颜色。落胎,下鬼

胎。又能治小儿腹坚大如盘,胸中满。胎动不安。或腰痛抢心,下血不止。火炒以助天五之气,入足阳明。

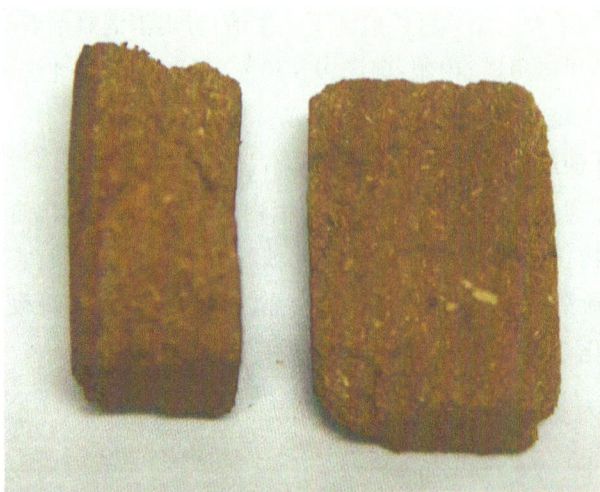

【药物来源】为辣蓼、青蒿、杏仁等药加入面粉或麸皮混合后,经发酵而成的曲剂。

【形态特征】药材呈正方形或长方形的块状,宽约3 cm,厚约1 cm,外表土黄色,粗糙;质硬脆,易断,断面不平整,类白色,可见未被粉碎的褐色残渣及发酵后的空洞。有陈腐气,味苦。

【性味功效】甘、辛,温。消食和胃。

【古方选录】《太平惠民和剂局方·卷六》(吴直阁增诸家名方)曲术丸:神曲(炒)、苍术(米泔浸一宿,焙干)各等份。用法:上为末,面糊为丸,如梧桐子大。每服三十丸,不拘时,米饮吞下。功用:温胃,祛湿止泻。主治:时暑暴泻及饮食所伤,胸膈痞闷。

【用法用量】内服:煎汤,6~15 g;或入丸、散。消食止泻宜炒焦用。

【使用注意】脾阴不足、胃火炽盛者与孕妇均应慎用。

【现代研究】含多量酵母菌、B 族维生素等。有增进食欲,维持正常消化机能,调整和保护肝脏、肾脏、肠道病变等作用。

190　酒

【古籍原文】气大热,味苦甘辛,有毒。

《本草》云:主行药势,杀百邪恶毒气。能行诸经不止,与附子相同。味辛者能散,味苦者能下,味

甘者居中而缓也。为导引,可以通行一身之表,至极高之分。若味淡者,则利小便而速下。大海或凝,惟酒不冰。三人晨行遇大寒,一人食粥者,病;一人腹空者,死;一人饮酒者,安。则知其大热也。

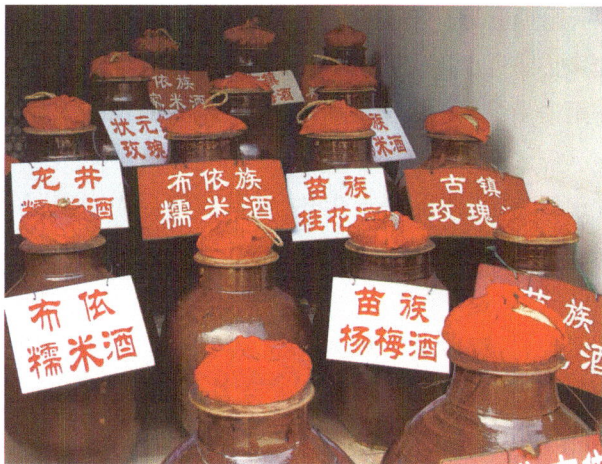

【药物来源】为高粱、麦、米、甘薯、葡萄等粮食或水果和酒曲经发酵、蒸馏而酿制成的含乙醇的液体。

【形态特征】液体多呈无色或略带微黄色,透明,微具光泽。有略带刺激的醇醛混合香,因原料与酿造差异,兼有酱香、清香、浓香、米香等香气。口尝略辛辣,或兼苦、甘、微酸、涩等。

【性味功效】辛、甘、苦,温;有小毒。通血脉,行药力。

【古方选录】《太平圣惠方·卷九十七》酒煮鳗鲡鱼方:鳗鲡鱼二斤(治之如法,锉作段子)。用法:上入铛内,以酒三大盏,熟煮,入盐、醋食之。主治:骨蒸劳瘦,肠风下虫。

【用法用量】内服:适量,温饮;或和药同煎;或浸药制备药酒。外用:适量,单用;或制成酒剂涂擦;或温敷。

【使用注意】素体阴血亏虚、失血、湿热内盛者与骨折患者忌用。

【现代研究】含乙醇等醇类、脂肪酸类、酯类、醛类、挥发酸、不挥发酸等。有双向抑制中枢神经与兴奋神经、镇痛、扩张血管、刺激胃酸分泌等作用。过量或久服可致肝损伤等不良反应。

191 苦酒 一名醋,一名醯(醋)

【古籍原文】气温,味酸,无毒。

《液》云:敛咽疮,主消痈肿,散水气,杀邪毒。余初录《本草》苦酒条。《本经》一名醯,又一名苦酒,如为一物也。及读《金匮》,治黄疸有麻黄醇酒汤,右以美清酒五升煮二升,苦酒也。前治黄汗,有黄芪芍药桂枝苦酒汤。

【药物来源】为以高粱、米、大麦、小米、玉米等谷物及低度白酒、酒糟等为原料酿制而成的含有乙酸的液体。

【形态特征】液体澄清,久置沉淀略显浑浊。酿造醋因原料与工艺差异,呈琥珀色、棕黄色、黑褐色等,半透明至不透明,具光泽。气味酸香醇厚或略具刺激性酸香。味酸,略具甘味。

【性味功效】酸、甘,温。散瘀消积,止血,安蛔,解毒。

【古方选录】《圣济总录·卷一六〇》醋鸡子:酽醋、生鸡子。用法:先以酽醋半盏,煎数沸,打破鸡子一枚,投于醋中,熟搅令匀,顿服之。主治:产后血运迷闷,不省人事,面唇青冷。

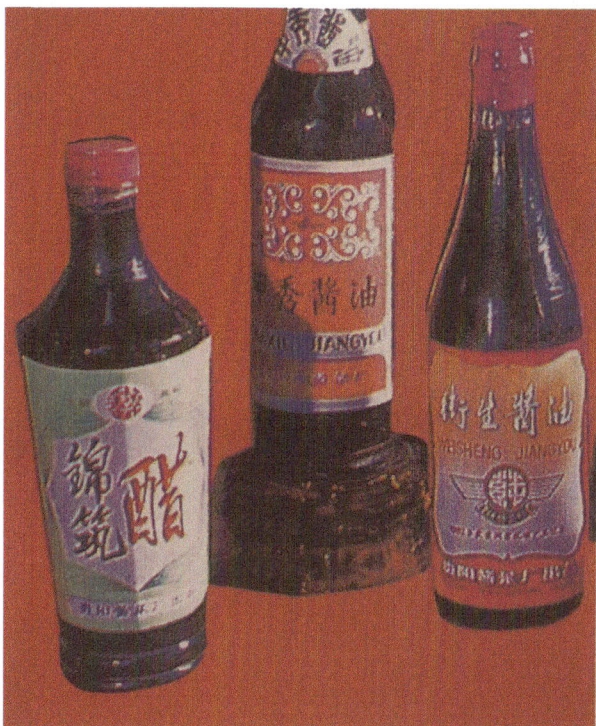

【用法用量】内服:煎汤,10～30 ml;或作辅料用于浸渍、拌制药物。外用:适量,含漱;或调药湿敷;或熏蒸;或浸洗。

【使用注意】脾胃湿盛,痿痹、筋脉拘挛,外感初起者忌用。

【现代研究】含乙酸(3%～5%)、高级醇类、3－羟基丁酮、二羟基丙酮、酪醇、乙醛、甲醛、乙缩醛、琥珀酸、草酸、山梨糖等。有杀虫、抑菌、抗病毒等作用。

192 饴即胶饴（饴糖）

【古籍原文】气温,味甘,无毒。

入足太阴经药。

《液》云:补虚乏,止渴,去血。以其色紫凝如深琥珀色,谓之胶饴。色白而枯者,非胶饴,即饧糖也,不入药用。中满不宜用,呕家切忌。为足太阴经药。仲景谓呕家不可用建中汤,以甘故也。

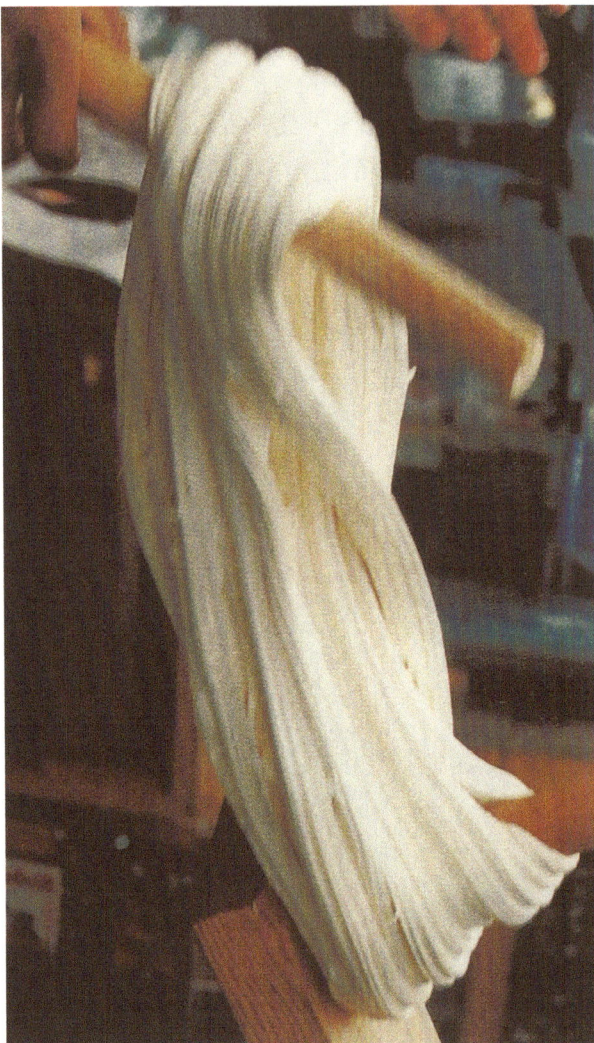

【药物来源】为以米、麦、粟、高粱、玉米等粮食为原料,经发酵糖化而成的制品。

【形态特征】饴有软、硬之分。软者为浅黄色至黄褐色浓稠液体,黏性很大;硬者系软饴糖经搅拌,混入

空气后凝固而成,为多孔的黄白色糖饼。味甘甜。

【性味功效】甘,温。补中益气,缓急止痛,润燥止咳。

【古方选录】《本草汇言》饴糖萝卜汁:白萝卜汁一两,饴糖七分。制法:将白萝卜汁、饴糖与适量沸水搅匀,即可食用。主治:百日咳。

【用法用量】内服:烊化冲入汤药中,每次 15～30 g;或熬膏;或入丸剂。

【使用注意】本品助湿生热,过量服用令人中满,故湿热内郁、中满吐逆、痰热咳嗽者与小儿疳积者均不宜服用。

【现代研究】含麦芽糖(89.5%)、蛋白质、脂肪、维生素 B_2、维生素 C、烟酸等。有滋养、止咳、止腹绞痛等作用。

193 香豉（淡豆豉）

【古籍原文】气寒,味苦,阴也,无毒。

《象》云:治伤寒头痛,烦躁满闷。生用。

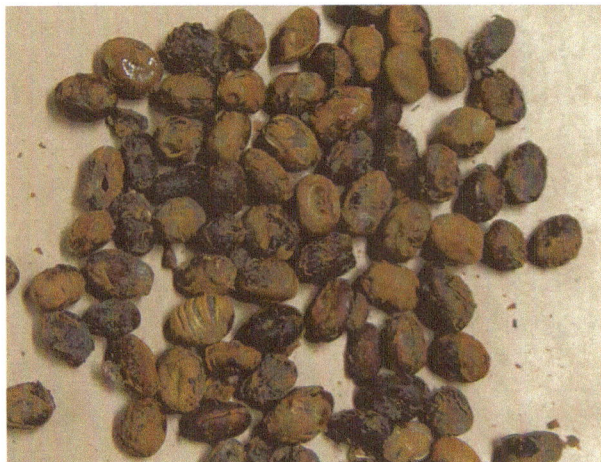

《珍》云:去心中懊憹。

《本草》云:主伤寒头痛,寒热。伤寒初觉头痛内热,脉洪,起一二日,便作此加减葱豉汤,葱白一虎口,豉一升,绵裹。以水三升,煎取一升,顿服取汗。若不汗,加葛根三两,水五升,煮二升,分二服。又不汗,加麻黄三两,去节。

【药物来源】为豆科植物大豆 *Glycine max* (Linn.) Merr. 的成熟种子的发酵加工品。

【形态特征】药材呈椭圆形,略扁,长 0.5～1.0 cm,宽 3～6 mm。外皮黑色,微有纵横不整的皱纹,上有

黄灰色膜状物。外皮多松泡,有的已脱落,露出棕色种仁。质脆,易破碎,断面色浅。有霉臭,味甘。

【性味功效】苦、辛,凉。解表,除烦,宣发郁热。

【古方选录】《外台秘要·卷二》引《范王方》豉薤汤:豉一升,薤白一握(寸切)。用法:上二物,以水三升,煮令薤熟,漉去滓,分为再服,不瘥复作。主治:伤寒暴下,滞利腹痛。

【用法用量】内服:煎汤,6~12 g。

【使用注意】淡豆豉不同的制法,所用的辅料亦不同,使其药性有异,临床应用应予注意。用麻黄、紫苏叶一同制备的,药性偏于辛温,适用于外感风寒;用桑叶、青蒿一同制备的,其药性偏于辛凉,适用于外感风热、热病胸中郁烦者。

【现代研究】含异黄酮、皂苷、蛋白质、脂肪、胆碱、黄嘌呤、次黄嘌呤、胡萝卜素、维生素 B 族、天冬酰胺、氨基酸、酶等。有调血脂、抗动脉硬化、调节免疫功能、降血糖等作用。

玉石部

194 石 膏

【古籍原文】气寒,味甘辛,微寒。大寒,无毒。

入手太阴经、少阳经,足阳明经。

《象》云:治足阳明经中热,发热,恶热,燥热,日晡潮热,自汗,小便滑[1]赤,大渴引饮,肌肉壮热,苦头痛之药,白虎汤是也。善治本经头痛,若无余证[2],勿用。

《心》云:细理白泽者良,甘寒。胃经大寒药,润肺除热,发散阴邪,缓脾益气。

《珍》云:辛甘,阴中之阳。止阳明经头痛。胃弱不可服。下牙痛,须用香白芷[3]。

《本草》云:主中风寒热,心下逆气,惊喘,口干舌焦,不能息,腹中坚痛,除邪鬼,产乳金疮。除时气头痛,身热,三焦大热,皮肤热,肠胃中膈气,解肌发汗,止消渴烦逆,腹胀,暴气喘息,咽热。亦可作浴汤。

太上云:石膏发汗。辛寒,入手太阴也。

东垣云:微寒,足阳明也。又治三焦皮肤大热,手少阳也。仲景治伤寒阳明证,身热,目痛鼻干,不得卧。身已前,胃之经也;胸,胃肺之室。邪在阳明,肺受火制,故用辛寒以清肺,所以号为白虎汤也。鸡子为之使,恶莽草、马目毒公[4]。

《药性论》云:石膏,使。恶巴豆。《唐本》注:疗风去热,解肌。

【药物来源】为硫酸盐类矿物硬石膏族石膏Gypsum,主要含含水硫酸钙($CaSO_4 \cdot 2H_2O$)。

【形态特征】单斜晶系矿石。完好晶体呈板块状、柱状,并常呈燕尾状双晶。集合体呈块状、片状、纤维状。无色透明或白色半透明。玻璃光泽,解理面呈珍珠光泽,纤维状集合体呈绢丝光泽。

【性味功效】甘、辛,大寒。生用:清热泻火,除烦止渴;煅用:收湿,生肌,敛疮,止血。

【古方选录】《伤寒论·卷第四》白虎汤:知母六两,石膏一斤(碎),甘草二两(炙),粳米六合。用法:以水一斗,煮米熟,汤成去滓,温服一升,日三服。主治:阳明气分热盛证。壮热面赤,烦渴引饮,汗出恶热,脉洪大有力,或滑数。

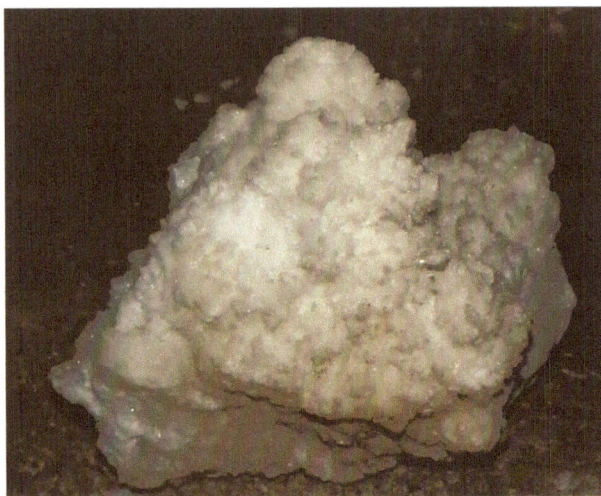

【用法用量】内服:煎汤,15~60 g,宜打碎先煎。煅石膏外用:适量,研末撒敷患处。

【使用注意】脾胃虚寒者与血虚、阴虚内热者忌用。

【现代研究】含含水硫酸钙($CaSO_4 \cdot 2H_2O$)、有机物、硫化物,尚夹杂微量的铁、镁等。有解热、消炎、解渴、增强免疫力、抗病毒、降血糖等作用,煅石膏外用有收敛生肌的作用。

195 滑 石

【古籍原文】气寒,味甘。大寒,无毒。

入足太阳经。

《象》云:治前阴不利,性沉重,能泄上气令下行。故曰滑则利窍。不可与淡渗同用。白者佳,杵

---

① 滑,疑为"浊"(据《医学启源·药类法象》)。
② 若无余证,疑为"若无此有余证"(据《医学启源·药类法象》)。
③ 须用香白芷,疑为"须用香白芷为引"(据《医学启源·药类法象》)。
④ 马目毒公,"鬼臼"之别名,出自《神农本草经》。

细,水飞用。

《本草》云:主身热泄澼,女子乳难,癃闭,利小便,荡肠胃积聚寒热,益精气。通九窍六腑津液,去留结,止渴,令人利中。入足太阳,滑能利窍,以通水道,为至燥之剂。猪苓汤,用滑石与阿胶同为滑利,以利水道。葱、豉、生姜同煎去粗,澄清以解利。淡味渗泄为阳,解表利小便也。若小便自利,不宜以此解之。

《衍义》云:暴吐逆,不下食,以生细末二钱匕,温水调服,后以热面压之。

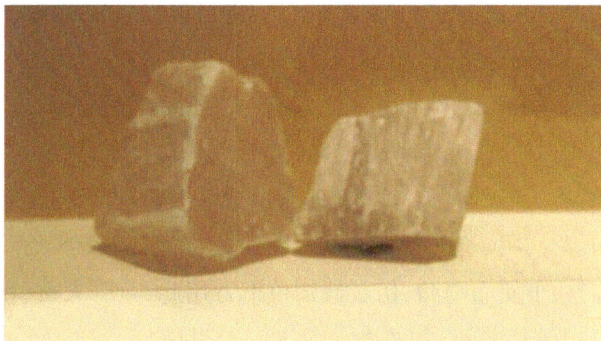

【药物来源】为硅酸盐类矿物滑石族滑石 Talc。主要含含水硅酸镁 $[Mg_3(Si_4O_{10}) \cdot (OH)_2]$。

【形态特征】单斜晶系矿石。常为粒状和鳞片状的致密块体。淡绿色、白色或灰色。条痕白色或淡绿色。蜡样光泽。半透明至不透明。质软,细腻,手摸有滑润感,无吸湿性。无臭,无味。

【性味功效】甘、淡,寒。内服:利尿通淋,清热解暑。外用:祛湿敛疮。

【古方选录】《圣济总录》滑石散:滑石四两。用法:捣罗为散。每服二钱匕,煎木通汤调下,不拘时候。主治:热淋,小便赤涩热痛。

【用法用量】内服:煎汤,10~20 g,滑石块打碎先煎,滑石粉应包煎;或入丸、散。外用:适量。

【使用注意】脾虚气弱、精滑、热病津伤者与孕妇慎用。

【现代研究】含含水硅酸镁 $[Mg_3(Si_4O_{10}) \cdot (OH)_2]$、氧化铝、氧化镍等。内服:有保护皮肤黏膜、抑菌、止泻等作用。外用:有保护创面、吸收分泌物、促进结痂的作用。

196 朴 硝

【古籍原文】气寒,味苦辛。

《象》云:除寒热邪气,逐六腑积聚,结瘤血[①]癖,胃中食饮热结,去血闭,停痰痞满,消毒。揉细生用。

【药物来源】为硫酸盐类矿物芒硝族芒硝 Mirabilite 经加工制得的粗制品。主要含含水硫酸钠($Na_2SO_4 \cdot 10H_2O$)。

【形态特征】斜晶系矿石。晶体呈短柱状、针状、板条状、棱柱状。无色透明或类白色半透明,多为白色及带浅黄色、灰白色或绿色、蓝色等色调。断面呈玻璃样光泽,条痕白色。易碎。无臭,味咸。

【性味功效】辛、苦、咸,寒。泻热润燥,清热消肿,软坚散结。

【古方选录】《仙拈集·卷一》朴栀散:朴消、栀子(炒黑)各等份。用法:上为末,每服一二匙,滚水下。主治:胃热呕吐、手足心皆热者。

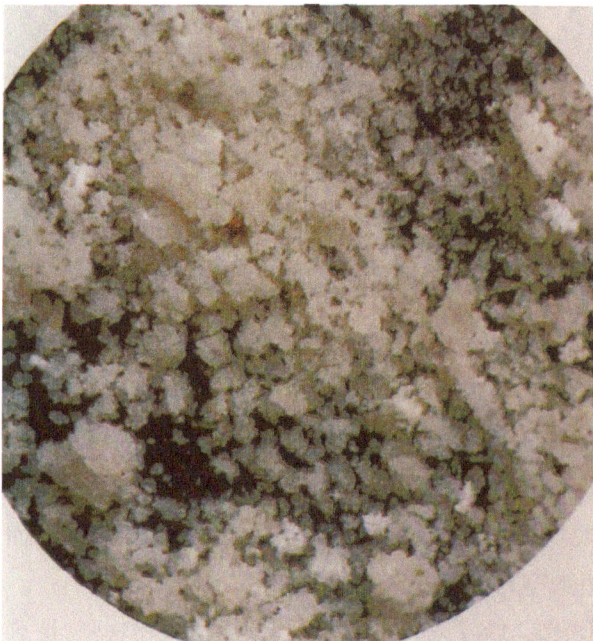

【用法用量】内服:溶入煎剂,6~12 g;或入丸、散。外用:适量。

【使用注意】孕妇禁用。脾胃虚寒者忌用。不宜与硫黄、三棱同用。

【现代研究】含含水硫酸钠($Na_2SO_4 \cdot 10H_2O$)、微量

① 血,疑为"留"(据《证类本草·卷三》)。

氯化钠、硫酸镁、硫酸钙等。有阻止肠内水分吸收、促进肠蠕动而致泻,利胆,抗炎等作用。

197 盆硝 即芒硝

【古籍原文】气寒,味咸。

《心》云:去实热。《经》云:热淫于内,治以咸寒,此之谓也。

《珍》云:纯阴,热淫于内,治以咸寒。

《本草》云:主五脏积聚,久热胃闭,除邪气,破留血,腹中痰实结转①,通经脉及月水,破五淋。消肿毒,疗天行热病。

《药性论》云:使。味咸,有小毒。通月闭症瘕,下瘰疬,黄疸,主漆疮,散恶血。

《圣惠方》云:治伐指②用芒硝煎汤,淋渍之,愈。

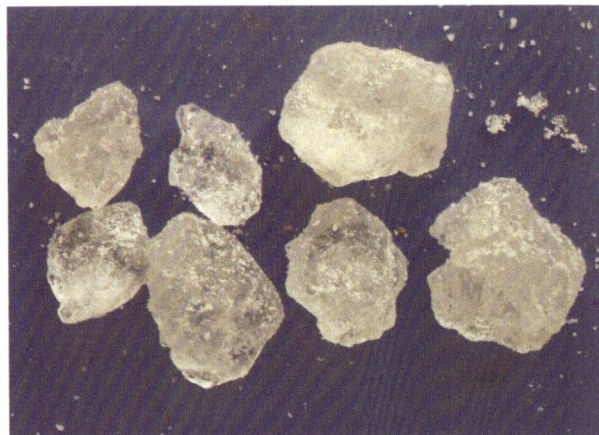

【药物来源】为硫酸盐类矿物芒硝族芒硝 Mirabilite 经加工精制而成的结晶体。主要含含水硫酸钠（$Na_2SO_4 \cdot 10H_2O$）。

【形态特征】药材为棱柱状、长方形或不规则块状、粒状。无色透明或类白色半透明。质脆,易碎,断面呈玻璃样光泽。气微,味咸。

【性味功效】咸、苦,寒。泻下通便,润燥软坚,清火消肿。

【古方选录】《伤寒论·卷第五》大承气汤:大黄四两（酒洗）,厚朴半斤（炙,去皮）,枳实五枚（炙）,芒硝三合。用法:上四味,以水一斗,先煮二物,取五升,去滓,纳大黄,更煮取二升,去滓,纳芒硝,更上微火一两沸,分温再服,得下,余勿服。主治:阳明病,腹满而喘,有潮热,手足溅③然汗出者,大便鞕④。

【用法用量】内服:溶入汤剂,6～12 g。不入煎剂。外用:适量。

【使用注意】孕妇、哺乳期妇女慎用。不宜与硫黄、三棱同用。

【现代研究】含含水硫酸钠（$Na_2SO_4 \cdot 10H_2O$）、微量氯化钠、硫酸镁、硫酸钙等。有致泻、抗炎、利胆、利尿、抗肿瘤等作用。

198 硝 石

【古籍原文】气寒,味甘辛。一作苦辛,大寒,无毒。又云:咸。又云:甜,甜微缓于咸。

《液》云:硝石者硝之总名也。但不经火者谓之生硝、朴硝,经火者谓之盆硝、芒硝。古人用辛,今人用咸。辛能润燥,咸能软坚,其意皆是,老弱虚人可下者宜用。若用此者,以玄明粉代之尤佳。《本经》谓利小便而堕胎,伤寒妊娠可下者用此,兼以大黄引之,直入大肠,润燥软坚泻热,子母俱安。《内经》云:有故无殒,亦无殒也。此之谓软。以在下言之,则便溺俱阴;以前后言之,则前气后血;以肾言之,总主大小便难。溺涩秘结,俱为水少。《经》云:热淫于内,治以咸寒,佐以苦。故以芒硝、大黄,相须为使也。

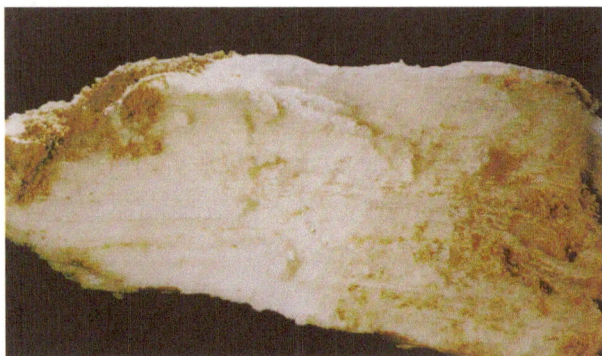

【药物来源】为硝酸盐类矿物硝石族钾硝石 Nitrokalite 经加工精制成的结晶体。

---

① 转,疑为"搏"（据《证类本草·卷三》）。

② 伐指,疑为"代指"。代指,中医病名,又名代甲、嘈指。《诸病源候论·卷三十》云:"代指者,其指先肿,焮焮热痛,其色不暗,然后方缘爪甲边结脓极者,爪甲脱也。"

③ 溅,音 jí。溅然,汗出的样子。

④ 鞕,音 yìng。查《康熙字典》（戌集中"革"部）,古同"硬",坚。

【形态特征】斜方晶系矿石。常呈针状或毛发状集合体。颜色为无色、白色或灰色等,条痕为白色。光泽玻璃状或绢丝状,微透明。断口贝壳状或参差状。易碎。易溶于水。易燃,火焰为紫色。

【性味功效】苦、咸,温;有毒。攻坚破积,利水泻下,解毒消肿。

【古方选录】《重订严氏济生方·卷三》二气丹:硝石、硫黄各等份。用法:上为末,于银石器内,文武火上炒令鹅黄色,再研细,用糯米糊为丸,如梧桐子大。每服四十丸,新汲水下,不拘时候。主治:伏暑伤冷、二气交错所致的头痛、恶心、中脘痞闷、呕吐、泄泻、霍乱厥逆,以及尸厥证①。

【用法用量】内服:入丸、散,1.5~3.0 g。外用:适量。

【使用注意】内服不宜过量。体弱者与孕妇均忌用。

【现代研究】主要成分为硝酸钾(KNO_3),有抗炎、利胆等作用。现代入药少用。工业上用作制造火柴、烟火药、黑火药、玻璃的原料及制作食品防腐剂等。

199 玄明粉

【古籍原文】气冷,味辛甘,无毒。

《液》云:治心热烦躁,五脏宿滞,症瘕,明目,逐膈上虚热,消肿毒。注中有治阴毒一句。非伏阳不可用。若止用此除阴毒,杀人甚速。"牙硝"条下,太清炼灵砂补注,谓阴极之精,能化火石之毒。

《仙经》云:阴中有阳之物。

【药物来源】为硫酸盐类矿物芒硝族芒硝 Mirabilite 置通风干燥处,令其风化干燥,使水分消失后所得的白色粉末。主要含硫酸钠(Na_2SO_4)。

【形态特征】药材为白色粉末。气微,味咸。有引湿性。原矿物形态同本书第194条"石膏"。

【性味功效】咸、苦,寒。泻下通便,润燥软坚,清火消肿。

【古方选录】《外科正宗》冰硼散:冰片五分,朱砂五分,玄明粉、硼砂各五钱。用法:共研细末,吹搽患处,甚者日搽五六次。主治:咽喉口齿新旧肿痛,及久嗽痰火咽哑作痛。

【用法用量】内服:溶入煎好的汤液中服用,3~9 g;或入丸、散。不入煎剂。外用:适量。

【使用注意】孕妇慎用。不宜与硫黄、三棱同用。

【现代研究】含硫酸钠(Na_2SO_4),所含夹杂物常见者为硫酸钙($CaSO_4$)、硫酸铁[$Fe_2(SO_4)_3$]、硫酸钾(K_2SO_4)等。有致泻、利胆、抗炎等作用。

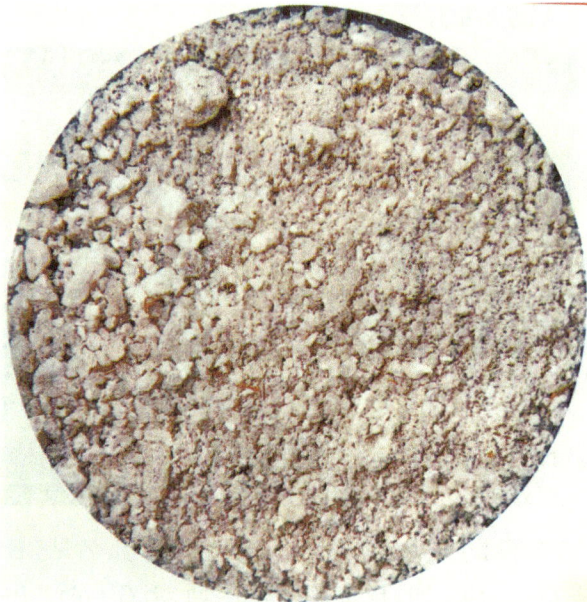

200 硫黄

【古籍原文】气温,大热,味酸,有毒。

《本草》云:主妇人阴蚀,疽痔,恶血。坚筋骨,除头瘃②。疗心腹积聚邪气,冷癖在胁,咳逆上气,脚冷疼弱无力,及鼻衄,恶疮,下部匿疮。止血,杀疥虫。

《液》云:如太白丹佐以硝石,来复丹用硝石之类,至阳佐以至阴,与仲景白通汤佐以人溺、猪胆汁,大意相同,所以去格拒之寒。兼有伏阳不得尔,如无伏阳,只是阴证,更不必以阴药佐之也。硫黄亦号将军,功能破邪归正,返滞还清,挺出阳精,消阴化魄生魂。

【药物来源】为自然元素类矿物硫黄族自然硫 Sulfur 采挖后加热溶化,或用含硫矿物经炼制升华加工制得的结晶体。

---

① 尸厥证,《证治宝鉴》谓:"尸厥,亦由脏气相刑,或与外邪相忤,故气郁不行,闭于经络,诸脉伏逆,昏不知人。因吊丧问病,入庙登冢,卒然手足逆冷,肌肤粟起,腹中雷鸣。"

② 瘃,音 tū。古同"秃",即头顶无发。

【形态特征】斜方晶系矿石。锥柱状、板柱状或针柱状。黄色、蜜黄色或褐黄色。晶面金刚光泽,断口松脂或油脂状光泽。性脆、易碎,受热易产生裂纹。有硫黄臭味。

【性味功效】酸、温;有毒。内服:补火助阳通便。外用:解毒杀虫疗疮。

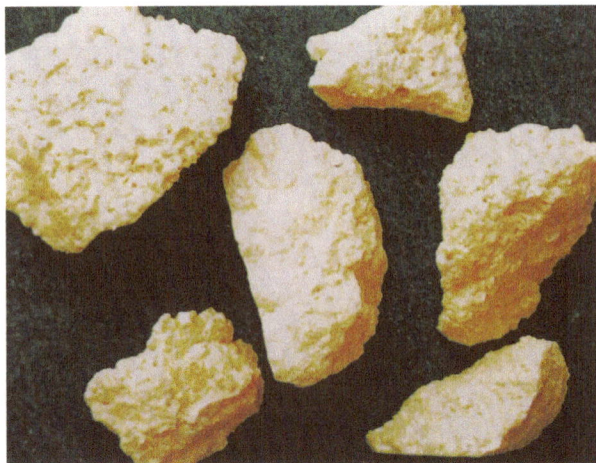

【古方选录】方出《太平圣惠方·卷四十》、名见《普济方·卷四十四》硫黄丸:硫黄一两,消石一两。用法:上药同研,入铫子内,熔作汁,候冷取出,更入石膏末一两,同研令细,用软粳米饭为丸,如梧桐子大。每服五丸,以温水送下。频服之,愈。主治:①《太平圣惠方》:偏头痛。②《普济方》:中暑。

【用法用量】内服:1.5~3.0 g,炮制后入丸、散。外用:适量,研末,油调涂敷患处。

【使用注意】孕妇慎用。阴虚火旺者忌用。不宜与芒硝、玄明粉同用。

【现代研究】主要含硫(S),杂有砷、硒、碲等。有杀灭疥虫、抑菌、杀真菌、溶解角质、软化皮肤、缓泻、消炎、镇咳、祛痰等作用。

201 雄 黄

【古籍原文】气温。寒,味苦甘,有毒。

《本草》云:主寒热鼠瘘恶疮,疽痔死肌。疗疥虫䘌疮,目痛,鼻中息肉,及绝筋破骨,百节中大风,积聚癖气,中恶,腹痛,鬼疰。

【药物来源】为硫化物类矿物雄黄族雄黄 Realgar,主要含二硫化二砷(As_2S_2)。

【形态特征】药材为块状或粒状集合体,呈不规则块状。深红色或橙红色,条痕淡橘红色,晶面有金刚石样光泽。质脆,易碎,断面具树脂样光泽。微有特异的臭气,味淡。精矿粉为粉末状或粉末集合体,质松脆,手捏即成粉,橙黄色,无光泽。

【性味功效】辛,温;有毒。解毒杀虫,燥湿祛痰,截疟。

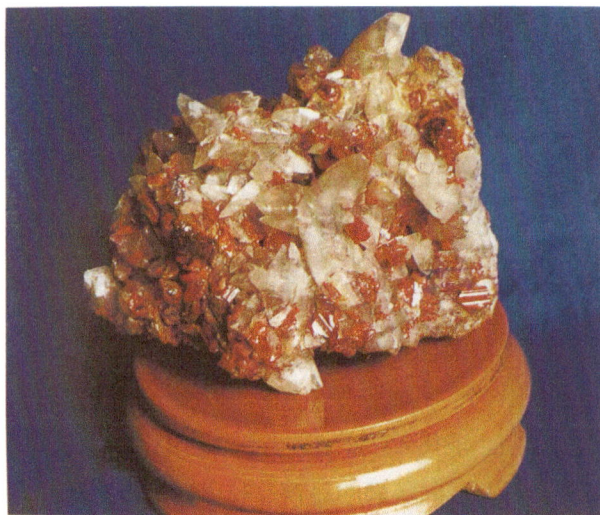

【古方选录】《圣济总录·卷十六》至灵散:雄黄(研)、细辛(去苗叶,为末)各等份。用法:上为末。每服一字,左边疼搐入右鼻,右边疼搐入左鼻。主治:偏头痛。

【用法用量】内服:入丸、散,0.05~0.10 g。外用:适量,熏涂患处。

【使用注意】孕妇禁用。内服宜慎。不可久用。切忌火煅。

【现代研究】主要含二硫化二砷(As_2S_2),并含有硅、硫及少量的铅、铁、钙、镁等。有抑菌、抗真菌、抗肿瘤、抗病毒、抗血吸虫等作用。炮制不当或过量、久服会引起砷中毒。

202 赤石脂

【古籍原文】气大温,味甘酸辛,无毒。

《本草》云:主养心气,明目益精,疗腹痛泄澼,下利赤白,小便利,及痈疽疮痔,女子崩中漏下,产难,胞衣不出。久服补髓,好颜色,益志不饥,轻身延年。五色石脂,各入五脏补益。

东垣云:赤石脂、白石脂并温无毒。畏黄芩、芫花,恶大黄。

《本经》云:涩可去脱,石脂为收敛之剂。胞衣不出,涩剂可以下之。赤入丙,白入庚。

《珍》云:赤白石脂俱甘酸,阳中之阴,固脱。

《心》云:甘温,筛末用。去脱,涩以固肠胃。

《局方本草》云:青石脂,养肝胆气,明目;黑石脂,养肾气,强阴,主阴蚀疮;黄石脂,养脾气,除黄疸。余与赤、白同功。

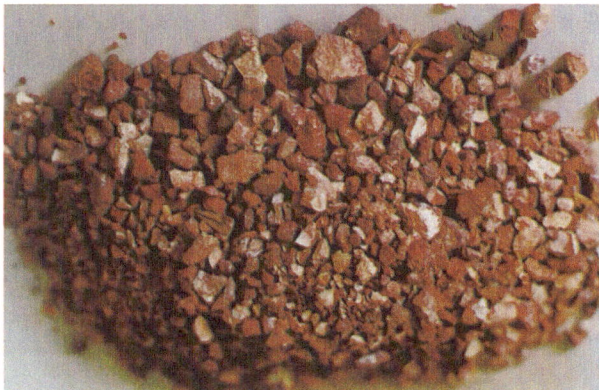

【药物来源】为硅酸盐类矿物多水高岭石族多水高岭石 Halloysite,主要含四水硅酸铝[$Al_4(Si_4O_{10})(OH)_8 \cdot 4H_2O$]。

【形态特征】单斜晶系矿石。块状集合体,呈不规则的块状。粉红色、红色至紫红色,或有红白相间的花纹。质软,易碎,断面有的具蜡样光泽。吸水性强。具黏土气,味淡,嚼之无沙粒感。

【性味功效】甘、酸、涩,温。涩肠止泻,收敛止血,生肌敛疮。

【古方选录】《伤寒论·卷第六》桃花汤:赤石脂一斤(一半全用,一半筛末),干姜一两,粳米一升。用法:上三味,以水七升,煮米令热,去滓,温服七合,内赤石脂末方寸匕,日三服,若一服愈,余勿服。主治:少阴病下利脓血者。

【用法用量】内服:煎汤,9~12 g,入汤剂宜先煎;或入丸、散。外用:适量,研末敷患处。

【使用注意】不宜与肉桂同用。孕妇慎用。湿热积滞泻痢者忌用。

【现代研究】含四水硅酸铝[$Al_4(Si_4O_{10})(OH)_8 \cdot 4H_2O$]、氧化铁及无机元素钛、镍、锶、钡等。有吸附消化道有毒物质、止泻、止血、抗炎、保护胃黏膜等作用。

203 禹余粮

【古籍原文】气寒,味甘,无毒。

《本草》云:主咳逆寒热烦满,下痢赤白,血闭,症瘕大热。

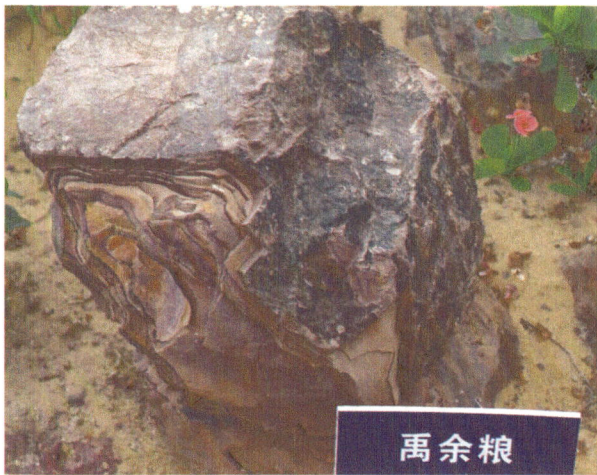

禹余粮

《本经》云:重可去怯,禹余粮之重,为镇固之剂。

《本草》注云:仲景治伤寒下痢不止,心下痞硬,利在下焦者,赤石脂禹余粮汤主之。赤石脂、禹余粮各一斤,并碎之,以水六升,煎取二升,去粗,分二服。

《雷公》云:看如石,轻敲便碎,可如粉也。兼重重如叶子雌黄,此能益脾,安五脏。

【药物来源】为氢氧化物类矿物褐铁矿 Limonite,主要含碱式氧化铁[$FeO(OH)$]。

【形态特征】斜方晶系矿石。常呈葡萄状、肾状、乳房状、块状、土状等集合体。颜色为褐色到黑色,若为土状则为黄褐色或黄色。条痕为黄褐色。不透明。断面为介壳状或土状。

【性味功效】甘、涩,微寒。涩肠止泻,收敛止血。

【古方选录】《伤寒论·卷四》赤石脂禹余粮汤:赤石脂一斤(碎),禹余粮一斤(碎)。用法:以水六升,煮取二升,去滓,分三次温服。主治:伤寒,下利不止,心下痞硬。

【用法用量】内服:煎汤,9~15 g;或入丸、散。外用:适量,研末撒;或调敷。

【使用注意】孕妇慎用。湿热积滞等实证所致泻痢者忌用。

【现代研究】含碱式氧化铁［FeO（OH）］、磷酸盐及少量铝、镁、钾、钠、磷等。有抑制小鼠肠蠕动、增强免疫力等作用。生品水煎液能明显缩短小鼠凝血时间与出血时间，生品煅制品能延长凝血时间与出血时间。

204 代赭石（赭石）

【古籍原文】气寒，味甘苦，无毒。一名须丸。出姑幕者为须丸，出代都者名代赭。

入手少阴经，足厥阴经。

《本草》云：主鬼疰，贼风蛊毒，杀精物恶鬼，腹中毒邪气，女子赤沃漏下。带下百病，产难，胞衣不出，堕胎。养血，除五脏血脉中热，血痹血瘀，大人小儿惊气入腹，及阴痿不起。

《圣济经》云：怯则气浮，重则所以镇之。怯者亦惊也。

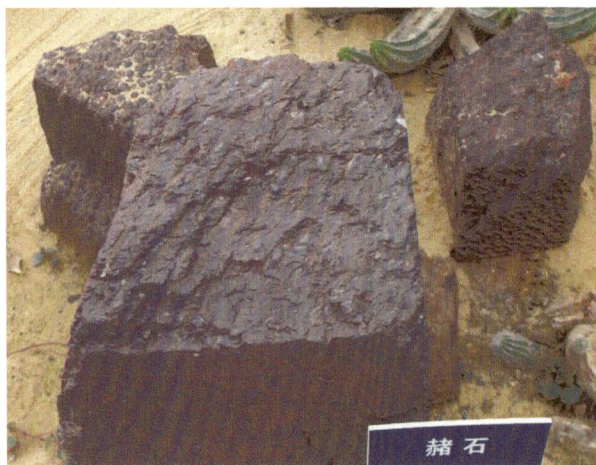

赭石

【药物来源】为氧化物类矿物刚玉族赤铁矿 Hematite，主要含三氧化二铁（Fe_2O_3）。

【形态特征】三方晶系矿石。晶体常呈薄片状、板状。一般以致密块状、土状等集合体为常见。结晶者呈铁黑色或钢灰色，土状或粉末状者呈鲜红色。条痕呈樱桃红色。结晶者和土状者呈光泽。

【性味功效】苦，寒。平肝潜阳，重镇降逆，凉血止血。

【古方选录】《御药院方·卷四》代赭石汤：代赭石三两（打碎），陈皮二两，桃仁（炒）、桂、吴茱萸（盐炒）各半两。用法：上各锉碎。每服秤二两，水三大盏，加生姜三分切，同煎至一盏，去滓，食前温服，一日一服。主治：逆气上冲，奔遍息道，滞塞不通。

【用法用量】内服：煎汤，9~30 g，应打碎先煎。平肝潜阳、重镇降逆宜生用，止血宜煅用。

【使用注意】本品苦寒伤胃，故脾胃虚寒、食少便溏者不宜使用。孕妇慎用。

【现代研究】主要含三氧化二铁（Fe_2O_3），并含多种微量元素如硅、铝、钛、镁、锰、钙、铅、镉、钴、铬等。有镇静、抗惊厥、止血、抗炎、保护胃黏膜、兴奋肠管等作用。

205 铅　丹

【古籍原文】气微寒，味辛。黄丹也。

《本草》云：主吐逆反胃，惊痫癫疾，除热下气。止小便利，除毒热筋挛，金疮溢血。又云：镇心安神，止吐血。

《本经》云：涩可去脱而固气。

成无己云：铅丹收敛神气，以镇惊也。

《药性论》云：君。治消渴，煎膏止痛生肌。

【药物来源】为纯铅经加工制成的铅的氧化物，主要含四氧化三铅（Pb_3O_4）。

【形态特征】药材为橙红色或橙黄色粉末。不透明，土状光泽。体重，质细腻，易吸湿结块，手触之染指。无臭，无味。以色橙红、细腻润滑、遇水不结块者为佳。

【性味功效】辛、咸，寒；有毒。内服：坠痰镇惊。外用：拔毒生肌，杀虫止痒。

【古方选录】《婴童百问》丹石散：黄丹、滑石各等份。用法：上为细末。新汲水调涂，日三五次上。主治：外痔。

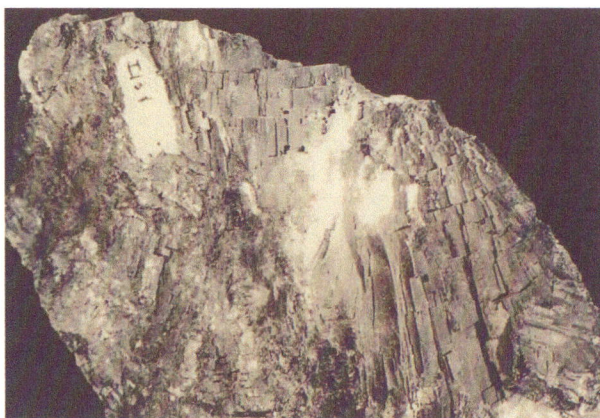

【用法用量】内服:入丸、散,0.3~0.6 g,时间不超过2周。外用:适量,研末撒布或熬膏贴敷,每次不超过20 g。

【使用注意】本品有毒,且有蓄积作用,外敷不宜大面积、长时间持续使用,以免引起蓄积性铅中毒。一般不作内服。虚寒吐逆者与哺乳期妇女、孕妇、儿童禁用。

【现代研究】含四氧化三铅(Pb_3O_4)及铅的其他氧化物等。有直接杀灭细菌、寄生虫,抑制黏膜分泌等作用。

206 白 粉

【古籍原文】《本草》云:一名胡粉,一名定粉,一名瓦粉。仲景猪肤汤用白粉,非此白粉,即白米粉也。黄延非治胸中寒,是治胸中塞,误写作寒字。

《药性论》云:胡粉,使。又名定粉,味甘辛,无毒。能治积聚不消,焦炒,止小儿疳痢。

陈藏器云:主久痢成疳,粉和水及鸡子白服,以粪黑为度。为其杀虫而止痢也。

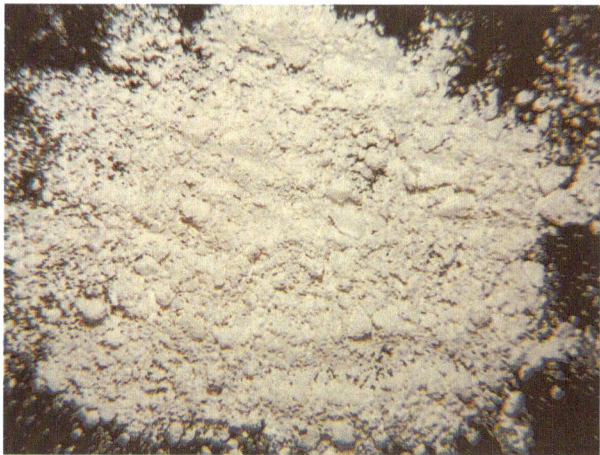

【药物来源】为用铅加工制成的碱式碳酸铅[$2PbCO_3 \cdot Pb(OH)_2$]。

【形态特征】药材为白色的粉末,或凝聚成不规则的块状,手捻即散,质细腻润滑,手触之黏指。不透明。质重。无臭,味酸。不溶于水与酒精,能溶于碳酸液及稀硝酸。遇硫离子变黑色。在闭管中燃烧则生水,在木炭上燃烧则生铅粒。

【性味功效】甘、辛,寒;有毒。消积,杀虫,解毒,燥湿,收敛,生肌。

【古方选录】《幼科准绳》定粉散:定粉、龙骨、黄丹(煅)各二钱,诃子三个(煨热,取肉)。用法:上为末。每服一至二分,粥饮下。主治:疳痢、五色痢。

【用法用量】内服:入丸、散,研末,0.9~1.5 g。不入煎剂。外用:适量,研末干撒;或调敷;或熬膏贴敷。

【使用注意】脏腑虚寒者与孕妇禁服。内服:宜慎,过量会引致急性胃肠炎,甚至引致急性中毒。外用:不宜大量或持续使用,避免引致蓄积性铅中毒。

【现代研究】主要含碱式碳酸铅[$2PbCO_3 \cdot Pb(OH)_2$][因制法不同,碱式碳酸铅也常表示为$xPbCO_3 \cdot Pb(OH)_2$, $x = 1.88 \sim 2.72$],尚含铁、银、铜、砷、锑、锡等。有使蛋白质沉淀等作用。

207 紫石英

【古籍原文】气温,味甘辛,无毒。

入手少阴经,足厥阴经。

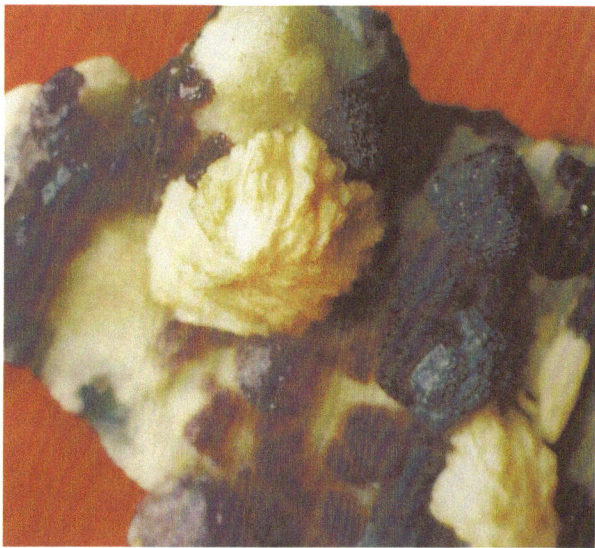

《本草》云:主心腹咳逆邪气,补不足,女子风寒在子宫,绝孕十年无子。疗上气,心腹痛,寒热邪气,结气。补心气不足,定惊悸,安魂魄,填下焦,止消渴。除胃中久寒,散痈肿。令人悦泽。久服温中,轻身延年。得茯苓、人参、芍药共疗心中结气,得天雄、菖蒲共疗霍乱。长石为之使,畏扁青、附子,不欲鲅甲[①]、黄连、麦句姜。

《衍义》云:仲景治风热瘛疭风引汤,紫石英、白

---

① 鲅甲,即鳖甲。

石英、寒水石、石膏、干姜、大黄、龙齿、牡蛎、甘草、滑石各等份,上㕮咀,以水一升,煎去三分,食后,量多少温呷之。不用粗,立效。

【药物来源】为氟化物类矿物萤石族萤石 Fluorite,主要含氟化钙(CaF_2)。

【形态特征】等轴晶系矿石。集合体常呈致密粒状块。有多种颜色,如黄色、浅绿色、紫黑色等,其色可因加热等而改变,加热时可失去色彩,而受 X 射线照射后,又恢复原色。断口呈贝壳状。

【性味功效】甘,温。温肾暖宫,镇心安神,温肺平喘。

【古方选录】《太平圣惠方·卷二十八》紫石英汤:紫石英五两(打碎如米豆大,水淘一遍)。用法:以水一斗,煮取二升,去滓,澄清,细细温服;或煮羹粥食,亦得,服尽更煎之。功用:止惊悸,令能食。主治:虚劳。

【用法用量】内服:煎汤,9 ~ 15 g,打碎先煎。

【使用注意】阴虚火旺、肺虚咳喘者忌用。

【现代研究】主要含氟化钙 CaF_2(纯品含钙51.2%、氟48.8%),还含有微量的氧化铁及镉、铬、铜、锰、镍、铅、锌、钇、铈等。有兴奋中枢神经、促进卵巢分泌的作用。

208 伏龙肝(灶心土)

【古籍原文】气温,味辛。

《时习》云:主妇人崩中吐血,止咳逆,止血,消痈肿。

《衍义》云:妇人恶露不止,蚕沙一两(炒),伏龙肝半两,阿胶一两,同为末,温酒调,空心服三二钱,以止为度。

《药性论》云:单用亦可。咸,无毒。

《日华子》云:热,微毒。治鼻洪,肠风,带下,血崩,泄精尿血,催生下胎,及小儿夜啼。一云治心痛,及中风心烦。陶隐居云:此灶中对釜月下黄土也。

【药物来源】为烧木柴或杂草的土灶内,经多年熏烧而在土灶底部中心结成的焦黄褐色土块,主要含硅酸(H_2SiO_3)、氧化铝(Al_2O_3)及三氧化二铁(Fe_2O_3)等。

【形态特征】药材为不规则块状。橙黄色或红褐色。

表面有刀削痕。体轻,质较硬,用指甲可刻画成痕,断面细软,色稍深,显颗粒状,并有蜂窝状小孔。具烟熏气,味淡。有吸湿性。

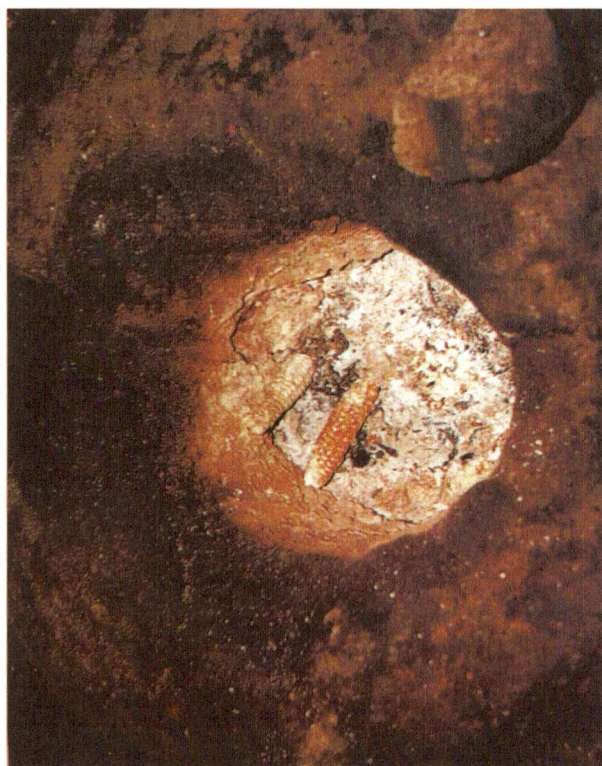

【性味功效】辛,温。温中止血,止呕,止泻。

【古方选录】《百一选方》:灶中土,用十余年者,为细末,米饮调下三二钱许。主治:反胃。

【用法用量】内服:煎汤,15 ~ 30 g,布包先煎;或煎汤代水,60 ~ 120 g;或入散剂。外用:适量,研末调敷。

【使用注意】血热出血、湿热呕吐、泄泻者忌用。

【现代研究】主要含硅酸(H_2SiO_3)、氧化铝(Al_2O_3)及三氧化二铁(Fe_2O_3),还含有氧化钠、氧化钾、氧化镁、氧化钙等。有止呕、缩短凝血时间而止血等作用。

209 白 矾

【古籍原文】气寒,味酸,无毒。

《本草》云:主寒热泄泻下痢,白沃,阴蚀恶疮。消痰止渴,除痼热。治咽喉闭,目痛。坚骨齿。

《药性论》云:使。有小毒。生含咽津,治急喉痹。

【药物来源】为硫酸盐类矿物明矾石 Alunite 经加工提

炼制成。主要含含水硫酸铝钾［KAl（SO₄）₂·12H₂O］。

【形态特征】三方晶系矿石。晶体呈细小的菱面体或板状等。无色或白色，常夹带浅黄色等。条痕白色。玻璃状光泽。解理面有时微带珍珠光泽，块状者光泽暗。断口呈贝壳状或多片状。质脆。

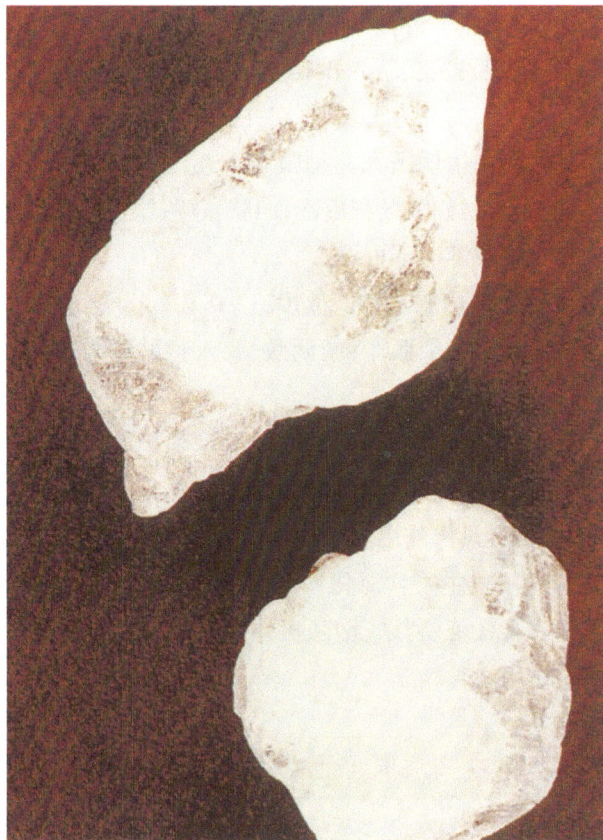

【性味功效】酸、涩，寒。内服：止血止泻，祛除风痰。外用：解毒杀虫，燥湿止痒。

【古方选录】《魏氏家藏方·卷二》白矾丸：知母、贝母、款冬花、半夏（汤泡七次）各半两，白矾二两半（枯）。用法：上为细末，以生姜自然汁为丸，如梧桐子大。每服五十丸，临嗽时萝卜子煎汤，加姜汁少许送下。主治：远年日近，风壅痰甚，一切喘咳。

【用法用量】内服：入丸、散，0.6～1.5 g。外用：适量，研末敷；或化水洗患处。

【使用注意】阴虚胃弱、内无湿热者不宜使用。

【现代研究】主要含含水硫酸铝钾［KAl（SO₄）₂·12H₂O］。有广谱抗菌、抗阴道滴虫、消炎、防腐、止血、止汗、收敛、止泻、促进胆汁分泌、促进溃疡愈合、净化混浊生水等作用。

210 朱 砂

【古籍原文】味甘。

《珍》云：心热者非此不能除。

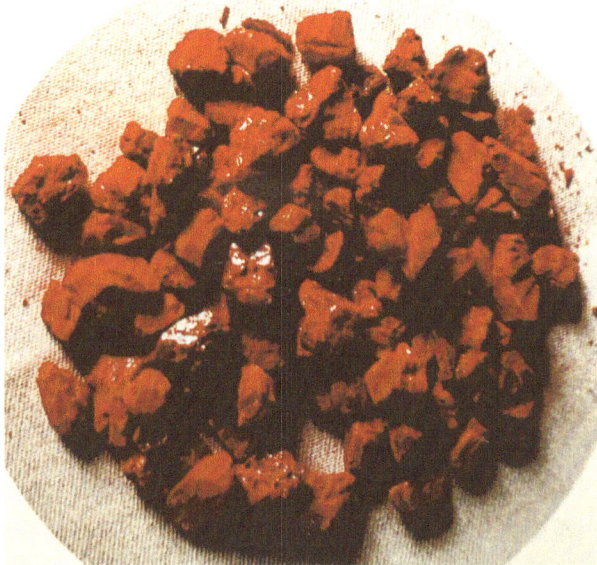

《局方本草》云：丹朱味甘，微寒，无毒。养精神，安魂魄，益气明目，通血脉，止烦渴。

《药性论》云：君。有大毒。镇心，主抽风。

《日华子》云：凉，微毒。润心肺。恶磁石，畏咸水。

【药物来源】为硫化物类矿物辰砂族辰砂 Cinnabar，主要含硫化汞（HgS）。

【形态特征】三方晶系矿石。晶体呈厚板状或菱面体，多呈粒状、致密状块体出现，也有呈粉末状。颜色为朱红色、黑红色等。条痕为红色。金刚光泽，半透明。断口呈贝壳状或参差状。质脆。

【性味功效】甘，微寒；有毒。清心镇惊，安神，明目，解毒。

【古方选录】《医宗金鉴·卷二十六》朱砂安神丸：朱砂（另研）、黄连各半两，当归二钱，生地黄三钱，甘草二钱。用法：上为细末，酒泡蒸饼，丸如麻子大，朱砂为衣。每服三十丸，卧时津液下。主治：心神昏乱，惊悸怔忡，寤寐不安。

【用法用量】内服：多入丸、散，0.1～0.5 g。不宜入煎剂。外用：适量。

【使用注意】本品有毒，不宜大量服用，也不宜少量久服。孕妇与肝肾功能不全者禁用。入药只宜水飞生用,忌火煅。

【**现代研究**】主要含硫化汞(HgS),另含雄黄、磷灰石、沥青质、氧化铁等杂质,铅、钡、镁、铁、锌等无机元素等。有镇静、催眠、抗惊厥、抗生育、抑菌、杀虫、抗心律失常等作用。

---

211 硇砂

【**古籍原文**】味咸。

《本草》云:破坚癖,独不用入群队用之。味咸苦辛,温,有毒,不宜多服。主积聚,破结血,烂胎,止痛,下气,疗咳嗽宿冷,去恶肉,生好肌。柔金银,可为焊药。

《药性论》云:有大毒,畏浆水,忌羊血。味酸咸。能腐坏人肠胃,生食之化人心为血。能除冷病,大益阳事。

《日华子》云:北庭砂,味辛酸,暖,无毒。畏一切酸。补水脏,暖子宫,消冷癖瘀血,宿食,气块痃癖,及妇人血气心痛,血崩带下。凡修制,用黄丹、石灰作匮,煅赤使用。无毒。柔金银,驴马药亦用。

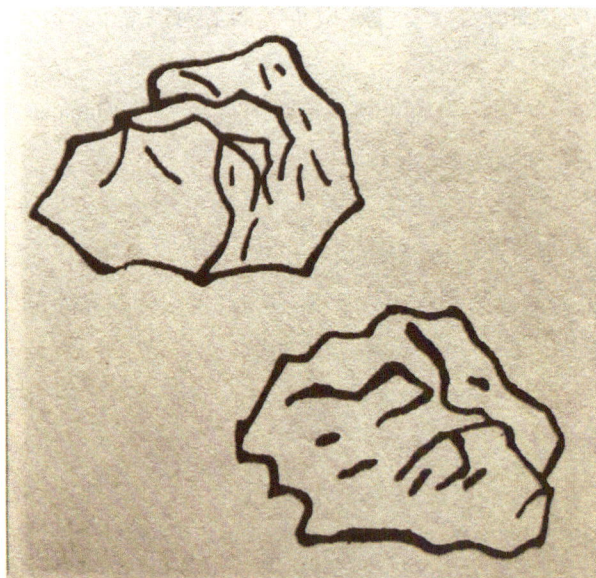

注:出自《本草图经》。

【**药物来源**】为氯化物类矿物卤砂族硇砂 Sal ammoniac 的晶体,主要含氯化铵(NH$_4$Cl)。

【**形态特征**】属等轴晶系。呈粒状、不规则块状或纤维状集合体。多数呈皮壳状、被膜状产出。无色、白色、淡灰色、黄白色或灰褐色。透明玻璃或半透明乳状光泽。解理不完全。断口贝壳状。硬度1.5~2.0。

【**性味功效**】咸、苦、辛,温;有毒。破瘀散结,消积软坚,蚀疮化腐。

【**古方选录**】《太平圣惠方·卷七十二》硇砂丸:硇砂二两(以浆水一升,熬如膏),当归(锉,微炒)、琥珀、附子(炮裂,去皮、脐)、没药、桂心、木香各一两。用法:上件药,捣罗为末,以枣肉并硇砂同和,捣三五百杵,为丸,如梧桐子大。每服五十丸,于食前以温酒送下。主治:妇人久积虚冷,四肢羸瘦,饮食微少,月水来时脐腹疼痛不可忍。

【**用法用量**】内服:入丸、散,0.3~0.9 g。不入煎剂。外用:适量,研细撒布;或调敷;或入膏贴贴敷;或化水点、涂。

【**使用注意**】内服宜慎,不可过量。孕妇禁用。肝、肾功能不全者或溃疡病患者慎用。生品有腐蚀性,不可内服,只作外用。

【**现代研究**】主要含氯化铵(NH$_4$Cl),还含有钙、铁、镁等。有祛痰、利尿、增强机体特异免疫功能、抗肿瘤等作用。

---

212 东流水(千里水)

【**古籍原文**】味平,无毒。

《时习》云:千里水及东流水,主病后虚弱。扬之万过,煮药,收禁神效。二者皆堪荡涤邪秽。此水洁净,诚与诸水不同。为云母所畏,炼云母粉用之。

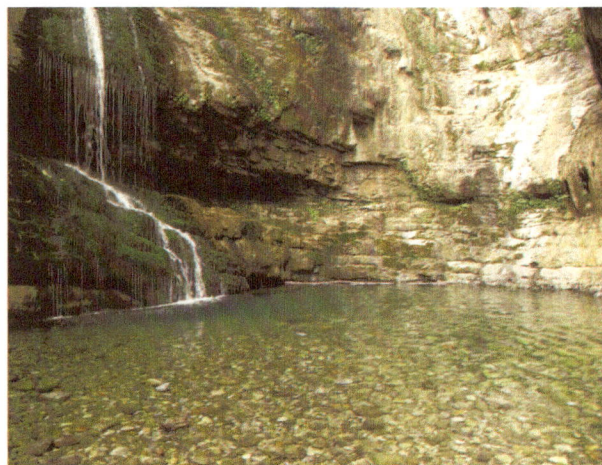

【**药物来源**】为江河、湖川、溪涧中自西向东顺流而下的洁净用水。

【性味功效】甘,平。涤肠去积。

【古方选录】《古今医鉴·卷八》东流饮:细茶一撮,生芝麻一撮,生桃仁七枚,大黄一钱或二三钱。用法:用长流水生擂碎服。主治:大便热结闭塞。

【用法用量】适量,多作煎煮泻下或利水方剂的煎药溶媒。例如《金匮要略·卷上》主治水饮内停所致咳而脉沉者,所用的方剂"泽漆汤"中,要求泽漆先以东流水五斗,煮取一斗五升而制成泽漆汁。取东流水性顺而下、流速快疾之性,煎煮泻下利水药,更能"降逆平喘,清热通利小便"或"荡涤胃肠邪秽"。

【使用注意】取东流水,应注意取水地洁净、无污染。

【现代研究】现代不用。

213 甘澜水

【古籍原文】《时习》云:扬之水上成珠者是也。治霍乱,及入膀胱,治奔豚药用之,殊胜。

【药物来源】即放在盆内,用瓢将其扬起来、倒下去,反复多次,直至看到水面上有无数泡沫滚来滚去,便可用来煎药的水。

【附录参考】《伤寒论》记载古人制作甘澜水:取水二斗,置大盆内,以杓扬之,水上有珠子五六千颗相逐,取用之。古代医家认为甘澜水有助于发挥方剂中药物补助肾气的作用。例如《伤寒论》治太阳病伤寒发汗后,患者脐下跳动作悸,欲作奔豚者,用甘澜水煎茯苓桂枝甘草大枣汤方,取补助肾气之义。可资参考。

【现代研究】现代不用。

禽 部

214 鸡子黄

【古籍原文】气温,味甘。

《本草》云:阴不足补之以血,若咽有疮,鸡子一枚去黄,苦酒倾壳中,以半夏入苦酒中,取壳,置刀环上,熬微沸,去渣,旋旋呷之。又主除热,火疮痫痉。可作琥珀神物。黄,和恒山末,为丸,竹叶汤服,治久疟不差;黄,合须发煎消为水,疗小儿惊热下痢。

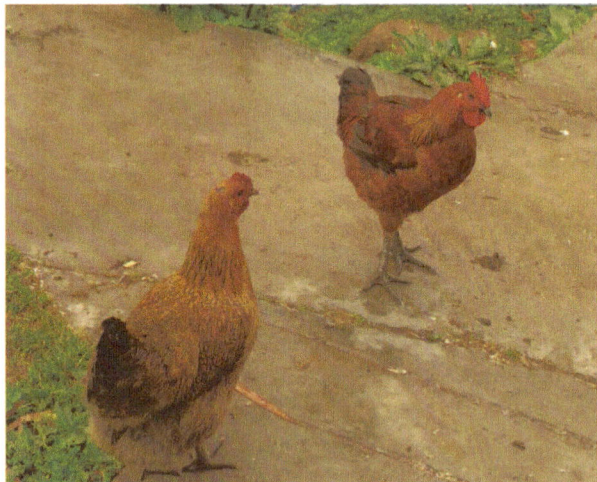

【药物来源】为雉科动物家鸡 *Gallus gallus domesticus* Brisson 的蛋黄。

【形态特征】家禽。嘴短而坚,呈圆锥状,上嘴稍弯曲。鼻孔裂状,被有鳞状瓣。头上有肉冠,喉部两侧有肉垂;肉冠以雄者为高大,雌者低小;羽色雌、雄不同,雄者羽色较美,雌者尾羽甚短。

【性味功效】甘,平。滋阴润燥,养血息风。

【古方选录】《伤寒论·卷第六》黄连阿胶汤:黄连四两,黄芩二两,芍药二两,鸡子黄二枚,阿胶三两。用法:上五味,以水六升,先煮三物,取二升,去滓,纳胶烊尽,小冷,纳鸡子黄,搅令相得,温服七合,日三服。主治:少阴病,得之二三日以上,心中烦,不得眠。

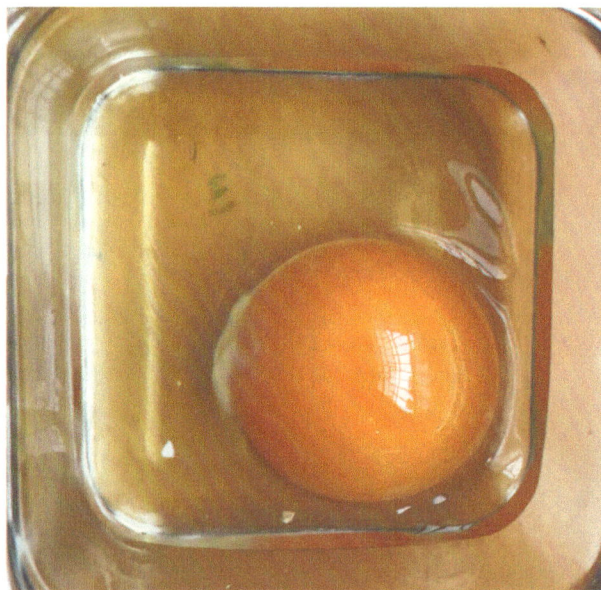

【用法用量】内服:生服;或煮食;或以药汁冲服。外用:调药涂;或煮熟熬油涂敷。

【使用注意】多食则滞胃,不宜多食。

【现代研究】含蛋白质、脂类、碳水化合物、钙、磷、铁、硫胺素、核黄素、烟酸、对氨基苯甲酸、维生素 A 等。有镇静作用。

兽 部

215 龙 骨

【古籍原文】气平微寒,味甘。阳也,无毒。

《本草》云:主心腹鬼疰,精物老魅,咳逆,泄痢脓血。女子漏下,症瘕坚结。小儿热气惊痫。疗心腹烦满,四肢痿枯,汗出,夜卧自惊。恚怒伏气在心下,不得喘息。肠痈内疽,阴蚀。止汗,缩小便,溺血,养精神,定魂魄,安五脏。

《本经》云:涩可去脱而固气。

成无己云:龙骨、牡蛎、铅丹,皆收敛神气以镇惊。凡用,烧通赤为粉。畏石膏。

《珍》云:固大肠脱。

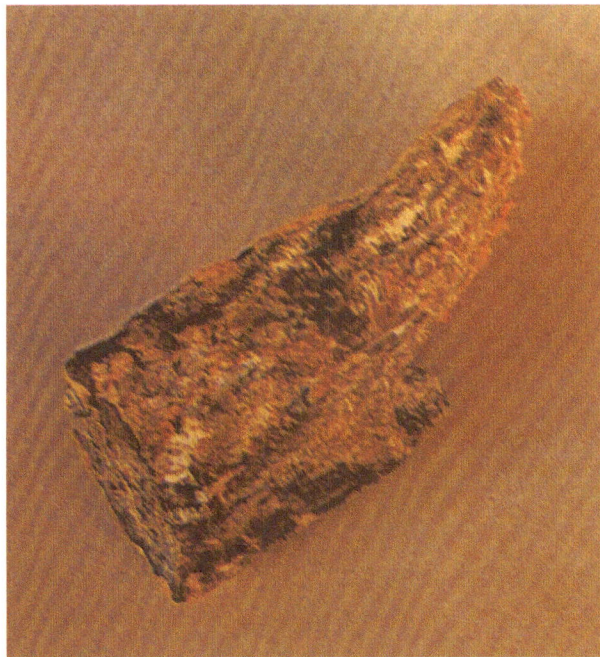

【药物来源】为古代大型哺乳动物象类、三趾马类、犀类、鹿类、牛类等的骨骼化石。

【形态特征】药材为不规则块状,大小不一。表面白色、灰白色或黄白色,较光滑,有的具纹理与裂隙,或具棕色条纹或斑块。质硬,断面不平坦,色白,细腻如粉质。吸湿力较强。

【性味功效】甘、涩,平。平肝潜阳,镇静安神,收敛固涩。

【古方选录】方出《太平圣惠方·卷七十八》、名见《普济方·卷三五三》龙骨散:龙骨一两,麻黄根一两。用法:上两味,捣细罗为散。不拘时候,以粥饮调下二钱。主治:产后虚汗不止。

【用法用量】内服:煎汤,15~30 g,宜先煎;或入丸、散。外用:适量。平肝潜阳宜生用,收敛固涩宜煅用。

【使用注意】湿热积滞者不宜使用。

【现代研究】含碳酸钙、磷酸钙、铁、钾、钠、氯、铜、锰等。有促进睡眠、抗惊厥、促进血液凝固、降低血管壁通透性、抑制骨骼肌兴奋等作用。

216 麝 香

【古籍原文】气温,味辛,无毒。

《本草》云:主辟恶气。杀鬼精物,疗温疟,蛊毒痫痉,去三尸虫。疗诸凶邪鬼气,中恶心腹暴痛,胀急痞满,风毒。妇人产难,堕胎。

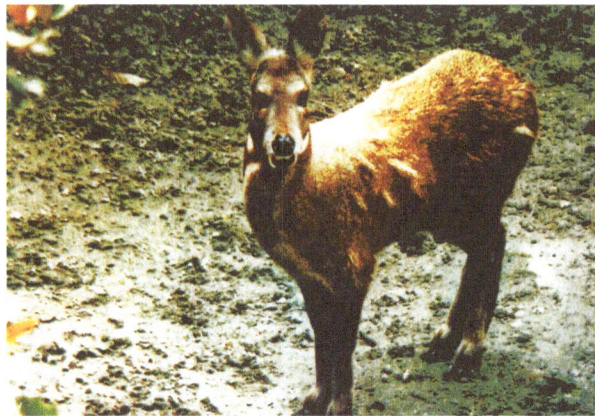

【药物来源】为麝科动物林麝 Moschus berezovskii Flerov、马麝 Moschus sifanicus Przewalski 或原麝 Moschus moschiferus Linn. 成熟雄体香囊中的分泌物。

【形态特征】(1)林麝:动物体长约 75 cm,体重约 10 kg。毛色深褐色或灰褐色。眼下部有 2 条白色毛带延伸至颈和胸部。成年雄麝有 1 对獠牙,腹下有分泌麝香的腺体囊,开口于生殖孔前;雌麝无腺囊和獠牙。

(2)马麝:动物体形较大,体长85~90 cm,体重15 kg左右。全身沙黄褐色或灰褐色。面、颊、额青灰色,眼上淡黄色,眼下黄棕色。颈背有栗色块斑,上斑点排成2行。腹面为土黄色或棕黄色。

(3)原麝:动物体长85 cm左右,体重12 kg左右。耳长直立,上部圆形。雄性上犬齿发达,露出唇外,向后弯曲成獠牙。四肢细长,后肢比前肢长。颈背、体背黄色斑点排成行。四肢内侧浅棕灰色。

【性味功效】辛,温。开窍醒神,活血通经,消肿止痛。

【古方选录】方出《太平圣惠方·卷五十七》、名见《普济方·卷三〇八》麝香散:枣叶一合,麝香末半钱。用法:上捣枣叶,入麝香末。麻油调涂之。主治:蜘蛛咬,遍身生疮。

【用法用量】内服:入丸、散,0.03~0.10 g。不入煎剂。外用:适量。

【使用注意】孕妇禁用。

【现代研究】含大环酮类、含氮杂环类、甾体类、多肽、脂肪酸、酯类、无机元素等。有中枢神经系统双向调节、兴奋呼吸、兴奋心脏、兴奋子宫、升高血压、抗炎、抑菌、抗溃疡、抗肿瘤等作用。

217 牛 黄

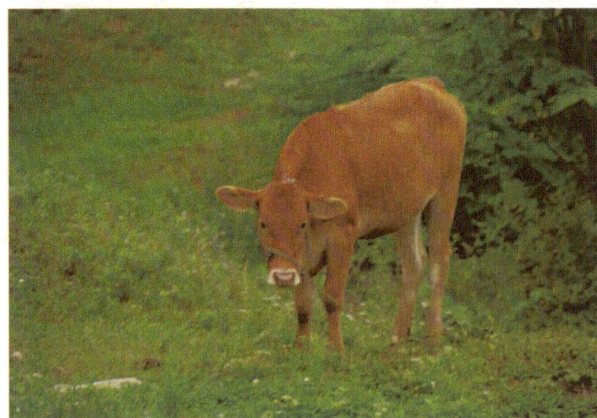

【古籍原文】气平,味苦,有小毒。

《本草》云:主惊痫寒热,热盛狂痉,逐鬼除邪。疗小儿百病,诸痫热,口噤不开,大人癫狂。又堕胎,久服令人不忘。又云:磨指甲上黄者为真。又云:定

魂魄,人参为使,得牡丹、菖蒲利耳目。恶龙骨、龙胆、地黄,畏牛膝。

【药物来源】为牛科动物牛 *Bos taurus domesticus* Gmelin 的干燥胆结石。

【形态特征】动物体长1.5~2.0 m。体格强壮,头大额广,鼻阔口大,上唇上部有2个大鼻孔。头上有角1对,左右分开。四肢匀称,后方2趾不着地,称悬蹄。尾较长,尾端具丛毛,大多为黄色。

【性味功效】甘,凉。清心,豁痰,开窍,凉肝,息风,解毒。

【古方选录】《圣济总录·卷一六七》牛黄散:牛黄一分,为末。用法:上一味,用竹沥调匀,沥在儿口中。主治:小儿鹅口,不能饮乳。

【用法用量】内服:多入丸、散,0.15~0.35 g。外用:适量,研末敷患处。

【使用注意】非实热证患者不宜使用。孕妇慎用。

【现代研究】含胆酸类、胆红素及其钙盐、甾醇、氨基酸等。有镇静、抗惊厥、镇痛、解热、强心、利胆、保肝、抗炎、兴奋呼吸、祛痰镇咳、抗微生物、抗肿瘤、止血、降血脂、降血压等作用。

218 犀 角[①]

【古籍原文】气寒,味苦。酸咸微寒,无毒。

《象》云:治伤寒温疫头痛,安心神,止烦乱,明目镇惊。治中风失音,小儿麸豆,风热惊痫。镑用。

《本草》云:主百毒蛊疰,邪鬼瘴气。杀钩吻、鸩羽、蛇毒,除邪,不迷惑,魇寐。疗伤寒温疫头痛、寒热,诸毒气。能治一切疮肿,破血。

《液》云:升麻代犀角说,并见"升麻"条下。易老疗畜[②]血分三部:上焦畜血,犀角地黄汤;中焦畜血,桃仁承气汤;下焦畜血,抵当汤、丸,丸但缓于汤耳。三法的当,后之用者,无以复加。

【药物来源】为犀科动物印度犀 *Rhinoceros unicornis* L.、爪哇犀 *Rhinoceros sondaicus* Desmarest、苏门犀 *Rhinoceros sumatrensis* Cuvier 的角。

---

① 犀角,犀为濒危动物,《中华人民共和国药典》(1995年版)已不收载"犀角",现代临床上以水牛角代替。

② 畜,同"蓄"。

【形态特征】(1)印度犀:体格粗壮庞大,体重仅次于大象、河马,身长 3.2～3.5 m,肩高达 1.8 m。头大,颈短,耳长,眼小,鼻孔大。皮肤坚厚,疣状凸起。鼻端有一角,黑色,圆锥状,粗而不长。

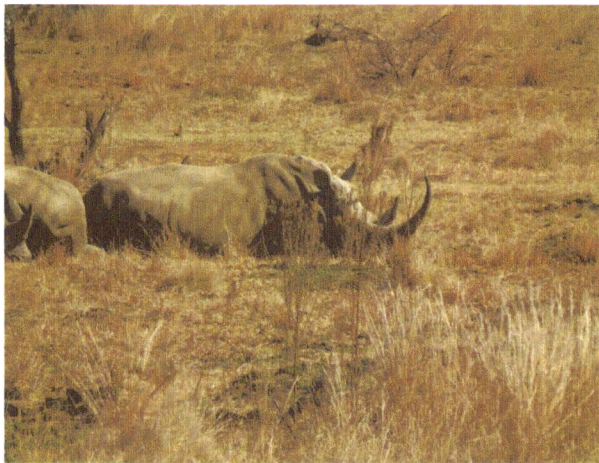

(2)爪哇犀:又名小独角犀。体形与印度犀相似而较小。皮肤也有厚褶,但背部的 3 条褶上下完全连接。本种仅雄兽有角,生于鼻端,角较小,长仅 25 cm 左右。

【性味功效】苦、酸、咸,寒。清热凉血,解毒定惊。

【古方选录】《圣济总录·卷二十七》犀角汤:犀角(镑)、麻黄(去根、节)、石膏各一两,黄连三分(去须)、山栀子仁一两半。用法:上五味,粗捣筛,每服五钱匕,水一盏半,煎至一盏,去滓,温服。主治:伤寒热毒内盛,身发赤斑。

【用法用量】内服:煎汤,镑片或锉末,0.3～1.0 g;或入丸、散。

【使用注意】大寒伤阳、里寒证者禁用。

【现代研究】含角蛋白及其他蛋白质、肽类、游离氨基酸、胍衍生物、甾醇类等。有强心、抗凝血、升高白细胞、升高血小板、镇静、抗惊厥、兴奋垂体－肾上腺皮质系统等作用。

219 阿 胶

【古籍原文】气微温,味甘平,无毒。甘辛平。味薄,气升,阳也。

入手太阴经,足少阴经、厥阴经。

《象》云:主心腹痛内①崩,补虚安胎,坚筋骨,和血脉,益气止痢。炮用。

《心》云:补肺金气不足,除不足,甘温补血。出东阿,得火良。

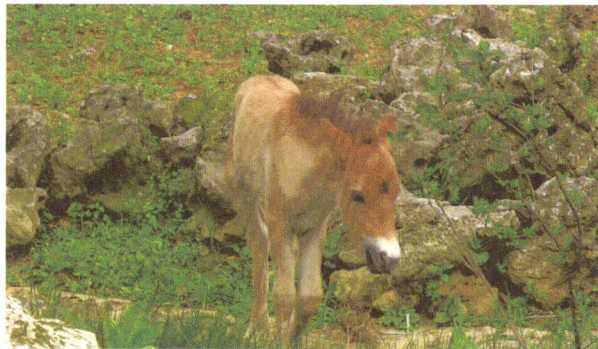

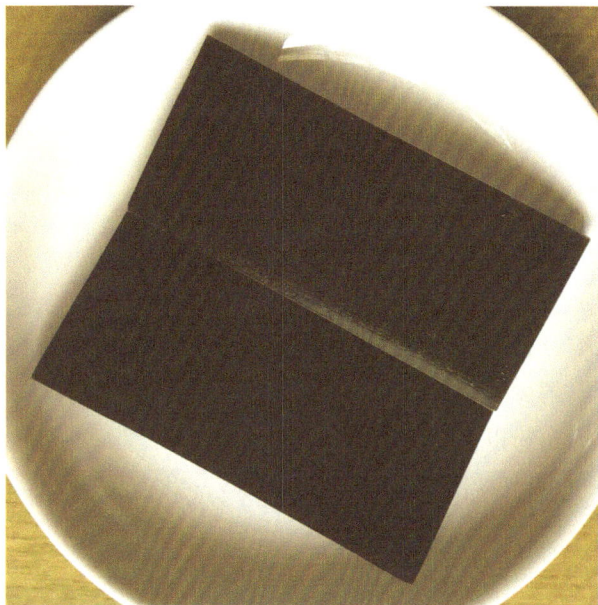

《本草》云:主心腹内崩,劳极洒洒如疟状。腰腹痛,四肢酸痛,女子下血,安胎,丈夫小腹痛。虚劳羸瘦。阴气不足,脚痛②不能久立。养肝气,益肺气。肺虚极损。咳嗽唾脓血,非阿胶不补。仲景猪苓汤,用阿胶,滑以利水道。《活人书》四物汤加减例:妊娠下血者,加阿胶。

【药物来源】为马科动物驴 Equus asinus Linn. 的干燥皮或鲜皮经煎煮、浓缩制成的固体胶。

【形态特征】动物体形比马小,体重一般 200 kg 左右。头型较长,眼圆,其上生有 1 对显眼的长耳。颈部长而宽厚,颈背鬃毛短而稀少。四肢短粗。尾尖端处生有长毛。体色以黑色、栗色、灰色为主。

【性味功效】甘,平。补血滋阴,润燥,止血。

---

① 内,《医学启源·药类法象》作"血",以供参考。
② 痛,《证类本草·卷十六》作"酸",以供参考。

【古方选录】《圣济总录·卷六十五》阿胶饮:阿胶一两(炙燥),人参二两。用法:上二味,捣箩为散,每服三钱匕,豉汤一盏,入葱白少许,同煎三沸,放温,遇嗽时呷三五呷。依前温暖,备嗽时再呷之。主治:久咳嗽。

【用法用量】内服:入汤剂烊化兑服,3~9 g;或制成口服液、煎膏剂服用。

【使用注意】脾胃虚寒、消化不良者慎用。

【现代研究】含明胶蛋白及钾、钠、钙、镁、铁、铜、铝、锰、锌等。有促进造血功能、抗辐射、耐缺氧、耐寒冷、抗疲劳、止血、抗休克、利尿、延缓衰老、加速生长发育等作用。

220 猪 肤

【古籍原文】气寒,味甘。

入足少阴经。

《液》云:猪皮,味甘寒。猪,水畜也,其气先入肾,解少阴客热,是以猪肤解之。加白蜜以润燥除烦,白粉以益气断痢。

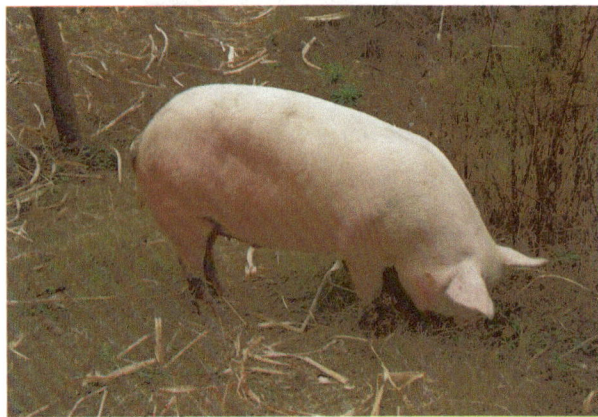

【药物来源】为猪科动物猪 *Sus scrofa domestica* Brisson 的皮肤。

【形态特征】动物躯体肥胖,头大。鼻与口吻皆长,略向上屈。眼小。耳大,下垂或上挺。四肢短小,4趾,前2趾有蹄,后2趾有悬蹄。颈粗,项背疏生鬃毛。尾短小,末端有毛丛。毛色多色。

【性味功效】甘,凉。清热养阴,利咽,止血。

【古方选录】《伤寒论·卷第六》猪肤汤:猪肤一斤。用法:以水一斗,煮取五升,去滓,加白蜜一升,白粉五合,熬香和合相得。温分六服。主治:少阴病下

利、咽痛、胸满、心烦。

【用法用量】内服:煎汤或煮食,50~100 g。

【使用注意】寒滑下利者不宜使用。

【现代研究】含蛋白质、脂肪、硫酸软骨素 B 等。有促进骨髓造血功能、促进损伤的皮肤黏膜愈合等作用。

221 猪胆汁

【古籍原文】气寒,味苦咸。苦寒。

《液》云:仲景白通汤,加此汁,与人尿咸寒,同与热剂合,去格拒之寒。又,与醋相合,内谷道中,酸苦益阴,以润燥泻便。

《本经》云:治伤寒热渴。又,白猪蹄可用,杂青色者不可食,疗疾亦不可。

《心》云:与人尿同体,补肝而和阴引置阳,不被格拒,能入心而通脉。

【药物来源】为猪科动物猪 *Sus scrofa domestica* Brisson 的胆汁。

【形态特征】同本书第 220 条"猪肤"。

【性味功效】苦,寒。清热,润燥,解毒。

【古方选录】《圣济总录·卷五十八》猪胆煎:雄猪胆五枚,定粉一两。用法:上二味,以酒煮胆,候皮烂,即入粉研细,同煎成丸,丸如鸡头子大,每服二丸,含化咽津。主治:口中干燥,无津液而渴。

【用法用量】内服:取汁冲服,3~6 g;或入丸、散。外用:涂敷;或点眼;或灌肠。

【使用注意】脾胃虚寒者忌用。

【现代研究】含胆汁酸类、胆色素、黏蛋白、脂类、无机物等。有镇咳、平喘、消炎、抗过敏、抑菌等作用。

222 獭 肝[①]

【古籍原文】味甘,有毒。

《本草》云:主鬼疰蛊毒,却鱼鲠,止久嗽。烧灰服之。

【药物来源】为鼬科动物水獭 *Lutra lutra* Linnaeus、江獭 *Lutra perspicillata* Geoffroy、或小爪水獭 *Aonyx*

————————
① 獭肝,水獭是国家二级重点保护动物,已列入 2015 年的《世界自然保护联盟濒危物种红色名录》,入药应遵守国家的相关规定。

cinerea Illiger 的肝脏。

【形态特征】(1)水獭:动物体形细长,体重为3.0～8.5 kg。头部宽,稍扁而短。眼小。耳小而圆。四肢粗短,趾间有蹼。尾较长。上唇白色,颊及颈下为污白色。腹毛栗棕色,余者为棕褐色或咖啡色。

(2)江獭:体形较大,体重可达15 kg以上。头大。耳短小而圆。尾长约为体长之半,尾行扁阔,末端尾毛短。体毛短浅,黑褐色;两颊、颈部针毛白色或灰白色等,四肢毛色棕黄色。

(3)小爪水獭:体形扁,体重一般不超过3 kg。鼻垫上缘与毛区交界处有1直线横过。下颌的正前方和两侧有几根短刚毛。爪极小,趾垫甚发达。全身被咖啡色毛,毛尖显白色,具光泽。

【性味功效】甘、咸,平。养阴,除热,宁嗽,止血。

【古方选录】方出《肘后备急方·卷一》、名见《金匮要略·卷上附方》獭肝散:獭肝一具(阴干)。用法:上为末。每服方寸匕,水送下,日三次。一具未愈,更作。主治:尸注,鬼注。冷劳。

【用法用量】内服:煎汤,3～6 g;或入丸、散。

【现代研究】含大量蛋白质、葡萄糖、糖原、磷脂、胆甾醇、维生素A、维生素D等。有维持上皮组织正常机能、对细胞起黏合作用和保护作用及促进视网膜视杆细胞中视紫红质的合成等作用。

223 豭鼠粪

【古籍原文】治伤寒劳复。经言:牡鼠粪,两头尖者是。或在人家,诸物中遗者。

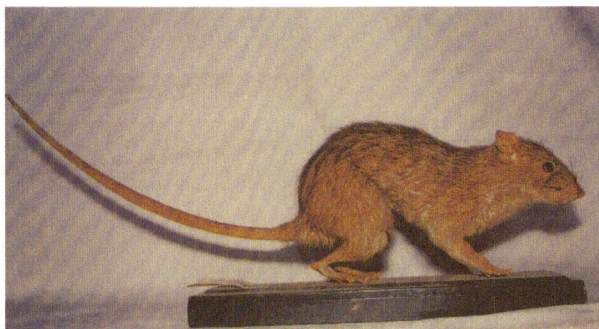

【药物来源】为鼠科动物褐家鼠 *Rattus norvegicus* Berkenhout 雄性的干燥粪便。

【形态特征】动物体长约175 mm,耳短而厚。后足较粗大。尾长明显短于体长。毛色背部棕褐色至灰褐色,毛基深灰色;头及背部为黑色毛,腹面灰白色,毛基灰褐色。足背白色。尾上部黑褐色,下部灰白色。

【性味功效】苦、咸,寒。导浊行滞,清热通瘀。

【古方选录】《普济方·卷一四六》豭鼠粪汤:薤一大把,豭鼠粪一十四枚。用法:上二味以水一升,煎取半升,去滓再煎,三沸,温温尽服,必有黏汗出为效,未汗再作服,亦治诸劳复。主治:伤寒病后,男子阴易。

【用法用量】内服:煎汤,5～10 g;或研末入丸、散。外用:烧研调涂。

【使用注意】本品气味腥秽,入药宜炮制。脾胃虚弱者不宜使用。

【现代研究】现代不用。

224 人 尿

【古籍原文】《时习》云:疗寒热头疼,温气。童男子者尤良。

《衍义》云:人尿须用童男者,产后温一杯压下败血恶物。久服令人反虚。气血无热尤不可多服。此亦性寒,故治热劳方中亦用也。

《日华子》云:小便凉,止劳渴嗽,润心肺,疗血闷热狂,扑损瘀血,运绝,及蛇犬等咬,以热尿淋患处。难产胞衣不下,即取一升,用姜、葱煎,乘热饮,即下。

【药物来源】取健康人的小便,去头、尾,用中间一段。一般以10岁以下儿童的小便为佳,名为"童便"。

【形态特征】健康人的尿液量为每昼夜1000～2000 ml,淡黄色,近透明。稍放置,有氨臭气,味咸。童便较成人尿液气味淡,淡黄色至近无色,质清澈。

【性味功效】甘、咸,温。益肺,补肝肾,明目,止血。

【古方选录】《必效方·卷二》童便蜜煎:三岁童便五升。用法:童便五升,煎取一升,以蜜三匙和之,每服二碗,半日更服。主治:骨蒸发热。

【用法用量】内服:取新鲜者,温饮30～50 ml;或和入汤药内冲服。

【使用注意】脾胃虚寒、阳虚无火者忌用。

【现代研究】含尿素、氯化钠、钾、磷酸、酚、草酸、尿蓝母、钙、镁、微量的维生素、多种激素等。有止血、调节免疫功能的作用。

虫 部

225 牡 蛎

【古籍原文】气微寒,味咸平,无毒。

入足少阴经。

《象》云:治伤寒寒热温疟,女子带下赤白,止汗,止心痛气结。涩大小肠,治心胁痞。烧白研细用。

《珍》云:能软积气之痞。《经》曰:咸能软坚。

《心》云:咸平。熬,泄水气。

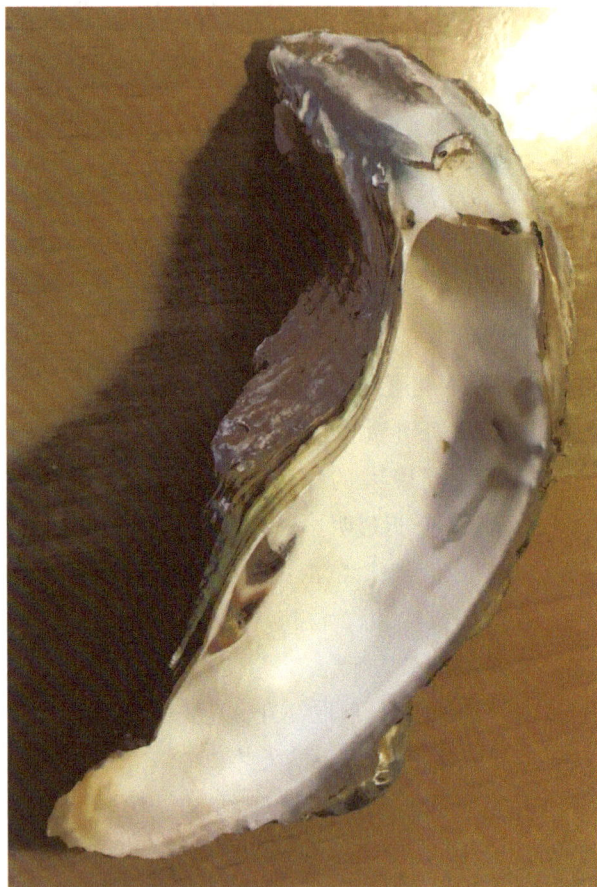

《本草》云:主伤寒寒热,温疟洒洒,惊恚怒气,除拘缓,鼠瘘,女子带下赤白。除留热在关节,荣卫虚热,往来不定,烦满。止汗,心痛气结,止渴,除老血,涩大小肠,止大小便,疗泄精,喉痹咳嗽,心胁下

痞热。能去瘰疬,一切疮肿。入足少阴,咸为软坚之剂。以柴胡引之,故能去胁下之硬;以茶引之,能消结核;以大黄引之,能除股间肿。地黄为之使,能益精收涩,止小便,本肾经之药也。久服强骨节,杀鬼延年。贝母为之使。得甘草、牛膝、远志、蛇床子良,恶麻黄、吴茱萸、辛夷。

《药性论》云:君主之剂。治女子崩中,止血及盗汗,除风热,定痛。治温疟。又和杜仲服,止盗汗。为末蜜丸,服三十丸,令人面光白,永不值时气。又治鬼交精出,病人虚而多热加用之,并地黄、小草。

陈士良云:牡蛎捣粉粉身,治大人小儿盗汗。和麻黄根、蛇床子、干姜为粉,粉身,去阴汗。《衍义》意同。

【药物来源】为牡蛎科动物近江牡蛎 *Ostrea rivularis* Gould、长牡蛎 *Ostrea gigas* Thunberg 或大连湾牡蛎 *Ostrea talienwhanensis* Crosse 等的贝壳。

【形态特征】(1)近江牡蛎:贝壳 2 片,坚厚,呈圆形、卵圆形或三角形。左壳较大而厚,右壳略扁平。表面环生极薄而平直的黄褐色或紫褐色鳞片。壳面有灰色、青色等色彩,内面白色,边缘为灰紫色。

(2)长牡蛎:贝壳大型,坚厚,呈长条形,背、腹几乎平行,壳长是壳高的 3 倍有余。左壳附着;右壳较平如盖,鳞片环生,呈波纹状,排列稀疏。壳面淡紫色、灰白色或黄褐色,壳内瓷白色。

(3)大连湾牡蛎:贝壳大型,中等厚,前后延长,壳顶至后部渐扩张,近似三角形。左壳附着,右壳壳表鳞片起伏呈水波状。壳面淡黄色,壳内白色。闭壳肌痕白色或紫色,位于背后方。

【性味功效】咸,微寒。重镇安神,潜阳补阴,软坚散结。煅牡蛎收敛固涩。

【古方选录】《金匮要略·卷上》栝蒌牡蛎散:栝蒌根、牡蛎(熬)各等份。用法:上为细末,饮服方寸匕,日三服。主治:百合病,渴不瘥者。

【用法用量】内服:煎汤,9～30 g,应打碎先煎;或入

丸、散。

【使用注意】不宜多服、久服，以免引起便秘和消化不良。体虚里寒者忌用。煅牡蛎收敛固涩，内有湿热实邪者忌用。

【现代研究】含碳酸钙，磷酸钙，硫酸钙，蛋白质，少量的镁、钠、锶、铁、铝、硅，微量的钛、锰、钡、铜、锌、钾、磷、铬、镍等。有镇静、安神、抗惊厥、抗衰老、抗病毒等作用。

226 文 蛤

【古籍原文】气平，味咸，无毒。

《本草》云：主恶疮，蚀五痔。咳逆胸痹，腰痛胁急，鼠瘘，大孔出血，崩中漏下。能利水。治急疳蚀口鼻，数日尽欲死，烧灰，腊猪脂和涂之。坠痰软坚，止渴，收涩固济，蛤粉也。咸能走肾，可以胜水。文蛤尖而有紫斑。

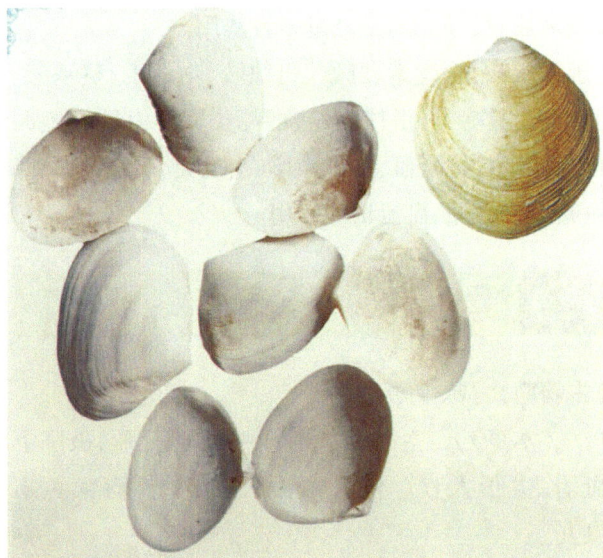

【药物来源】为帘蛤科动物文蛤 *Meretrix meretrix* L. 的贝壳。

【形态特征】贝壳2片，坚厚，背缘略呈三角形，腹缘略呈圆形。壳顶凸出略呈三角形，先端尖，微向腹面弯曲。贝壳表面膨胀，光滑。壳皮黄褐色或黄灰色，壳内白色，前缘、后缘略带紫色。

【性味功效】咸，平。清热，利湿，化痰，软坚。

【古方选录】《金匮要略·卷中》文蛤散：文蛤五两。用法：上一味，杵为散，以沸汤五合，和服方寸匕。主治：伤津后渴欲饮水不止。

【用法用量】内服：煎汤，6～12 g；或入丸、散。外用：适量。

【使用注意】气虚有寒者不宜使用。

【现代研究】含碳酸钙、甲壳质、蛋白质、甾醇、牛磺酸类、多糖、核酸等。有抗肿瘤、调节免疫功能、降血糖、降血脂、抗氧化、抗凝血、抗突变、抗疲劳等作用。

227 虻 虫

【古籍原文】气微寒，味苦平，有毒。

《本草》云：主目中赤痛，眦伤泪出，瘀血血闭，寒热酸㤅①，无子。炒，去翅、足。

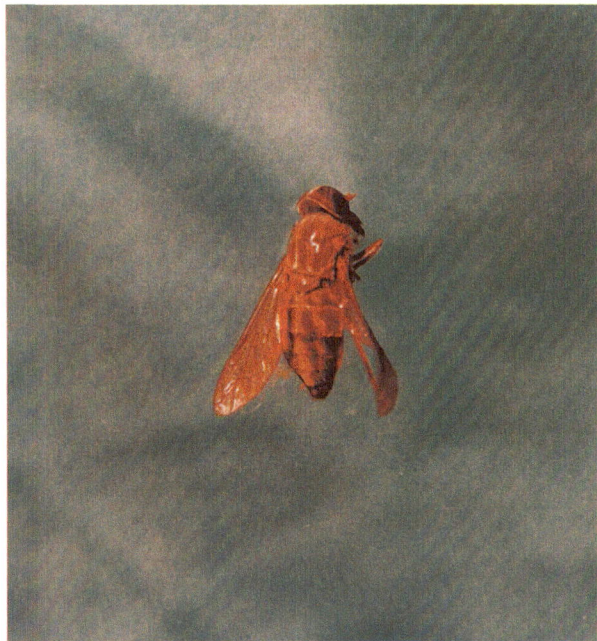

【药物来源】为虻科昆虫复带虻 *Tabanus bivittatus* Matsumura 及其同属多种昆虫的雌虫全体。

【形态特征】雌虻，形似蜜蜂，体长 13～17 mm，黄绿色。复眼大型。额黄色或略带浅灰色。触角黄色，第3节肥大。唇基和颊黄灰色。中胸背板、侧板、腹板灰黄色，翅透明无斑。足3对。腹部暗黄灰色。

【性味功效】苦，微寒；有小毒。破血逐瘀通经，消症散积。

【古方选录】《伤寒论·卷第三》抵当汤：水蛭（熬）、虻虫（去翅、足）各三十个，桃仁二十个（去皮、尖），

———————————
① 㤅，音 sī。查《康熙字典》（卯集上"心"部），"心怯"之义。

大黄三两(酒洗)。用法:上四味,以水五升,煮取三升,去滓。温服一升,不下,更服。主治:太阳病,身黄,脉沉结,少腹鞕,小便自利,其人如狂者。

【用法用量】内服:煎汤,1.0~1.5 g;或研末服,0.3~0.5 g;或入丸剂。外用:适量,研末撒敷;或调搽。

【使用注意】孕妇与月经期妇女均禁用。气血亏虚、内无瘀滞者或腹泻者不宜使用。

【现代研究】含蛋白质、氨基酸、胆固醇及无机元素钙、镁、磷、铁、钴、铜、锰、锶、锌、铝等。有抗凝血、抗血栓形成、抑制回肠运动、抗炎、镇痛、溶血、兴奋子宫等作用。

228 水蛭(蚂蟥)

【古籍原文】气微寒,味咸苦。平,有毒。

《本草》云:主逐恶血,瘀血月闭,破血瘕积聚,无子,利水道,堕胎。炒用。畏盐。苦走血,咸胜血,仲景抵当汤用虻虫、水蛭,咸苦以泄畜血。故《经》云:有故无殒也。虽可用之,亦不甚安。莫若四物汤加酒浸大黄各半,下之极妙。

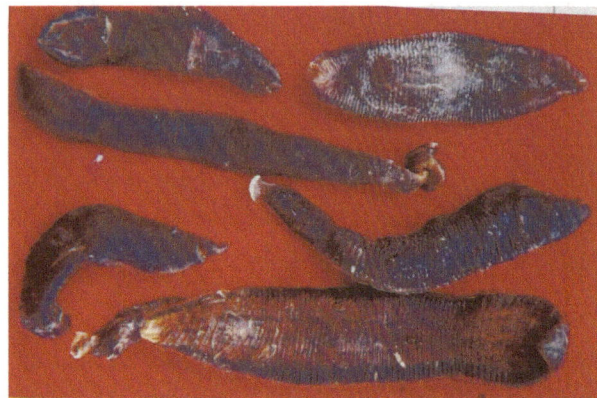

【药物来源】为水蛭科动物蚂蟥 *Whitmania pigra* Whitman、水蛭 *Hirudo nipponica* Whitman 或柳叶蚂蟥 *Whitmania acranulata* Whitman 的干燥全体。

【形态特征】(1)蚂蟥:动物体长 60~120 mm,宽 13~14 mm。背面暗绿色,有 5 条纵纹,为黑色和淡黄色。腹面两侧各有 1 条淡黄色纵纹,其余部分为灰白色,杂有茶褐色斑点。前吸盘小。腭齿不发达。

(2)水蛭:动物体长 30~50 mm,宽 4~6 mm。背面呈黄绿色或黄褐色,有 5 条黄白色的纵纹。背

腹面暗灰色,无斑纹。体环数 103。眼 5 对。口内有 3 个腭,腭背上有 1 列细齿。后吸盘呈碗状。

(3)柳叶蚂蟥:体形较蚂蟥略小,呈柳叶形,扁平。背部棕绿色,有 5 条细密的由绿黑色斑点组成的纵线;腹面浅黄色,甚平坦,散布不规则的暗绿色斑点。余与蚂蟥相似。

【性味功效】咸、苦,平;有小毒。破血通经,逐瘀消症。

【古方选录】《妇人大全良方·卷一》地黄通经丸:熟地黄三两,虻虫(去头、足、翅,炒)、水蛭(用糯米同炒黄,去糯米)、桃仁(制,去皮、尖)各五十枚。用法:上为细末,炼蜜丸,如梧桐子大,空心温酒下五丸。未知,加至七丸。主治:由惊恐,忧思,意所不决,气郁抑而不舒,经候顿然不行,脐腹作痛,上攻心胁欲死;或因不行,结积渐渐成块,脐下如覆杯,久成肉症,日久不瘥。

【用法用量】内服:煎汤,1~3 g;或入丸、散。

【使用注意】孕妇与月经过多者禁用。

【现代研究】含蛭素、肝素、组织胺、吻蛭素、氨基酸、糖脂类、蝶啶类、甾体类、羧酸酯类等。有抗细胞凋亡、抗肿瘤、抗凝血、抗血栓形成、抗炎、抗纤维化、降血脂、增加心肌血流量等作用。

229 䗪虫(土鳖虫)

【古籍原文】味咸寒,有毒。

《本草》云:主心腹寒热洒洒,血积症瘕,破坚下血闭,生子大良。仲景主治久瘕积结,有大黄䗪虫丸。

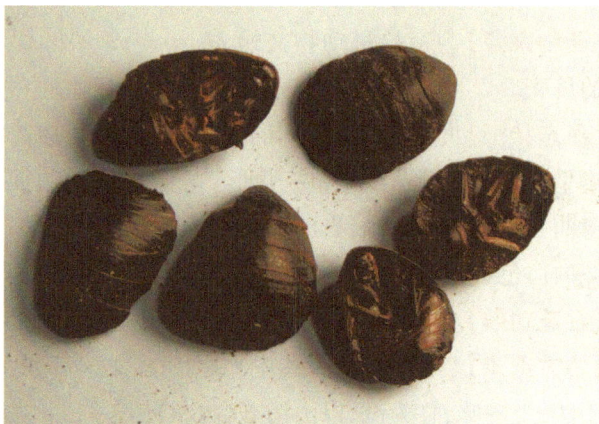

《衍义》云：乳汁不行，研一枚，水半合，滤清汁服。勿令服药人知之。

【药物来源】为鳖蠊科昆虫地鳖 *Eupolyphaga sinensis* Walker 或冀地鳖 *Steleophaga plancyi*（Boleny）的雌虫干燥体。

【形态特征】（1）地鳖：动物体呈扁圆形，盖状，黑色带光泽，雌雄异型，雄虫有翅，雌虫无翅。雌虫长约3 cm。头小，触角丝状。腹部有横环节9个，腹面深棕色，胸足具细毛，生刺颇多。

（2）冀地鳖：动物形态与地鳖相似，呈椭圆形，雌虫体长3.0~3.6 cm。体黑褐色，无光泽。胸腹部每节两侧各有1个黑色圆形小黑斑。

【性味功效】咸，寒；有小毒。破血逐瘀，续筋接骨。

【古方选录】《金匮要略·卷下》下瘀血汤：大黄二两，桃仁二十枚，䗪虫二十枚。用法：上为末，炼蜜和为四丸，以酒一升，煎一丸，取八合，顿服之。主治：产妇瘀阻腹痛，及瘀血阻滞，经水不利，腹中症块等。

【用法用量】内服：煎汤，3~10 g；或入丸、散。

【使用注意】孕妇与月经过多者忌用。

【现代研究】含氨基酸、脂肪酸、生物碱、微量元素、β－谷甾醇、二十八烷醇、尿嘧啶、尿囊素等。有抗血栓形成、降低总胆固醇、保肝、抗缺氧、抗突变、抗肿瘤、调血脂、耐缺氧等作用。

230　鼠　妇

【古籍原文】气温微寒，味酸，无毒。

《本草》云：主气癃不得小便，妇人月水闭，血瘕痫痉，寒热，利水道。仲景治久疟，大鳖甲丸中使之。以其主寒热也。

《衍义》云：鼠妇，湿生虫也。

【药物来源】为潮虫科动物鼠妇 *Porcellio scaber* Latreille 的干燥全体。

【形态特征】动物体长椭圆形，稍扁。表面灰色，有光泽。头部前缘、左右侧角突起显著。有眼1对，触角2对。胸部分7个环节。腹部小，分为5个环节。尾肢扁平，外肢与第5腹节嵌合齐平。

【性味功效】酸、咸，凉。破瘀消症，通经止痛，利水，解毒。

【古方选录】《千金翼方·卷七》鼠妇散：鼠妇七枚。用法：熬为屑，作一服，黄酒调下。主治：产后小便不利。

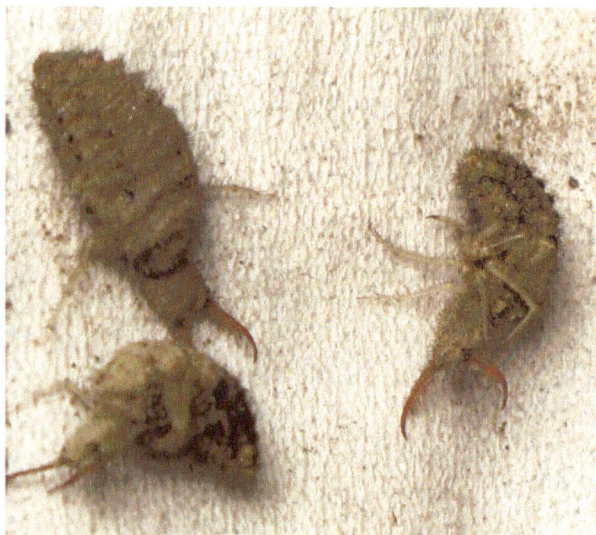

【用法用量】内服：煎汤，3~6 g；或研末，0.3~1.0 g。外用：适量，捣敷。

【使用注意】孕妇忌用。

【现代研究】含蛋白质、蚁酸、甾醇、钙等。有镇静、止痛等作用。

231　蜘　蛛

【古籍原文】微寒。

《本草》云：主大人小儿癫疝，七月七日取其网，疗善忘。仲景治杂病。狐疝，偏有大小，时时上下者，蜘蛛一十四个，熬焦，桂半两，研细为散，八分匕，酒调服，日再。蜜丸亦通。

【药物来源】为园蛛科动物大腹园蛛 *Aranea ventricosa*（L. Koch）的干燥全体。

【形态特征】动物头部、胸部短于腹部，呈黑褐色。头部、胸部梨形，有白毛。蟹肢强壮，有7枚小齿。步足强大。腹部近圆形而较大，背面中央有清晰的叶状斑带。腹部有1对白斑。生殖厣黑色，呈舌状体。

【性味功效】苦，寒；有毒。祛风解毒，消肿散结。

【古方选录】《金匮要略·卷中》蜘蛛散：蜘蛛十四枚（熬焦），桂枝半两。用法：上二味，为散。取八分之一匕，饮和服，日再服。蜜丸亦可。主治：阴狐疝气，偏有大小,时时上下。

【用法用量】内服:研末,0.3～1.0 g;或浸酒;或入丸、散。不入汤剂。外用:适量,捣敷;或绞汁涂搽;或研末撒;或调敷。

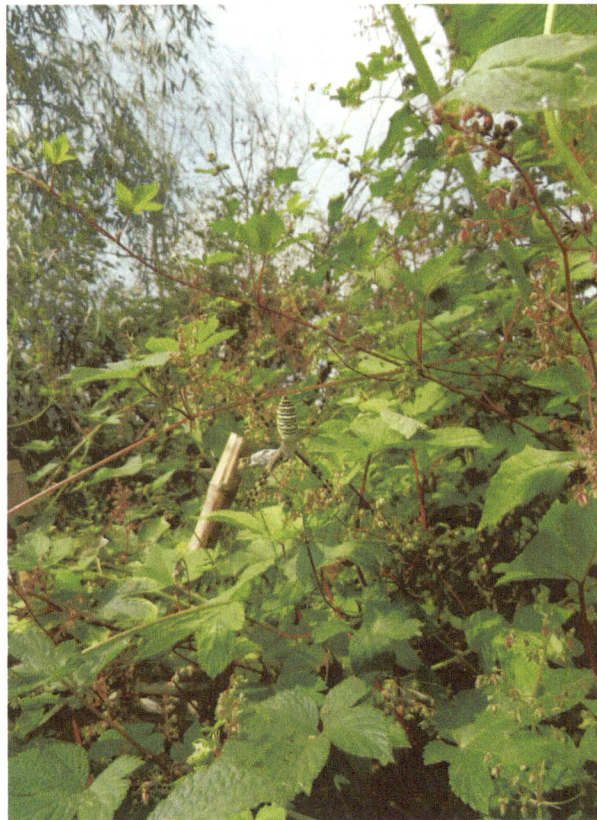

【使用注意】肝经寒凝气滞所致疝气疼痛者慎用。本品有毒,内服宜慎。

【现代研究】含蜘蛛毒素、蛋白质等。有抑菌、抗肿瘤等作用。

232 蛴 螬

【古籍原文】微寒。微温,味咸,有毒。

《本草》云:主恶血血瘀,痹气破折,血在胁下,坚满痛,月闭,目中淫肤,青翳白膜。吐血,在胸中不去,及破骨踒折血结。金疮血塞。产后中寒,下乳汁。仲景治杂病方,大黄䗪虫丸中用之,以其主胁下坚满也。《续传信方》治喉痹,取虫汁点在喉中,下即喉开也。《时习》补入。

【药物来源】为鳃金龟科动物东北大黑鳃金龟 *Holotrichia diomphalia* Bates 及其近缘动物的幼虫。

【形态特征】动物体形长椭圆形,黑褐色,有光泽,体

长 16.2～21.0 mm。头部密布刻点。触角黄褐色,10 节,呈膝状弯曲,前胸背面有细刻点。鞘翅有纵隆线,前足外侧有尖齿 3 个,内侧有 1 端棘,跗节末端节最长。

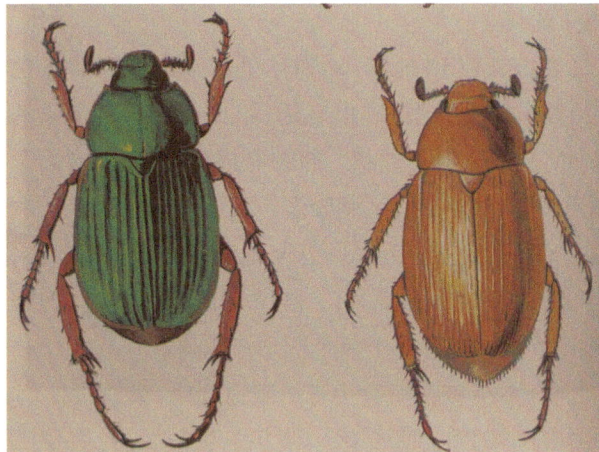

【性味功效】咸,温。破血逐瘀,通乳散结。

【古方选录】《圣济总录·卷十》蛴螬散:蛴螬七枚(研烂),甘草五钱(炙,末,炒),没药(研)、乳香(研)一钱(各炒)。用法:同研烂,分二服,每服煎酒一盏,二三沸,调下,不计时。主治:白虎风疼痛,昼静夜发。

【用法用量】内服:研末,2～5 g;或入丸、散。外用:适量,研末调敷;或用汁涂。

【使用注意】体弱者与孕妇禁用。

【现代研究】含氨基酸、多肽、蛋白质、脂肪、多种微量元素等。有兴奋子宫、抑制肠管、收缩血管、利尿、兴奋心脏、保肝等作用。

233 蜜(蜂蜜)

【古籍原文】气平,微温,味甘,无毒。

《本草》云:主心腹邪气,诸惊痫痓,安五脏诸不足,益气补中,止痛解毒,除众病,和百药。养脾气,除心烦,饮食不下,止肠澼,肌中疼痛,口疮,明耳目。

《液》云:凡炼蜜,必须用火熬开,以纸覆经宿,纸上去蜡尽,再熬色变,不可过度,令熟入药。

【药物来源】为蜜蜂科动物中华蜜蜂 *Apis cerana* Fabricius 或意大利蜜蜂 *Apis mellifera* Linnaeus 所酿的蜜。

【形态特征】(1)中华蜜蜂:蜂群由工蜂、蜂王、雄蜂

组成。工蜂全体被黄褐色毛。头略呈三角形。胸部3节。翅2对,膜质透明。腹部圆锥状,有毒腺和螫针。蜂王体最大,翅短小,腹部特长,生殖器发达。雄蜂较工蜂稍大,头呈球形,尾无毒腺和螫针。

(2)意大利蜜蜂:动物体形似中华蜜蜂,但较大。

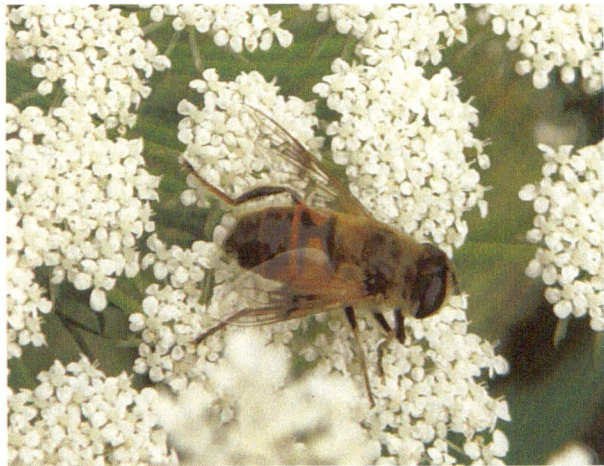

【性味功效】甘,平。内服:补中,润燥,止痛,解毒。外用:生肌敛疮。

【古方选录】《普济方·卷四〇四》百花膏:白蜜不拘多少。用法:涂于疮上,其痂自落,且无疤痕,亦不臭秽;或用羊筒骨髓一两,炼入蜜滚二三沸,入轻粉少许,研成膏,瓷盒内盛之。主治:痘疮痒甚,误搔成疮,及疮痂欲落不落者。

【用法用量】内服:冲调,10～30 g;或入丸、膏;或炮制用为辅料、赋形剂。外用:涂于局部。

【使用注意】味甘易助湿中满,又能滑肠,故痰湿内蕴、中满痞胀、大便溏薄泄泻者慎用。

【现代研究】含糖类、黄酮类、酚类、有机酸类、维生素、氨基酸、微量元素等。有促进糖代谢、解毒、抗肿瘤、增强免疫力、抑菌、抗病毒、促进组织再生等作用。

234 蜣 螂

【古籍原文】气寒,味酸,有毒。

《本草》云:治小儿惊风瘛疭,腹胀寒热,大人癫疾狂易。手足端寒,支满奔豚。

《日华子》云:堕胎,治瘘疖,和干姜傅恶疮,出箭头。

《图经》云:心,主丁疮。

《衍义》云:大小二种,一种大者为胡蜣螂,身黑光,腹翼下有小黄子,附母飞行,昼不出,夜方飞至人家户庭中,见灯光则来;一种小者,身黑暗,昼方飞出,夜不出。今当用胡蜣螂,以其小者,研三十枚,以水灌牛马肠结佳。

【药物来源】为金龟子科动物屎壳郎 *Catharsius molossus* Linnaeus 的全虫。

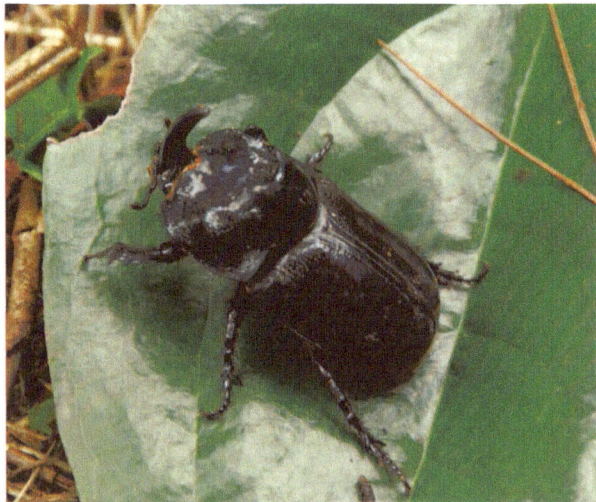

【形态特征】动物体形宽卵圆形,黑色,略有光泽。胸下密被纤长茸毛。雄虫头部前方呈扇面形,表面密被鱼鳞状皱纹,头上有1基部粗大、向上收尖的角突。触角4节。鞘翅密布细皱纹。足短壮。

【性味功效】咸,寒;有毒。定惊,破瘀,通便,散结,拔毒祛腐。

【古方选录】《仙拈集·卷一》蜣螂散:屎蜣螂不拘多少(洗净,用新瓦焙干,不可太焦)。用法:上为末,每服五分,大麦汤送下。主治:噎膈。

【用法用量】内服:煎汤;或入丸、散,1.5～3.0 g。外用:适量,研粉敷;或油调搽患处。

【使用注意】孕妇忌用。

【现代研究】含蜣螂毒素等。有降血压,增加呼吸幅度等作用。

235 鳖 甲

【古籍原文】气平,味咸,无毒。

《本草》云:主心腹症瘕坚积,寒热,去鼻中息肉,阴蚀,痔,恶肉。疗温疟,血瘕,腰痛,小儿胁下坚。

《衍义》云:治劳瘦,除骨中热极佳。

【药物来源】为鳖科动物鳖 *Trionyx sinensis*（Wiegmann）的背甲。

【形态特征】动物体形呈椭圆形,背面中央凸起,边缘凹入。腹、背均有甲。头尖,颈粗长,吻突出,吻端有1对鼻孔。眼小。头颈可缩入甲内。前肢5指,仅内侧3指有爪;后肢趾亦同。指、趾间具蹼。

【性味功效】咸,微寒。滋阴潜阳,退热除蒸,软坚散结。

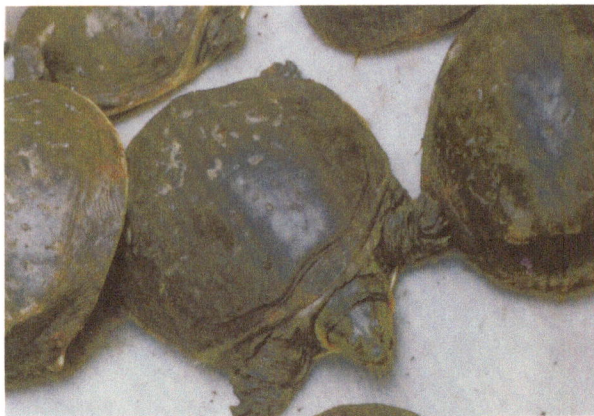

【古方选录】《温病条辨·卷三》青蒿鳖甲汤:青蒿二钱,鳖甲五钱,知母二钱,细生地四钱,丹皮三钱。用法:水五杯,煮取二杯,每日服二次。功用:养阴透热。主治:夜热早凉,热退无汗,舌红少苔,热自阴来者。

【用法用量】内服:煎汤,9～24 g,捣碎先煎;或入丸、散。滋阴潜阳宜生用,软坚散结宜醋炙用。

【使用注意】脾胃虚寒者不宜。

【现代研究】含动物胶、角蛋白、维生素 D、多糖类、碳酸钙、微量元素、肽类、氨基酸类等。有抗肝损伤、抗肺纤维化、抗疲劳、抗衰老、增强免疫力、抗肿瘤、促进造血功能等作用。

236 蛇 蜕

【古籍原文】《心》云:去翳膜用之,取其意也。

《日华子》云:止呕逆,小儿惊悸客忤,催生。疬疡,白癜风,煎汁傅。入药炙用。

【药物来源】为游蛇科动物黑眉锦蛇 *Elaphe taeniura* Cope、锦蛇 *Elaphe carinata*（Guenther）或乌梢蛇

Zaocys dhumnades（Cantor）等蜕下的干燥表皮膜。

【形态特征】(1)黑眉锦蛇:动物为大型无毒蛇。头、体背黄绿色或棕灰色,眼后有明显的黑纹,体前中段有黑色梯状或蝶状斑纹,两侧有明显的黑纵带达尾端。背中央数行背鳞稍起棱。腹面黄色,有黑色斑纹。

(2)锦蛇:动物全长可达1.8 m。头部比颈部稍大。吻鳞宽大于高,鼻间鳞长、宽略相等,额鳞前方稍宽于后方,颅顶鳞宽大。鼻孔大。体背面与头部的鳞片黑色。腹面黄色,有黑色斑纹。

(3)乌梢蛇:动物较大者可达2 m以上。体背绿褐色或棕黑色及棕褐色,背部正中有1条黄色的纵纹,体侧各有2条黑色纵纹。有的个体通身墨绿色;有的前半身看上去是黄色,后半身是黑色。

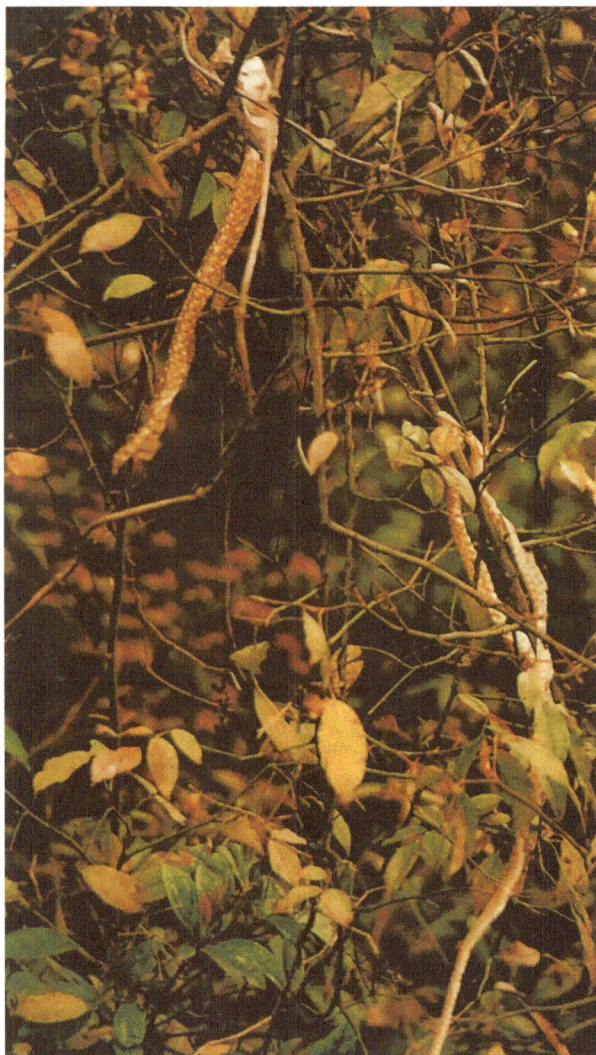

【性味功效】咸、甘,平。祛风,定惊,退翳,解毒。

【古方选录】《仙拈集·卷二》蛇退散:蛇蜕。用法:焙末。吹入耳中。主治:耳大痛,或流血,或干痛。

【用法用量】内服:煎汤,2～3 g;或研末吞服,0.3～0.6 g;或入丸、散。外用:适量。

【使用注意】孕妇忌用。

【现代研究】含骨胶原、氨基酸、微量无机元素等。有抗炎、抗病毒、抑菌、对抗血管通透性、抑制红细胞热溶血等作用。

237 蝉蜕(蝉壳、蝉衣、虫衣)

【古籍原文】《心》云:治同蛇蜕。

《药性论》云:使。治小儿浑身壮热惊痫,兼能止渴。又云:其蜕壳,头上有一角,如冠状,谓之蝉花,最佳。味甘寒,无毒。主小儿天吊,惊痫瘛疭,夜啼,心悸。

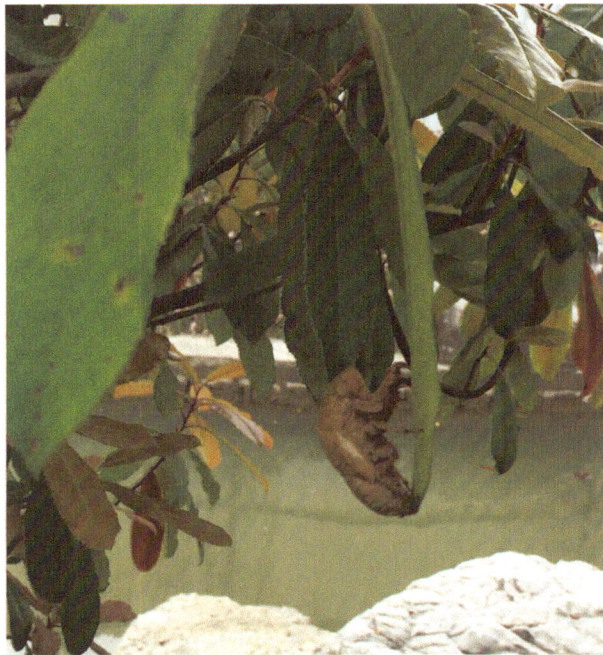

【药物来源】为蝉科动物黑蚱 *Cryptotympana pustulata* Fabricius 的若虫羽化退下的外壳。

【形态特征】动物体大、色黑而有光泽。雄虫长,雌虫稍短。复眼1对,单眼3只,触角1对。胸部发达,后胸腹板上有1显著的锥状突起。足3对。翅2对,膜质,翅静止时覆在背部如屋脊状。

【性味功效】甘,寒。疏散风热,利咽,透疹,明目退翳,解痉。

【古方选录】《幼幼新书·卷十六》(引张涣方)蝉壳汤:蝉壳(炒)、人参(去芦头)、五味子(汤洗七遍,焙干)各一两,陈皮(汤浸,去白,焙干)、甘草(炙)各半

两。用法:上为细末。每服半钱,生姜调下。主治:小儿肺气不利。

【用法用量】内服:煎汤,3～6 g;或单用,研末冲服。一般病证宜小量,解痉需大量。

【使用注意】孕妇慎用。

【现代研究】含甲壳质、蛋白质、氨基酸类、酚类、有机酸类、微量元素等。有抗炎、镇咳、祛痰、平喘、镇静、止痛、解痉、抗惊厥、调节免疫功能、降血脂、抗过敏、抗肿瘤等作用。

238 白僵蚕(僵蚕)

【古籍原文】味咸,辛平,无毒。

《本草》云:主小儿惊痫夜啼,去三虫,灭黑䵟,令人面色好,男子阴疡①病。女子崩中赤白,产后余痛,灭诸疮瘢痕。生颍川平泽,四月取自死者,勿令中湿,湿有毒不可用。

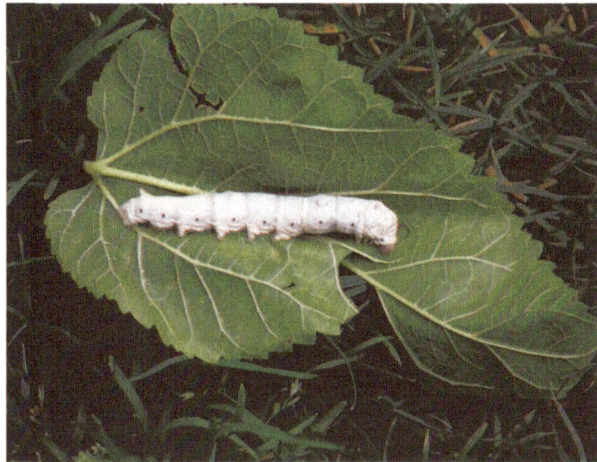

【药物来源】为蚕蛾科动物家蚕 *Bombyx mori* Linnaeus 的 4～5 龄幼虫因感染(或人工接种)的白僵菌 *Beauveria bassiana*(Bals.)Vuillant 而死亡的全体。

【形态特征】家蚕蛾,雌蛾、雄蛾全身均密被白色鳞片。体长 1.6～2.3 cm。翅展 3.9～4.3 cm。体翅黄白色至灰白色。幼虫即家蚕,体灰白色至白色,胸部第2、3节稍膨大,有皱纹。腹部背面有1尾角。

【性味功效】咸、辛,平。息风止痉,祛风止痛,化痰散结。

---

① 疡,音 yì。查《康熙字典》(午集中"疒"部),"病相染也"之义。

【古方选录】《杨氏家藏方·卷一》牵正散:白附子、白僵蚕、全蝎(去毒)各等份(一并生用)。用法:上为细末。每服一钱,热酒调下,不拘时候。主治:中风口眼㖞斜,或面肌抽动,半身不遂,舌淡红,苔白。

【用法用量】内服:煎汤,5~10 g;或研末吞服,1.0~1.5 g;或入丸、散。散风热宜生用,余多制用。

【使用注意】风寒外感者不宜。

【现代研究】含蛋白质、脂肪、氨基酸、草酸铵、多种无机元素、变态活性刺激素、促蜕皮甾酮、白僵菌黄色素等。有抗肿瘤、抗惊厥、催眠、镇静、抗凝血、抑菌、降血糖等作用。

239 斑猫(斑蝥)

【古籍原文】味辛寒,有毒。

《本草》云:主寒热,鬼疰蛊毒。鼠瘘,疥癣,恶疮疽蚀,死肌。破石癃血积,伤人肌,堕胎。畏巴豆。

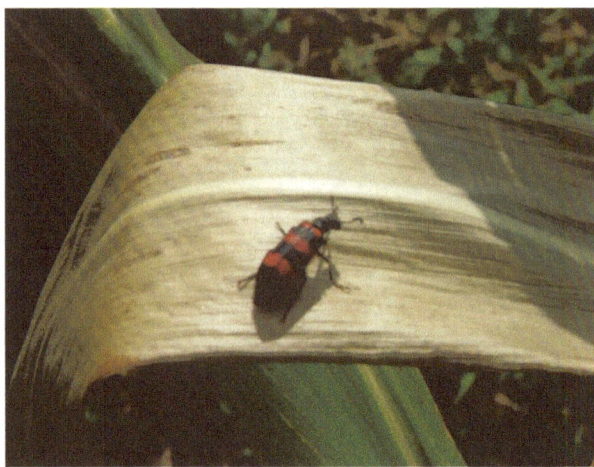

【药物来源】为芫青科动物南方大斑蝥 *Mylabris phalerata* Pallas 或黄黑小斑蝥 *Mylabris cichorii* Linnaeus的全虫。

【形态特征】(1)南方大斑蝥:动物体长 15~30 mm,底色黑色,被黑茸毛。复眼及触角各 1 对。背部具革质鞘翅 1 对,黑色,有 3 条黄色或棕黄色的横纹;鞘翅下有棕褐色薄膜状透明内翅 2 片。有特殊的臭气。

(2)黄黑小斑蝥:本种外形与前种极相近,体小型,长 10~15 mm。触角末节基部与前节等阔。

【性味功效】辛,热;有大毒。破血逐瘀,散结消癥,攻毒蚀疮。

【古方选录】《太平圣惠方·卷六十六》斑蝥散:斑蝥三枚(糯米拌炒令黄色,去头、翅、足),滑石一分。用法:上为细散。分为两服,空腹以糯米粥饮调下,如人行十里再服。如觉小肠涩,即煎黑豆汤服,须臾,小肠内取下烂肉片子,即愈;未愈,隔日再服。主治:热毒瘰疬。

【用法用量】内服:炮制后多入丸、散,0.03~0.06 g。外用:适量,研末;或浸酒醋;或制油膏涂敷患处,不宜大面积使用。

【使用注意】本品有大毒。内服:宜慎用,体弱者与孕妇忌用。外用:对皮肤、黏膜有很强的刺激作用,能引起皮肤发红、灼热、起泡,甚至腐烂,故不宜久敷和大面积使用。

【现代研究】含斑蝥素、脂肪、树脂、蚁酸、色素、微量元素等。有抗肿瘤、抗病毒、升高白细胞、增强免疫力、抗炎、促雌激素样等作用。斑蝥素对皮肤、黏膜有强烈刺激性,口服时,可引起肠胃炎及肾炎,中毒主要伤害肾小管,使用时请遵医嘱。

240 乌蛇(乌梢蛇)

【古籍原文】《本草》云:主诸风瘙瘾疹,疥癣,皮肤不仁,顽痹诸风。用之炙,入丸、散,浸酒,合膏。背有三棱,色黑如漆,性善,不噬物。江东有黑稍①蛇,能缠物至死,亦是其类。生商洛山。

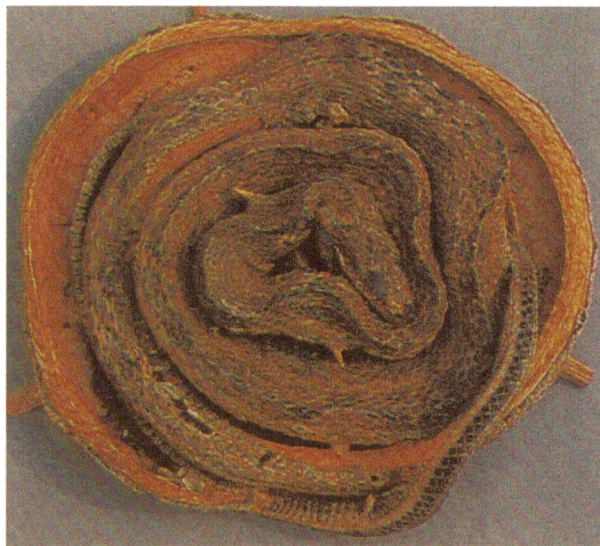

---

① 稍,疑为"梢"(据《本草纲目·卷四十三》)。

【药物来源】为游蛇科动物乌梢蛇 *Zaocys dhumnades* (Cantor) 的干燥体。

【形态特征】动物蛇体长一般在 1.6 m 左右。体背绿褐色或棕褐色至棕黑色，背部正中有 1 条黄色的纵纹；体侧各有 2 条黑色纵纹。有的个体是通身墨绿色；有的前半身看上去是黄色，后半身是黑色。

【性味功效】甘，平。祛风，通络，止痉。

【古方选录】《本草纲目·卷二十五》乌蛇酒：乌蛇肉一条。用法：袋盛。同曲置于缸底，糯饭盖之，三七日取酒饮。主治：诸风，顽痹瘫缓，挛急疼痛，恶疮疥癞。

【用法用量】内服：煎汤，6～12 g；或研末，每次 2～3 g；或入丸剂，酒浸服。外用：适量。

【使用注意】阴虚内热、血虚生风者忌用。

【现代研究】含氨基酸类、脂肪、果糖－1,6－二磷酸酶、原肌球蛋白、胆酸、无机元素等。有抗炎、镇痛、抗惊厥、泻下等作用。

241 五灵脂

【古籍原文】味甘温，无毒。

《本草》云：主疗心腹冷气，小儿五痫，辟疫，治肠风，通利气脉，女子月闭。出北地，此是寒号虫粪也。

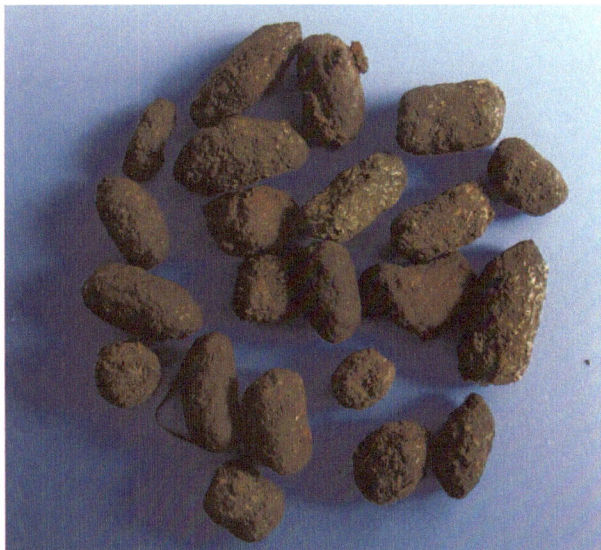

【药物来源】为鼯鼠科动物复齿鼯鼠 *Trogopterus xanthipes* Milne-Edwards 的干燥粪便。

【形态特征】动物全长约 54 mm，尾长而粗，与体长相等。吻短，眼圆而大，耳郭发达。后肢长于前肢，均有钩爪；肢间有飞膜。背毛基部淡灰黑色，上部淡黄色，尖端黑色；颈背部黄色。腹毛灰白色。

【性味功效】苦、甘，温。化瘀止血，活血止痛。

【古方选录】《仁斋直指方论·卷十八》失笑散：川五灵脂、蒲黄（隔纸微炒）、延胡索各等份。用法：上为末。每服二钱，酒半盏，煎七分，食前服。血痛，临熟入米醋少许。主治：小肠气痛及诸血痛。

【用法用量】内服：煎汤，3～15 g，宜包煎；或入丸、散。外用：适量。醋炙可增强化瘀止血作用，活血止痛宜生用。

【使用注意】血虚无瘀者与孕妇慎用。不宜与人参同用。

【现代研究】含尿嘧啶、尿素等含氮物质，三萜类，挥发性成分，树脂等。有抗血小板凝集、增加冠状动脉流量、降低冠状动脉阻力、降血压、抗应激性损伤、抑菌、抗炎、解痉、增强免疫力等作用。

242 绯 帛

【古籍原文】《液》云：主恶疮丁肿，毒肿，诸疮有根者。作膏，用帛如手大，取露蜂房、弯头棘刺、烂草节二寸许，乱发，烧末，作膏。主丁疮肿。又主小儿初生脐未落时，肿痛水出，烧为末，细研傅之。又，五色帛主盗汗，拭干讫，弃五道头。仲景治坠马，及一切筋骨损方中用。

【药物来源】古代运用天然植物如茜草、苏木等浸捣出的汁液为颜料，并掺和明矾等媒染剂，或以矿物朱砂等为颜料，通过对锦、绣、绫、罗、绢等丝织物浸染而得到的红色或深红色丝织物。

【性味功效】辛，凉。活血凉血，散瘀消肿。

【古方选录】《圣济总录·卷一七三》绯帛膏：绯帛一分（烧灰，研），倒棘刺四十九枚（烧灰，研），雄黄（研）、磁石（捣研）、麝香（研）、蚺蛇胆（研）各一分，槐枝一条（长八寸，锉），猪脂五两（腊月者）。用法：上为细末，次炼脂作油，去滓，下槐枝，煎令焦黄，去槐枝，下六味药末，煎成膏，以瓷器盛。每用少许，涂下部，日三次。主治：小儿宿有疳气，加以肠胃虚弱，寒邪乘之，则变下利，久而不止，肠胃益虚，寒湿相乘，虫因虚动，侵蚀脏腑，或口齿生疮，或肛门灼烂。

【现代研究】现代不用。

附录：《汤液本草》序一、序二、后序①

序 一

　　世皆知《素问》为医之祖，而不知轩岐之书实出于《神农本草》也。　殷伊尹用《本草》为汤液，汉仲景广汤液为大法，此医家之正学，虽后世之明哲有作，皆不越此。　予集是书，复以《本草》正条，各从三阴三阳十二经为例，仍以主病者为元首，臣佐使应次之，不必如编类者，先玉石，次草木，次虫鱼，以上中下三品为门也。　如太阳经当用桂枝汤、麻黄汤，必以麻黄、桂枝为主，本方中余药后附之；如阳明经当用白虎汤，必以石膏为主，本方中余药后附之；如少阳经当用三禁汤，必以柴胡为主，本方中余药后附之。　如太阴、少阴、厥阴之经，所用热药，皆仿诸此。　至于《金匮》祖方，《汤液》外定为常制，凡可用者皆杂附之。　或以伤寒之剂改治杂病，或以权宜之料更疗常疾，以汤为散，以散为圆，变易百端。　增一二味，别作他名；减一二味，另为殊法。　《医垒元戎》《阴证略例》《癍论萃英》《钱氏补遗》等书，安乐②之法，《汤液本草》统之，其源出于洁古老人《珍珠囊》也。　其间议论，出新意于法度之中，注奇辞于理趣之外，见闻一得，久弊全更，不特药品之咸精，抑亦疾病之不误③。　夭横不至，寿域可期，其《汤液本草》欤。

时戊戌夏六月海藏王好古书

---

　　① 《汤液本草》原著之三个序，以附录形式提供，一者便于有兴趣的读者了解《汤液本草》的原作者王好古著书之立意、要旨及该书体例结构等，保持原著完整性；二者不影响本书之体例格式及重要内容的呈现。

　　② 乐，为"药"之坏文。安药，犹言"按药"，即今"遣药"之义。

　　③ 原文为"悞"，属《通用规范汉字表》以外的异体字，同"误"，故换。

序 二

　　神农尝百草，立九候，以正阴阳之变化，以救性命之昏札，以为万世法，既简且要。 殷之伊尹宗之，倍于神农，得立法之要，则不害为汤液；汉张仲景广之，又倍于伊尹，得立法之要，则不害为确论；金域洁古老人派之，又倍于仲景，而亦得尽法之要，则不害为奇注。 洁古倍于仲景，无以异仲景之倍于伊尹；仲景之倍于伊尹，无以异伊尹之倍于神农也。 噫！ 宗之，广之，派之，虽多寡之不同，其所以得立法之要，则一也。 观洁古之说，则知仲景之言；观仲景之言，则知伊尹之意，皆不出于《神农》矣。 所以先《本草》，次《汤液》，次《伤寒论》，次《保命书》，阙一不可矣。 成无己《明理方例》云：自古诸方，历岁漫远，难可考凭，仲景方最为众方之祖。 是仲景本伊尹之法，伊尹本神农之方，医帙之中，特为缜细，参合古法，不越毫末，实大圣之所作也。 文潞公《药准》云：惟仲景为群方之祖也。 昔[1]唐宋以来，得医之名者，如王叔和、葛洪、孙思邈、范汪、胡治[2]、朱奉议、王朝奉、钱仲阳、成无己、陈无择辈，其议论方，定增减变易，千状万态，无一有毫不出于仲景者。 金域百有余载，有洁古老人张元素，遇至人传祖方不传之妙法，嗣是其子云岐子张璧、东垣先生李杲明之，皆祖长沙张仲景《汤液》，惜乎，世莫能有知者。 予受业于东垣老人，故敢以题。

丙午夏六月古赵王好古书

---

① 昔，应为"晋"。下文王叔和、葛洪皆为晋人，不能统于"唐宋"。
② 胡治，"治"字误，应为"胡洽"。

后　序

　　刘禹锡云：《神农本经》以朱书，《名医别录》以墨书，传写既久，朱墨错乱，遂令后人以为非神农书，以此故也。　至于《素问》本经，议者以为战国时书，加以"补亡"数篇，则显然非《太素》中语，宜其以为非轩岐书也。　陈无择云：王叔和《脉诀》即高阳生剽窃，是亦后人增益者杂之也。　何以知其然？予观刘元宾注本，杂病生死歌后，比之他本即少八句。　观此八句，不甚滑溜，与上文书意重叠，后人安得不疑？　与《本草经》朱书杂乱，《素问》之补亡混淆，何以异哉！　宜乎，识者非之，继而纷纭不已也。　吾不知他时谁为是正。　如元宾与洁古详究而明，称其中凡有所疑而不古者削去之，或不复注而直书本文。　吾不知为意易晓不必云耶？　为非圣贤之语而辩之耶？　二者必居一于此。　又启玄子注《素问》，恐有未尽，以朱书，诗明者改删增益。　传录者皆以墨书，其中不无差误。　如《刺热论》注，五十九刺，首云"王注"，岂启玄子之自谓乎？　此一篇又可疑也。　兼与《灵枢》不同，以此经比之《素问》八十九刺，何者为的？　以此观之，若是差别，劳而无益，学者安所适从哉？　莫若以《金匮》考之，仲景所不言者，皆所不取，则正知真见定矣。　卢君论血枯，举《太素》云：此得之年少时大脱血而成。　又举子死腹中，秽物不消。　又举犯月水入房，精与积血相射，入于任脉，留于胞中，古人谓之精积。　元丰中，雄州陈邦济收一方，治积精及恶血淹留，胞冷绝娠，验者甚多，其意与《内经》相近。　乌贼鱼骨本治漏下与经汁不断，蘆茹苦淹留恶血，古人用此，皆《本草》法。　予观方注条云：古人用此，皆本草法一句，何其知本哉！　以是知轩岐之学，实出于神农也。　又知伊尹汤液不出于轩岐，亦出于神农也。　"皆"之一字，至甚深广也，岂独乌贼断汁之一法哉！　故知张伯祖之学，皆出于汤液，仲景师而广之，迄今汤液不绝矣。晋唐宋以来，号明医者皆出于此。　至今大定间，洁古老人张元素及子云岐于张璧、东垣李杲明之三老者出，想千百载之下无复有之也。　何以知其然？　盖当时学者虽多，莫若三老之实绝也。

时戊申仲夏晦日王好古书于家之草堂

中文药名索引

（按汉字笔画排序）

方剂名索引

（按汉字笔画排序）

药用植物、动物、菌类学名索引

（按拉丁字母排序）

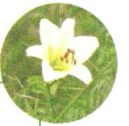

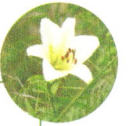

药用矿物名索引

（按英文字母排序）